黑素与黑素小体

Melanins and Melanosomes

生物合成、生物发生、生理和病理功能

Biosynthesis, Biogenesis, Physiological, and Pathological Functions

主　编

Jan Borovanský 教授，捷克共和国查尔斯大学第一医学院生化和实验肿瘤学研究所
Patrick A. Riley 细胞病理学教授，英国伦敦大学学院

主　审 刘　玮

主　译 冰　寒　安　全

译者名单（以姓氏汉语拼音为序）

冰寒护肤实验室　同济大学附属皮肤病医院

冰　寒

东亚肌肤健康研究中心

安　全　高思宇　权强华　王　菲　王培宇
王思艺　王一鸣　杨　杨　杨双瑞

人民卫生出版社

·北　京·

图书在版编目（CIP）数据

黑素与黑素小体：生物合成、生物发生、生理和病理功能 /（捷克）简·博罗万斯基（Jan Borovansky），（英）帕特里克·A. 赖利（Patrick A. Riley）主编；冰寒，安全主译. -- 北京：人民卫生出版社，2024. 10.
ISBN 978-7-117-36680-9

Ⅰ. TS974. 1

中国国家版本馆 CIP 数据核字第 2024RY6813 号

人卫智网	www.ipmph.com	医学教育、学术、考试、健康，购书智慧智能综合服务平台
人卫官网	www.pmph.com	人卫官方资讯发布平台

图字：01-2021-5356 号

黑素与黑素小体
生物合成、生物发生、生理和病理功能
Heisu yu Heisuxiaoti
Shengwuhecheng、Shengwufasheng、Shengli he
Bingli Gongneng

主　　译：冰　寒　安　全
出版发行：人民卫生出版社（中继线 010-59780011）
地　　址：北京市朝阳区潘家园南里 19 号
邮　　编：100021
E - mail：pmph @ pmph.com
购书热线：010-59787592　010-59787584　010-65264830
印　　刷：天津市光明印务有限公司
经　　销：新华书店
开　　本：889 × 1194　1/16　印张：16
字　　数：507 千字
版　　次：2024 年 10 月第 1 版
印　　次：2024 年 10 月第 1 次印刷
标准书号：ISBN 978-7-117-36680-9
定　　价：117.00 元
打击盗版举报电话：010-59787491　E-mail：WQ @ pmph.com
质量问题联系电话：010-59787234　E-mail：zhiliang @ pmph.com
数字融合服务电话：4001118166　E-mail：zengzhi @ pmph.com

主译简介

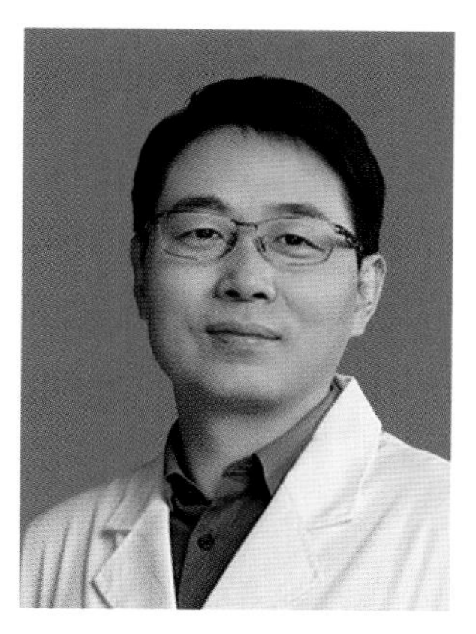

冰　寒

■ 中国知名护肤专家，理性护肤运动发起人，同济大学医学院皮肤学博士，护肤品配方师，英语高级口译译员，护肤界一线意见领袖、“冰寒护肤”公众号主笔，全网关注 350 万 +。

■ 创办中国第一个私人独立非营利性皮肤学实验室，专注于皮肤美容学、皮肤和化妆品的关系研究，特别是问题性肌肤，如痤疮、黑头、脂溢性皮炎、玫瑰痤疮、毛孔粗大等毛囊皮脂腺相关问题。针对皮肤美容的常见问题进行了大量研究和实验并提出创新性见解，例如：

成功分离培养来源于中国人皮肤的皮脂腺细胞，并与同事合作构建了全球首个基于人类端粒酶技术的永生化皮脂腺细胞株 XL-i-20（发明专利）；

在国际上首次发现并报道表皮葡萄球菌在特定条件下可以发出特定波长的紫外荧光，为通过无创方法了解皮肤的微生态提出了新的可能；

创新设计了极微小皮肤标本的一种双重包被与切片方法，为痤疮等皮肤疾病的组织病理学研究提供了更便利和高效的手段（发明专利）；

设计了用于皮肤色素、炎症、紫外发色团的全色彩通道无创分析方法；

设计了用于面部毛孔微生物新鲜标本检测的一种新染色方法，可以同时清晰地观察到毛囊标本中的真菌和细菌等微生物；

设计了防晒霜在皮肤残留量的紫外指纹检测法；

通过皮肤紫外荧光和微生物的观察研究，首次在国际上提出痤疮可能是一种与不同微生物相关的一组毛囊炎系列，而非仅和某一种微生物相关的单一疾病，因而可能需要精准诊断和治疗；

对痤疮皮肤毛囊微生态、荧光光谱、脂质组进行了系统研究，为毛囊皮脂腺领域有关研究创新开发了若干方法学基础。

■ 中国目前销量最高的原创中文护肤书作者，著有美容护肤畅销书《素颜女神：听肌肤的话》《听肌肤的话2：问题肌肤护理全书》，获第二十九届和第三十届北方十省市（区）优秀科技图书最高奖——畅销书奖、第三十届全国城市出版社优秀图书二等奖，另著有《享瘦之门》等。

■《药妆品》中文第3版主译，获2018年北京国际图书展"最好的50本书"大奖、人民卫生出版社"年度好书"奖。

■《防晒与光防护临床指南》主译、《美国皮肤学会痤疮治疗和护理指南（2016版）》译者、《鲁克皮肤病学》第3分册副主译、《瘙痒》中文第2版副主译；参译《痤疮：病因与实用治疗》《皮肤影像学》《Agache皮肤测量学》，参编《精准护肤——科学原理与实践》等。

■ 第一和通讯作者论文发表于*Experimental Dermatology*（实验皮肤病学）、*Journal of Cosmetic and Laser Therapy*（美容和激光治疗杂志）、*Dermatology*（皮肤病学）、*Skin Research and Technology*（皮肤研究与技术）、*Biomedical Signal Processing and Control*（生物医学信号处理与控制）、*Photodiagnosis and Photodynamic Therapy*（光诊断和光动力治疗）、《临床皮肤科杂志》、《中国皮肤性病学杂志》、《中国美容医学》、《中华皮肤科杂志》等。

扫描关注"冰寒护肤"，随时更新护肤知识库

主译简介

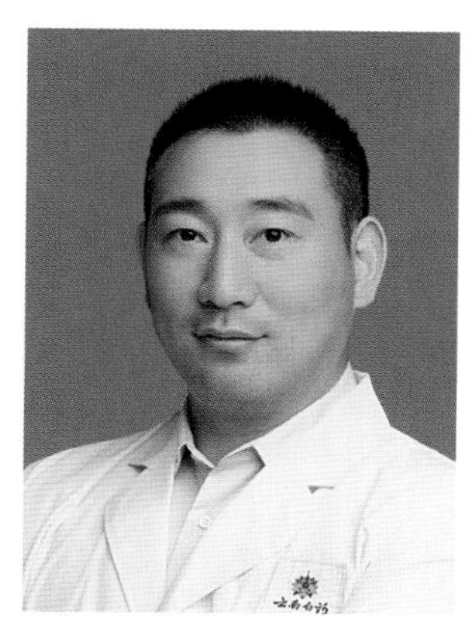

安　全

中药学博士，高级工程师，东亚肌肤健康研究中心专家，云南白药集团健康产品事业部技术研发中心副总经理。专注于植物功效成分开发应用，化妆品安全性、功效性和适应性研究，皮肤生理学基础研究。

主要研究内容为利用云南丰富的天然植物资源，结合现代提取分离技术，研究天然植物种类、有效部位、有效成分；通过研究皮肤的结构和各种肌肤问题的发病机制，建立合适、精准的功效评价平台；利用分子生物学的各种技术手段，在分子水平上研究功效成分作用于皮肤的机制过程。

先后承担云南省科技厅重大专项——“国产医学护肤品关键技术研发与应用”，2018 年被评为“云南省有突出贡献优秀专业技术人才”，发表论文 30 多篇，其中“Insight into the Mechanism of SDS Irritation on Human Skin Keratinocytes by Examination of Changes in Gene Expression”被评为 2017 年中国日用化学品优秀科技论文三等奖；获得 7 个专利授权，带领团队先后开发洗护产品、护肤品等 100 多个产品。

主编简介

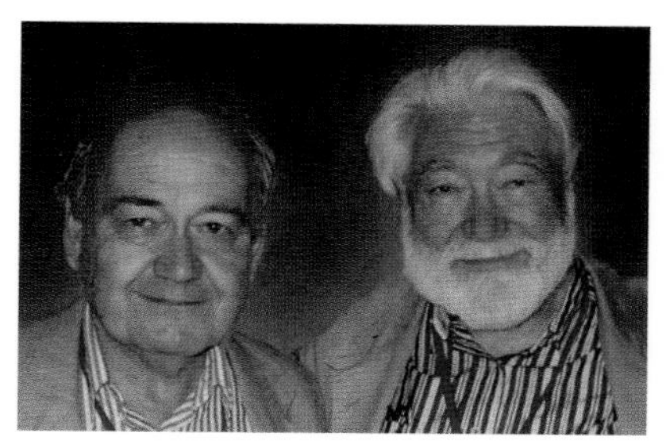

Jan Borovanský(左)于1943年生于布拉格，1966年毕业于查尔斯大学普通医学系，1976年在J. Duchon教授的指导下获得博士学位，2004年晋升为生物化学正教授。1975年，Jan Borovanský获得捷克斯洛伐克癌症学会年度奖，1980年和1984年两次获任伦敦大学学院荣誉研究员。1981年，他任ESPCR第8次会议第3届欧洲工作组秘书长。Jan Borovanský自1990—1998年担任ESPCR理事会成员，并在2010年被选为荣誉会员。2009年作为第34届FEBS会议组委会成员，负责组织“黑素与黑素小体”论坛，这便是本书的起源。他的研究方向是黑素小体的生物化学、金属与黑素的结合以及锌的细胞毒性。

Patrick A.Riley(右)生于1935年，1960年毕业于伦敦大学学院医院与医学院医学专业。随后他加入Claude Rimington组研究细胞，并于1984年被伦敦大学学院任命为细胞病理系主任。1993年，获Myron Cordon奖及查尔斯大学百年勋章。Patrick A.Riley是ESPCR和国际色素细胞研究学会联合会创始成员，第15届国际色素细胞大会的组织者、主席，任*Melanoma Research*(黑色素瘤研究)杂志创始编辑，也是多本杂志的编委，发表的文章广泛涉及黑素细胞、黑素生成和黑素。他的工作涉及细胞病理的许多基本方面，包括自由基病理、细胞尺寸控制、细胞增殖调控和癌症等。

编者名录

Irina Berlin
Institut Curie
Developmental Genetics of
Melanocytes, INSERM U1021–CNRS
UMR3347
Centre Universitaire
91405 Orsay
France

Jan Borovanský
Charles University
First Faculty of Medicine, Institute of
Biochemistry and Experimental
Oncology
U nemocnice 5
128 53 Prague 2
Czech Republic

Stefania Briganti
San Gallicano Dermatological
Institute
Laboratory of Cutaneous
Physiopathology
Elio Chianesi 53
00144 Rome
Italy

Muriel Cario-André
Université de Bordeaux
INSERM U1035
146 rue Léo Saignat
33076 Bordeaux
France

Sophie Colombo
Institut Curie
Developmental Genetics of
Melanocytes, INSERM U1021–CNRS
UMR3347
Centre Universitaire
91405 Orsay
France

Marco d'Ischia
University of Naples "Federico II"
Department of Organic Chemistry and
Biochemistry
Via Cinthia 4
80126 Naples
Italy

Cédric Delevoye
Institut Curie
Centre de Recherche
Structure and Membrane Compartments
26 Rue d'Ulm
75248 Paris cedex 05
France

Véronique Delmas
Institut Curie
Developmental Genetics of
Melanocytes, INSERM U1021–CNRS
UMR3347
Centre Universitaire
91405 Orsay
France

Kay L. Double
University of New South Wales
Neuroscience Research Australia
Barker Street
Sydney, NSW 2031
Australia

José Carlos García-Borrón
University of Murcia
Department of Biochemistry and
Molecular Biology
Campus de Espinardo
30100 Murcia
Spain

Manfred Gerlach
University of Würzburg
Clinical Neurobiology, Department of
Child and Adolescence Psychiatry,
Psychosomatics and Psychotherapy
Füchsleinstrasse 15
97080 Würzburg
Germany

Francesca Giordano
Institut Curie
Centre de Recherche
Structure and Membrane Compartments
26 Rue d'Ulm
75248 Paris cedex 05
France

Vincent J. Hearing
National Institutes of Health
Laboratory of Cell Biology
37 Convent Drive
Bethesda, MD 20892
USA

Shosuke Ito
Fujita Health University School of
Health Sciences
Department of Chemistry
Toyoake
Aichi 470-1192
Japan

Jo Lambert
Ghent University Hospital
Department of Dermatology
De Pintelaan 185
9000 Ghent
Belgium

Edward J. Land
Keele University
School of Physical and Geographical
Sciences, Lennard-Jones Laboratories
Keele Road
Keele ST5 5BG
UK

Lionel Larue
Institut Curie
Developmental Genetics of
Melanocytes, INSERM U1021–CNRS
UMR3347
Centre Universitaire, 91405 Orsay
France

Michael S. Marks
University of Pennsylvania
Departments of Pathology and
Laboratory Medicine and Physiology,
513 Stellar-Chance Laboratories
422 Curie Boulevard
Philadelphia, PA 19104-6100
USA

Wakako Maruyama
National Research Center for Geriatrics and Gerontology
Department of Cognitive Brain Science
Obu
Aichi 474-8511
Japan

Makoko Naoi
Gifu International Institute of Biotechnology
Department of Neurosciences
Kakamigahara
Gifu 504-0838
Japan

Alessandra Napolitano
University of Naples "Federico II"
Department of Organic Chemistry and Biochemistry
Via Cinthia 4
80126 Naples
Italy

M. Concepción Olivares Sánchez
University of Murcia
Department of Biochemistry and Molecular Biology
Campus de Espinardo
30100 Murcia
Spain

Stanislav Pavel
Leiden University Medical Center
Department of Dermatology
PO Box 9600
2300 RC Leiden
The Netherlands
and
Charles University
Department of Dermatology, Faculty of Medicine
Husova 3
306 05 Pilsen
Czech Republic

Alessandro Pezzella
University of Naples "Federico II"
Department of Organic Chemistry and Biochemistry
Via Cinthia 4
80126 Naples
Italy

Mauro Picardo
San Gallicano Dermatological Institute
Laboratory of Cutaneous Physiopathology
Elio Chianesi 53
00144 Rome
Italy

Karel Pizinger
Charles University
Department of Dermatology
Faculty of Medicine
Husova 3
306 05 Pilsen
Czech Republic

Christopher A. Ramsden
Keele University
School of Physical and Geographical Sciences, Lennard-Jones Laboratories
Keele Road
Keele ST5 5BG
UK

Graça Raposo
Institut Curie
Centre de Recherche
Structure and Membrane Compartments
26 Rue d'Ulm
75248 Paris cedex 05
France

Peter Riederer
University of Würzburg
Clinical Neurochemistry, Department of Psychiatry, Psychosomatics and Psychotherapy, and National Parkinson Foundation Centers of Excellence for Neurodegenerative Diseases Research
Füchsleinstrasse 15
97080 Würzburg
Germany

Patrick A. Riley
Totteridge Institute for Advanced Studies
The Grange
Grange Avenue
London N20 8AB
UK

Małgorzata Różanowska
Cardiff University
School of Optometry and Vision Science
Maindy Road
Cardiff CF24 4LU
UK

Nico P.M. Smit
Leiden University Medical Center
Central Laboratory for Clinical Chemistry
Albinusdreef 2
2333 AC Leiden
The Netherlands

Alain Taïeb
Hôpital St André
Department of Dermatology and Pediatric Dermatology
CHU de Bordeaux
1 rue Jean Burguet
33077 Bordeaux
France

Mireille Van Gele
Ghent University Hospital
Department of Dermatology
De Pintelaan 185
9000 Ghent
Belgium

Kazumasa Wakamatsu
Fujita Health University School of Health Sciences
Department of Chemistry
Toyoake
Aichi 470-1192
Japan

中文版序

在中国谈美容护肤，美白是一个无法避免的主题。

几千年以来，人们一直追求更白、更亮的皮肤。这有其客观的生理学和社会学基础，因为白皙的皮肤代表着良好的光防护，这样的皮肤衰老更不明显。异常色素沉着或脱失造成的色斑同样引人关注，大量的方法被开发用于色斑的治疗和防止术后的返黑。这些问题都与黑素的合成有关，因此，要深入研究和解决这些问题，了解黑素及合成黑素的机制至关重要。

作为一名美容皮肤学的学习和研究者，我很早就开始关注与色素沉着有关的问题，因此会大量阅读和学习相关的文献与专著。当我阅读到这一本时，感到兴趣盎然，因为它不同于其他色素相关的书籍。

首先，这本书带着与一般学术著作不同的文学与历史气息。以两句意境深邃的诗作为内容的开始，一瞬间就吸引了我的注意力。在讲述知识的同时，这本书首先讲述了 1952 年发生于布拉格查尔斯大学的故事。从那个下午开始，Jiri Duchon 教授开创了现代黑素与黑素小体的研究。在故事中，这些真实研究历史的开创者跃然纸上，与我们对话，让我们沉浸其中。

不仅有很多历史我们从未听闻过，本书论述的许多知识和理论在以前所读的书籍中也鲜有提及。例如是角质形成细胞主动向黑素细胞“索要”黑素，而不是黑素细胞主动向角质形成细胞供应黑素；又如真皮成纤维细胞其实也参与了皮肤的色素化过程，其角色可以解释为何掌跖部位没有黑素沉着；等等。这些知识拓展了我们对黑素细胞中黑素合成到最终皮肤完成色素化过程的理解，相应地，也提示我们在研究有关问题时要拓展思路，不能仅仅关注黑素细胞。

很巧的是，2021 年我担任云南白药健康产品事业部科学顾问，当时云南白药集团安全博士领导的技术研发中心和东亚肌肤研究中心对美白问题非常感兴趣，成立了一个色素课题组开展有关研究。成员的专业背景包括中药学、临床医学、生物化学、化学 / 化学工业、生物学等。我们讨论后认为可以组织大家把这本书翻译成中文。正如我一贯所认为的那样：没有比翻译一本书更好的深度学习过程了。通过这样一个翻译过程，既能增长色素课题组成员自身的知识，也能向医学界、化妆品业界的朋友们作出一点微小的贡献。

翻译一本书总是不太容易。历经曲折及人事变动，其中还夹杂着因我本人健康问题导致的延误，但终于，本书最终还是完成了翻译。刘玮老师亲自审读了译稿并提出了宝贵的意见和建议。在人民卫生出版社国际中心编辑老师们的帮助下，本书最终得以和读者见面。

我们深信，这本书将在黑素领域给大家带来丰富的知识，并帮助我们拓宽视野，在色素相关的研究、化妆品配方、医学治疗等各方面给大家带来帮助。

因译者水平所限，难免不足，诚请各位读者和行家批评指正，并祝大家阅读愉快。

冰寒
皮肤学博士　冰寒护肤实验室创始人
2024 年 7 月

献辞

“整个自然都是艺术，不过你未领悟；
一切偶然都有规律，只是你未看见。”

亚历山大·颇普《关于人类》

如果说这本书的诞生是个偶然，那应该从1952年7月的那一刻开始。当时，布拉格查尔斯大学（Charles University）第二医学化学研究所所长A.F. Richter教授打开尘封的柜子，随意拿出一个装有黑色粉末的瓶子递给年轻的助手，说：“小伙子，你就研究这个瓶子里的东西吧。”这位年轻的助手就是Jiri Duchon，而瓶子的标签上写着：“人类黑色素瘤，H. Waelsch制备”。

Jiri Duchon出生于1927年7月27日，是一位著名科学家的独子。1952年从医学院毕业后，他旋即进入Richter的实验室工作。从他仔细地分析拿到的那瓶黑色粉末样品开始，这项研究就占据了他的余生。1962年，他完成博士论文答辩，题目是“黑色素瘤中的尿黑素原（Urinary Melanogens in Melanoma）”。随后，他在黑素生成的定量分析方面作出了许多重要的贡献。他的早期工作受到了认可，获得了“罗斯福奖学金”，因而能够进入哈佛大学T.B. Fitzpatrick教授的实验室学习15个月。在此期间的1967—1968年，他遇见了Makoto Seiji并成为朋友，当时Makoto Seiji刚刚建立了黑素小体的分离方法。Jiri Duchon一回到布拉格就开始改进黑素小体分离技术，并对分离得到的这些小细胞器进行分析。在他的指导和启迪下，布拉格实验室成为欧洲领先的黑素小体精细生化分析实验室。Jiri Duchon担任实验室主任长达26年，在他的推动下，他的许多同事都对这一领域的研究作出了重要贡献。

Duchon教授在色素细胞领域是一位受国际同行认可和尊敬的专家。1998年，他被选为欧洲色素细胞学会荣誉会员。在2009年，欧洲生物化学学会联合会（Federation of European Biochemical Societies，FEBS）大会为在一定程度上纪念他的成就，安排了“黑素与黑素小体”这个分论坛，但遗憾的是峰会当天他生病了。他全力促成这次大会发起的项目，即出版一本关于他奉献了一生的研究领域——黑素与黑素小体的著作。遗憾的是，他于2009年11月2日离世，此时这本著作还远未成文。

为了表彰Jiri Duchon教授推动本书出版的重要作用，我们谨将此书献给他，以深情地纪念他——一位优秀的科学家、鼓舞人心的启迪者，一位和蔼而有教养的伙伴和一位真正的朋友。

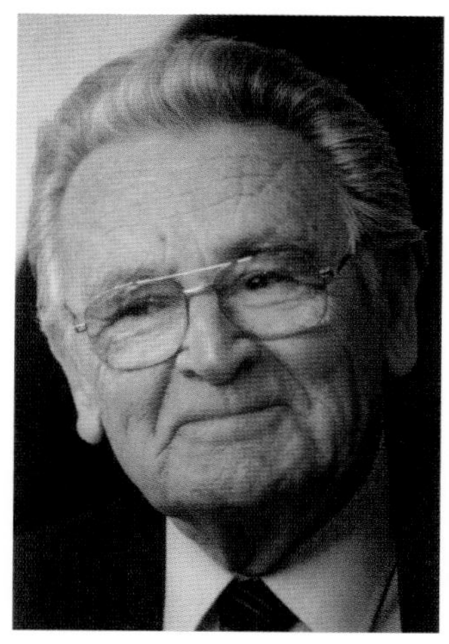

Jiri Duchon教授，MD, PhD, DrSc
（1927—2009）
（摄影：K. Meister）

原著前言

“我们将那一小部分未知之事，进行整理和分类，便称之为知识。”

Ambrose Bierce

这本书定名为《黑素与黑素小体》，内容是关于色素和色素沉着。但重要的是：黑素细胞除了在黑素小体中合成色素的基本功能外，还有其他属性，执行重要的功能，其中有些已经被很好地揭示，例如参与视网膜色素上皮中的光感受器生理活动（详见第 7 章）。另一种有意思的可能是，黑素生成为多巴胺合成提供某些底物[1]，而黑素细胞可能也有其他重要的神经内分泌功能，例如作为阿黑皮素原（pro-propriomelanocortin，pro-POMC）处理细胞、提供前列腺素 D 合成酶（参见 Takeda 等的综述[2]）等。这在部分程度上可以解释黑素细胞常在非光照部位（如软脑膜）分布这一独特解剖情况。

不过，本书的内容主要集中于脊椎动物的黑素与黑素小体，特别是人类的色素沉着，既讲述了在特化的多种细胞中经酶促氧化过程形成的黑素，也讲述了其他氧化途径形成的黑素。前者包括神经嵴来源的树突状黑素细胞（即“经典黑素细胞”，见第 2 章）、视杯来源的视网膜色素上皮细胞（即“非经典黑素细胞”）形成的黑素；后者例如中脑的神经黑素。神经黑素的重要性（尤其是与帕金森病的相关性）将在第 8 章中论述。

脊椎动物中，酶促过程形成的黑素合成和沉积的场所是特化的细胞器，即黑素小体（melanosome）。本书将重点讲述黑素小体形成和功能的方方面面。

黑素小体是一种高度特化的细胞器，历史上大量的有关研究要归功于布拉格查尔斯大学的 Jiri Duchon 教授（1927—2009），本书正是献给他的礼物。

20 世纪 70 年代早期，在布拉格查尔斯大学完成了分离和纯化这种细胞器的一系列研究，基于此确定了黑素小体的许多重要特性。查尔斯大学的研究者们一直在持续为这一领域的研究作出重要贡献，同时也追踪着有关研究进展，以阐明黑素小体的结构及其复杂的生物学作用。

这本书能问世，要归功于一系列幸运的因素。2009 年，第 34 届欧洲生物化学学会联合会（Federation of European Biochemical Societies，FEBS）大会在布拉格召开。我们中的一人（J.B.）自然地进入组委会工作，有一个议程主要讨论黑素小体。会后，大家感觉可以将一些关于黑素小体的重要新发现编辑成书，专门讲述这个小小的细胞器。

与会者希望有这样一本书能够整合当前各方面的知识，从而可能有助于对黑素小体的生物学作用产生新的理解，并促进这个有趣的领域的新研究。

我们深感幸运，Wiley-VCH 出版社认识到这本书的出版时间宜早不宜迟，在此也要感谢组稿编辑 Gregor Cicchetti 及他的同事们，特别是 Anne Chassin du Guerny 的帮助及鼓励，方使本书最终完成。

当然，要向尊贵的各国参编者致以最大的谢意。他们慷慨地付出了时间和专业知识，正如我们所期待的那样，这些贡献最终勾勒出一幅本领域最新知识的清晰连贯的“画卷”。

最后，但仍很重要的是，我们想借本书出版之机，感谢编辑和我们之间长期的、富有成效的合作，包括与查尔斯大学和伦敦大学之间的多次互访。我衷心感谢英国文化委员会为促进这些交流互访给予的帮助。

我们最初希望有机会把各章的顺序按其实质内容编排，这样重叠的内容就能有个最合理的顺序，读者读起来或多或少会有连续性，同时使（必然会被频繁交叉引用的）文献形成另一张紧密联系的网络。但因时间所限，未能如愿。读者可能发现根据自己的兴趣和偏好而在不同文稿间跳转会更方便。原则上，虽然不同主题之间不可避免地会相互交织，我们还是把黑素相关的内容如生物合成、化学、特性等编排到前半部分，而把黑素小体相关的内容如结构、生物发生、分布和特性等置于后面的章节。

在第 1 章，通过历史导入，将话题置于时间背景中，讲述了 Jan Borovanský 追溯黑素小体的发现过程，还收录了早期对这一领域作出重要贡献的研究者的照片。

虽然本书主要讲述人类的色素问题，但第 2 章纳入了 Sophie Colombo、Irina Berlin、Véronique Delmas 和 Lionel Larue 的综述，介绍脊椎动物黑素小体中黑素的合成。在这章，区分了经典黑素细胞和非经典黑素细胞。第 3 章由 Patrick A.Riley、Christopher A. Ramsden 和 Edward J.Land 编写，重点讲述邻醌类物质（o-quinones）的产生与反应性在黑素合成中的核心作用。第 4 章由 José Carlos García-Borrón 和 M. Concepción Olivares Sánchez 综述了黑素的生物合成。第 5 章由 Alain Taïeb、Muriel Cario-André、Stefania Briganti 和 Mauro Picardo 编写，论述黑素合成抑制剂和促进剂。第 6 章由 Shosuke Ito、Kasumasa Wakamatsu、Marco d' Ischia、Alessandra Napolitano 和 Alessandro Pezzella 回顾了当前对黑素结构的理解。第 7 章由 Małgorzata Różanowska 讲述了眼部黑素和黑素小体的性质与功能。第 8 章由 Kay L.Double、Wakako Maruyama、Makoko Naoi、Manfred Gerlach 和 Peter Riederer 编写，讲解人类大脑中神经黑素的生物学作用，及其在帕金森病中的重要作用。

第 9 章由 Cédric Delevoye、Francesca Giordano、Michael S.Marks 和 Graça Raposo 对黑素小体的生物发生作了详细讲述。第 10 章由 Mireille Van Gele 和 Jo Lambert 编写，讲述黑素小体的运输和分布。第 11 章由 Vincent J.Hearing 很好地总结了黑素小体的结构和功能遗传学。第 12 章由 Jan Borovanský 和 Patrick A.Riley 编写，主要讲述黑素小体的特性和功能。第 13 章由 Stanislav Pavel、Nico P.M. Smit 和 Karel Pizinger 编写，讨论了黑色素瘤前体病变中黑素小体和黑素形成的异常。

我们坚信：这本著作是一项重要的学术成果。我们也真诚地希望，所有编者在本书中共同奉献的智慧既体现了当前黑素与黑素小体研究的最新进展与知识，又提示了那些尚不为人知或我们所疑惑的方向，而这些，正待未来的研究点亮。

2011 年 3 月
Patrick A. Riley
Jan Borovanský

参考文献

1 Eisenhofer, G., Tian, H., Holmes, C., Matsunaga, J., Roffler-Tarlov, S., and Hearing, V.J. (2003) Tyrosinase: a developmentally specific major determinant of peripheral dopamine. *FASEB J.*, **17**, 1248–1255.

2 Takeda, K., Takahashi, N.-H., and Shibahara, S. (2007) Neuroendocrine functions of melanocytes: beyond the skin-deep melanin maker. *Tohoku J. Exp. Med.*, **211**, 201–221.

目录

第 1 章　黑素小体研究的历史

Jan Borovanský

1.1　引言

1960 年 7 月 30 日发表的一篇初步研究论文首次提出黑素小体是色素细胞特有的细胞器[1]。1960 年 6 月 13 日，皮肤病学研究学会（Society for Investigative Dermatology）第 21 届年会在美国佛罗里达迈阿密海滩召开，有一个报告认为黑素小体和线粒体的化学构成和酶活性完全不同。这个消息如此重要，以至于被报纸新闻报道（图 1.1）。1963 年有类似的数据发表，着重强调了相关的术语[3]。

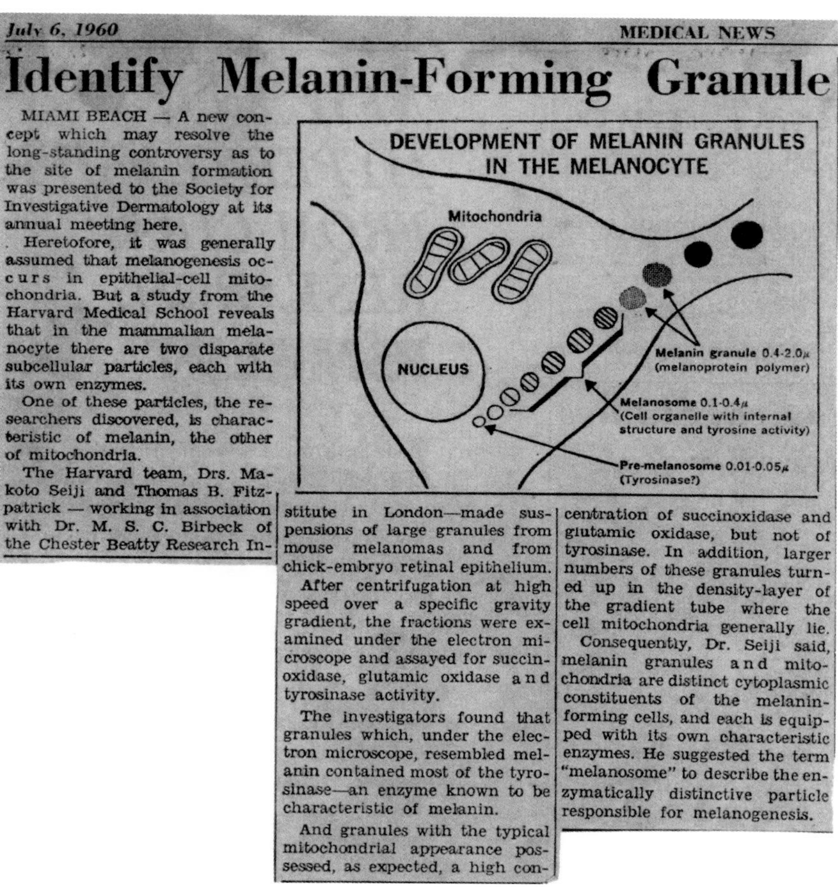

July 6, 1960　　MEDICAL NEWS

Identify Melanin-Forming Granule

MIAMI BEACH — A new concept which may resolve the long-standing controversy as to the site of melanin formation was presented to the Society for Investigative Dermatology at its annual meeting here.

Heretofore, it was generally assumed that melanogenesis occurs in epithelial-cell mitochondria. But a study from the Harvard Medical School reveals that in the mammalian melanocyte there are two disparate subcellular particles, each with its own enzymes.

One of these particles, the researchers discovered, is characteristic of melanin, the other of mitochondria.

The Harvard team, Drs. Makoto Seiji and Thomas B. Fitzpatrick — working in association with Dr. M. S. C. Birbeck of the Chester Beatty Research Institute in London—made suspensions of large granules from mouse melanomas and from chick-embryo retinal epithelium.

After centrifugation at high speed over a specific gravity gradient, the fractions were examined under the electron microscope and assayed for succinoxidase, glutamic oxidase and tyrosinase activity.

The investigators found that granules which, under the electron microscope, resembled melanin contained most of the tyrosinase—an enzyme known to be characteristic of melanin.

And granules with the typical mitochondrial appearance possessed, as expected, a high concentration of succinoxidase and glutamic oxidase, but not of tyrosinase. In addition, larger numbers of these granules turned up in the density-layer of the gradient tube where the cell mitochondria generally lie.

Consequently, Dr. Seiji said, melanin granules and mitochondria are distinct cytoplasmic constituents of the melanin-forming cells, and each is equipped with its own characteristic enzymes. He suggested the term "melanosome" to describe the enzymatically distinctive particle responsible for melanogenesis.

图 1.1　医学新闻报（*Medical News*）1960 年 7 月 5 日报道了黑素小体作为一个独立细胞器的地位

这些进展是 M. Seiji（1926—1982）和 H. Blaschko、M.S.C. Birbeck 的合作研究成果。彼时，M. Seiji 在 T.B. Fitzpatrick（1919—2003）（图 1.2）领导的哈佛大学医学院皮肤学系（位于美国波士顿）工作，而后面二位，Fitzpatrick 博士受英联邦奖学金资助在牛津大学拉德克里夫医院（Radcliffe Infirmary）生物化学系工作期间，就与他们建立了合作关系。

黑素小体的研究历史在形式上可分为 3 个阶段：①Seiji 前时代（1960 年以前）；②Seiji 时代（1960—1982）；③Seiji 后时代（1983 年以后）。

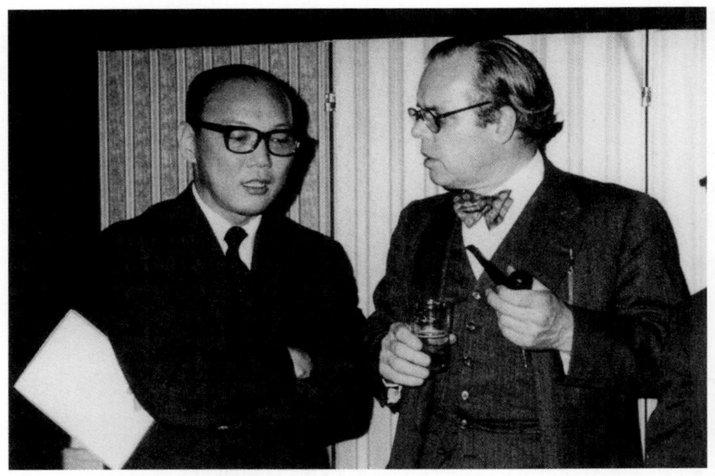

图 1.2 Makoto Seiji 教授(左)和 Thomas B. Fitzpatrick 教授(右),摄于 1972 年

1.2 Seiji 前时代的黑素小体研究

早在 1841 年,Gustav Simon[4]就发表文章,描述了哺乳动物的色素细胞。他发现猪胚胎的毛球中有圆形和星形的色素细胞。这在 1838 年 Purkyněs 的发现上又前进了一步,Purkyněs 在脑黑质(substantia nigra)细胞中发现了色素,他不仅注意到了色素颗粒,还观察到其数量随着年龄而增加[5]。我们必须向这些早期的研究报告致敬,因为当时的研究者借助仅有的研究工具即原始的光学显微镜,证实了黑素不是均匀分布于色素细胞的细胞质中,而是以团聚颗粒的形式散布[5,6](图 1.3,图 1.4)。

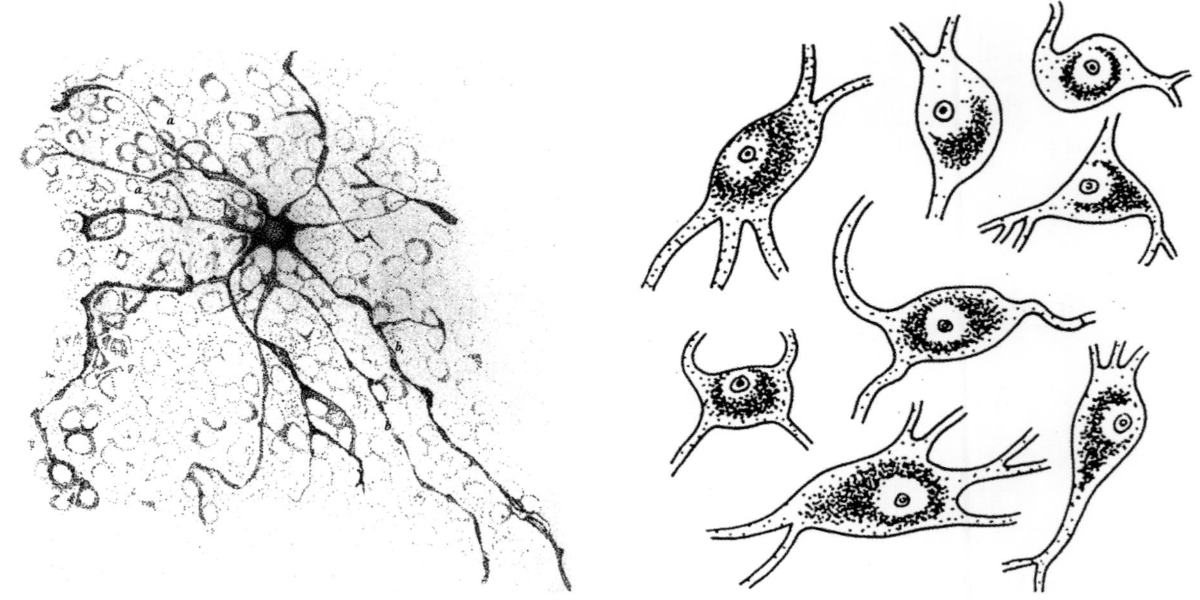

图 1.3 驴眼结膜中的"载色素细胞(chromatophore)"[7]

图 1.4 脑黑质中含有神经黑素的细胞[5]

解读旧文献常面临很多困难,因为这些论文的作者经常无法分清黑素(即色素本身)、黑素蛋白(即黑素和蛋白质自然形成的复合物)以及黑素颗粒(即黑素小体这一细胞器)。如果论文中没有对分离方法进行详细描述,就很难知道作者研究所用的材料,于是得出的结论就可能有误导性[8]。由于没有电子显微镜以鉴别分离到的样本，导致了很多误解，例如，Greenstein 等[9]所说的黑素类球蛋白（melanopseudoglobulin），后来被证实为黑素小体[10]；Bolt 提出的黑素蛋白（melanoprotein）[11]概念，曾在生理学研究中被广泛使用，最后被发现是由受损的黑素小体组成的[12]。Mason 等[10]提出了一个问题：黑素颗粒（melanin granule）到底是具有特定结构的颗粒，还是代谢物随机沉积的聚集物？电子显微镜的出现解决了这个问题，Laxer 等[13]得以观察到分离的黑素小体内部超微结构，1956 年拍摄到第一张清晰的照片[14]。

此后，论文雪片般地出现，带来了有关黑素小体超微结构以及其发展过程中的变化的大量信息（一些很好的研究如文献[15-17]）。另一些论文（综述于[18]）汇集了超微细胞结构和生化信息，共同为黑素小体个体发生的命名奠定了基础。

比起形态学研究，黑素小体的生化研究没那么热闹，这主要是因为超微结构数据来自于研究完整的细胞或组织，而生化研究所用的样本需要相当困难的制备过程。这些样本有时含有黑素，或者变化了的黑素小体，或者黑素小体的碎片，而研究中一般都没有对样本的本质及其同质性做任何检查[18]。

19 世纪，研究者的目标并不是制备亚细胞的颗粒或是天然的黑素蛋白，而是分离黑素本身（“Farbstoff”，这是黑素在那个年代的术语）。在分离得到的材料中，蛋白质被认为是多余的污染杂质[19]。第一种粗分离方法可能是 J.J. Berzelius 首先使用的[20]。他用水从眼睛的膜结构中提取出了色素（也许是黑素小体？），发现这些小体不溶于酸，微溶于弱碱。Landolt[21]和 Mörner[22]也进行了类似的分离工作。Waelsch[23]对早期的分类工作进行了综述。他研究了人类转移黑色素瘤和马眼脉络膜中的“天然黑素”，确认色素上连接有蛋白质，并且提出黑素可以由蛋白质成分中的芳香氨基酸合成，这一观点到现在仍然成立。Herrmann 和 Boss[24]证明从牛眼睫状体分离到的黑素中有多巴氧化酶活性。不过由于他们制备的样品中有线粒体污染，所以他们同时也发现了线粒体的酶标志物。1949 年，du Buy 等[25]认为黑素小体是色素细胞中一种典型的变化过的线粒体。非常有意思的是直至 1963 年（也就是 Seiji 提出“黑素小体”这一概念之后的 2 年），du Buy[26]和其他研究者[27]都没有放弃这一学说，甚至，他们在 Seiji 等[28]发表黑素小体的详细模型的同一期杂志也发表了论文。

有趣的是，历史竟然忽略了 Stein[29]的贡献。Stein 比 Seiji 等还要早几年就使用自己的分离方法从牛眼脉络膜中分离得到了黑素颗粒，分析到其成分不仅含有黑素，还有脂类、碳水化合物、RNA 和金属（包括发现有高含量的锌，这是当时很先锋的研究）。他认为黑素颗粒的化学成分与线粒体完全不同。

Seiji 前时代的其他重要研究还包括：从 Harding-Passey 黑色素瘤、加州鱿鱼（*Loligo opalescens*）墨囊中分离黑素颗粒内的黑素，并将其作为阳离子交换剂[30]以及证实其在含黑素的组织中有自由基活性[31]。

1.3 Seiji 时代的黑素小体研究

1.3.1 黑素小体有关的术语

黑素小体作为一种分阶段发育的独特色素细胞器的发现，促进了相关术语系统的建立，以描述黑素小体不同发育阶段的特性。直到 1961 年，普遍用于称呼这些细胞器的术语仍是“黑素（或色素）颗粒”。第一个黑素小体的命名系统[2]将黑素小体发生分为 3 个阶段予以描述：

（1）前黑素小体：球形细胞器；

（2）黑素小体：具有内部结构和酪氨酸酶活性的细胞器；

（3）黑素颗粒：黑素和蛋白的聚合物。

第 2 个命名系统[3, 26]提出 3 个发展阶段外加一个终产物，即：

- Ⅰ期（早期）：蛋白质的生物合成。
- Ⅱ期（中期）：细胞器的生物合成。

- Ⅲ期(晚期):黑素的生物合成。
- 终产物:黑素颗粒。

这些命名系统引起了一定程度的混淆,特别是"黑素颗粒"被用于指代任意阶段的色素颗粒。为了达成共识,Fitzpatrick 等[32,33]通过信件发出问卷,以调查通常在色素细胞研究中所用术语的适合性,并通过1965年在保加利亚索菲亚召开的第6次国际色素细胞大会的批准推荐了2个术语:

- **黑素小体(melanosome)**:独立的、含黑素的细胞器。其在电镜下呈均质化,且没有酪氨酸酶活性,其内的黑素化(melanization)过程已经完成。
- **前黑素小体(premelanosome)**:用于描述黑素小体形成前的所有发育阶段。在这个宽泛定义的范围内,根据不同研究者自行考虑,前黑素小体阶段可能被进一步细分为早、中、晚3期。

今天普遍使用的命名规则并不遵循上述3个系统,而是由 Toda 等[34-36]提出的系统,它与 Birbeck[37,38]早期的描述一致。Birbeck 使用了通用的术语"黑素小体",并用数字Ⅰ～Ⅳ表示其发育阶段。

但在实际中,混乱仍是主流。Toda 等提出的命名系统现在被广泛使用,虽然某种程度上有错误,但一些欧洲的研究者经常错误地引用第2个命名系统中提出的分期[3,26],而一些美国的研究者倾向于引用他们早先发表的论文或者其朋友的命名系统。

1.3.2 超微结构和组织化学研究

进一步的研究确认了黑素小体中的黑素和黑素蛋白在亚细胞层面的生物合成与定位,包括:①[^{3}H]和[2-^{14}C]标记的多巴放射自显影证据[39-43];②亚细胞结构[2-^{14}C]标记的多巴掺入、放射监测[44,45];③黑素小体的分离及化学成分分析[46,47]。

电子显微镜使获取黑素小体的基本形态表征数据(即:尺寸、形状、超微形态)成为可能。这方面数据发表得最多的是 Hach 等[48,49]。关于黑素小体的超微结构,可参见第12章第12.3节。

多种病理状态中可见黑素小体形态的改变。Mishima 等[50]认为在各种色素性疾病的鉴别诊断中,以黑素小体的多态性(如大小、形状、超微结构基质的变化,黑素沉积方式,黑素小体成熟程度等)作为分子病理学诊断标准,具有实际应用价值。

黑色素瘤(melanoma)细胞中常见黑素小体的多种不规则结构:黑素的分布可能不均匀,导致黑素小体外观异形[51-57];典型地,可见不同发育阶段的黑素小体[51,52]。黑色素瘤黑素小体也常表现出界膜的缺陷,这可能引起合成黑素的有毒前体物质泄漏至细胞质中,这种包含错误的黑素中间产物导致的病理性后果见12.4.2的讨论。黑色素瘤细胞中还可见黑素在类似于黑素小体基质纤维的细胞外纤维上沉着[58,59]。

有数篇论文[52,60,61]总结了黑素生物发生的早期观点。

Fitzpatrick 和 Breathnach 定义了人类表皮的一个功能单位,称为"表皮黑素单位(epidermal melanin unit)"。这被认为是黑素细胞和角质形成细胞之间的共生形式,其中每个黑素细胞向大约36个角质形成细胞提供黑素小体[62]。Mottaz 和 Zelickson 概述了黑素小体向角质形成细胞运输和转移的机制[63]。Szabó 等[64]论证了人类表皮中黑素小体结局的种族差异。

1.3.3 生物化学研究

经典生化研究的前提之一是能分离到纯净的天然黑素小体[65]。从1940年到1973年,共有17种分离方法被提出并进行了严格的重复验证[18,65],结论是 Stein[29]、Doezema[66]、Haberman 与 Menon[67]的方法最佳。从角化物中分离黑素小体看起来更困难,因为需要使用化学方法进行组织消解,才能从头发中释放黑素小体,这样就总是在充分消解的同时,难以兼顾到尽可能减少对黑素小体的影响[61,68]。严格考查10种从头发中分离黑素小体的方法,从分离条件的评估来看其中一半是有希望的,被成功重现了[68],其中 Borovanský 和 Hach 的分离方法效果最好[69]。

获取质量足够好的黑素小体样本[18]为随后确定其基本化学成分打开了大门。黑素和蛋白质基团被证明是黑素小体的主要成分[46,47,61,70-72]。据报道,分离的黑素小体中含有5%～10%的碳水化合物[29]。酪氨酸酶作为一种糖蛋白，也将含有 *N*- 乙酰神经氨酸（*N*-acetylneuraminic acid）的唾液酸类（sialic acids）带入黑素小体[73]。除了第 12.2 节中提到的神经节苷脂（ganglioside）外，许多论文中报道了黑素小体中的多种其他脂类成分，包括胆固醇、游离脂肪酸[74]以及磷脂[3, 75]。研究发现，黑素小体中总脂质的含量在 1%～5%[29]和 5%～11% 之间变化[76]。Jimbow 等[77]对分离自 Harding-Passey 黑色素瘤和 B16 黑色素瘤的黑素小体中的脂类及其组分进行了完整的定性、定量分析，发现两者的脂类存在数量差异（图 1.5）。黑素小体不同于线粒体的明确证据是：分离的黑素小体中缺乏 DNA[78]。如第 12.6 节所述，黑素小体中含有大量的各种金属元素。一篇综述[79]全面阐述了多种分析方法的发展及在黑素小体分析中的应用，诸如经典的分析化学技术（如滴定法、分光光度法、电化学和同位素法、中子活化分析、质谱法、电感耦合等离子技术），细胞生物学方法（如组织化学、金属自显影、放射自显影）和微量分析技术（使用电子、质子、激光、X 射线和离子束）。

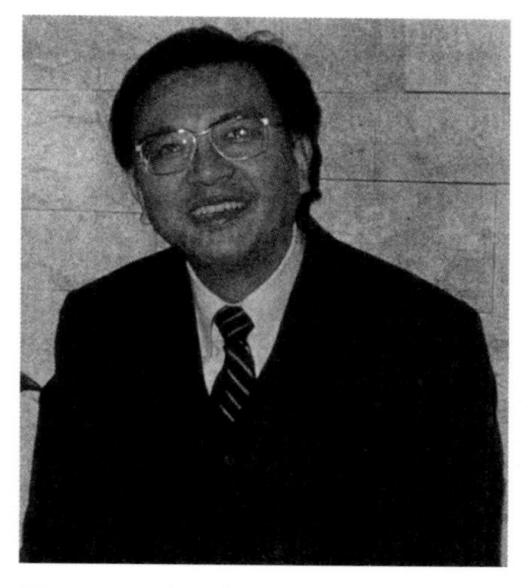

图 1.5　黑素小体研究的先驱 Kowichi Jimbow 教授，摄于 1981 年

有些事如今看起来难以置信，但在 20 世纪 60 年代，对于黑素小体是否仅代表了酪氨酸酶与黑素之间的联系，或是小体中是否还含有电子显微镜下所显示的其他蛋白质，人们是有怀疑的。对于这个问题，有人使用电泳对分离、洗涤后的黑素小体进行了研究。在综述[61]引用的论文中，仅有 4 篇论文使用了经过电子显微镜检验纯度的黑素小体样本[66, 80-82]，而这些研究明确地表明黑素小体含有数种蛋白质，其中有一些是棕色的，在电泳时阴离子迁移率高，提示其黑素蛋白的本质[80-82]。后来通过比较酪氨酸酶和黑素小体水解产物[11]的氨基酸组成，证实黑素小体中存在更多的蛋白质。一项研究从 Harding-Passey 黑色素瘤和 B16 黑色素瘤分离出黑素小体、并用 Brij-35① 处理，以十二烷基硫酸钠 - 聚丙烯酰胺凝胶电泳表征了其中的基质蛋白。同时进行的超微结构研究表明，电子显微镜可检测到盐酸胍（guanidine hydrochloride）处理黑素小体引起的部分降解[83]。

大量的研究中，有一部分致力于证明黑素小体中存在酶。自然地，人们特别关注黑素小体中的标记性酶——酪氨酸酶（EC1.14.18.1）[1-3, 84-89]。

黑素小体中常见的成分有酸性磷酸酶（acid phosphatase，EC 3.1.3.2.）[90-95]和其他溶酶体水解酶，如 β- 半乳糖苷酶（β-galactosidase，EC 3.2.1.23）[75]、β- 葡糖醛酸糖苷酶（β-glucuronidase，EC 3.2.1.31）[74, 96]、β-*N*- 乙酰氨基葡萄糖苷酶（β-*N*-acetyl glucosaminidase，EC 3.2.1.30）[74]、组织蛋白酶 D（cathepsin D，EC 3.4.23.5）[74]、芳基硫酸酯酶（arylsulfatase，EC 3.1.6.1）[97]。酸性磷酸酶和其他酸性水解酶的存在通常被解释为溶酶体酶的黏附，因为在分离过程中黑素小体被吞噬小体[90, 96]和自噬小体[94, 97]所污染。然而，因为使用洗涤剂[96]或酶[74]去除表面结合的蛋白时，并不能去除溶酶体酶的活性，所以这些酶似乎也是黑素小体的固有组成部分。

结果证明，酪氨酸 -2- 酮戊二酸氨基转移酶（tyrosine-2-oxoglutarate amino transferase，EC 2.6.1.5）和色氨酸 -2,3- 双加氧酶（tryptophan-2,3-dioxygenase，EC1.13.11.11）是豚鼠皮肤黑素小体的恒定成分[98]。ATP 酶（EC 3.6.1.3）的存在也并不令人意外[45]。γ- 谷氨酰转移酶（γ-glutamyltransferase，EC 2.3.2.2）被证实存在于 B16 黑色素瘤细胞的黑素小体和前黑素小体中[99]。γ- 谷氨酰转移酶被认为在黑素生成和细胞抗氧化应激保护中均有作用。

黑素小体方面的研究进展相当迅速。在黑素小体作为色素细胞的一种独特的亚细胞结构得到认可后的 10 年，与色素沉着相关的生物学过程被证明与如下方面有关：①黑素细胞中形成黑素小体；②黑素细胞中黑素小体的黑素化；③黑素小体向角质形成细胞中传输；④角质形成细胞中类似溶酶体的细胞器运输黑素小体，可有降解或无降解过程[100]。这 4 个过程被部分表征，对有关黑素小体生化知识的理解达到

① 译者注：即月桂醇聚氧乙烯醚。

了一定的高度，使人们能够考虑黑素小体的功能及在临床中如何利用这些功能[101-105]。Tolesson 就黑素小体和黑素生成在21世纪初的进展情况发表了一篇很好的综述[106]。分子生物学技术的进展进一步加深了我们对黑素小体的理解。

1.4　Seiji 后时代的黑素小体研究

Makoto Seiji 教授于1982年去世。为了纪念他在黑素小体基础研究上的成就，国际色素细胞研究学会联合会（International Federation of Pigment Cell Societies）在国际色素细胞大会设立了 Seiji 纪念讲席，每3年一次。1983年，国际色素细胞大会在德国吉森市（Giessen）召开，作为象征，Seiji 纪念讲席第一位讲者由 T.B. Fitzpatrick 教授担任，他提出了"表皮黑素单位"的姊妹概念——"毛囊黑素单位"[107]。

现代高灵敏分析技术对研究所用的黑素小体组分的纯度提出了更高的需求。因此，黑素小体分离的问题又浮出了水面。Arnaud 和 Boré[108]开发了酶解角质化组织分离黑素小体的技术。但他们处理头发的方法很原始，要么用二甲亚砜在120°C条件下处理，要么用溴化锂溶液反流处理。这些方法与不变性（denaturation-free）分离的原则完全相悖。分离方法会很大程度地影响所得到的样本，例如 Liu 和 Simon[109]报道了对比表面积的影响。2000年，Prota 等开发了一种仅使用酶的新分离方法[110]。通过在分离方法中插入自由流电泳（free-flow electrophoresis），就可以单独分离到不同阶段的黑素小体[111]。Percoll 梯度法也被用于黑素小体的分离[112]。

酪氨酸诱导的黑素增多被证明可影响黑素小体的大小和形状，特别是在浅肤色类型[113]。

溶酶体水解酶家族的名单中增加了组织蛋白酶 B（cathepsin B，EC 3.4.22.1）和 L（EC 3.4.22.15）[114]、α-甘露糖苷酶（α-mannosidase，EC 3.2.1.24）[99]。一系列证据被发现后（包括黑素小体的酸性 pH 特性[115]、既有酸性水解酶又有溶酶体膜相关蛋白1、2、3以及其胞吞能力），黑素小体被归类为特化的溶酶体[116, 117]，因此其作为一种特异性细胞器的地位就受到了威胁。将黑素小体列为溶酶体相关的细胞器[118]是唯一合适的解决方案，这就能明确解释一些色素性疾病中溶酶体和黑素小体的共同参与，如白细胞异常色素减退综合征（Chediak-Higashi Syndrome）和赫尔曼斯基-普德拉克综合征（Heřmanský-Pudlák Syndrome）。

黑素小体解体和降解的机制研究由来已久[119]。有许多组织化学研究论文中提到酸性水解酶的存在，特别是黑素小体结构中有酸性磷酸酶，这些酶被认为可能对黑素小体降解有作用[119, 120]。然而，酸性磷酸酶的特异性反应包括磷酸酯的水解，并没有报道表明磷酸酯在维持黑素或黑素小体结构的聚团模式（aggregation pattern）中起任何作用。酸性水解酶可能对黑素小体的蛋白质部分降解起作用，但黑素似乎主要是对氧化还原反应敏感[119-122]（另见第12.4.1节和第12.4.2节）。

免疫学技术非常有助于了解黑素小体的结构及生物发生过程。用黑素小体蛋白免疫可制备单克隆抗体[123]，尤其是由 Hearing 制备的针对黑素小体蛋白C端对应的抗合成肽抗体，被证明是黑素小体研究的宝贵工具[124]。在后 Seiji 时代，分子生物学技术的贡献巨大，第2章、第9章、第10章和第11章对此均有述及。John Simon 教授团队最近介绍了一种新的、复杂的生物物理和化学技术，用于黑素小体的研究[109, 125]。

以上简述了迄今大量研究得到的关于黑素和黑素小体的知识与共识，它们构成了本书各章的内容，每一章都由各领域权威的专家编写，方才成就了本书。

1.5　其他研究历史

本章编者自1968年开始进入色素研究，所以本章内容中，编者主观上偏好于把黑素小体作为亚细胞水平细胞器的论文。关于黑素细胞的生物过程、控制因素、分子特性，但与黑素小体作为细胞器无关的数百篇论文（包括其作者）可在其他综述中找到。Nordlund 等[126]使用时间线这种独特的方式描述了色素细胞研究的进程，另有文章强调了地理角度的研究[127,128]。

Westerhof[130]总结了黑素细胞的研究历史，提到 Sangiovanni[129]1819 年首次报道乌贼中的一种色素细胞为载色素细胞，Falabella[131]进行了重复试验。简明的标志性历史进程可参考文献[132,133]。黑素蛋白是在 1910 年首次被确定的[134]，Serra[135]再次进行了研究，并进行了综述[6,136]。自从单独确定了黑素小体蛋白（melanosomal protein）的定义后，"黑素蛋白（melanoprotein）"这个词的使用就逐渐减少了。但是在描述黑素蛋白（如 Pmel17）的附着方式时，也偶见这个叫法。当然，黑素及有关知识发展的历史肯定远早于 Berzelius[20]提出这一名词的时间，也就是 1840 年。Nicolaus[137]和 Prota[138]所写的书以相当深度对此进行了论述，数篇综述（如参考文献[139]）亦是如此。在他的书中，Nicolaus[137]把黑素化学方面研究的发展分为 3 个时代：①挫折的时代，开始于 1856 年，Dressler 和 Pribram 刚着手研究，终止于 Raper 在 20 世纪 30 年代的奠基性工作；②不确定的时代，1930 年至未知的年份。1968 年，Nicolaus 预言人们愈发浓厚的兴趣会让我们很快进入第 3 个时代，也就是③阐明的时代。毫无疑问，本书的内容就是属于这个时代。

表 1.1 是来自 ISI Web of Knowledge 的数据，这正是我们对黑素小体研究兴趣不断浓厚的证明。

表 1.1 ISI Web of Knowledge 数据库"黑素小体（melanosome）"检索条目结果

时段/年	条目数	时段/年	条目数
1961—1965	4	1986—1990	33
1966—1970	13	1991—1995	131
1971—1975	26	1996—2000	167
1976—1980	29	2001—2005	289
1981—1985	49	2006—2010	343

直到 1960 年，ISI Web of Knowledge 中还没有"黑素小体"这个术语，1981—1985 年，这一术语的使用次数才开始缓慢增长。接下来的时间里使用又减少了，可以解释为研究者们更多地关注于分子水平，没有使用"黑素小体"作为关键词。进一步的原因是"黑素小体"有两层含义：①色素细胞的一个亚细胞水平颗粒，正如本书所述；②混合岩（migmatite）上的黑色区域[140]（图 1.6）。表 1.1 中的数据已经排除了地质学领域的检索结果。

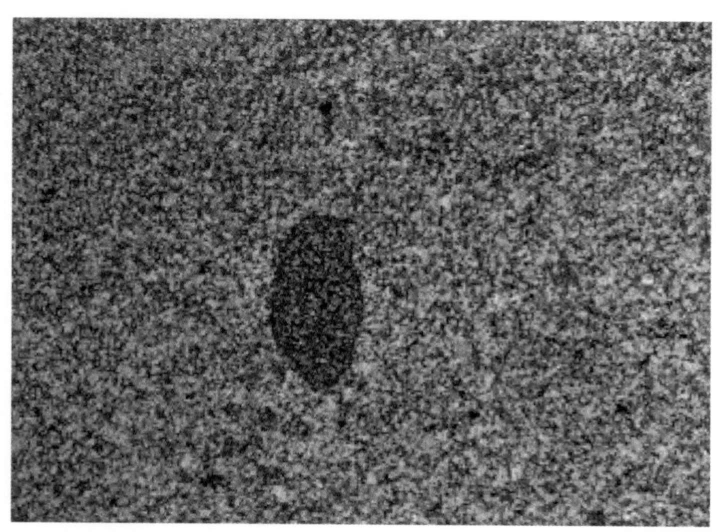

图 1.6 "黑素小体"——混合岩上的黑色区域，存于布拉格查尔斯大学第一医学院生化和实验肿瘤学研究所楼梯间。长度 =54mm

（冰寒 译，安全 审校）

参考文献

1 Baker, R.V., Birbeck, M.S., Blaschko, H., Fitzpatrick, B., and Seiji, M. (1960) Melanin granules and mitochondria. *Nature*, **187**, 392–394.

2 Seiji, M., Fitzpatrick, T.B., and Birbeck, M.S.C. (1961) The melanosome: a distinctive subcellular particle of mammalian melanocytes and the site of melanogenesis. *J. Invest. Dermatol.*, **36**, 243–252.

3 Seji, M., Fitzpatrick, T.B., Simpson, R.T., and Birbeck, M.S.C. (1963) Chemical composition and terminology of specialized organelles (melanosomes and melanin granules) in mammalian melanocytes. *Nature*, **197**, 1082–1084.

4 Simon, G. (1841) Zür Entwickelungsgeschichte der Haare. *Joh. Muller's Arch. Anat.*, 367.

5 Purkyně, J.E. (1838) Bericht über die Versammlung deutscher Naturforscher und Aerzte in Prag im September 1837 (eds K. Sternberg and J.V. Krombholz), Prague, pp. 174–180.

6 Sorby, H.C. (1878) On the colouring matters found in human hair. *J. Anthropol. Inst.*, **8**, 1–24.

7 Kromayer, E. (1893) Oberhautpigment der Säugethiere. *Arch. Mikrosk. Anat.*, **42**, 1–15.

8 Duchoň, J., Fitzpatrick, T.B., and Seiji, M. (1968) Melanin 1968: some definitions and problems, in *The 1967–68 Year Book of Dermatology* (eds A.W. Kopf and R. Andrade), Year Book Medical, Chicago, IL, pp. 6–33.

9 Greenstein, J.P., Turner, J.C., and Jenrette, W.V. (1940) Chemical studies on the components of normal and neoplastic tissues. IV. The melanin-containing melanopseudoglobulin of the malignant melanoma of mice. *J. Nat. Cancer Inst.*, **1**, 377–385.

10 Mason, H.S., Kahler, E., Mac Cardle, R.C., and Dalton, A.J. (1947) Chemistry of melanin. IV. Electron micrography of natural melanins. *Proc. Soc. Exp. Biol. Med.*, **66**, 421–431.

11 Bolt, A.G. (1967) Interactions between human melanoprotein and chlorpromazine derivatives. I. Isolation and purification of human melanoprotein from hair and melanoma tissue. *Life Sci.*, **6**, 1277–1283.

12 Borovanský, J. and Hach, P. (1973) Comments on Bolt's tumour melanoprotein. *Neoplasma*, **20**, 325–329.

13 Laxer, G., Sikorski, J., Whewell, C.S., and Woods, H.J. (1954) The electron microscopy of melanin granules isolated from pigmented mammalian fibres. *Biochim. Biophys. Acta*, **15**, 174–185.

14 Birbeck, M.S.C., Mercer, E.H., and Barnicot, N.A. (1956) The structure and formation of pigment granules in human hair. *Exp. Cell Res.*, **10**, 505–514.

15 Wellings, S.R. and Siegel, J. (1959) Role of Golgi apparatus in the formation of melanin granules in human malignant melanoma. *J. Natl. Cancer Inst.*, **3**, 131–140.

16 Drochmans, P. (1960) Electron microscope studies of epidermal melanocytes, and the fine structure of melanin granules. *J. Biophys. Biochem. Cytol.*, **8**, 165–180.

17 Drochmans, P. (1960) Study by the electron microscope of the mechanism of melanin pigmentation. *Arch. Belg. Dermatol. Syphiligr.*, **16**, 155–163.

18 Borovanský, J. (1975) Isolation of melanosomes and an attempt to quantify melanin content in tissues. PhD thesis, Faculty of General Medicine, Charles University Prague.

19 Sieber, N. (1886) Ueber die Pigmente der Chorioidea und der Haare. *Arch. f. Exp. Pathol.*, **20**, 362–367.

20 Berzelius, J.J. (1840) *Lehrbuch der Chemie* (aus der Schwedischen Handschrift des Verfassers übersetzt von F. Woehler). Dritte ungearbeitete und vermehrte Original Auflage, Dresden & Leipzig: in der Arnoldischen Buchhandlung, vol. 9, 22–24.

21 Landolt, H. (1899) Ueber das Melanin der Augenhäute. *Hoppe Seylers Z. Physiol. Chem.*, **28**, 192–211.

22 Mörner, K.A.H. (1887) Zur Kenntnis von der Farbstoffen der melanotischen Geschwülste. *Z. Physiol. Chem.*, **11**, 66–141.

23 Waelsch, H. (1932) Zur Kenntnis der natürlichen Melanine. *Hoppe Seylers Z. Physiol. Chem.*, **213**, 35–57.

24 Hermann, H. and Boss, M.B. (1945) Dopa oxidase activity in extracts from ciliary body and in isolated pigment granules. *J. Cell. Comp. Physiol.*, **26**, 131–138.

25 Du Buy, H.G., Woods, M.W., Burk, D., and Lackey, M.D. (1949) Enzymatic activities of isolated amelanotic and melanotic granules of mouse melanomas and suggested relationship with mitochondria. *J. Am. Cancer Inst.*, **9**, 325–336.

26 Du Buy, H.G., Showacre, J.L., and Hesselbach, M.L. (1963) Enzymic and other similarities of melanoma granules and mitochondria. *Ann. NY Acad. Sci.*, **100**, 569–583.

27 Woods, M., Burk, D., and Hunter, J. (1963) The ontogenic status of melanin granules. *Ann. NY Acad. Sci.*, **100**, 534–539.

28 Seiji, M., Shimao, K., Birbeck, M.S.C., and Fitzpatrick, T.B. (1963) Subcellular localization of melanin biosynthesis. *Ann. NY Acad. Sci.*, **100**, 497–533.

29 Stein, W.D. (1955) Chemical composition of the melanin granule and its relation to the mitochondrion. *Nature*, **175**, 256–257.

30 White, L.P. (1956) Melanin: a naturally occurring cation exchange material. *Nature*, **182**, 1427–1428.

31 Commoner, J.B., Townsend, J., and Pake, G.E. (1954) Free radicals in biological materials. *Nature*, **174**, 689–691.

32 Fitzpatrick, T.B., Quevedo, W.C., Jr, Levene, A.L., Mc Govern, V.J., Mishima, Y., and Oettle, A.G. (1966) Terminology of vertebrate melanin-containing cells. *Science*, **152**, 88–89.

33 Fitzpatrick, T.B., Quevedo, W.C., Levene, A.L., Mc Govern, V.J., Mishima, Y., and Oettle, A.G. (1966) Terminology of vertebrate melanin-containing cells, their precursors and related cells. A report of the nomenclature committee of the 6th International Pigment Cell Conference, in *Structure and Control of the Melanocyte* (eds G. Della Porta and O. Muhlbock), Springer, New York, pp. 1–5.

34 Toda, K., Hori, Y., and Fitzpatrick, T.B. (1968) Isolation of the intermediate "vesicles" during ontogeny of melanosomes in embryonic chick retinal pigment epithelium. *Fed. Proc.*, **27**, 722.

35 Toda, K. and Fitzpatrick, T.B. (1971) The origin of melanosomes, in *Biology of Normal and Abnormal Melanocytes* (eds T. Kawamura, T.B. Fitpatrick, and M. Seiji), University Park Press, Baltimore, MD, pp. 265–278.

36 Fitzpatrick, T.B., Hori, Y., Toda, K., Kinebuchi, S., and Szabó, G. (1971) The mechanism of normal human melanin pigmentation and of some pigmentary disorders, in *Biology of Normal and Abnormal Melanocytes* (eds T. Kawamura, T.B. Fitpatrick, and M. Seiji), University Park Press, Baltimore, MD, pp. 369–401.

37 Birbeck, M.S.C. (1962) Electron microscopy of melanocytes. *Br. Med. Bull.*, **18**, 220–222.

38 Birbeck, M.S.C. (1963) Electron microscopy of melanocytes: the fine structure of hair bulb premelanosomes. *Ann. NY Acad. Sci.*, **100**, 540–548.

39 Brumbaugh, J.A. and Froiland, T.G. (1973) DOPA and cysteine incorporation into premelanosomes: effects of cycloheximide and gene substitution. *J. Invest. Dermatol.*, **60**, 172–178.

40 Hempel, K. and Deimel, M. (1963) Untersuchungen zur gezielten Strahlentherapie des Melanoms und des chromaffinen Systems durch selektive ^{3}H-Inkorporation nach Gabe von ^{3}H markierten DOPA. *Strahlentherapie*, **121**, 22–45.

41 Hempel, K. (1966) Investigation on the structure of melanin in malignant melanoma with ^{3}H and C^{14}-DOPA labeled at different positions, in *Structure and Control of the Melanocyte* (eds G. Della Porta and O. Muhlbock), Springer, New York, pp. 162–175.

42 Nakai, T. and Shubik, P. (1964) Electronmicroscopic radioautoraphy: the melanosome as a site of melanogenesis in neoplastic melanocytes. *J. Invest. Dermatol.*, **43**, 267–269.

43 Zelickson, A.S., Hirsch, H.M., and Hartmann, J.F. (1964) Melanogenesis – an autoradiographic study at the ultrastructural level. *J. Invest. Dermatol.*, **43**, 327- 332.

44 Seiji, M. and Iwashita, S. (1963) On the site of melanin formation in melanocytes. *J. Biochem.*, **54**, 465–467.

45 Seiji, M. and Iwashita, S. (1965) Intracellular organisation of tyrosinase and site of melanin formation in melanocyte. *J. Invest. Dermatol.*, **45**, 305–314.

46 Borovanský, J. and Duchoň, J. (1974) Chemical composition of hair melanosomes. *Dermatologica*, **149**, 116–120.

47 Hach, P., Borovanský, J. and Duchoň, J. (1973) Melanosomes of horse benign melanoma. *Folia Morphol. (Prague)*, **21**, 275–277.

48 Hach, P. and Borovanský, J. (1972) Ultrastructure of melanosomes of different origin. *Folia Morphol. (Prague)*, **20**, 82–84.

49 Hach, P., Duchoň, J., and Borovanský, J. (1977) Ultrastructural and biochemical characteristics of isolated melanosomes. *Folia Morphol. (Prague)*, **25**, 407–410.

50 Mishima, Y. (1965) Macromolecular changes in pigmentary disorders. *Arch. Dermatol.*, **91**, 519–557.

51 Césarini, J.P. (1971) Recent advances in the ultrastructure of malignant melanoma. *Rev. Eur. Étud. Clin. Biol.*, **16**, 316–322.

52 Foa, C. and Aubert, C.H. (1977) Cellular localization of tyrosinase in human malignant melanoma. *J. Invest. Dermatol.*, **68**, 369–378.

53 Hirone, T., Nagai, T., Matsubara, T., and Fukushiro, R. (1971) Human malignant melanoma of the skin and their preexisting conditions, in *Biology of Normal and Abnormal Melanocytes* (eds T. Kawamura, T.B. Fitpatrick, and M. Seiji), University Park Press, Baltimore, MD, pp. 329–348.

54 Hunter, J.A.A., Paterson, W.D., and Fairley, D.J. (1978) Human malignant melanoma. Melanosomal polymorphism and the ultrastructural DOPA reaction. *Br. J. Dermatol.*, **98**, 381–390.

55 Hunter, J.A.A., Zaynoun, W.D., Paterson, W.D., Bleehen, S.S., Mackie, R., and Cochran, A.J. (1978) Cellular fine structure in the invasive nodules of different histogenetic types of malignant melanoma. *Br. J. Dermatol.*, **98**, 255–272.

56 Moyer, F.H. (1963) Genetic effects on melanosome fine structure and ontogeny in normal and malignant cells. *Ann. NY Acad. Sci.*, **100**, 584–606.

57 Szekeres, L. (1975) Fine structure and X-ray microanalysis of melanosomes in pigmented nevi and melanoma. *Arch. Derm. Forsch.*, **252**, 297–304.

58 Klingmuller, G. and Schmoeckel, C. (1971) Frei im Cytoplasma liegende Melanin-synthesierende Membranaordnungen beim malignem Melanom. *Arch. Derm. Forsch.*, **241**, 115–121.

59 McGovern, V.J. and Lane Brown, M.M. (1969) *The Nature of Melanoma*, Thomas, Springfield, IL.

60 Fitzpatrick, T.B. (1971) The biology of pigmentation. *Birth Defects Orig. Artic. Ser.*, **7**, 5–12.

61 Borovanský, J. (1978) Biochemical parameters of melanosomes and pigment tissues. Habilitation thesis. Charles University, Prague.

62 Fitzpatrick, T.B. and Breathnach, A.S. (1963) Das epidermale melanin einheit-system. *Dermatol. Wochenschr.*, **147**, 481–489.

63 Mottaz, J.H. and Zelickson, A.S. (1967) Melanin transfer: a possible phagocytic process. *J. Invest. Dermatol.*, **49**, 605–610.

64 Szabó, G., Gerald, A.B., Pathak, M.A., and Fitzpatrick, T.B. (1969) Racial differences in the fate of melanosomes in human epidermis. *Nature*, **222**, 1081–1082.

65 Borovanský, J., Hach, P., Vedralová, E., and Duchoň, J. (1978) Strategy of melanosome isolation, in *XXIst Colloqiuum Scientificum Facultatis Medicae Universitatis Carolinae et XIXth Morphological Congress Symposia* (ed. E. Klika), Univerzita Karlova, Prague, pp. 613–618.

66 Doezema, P. (1973) Proteins from melanosomes of mouse and chick pigment cells. *J. Cell. Physiol.*, **89**, 201–208.

67 Habermann, H.F. and Menon, I.A. (1973) A modified method for the isolation of melanosomes from B-16 melanoma. *J. Invest. Dermatol.*, **60**, 67–72.

68 Borovanský, J. and Hach, P. (1986) Isolation of melanosomes from keratinous structures: current state of the art. *Arch. Dermatol. Res.*, **279**, 54–58.

69 Borovanský, J. and Hach, P. (1972) Isolation of melanosomes from keratinous material – a new method. *Dermatologica*, **145**, 37–41.

70 Duchoň, J., Borovanský, J., and Hach, P. (1973) Chemical composition of ten kinds of various melanosomes, in *Mechanisms in Pigmentation* (eds V.J. McGovern and P. Russell), Karger, Basel, pp. 165–170.

71 Ito, S. and Jimbow, K. (1983) Quantitative analysis of eumelanin and pheomelanin in hair and melanomas. *J. Invest. Dermatol.*, **80**, 268–272.

72 Jimbow, K., Miyake, Y., Homma, K., Yasuda, K., Izumi, Y., Tsutsumi, A., and Ito, S. (1984) Characterization of melanogenesis and morphogenesis of melanosomes by physicochemical properties of melanin and melanosomes in malignant melanoma. *Cancer Res.*, **44**, 1128–1134.

73 Miyazaki, K. and Ohtaki, N. (1975) Tyrosinase as a glycoprotein. *Arch. Dermatol. Forsch.*, **252**, 211–216.

74 Siakotos, A.N., Patel, V., and Cantaboni, A. (1973) The isolation and chemical composition of premelanosomes and melanosomes: human and mouse melanomas. *Biochem. Med.*, **7**, 14–24.

75 Seiji, M. (1966) Subcellular particles and melanin formation in melanocytes, in *Advances in the Biology of Skin VIII: The Pigmentary System* (eds W. Montagna and F. Hu), Pergamon Press, Oxford, pp. 189–222.

76 Vedralová, E. and Duchoň, J. (1977) Lipid constituents in melanosomes of tumour origin. *Sborník lék.*, **79**, 335–339.

77 Jimbow, M., Kanoh, H., and Jimbow, K. (1982) Characterization of biochemical properties of melanosomes for structural and functional differentiation: analysis of the compositions of lipids and proteins in melanosomes and their subfractions. *J. Invest. Dermatol.*, **79**, 97–102.

78 Vedralová, E., Duchon, J., and Hach, P. (1987) RNA and DNA in melanosomes of hamster melanoma. *Pigment Cell Res.*, **1**, 76–80.

79 Borovanský, J. (1997) Detection of metals in tissues, cells and subcellular particles. *Sborník Lék.*, **98**, 77–97.

80 Borovanský, J., Duchoň, J., Procházková, B., and Hach, P. (1972) [An attempt to disintegrate melanosomes into protein subunits]. *Čas. Lék. Čes.*, **111**, 218–220.

81 Bratosin, S. (1973) Disassembly of melanosomes in detergents. *J. Invest. Dermatol.*, **60**, 224–230.

82 Hearing, V.J. and Lutzner, M.A. (1973) Mammalian melanosomal proteins: characterization by polyacrylamide gel electrophoresis. *Yale J. Biol. Med.*, **46**, 553–559.

83 Jimbow, K., Jimbow, M., and Chiba, M. (1982) Characterization of structural properties for morphological differentiation of melanosomes: II. Electron microscopic and SDS-PAGE comparison of melanosomal matrix proteins in B16 and Harding-Passey melanomas. *J. Invest. Dermatol.*, **78**, 76–81.

84 Seiji, M. and Fitzpatrick, T.B. (1961) The reciprocal relationship between melanization and tyrosinase activity in melanosomes (melanin granules). *J. Biochem.*, **49**, 700–706.

85 Menon, I.A. and Haberman, H.F. (1970) Activation of tyrosinase in microsomes and melanosomes from B-16 and Harding-Passey mouse melanoma. *Arch. Biochem. Biophys.*, **137**, 231–242.

86 Miyazaki, K. and Seiji, M. (1971) Tyrosinase isolated from mouse melanoma melanosomes. *J. Invest. Dermatol.*, **57**, 81–86.

87 Hearing, V.J. (1973) Tyrosinase activity in subcellular fractions of black and albino mice. *Nat. New Biol.*, **245**, 81–83.

88 Mufson, R.A. (1975) The tyrosinase activity of melanosomes from the Harding-Passey melanoma: the absence of a peroxidase component *in vitro*. *Arch. Biochem. Biophys.*, **167**, 338–343.

89 Blagoeva, P.M. (1977) Solubilizing effect

of Triton X100 on melanosome tyrosinase in hamster pigmented melanoma. *Neoplasma*, **24**, 291–294.

90 Kikuchi, A. (1968) Acid phosphatase activity in melanosomes of melanocytes. *Bull. Tokyo Med. Dent. Univ.*, **15**, 279–294.

91 Novikoff, A.B., Albala, A., and Biempica, L. (1968) Ultrastructural and cytochemical observations on B-16 and Harding-Passey mouse melanomas. The origin of premelanosomes and compound melanosomes. *J. Histochem. Cytochem.*, **16**, 299–319.

92 Olson, R.L., Nordquist, J., and Everett, M.A. (1970) The role of epidermal lysosomes in melanin physiology. *Br. J. Dermatol.*, **83**, 189–199.

93 Seiji, M. and Kikuchi, A. (1969) Acid phosphatase activity in melanosomes. *J. Invest. Dermatol.*, **52**, 212–216.

94 Wolff, K. and Schreiner, E. (1971) Melanosomal acid phosphatase. *Arch. Dermatol. Forsch.*, **241**, 255–272.

95 Wolff, K. and Hönigsmann, H. (1972) Are melanosome complexes lysosomes? *J. Invest. Dermatol.*, **59**, 170–176.

96 Mufson, R.A. (1974) The subcellular distribution of lysosomal hydrolases in the Harding-Passey melanoma. *J. Cell. Physiol.*, **83**, 75–84.

97 Ohtaki, N. (1970) Melanosome and lysosome: I. Lysosomal activity in relation to growth of melanoma. *Bull. Tokyo Med. Dent. Univ.*, **17**, 89–102.

98 Kurbanov, C., Abaskina, L.I., Karimova, L.S., and Krivorotova, L.S. (1977) Investigation of tyrosine-α-ketoglutarate transaminase and tryptophane pyrrolase activities in subcellular fractions of skin of guinea pigs. *Izv. Akad Nauk Turkmenskoj SSR, Ser. Biol.*, 72–76.

99 Borovanský, J. and Hach, P. (1999) Disparate behaviour of two melanosomal enzymes α-mannosidase and γ-glutamyltransferase. *Cell. Mol. Biol.*, **45**, 1047–1052.

100 Fitzpatrick, T.B. and Quevedo, W.C., Jr (1971) Biological processes underlying melanin pigmentation and pigmentary disorders, in *Modern Trends in Dermatology 4* (ed. P. Borrie), Butterworths, London, pp. 122–149.

101 Hill, H.Z. (1992) The function of melanin or six blind people examine an elephant. *Bioassays*, **14**, 49–56.

102 Hu, D.N., Simon, J.D., and Sarna, T. (2008) Role of ocular melanin in ophthalmic physiology and pathology. *Photochem Photobiol.*, **84**, 639–644.

103 Borovanský, J. (1993) Properties of melanosomes and their exploitation in the diagnosis and treatment of melanoma. *Pigment Cell Res.*, **3**, 181–186.

104 Riley, P.A. (1991) Melanogenesis: a realistic target for antimelanoma therapy. *Eur. J. Cancer*, **27**, 1172–1177.

105 Hearing, V.J. (2005) Biogenesis of pigment granules: a sensitive way to regulate melanocyte function. *J. Dermatol. Sci.*, **37**, 3–14.

106 Tolleson, W.H. (2005) Human melanocyte biology, toxicology, and pathology. *J. Environ. Sci. Health C*, **23**, 105–161.

107 Ortonne, J.P. and Prota, G. (1993) Hair melanins and hair color. Ultrastructure and biochemical aspects. *J. Invest. Dermatol.*, **101**, 82s–89s.

108 Arnaud, J.C. and Boré, P. (1981) Isolation of melanin pigments from human hair. *J. Soc. Cosmet. Chem.*, **32**, 137–152.

109 Liu, Y. and Simon, J.D. (2003) Isolation and biophysical studies of natural eumelanins: application of imaging technologies and ultrafast spectroscopy. *Pigment Cell Res.*, **16**, 606–618.

110 Novellino, L., Napolitano, A., and Prota, G. (2000) Isolation and characterization of mammalian eumelanins from hair and irides. *Biochim. Biophys. Acta*, **1475**, 295–306.

111 Kushimoto, T., Basrur, V., Valencia, J., Matsunaga, J., Vieira, W.D., Ferrans, V.J., Muller, J., Appella, E., and Hearing, V.J. (2001) A model for melanosome biogenesis based on the purification and analysis of early melanosomes. *Proc. Natl. Acad. Sci. USA*, **98**, 10698–10703.

112 Orlow, S.J., Boissy, R.E., Moran, D.J., and Pifko-Hirst, S. (1993) Subcellular distribution of tyrosinase and tyrosinase-related protein-1: implications for melanosomal biogenesis. *J. Invest. Dermatol.*, **100**, 55–64.

113 Van Nieuwpoort, F., Smit, N.P.M., Kolb, R., van der Meulen, H., Koerten, H., and Pavel, S. (2004) Tyrosine-induced melanogenesis show differences in morphologic and melanogenic preference of melanosomes from light and dark skin types. *J. Invest. Dermatol.*, **122**, 1251–1255.

114 Diment, S., Eidelman, M., Rodriguez, G.M., and Orlow, S.J. (1995) Lysosomal hydrolases are present in melanosomes and are elevated in melanizing cells. *J. Biol. Chem.*, **270**, 4213–4215.

115 Bhatnagar, V., Anjaiah, S., Puri, N., Darshanam, B.N., and Ramaiah, A. (1993) pH of melanosomes of B16 murine melanoma is acidic: its physiological importance in the regulation of melanin biosynthesis. *Arch. Biochem. Biophys.*, **307**, 183–192.

116 Mishima, Y. (1994) Molecular and biological control of melanogenesis through tyrosinase genes and intrinsic and extrinsic regulatory factors. *Pigment Cell Res.*, **7**, 376–387.

117 Orlow, S.J. (1995) Melanosomes are specialized members of the lysosomal lineage of organelles. *J. Invest. Dermatol.*, **105**, 3–7.

118 Dell'Angelica, E.C., Mullins, C., Caplan, S., and Bonifacino, J.S. (2000) Lysosome-related organelles. *FASEB J.*, **14**, 1265–1278.

119 Borovanský, J., Hach, P., Smetana, K., Jr, Elleder, M., and Matouš-Malbohan, I. (1999) Attempts to induce melanosome degradation *in vivo*. *Folia Biol. (Praha)*, **45**, 47–52.

120 Borovanský, J. and Elleder, M. (2003) Melanosome degradation: fact or fiction. *Pigment Cell Res.*, **16**, 280–286.

121 Kayatz, P., Thumann, G., Luther, T.T., Jordan, J.F., Bartz-Schmidt, K.U., Esser, P.J., and Schraermeyer, U. (2001) Oxidation causes melanin fluorescence. *Invest. Ophthalmol. Vis. Sci.*, **42**, 241–246.

122 Sarna, T., Burke, J.M., Korytowski, W., Różanowska, M., Skumatz, C.M., Zareba, A., and Zareba, M. (2003) Loss of melanin from human RPE with aging: possible role of melanin photooxidation. *Exp. Eye Res.*, **76**, 89–98.

123 Jimbow, K., Yamana, K., Akutsu, Y., and Maeda, K. (1988) Nature and biosynthesis of structural matrix protein in melanosomes: melanosomal structural protein as differentiation antigen for neoplastc melanocytes, in *Advances in Pigment Cell Research* (ed. R. Alan), Liss, New York, pp. 169–182.

124 Anonymous (2009) Antibodies specific to melanocyte-specific proteins available from the Hearing laboratory. *Pigment Cell Melanoma Res.*, **22**, 651.

125 Simon, J.D., Hong, L., and Peles, D.N. (2008) Insights into melanosomes and melanin from some interesting spatial and temporal properties. *J. Phys. Chem. B*, **112**, 13201–13217.

126 Nordlund, J.J., Abdel-Malek, Z., Biossy, R.E., and Rheins, L.A. (1989) Pigment cell biology: an historical review. *J. Invest. Dermatol.*, **4**, 53S–60S.

127 Aquaron, R. (1999) Tradition of basic and applied pigment cell research in Marseille. *Cell. Mol. Biol.*, **45**, 877–892.

128 Duchoň, J. (1999) Tradition of pigment cell research at Charles University in Prague. *Cell Mol. Biol.*, **45**, 893–898.

129 Sangiovanni, G. (1819) Descrizione di un particolare sistema di organi cromoforo espansivo-dermoideo e dei fenomeni che esso produce, scoperto nei molluschi cefaloso. *G. Enciclopedico Napoli*, **9**, 1–13.

130 Westerhof, W. (2006) The discovery of the human melanocyte. *Pigment Cell Res.*, **19**, 183–193.

131 Falabella, R. (2009) Vitiligo and the melanocyte reservoir. *Indian J. Dermatol.*, **54**, 313–318.

132 Kenney, J.A., Jr (1961) Melanin pigmentation. *J. Nat. Med. Assoc.*, **53**, 447–454.

133 Schallreuter, K.U. (2007) Advances in melanocyte basic science research. *Dermatol. Clin.*, **25**, 283–291.

134 Gortner, R.A. (1910) Studies on melanin. I. Methods of isolation. The effect of alkali on melanin. *J. Biol. Chem.*, **8**, 341–364.

135 Serra, A.J. (1946) Constitution of hair melanins. *Nature*, **157**, 771.

136 Borovanský, J. and Duchoň, J. (1971) Melanoproteins (in Czech). *Chem. Listy*,

65, 500–528.

137 Nicolaus, R.A. (1968) *Melanins*, Hermann, Paris.

138 Prota, G. (1992) *Melanins and Melanogenesis*, Academic Press, San Diego, CA.

139 Swan, G.A. (1974) Structure, chemistry, and biosynthesis of the melanins. *Prog. Chem. Org. Nat. Prod.*, **31**, 522–582.

140 Harris, N.B.W., Caddick, M., Kosler, J., Goswami, S., Vance, D., and Tindle, A.G. (2004) The pressure–temperature–time path of migmatites from the Sikkim Himalaya. *J. Metamorphic Geol.*, **22**, 249–264.

第2章 脊椎动物的经典和非经典黑素细胞

Sophie Colombo, Irina Berlin, Véronique Delmas, Lionel Larue

2.1 产黑素细胞的定义

产黑素细胞（melanogenic cell）在特化的细胞器（即黑素小体）中产生基于酪氨酸聚合形成的黑素。黑素的合成过程由酪氨酸酶（tyrosinase，Tyr）催化，酪氨酸被其催化形成多巴醌（dopaquinone）。在哺乳动物和鸟类，皮肤的色素细胞被称为“经典黑素细胞（classical melanocyte）”，参与皮肤和毛发的着色；其他部位如眼、内耳、脑膜、脂肪组织、心脏及（也许还有）骨中的黑素细胞被称为“非经典黑素细胞（nonclassical melanocyte）”。哺乳动物和鸟类的色素细胞前体被称为“成黑素细胞（melanoblast）”，而成熟的色素细胞被称为“黑素细胞”（图2.1，图2.2）。

黑素细胞是树突状细胞。其产生的黑素是皮肤的天然色素，是皮肤、头发、眼睛和皮肤附属器颜色的决定性色素，在保护皮肤细胞免受紫外辐射损伤方面有着重要作用。黑素形成于黑素小体中，后者是细胞质中的一种与溶酶体相关的小泡状细胞器。一些黑素形成过程中的醌类中间产物对细胞有毒性，而黑素小体把这些物质限制在泡内从而保护细胞。黑素生发过程中会形成两类黑素，即棕/黑色的真黑素（eumelanin）和黄/红色的褐黑素（pheomelanin）。皮肤和附属器的整体颜色取决于这两类黑素之间的平衡。只有真黑素可有效地保护细胞免受紫外线损伤。黑素形成过程中需要三种酶的作用：①酪氨酸酶，在黑素形成的早期阶段必不可少，作用是羟化*L*-酪氨酸，产生*L*-3,4-二羟基苯丙氨酸（*L*-dopa），*L*-多巴再被氧化，形成*L*-多巴醌，*L*-多巴醌自然聚合形成真黑素。另两种对黑素生成起作用酶分别是②酪氨酸酶相关蛋白1（tyrosinase-related protein 1，Tyrp1）和③酪氨酸酶相关蛋白2（tyrosinase-related protein 2，Tyrp2），Tyrp2亦称多巴色素互变异构酶（dopachrome tautomerase，Dct）。后两种酶与Tyr有一些相似之处，可精细调控*L*-多巴醌合成真黑素的过程。褐黑素由多巴醌和半胱氨酸生成。很多哺乳动物（包括小

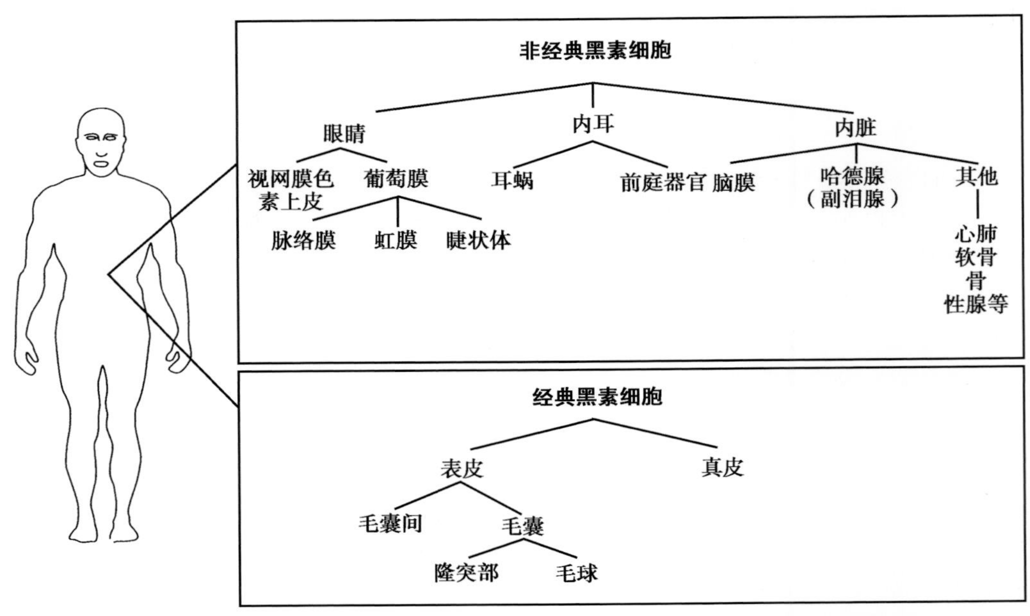

图2.1 经典黑素细胞属于色素细胞，特点是：①位于皮肤（真皮或表皮）；②参与皮肤着色；③发育过程中沿脊外侧路线迁移。不符合上述标准的为非经典黑素细胞

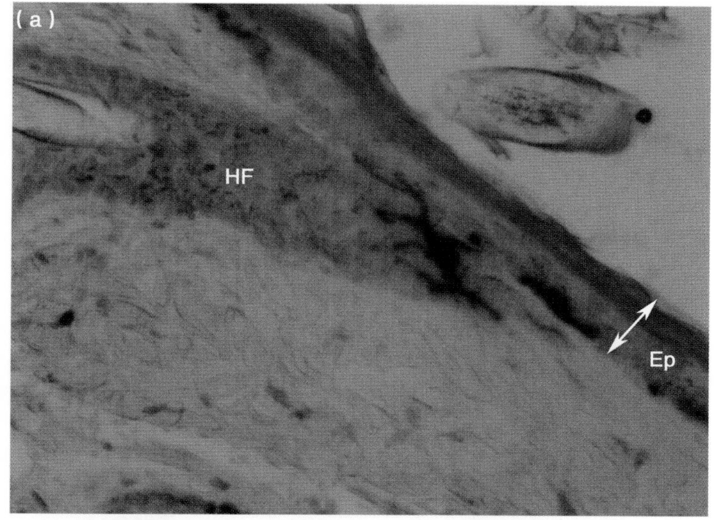

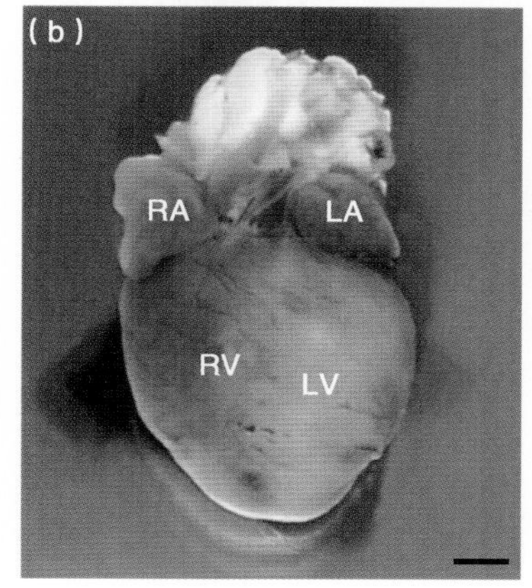

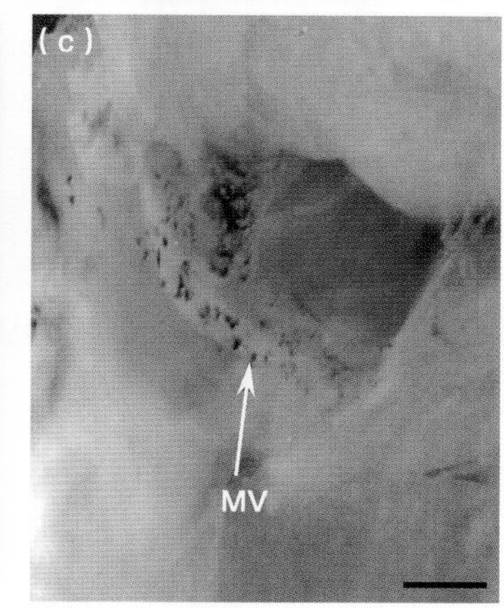

图 2.2　(a)典型的皮肤黑素细胞。横切面 X-Gal 染色示 Dct：LacZ 小鼠尾巴显示表皮基底层(Ep)和毛囊(hair follicle，HF)的黑素细胞。注意黑素细胞的树突状形态。(b)和(c)C57BL/6 小鼠的非经典心脏黑素细胞。全心脏腹面观(b)和二尖瓣(c)。缩写：LA，左心房；LV，左心室；MV，二尖瓣；RA，右心房；RV，右心室。比例尺：(b)1mm；(c)100μm

鼠)细胞中，刺鼠信号通路(agouti signaling pathway)调控细胞内黑素类型的转换。

黑素小体呈椭圆形或球形，含有产黑素的酶和辅因子(包括 Tyr 家族的蛋白质)，其成熟需要经过 4 个阶段[1]。第 1 阶段的黑素小体亦称前黑素小体(premelanosome)，可能由内质网发育而来[2]。但黑素小体的起源仍在争议中，比如 Raposo 等认为第 1 阶段的黑素小体本质上是多泡的内体(endosome)[3]。第 1 阶段的黑素小体有无定形的基质及通过内陷(invagination)形成的内部小泡；第 2 阶段的黑素小体是真黑素小体(eumelanosome)，包含有组织、有结构的纤维性基质，但是没有活跃的黑素合成过程，尽管如此，第 2 阶段的真黑素小体(eumelanosome)仍含有 Tyr。而第 2 阶段的褐黑素小体(pheomelanosome)中可有黑素合成过程；第 3 阶段的真黑素小体，黑素沉着在纤维性基质上；到第 4 阶段，真黑素小体完全成熟，内部的纤维基质被黑素完全遮盖[4,5]。之后，黑素小体被转运至周围的角质形成细胞中，赋予皮肤颜色。

脊椎动物的色素细胞可以根据胚胎来源分为两类。第 1 类形成视网膜色素上皮(retinal pigment epithelium，RPE)，位于眼睛的外层，来源于发育中的前脑部(即视杯，optic cup)外翻形成。神经嵴来源的色素细胞(即黑素细胞)形成第 2 类色素细胞，位于外皮、内耳、眼和内脏等处。此类细胞的基本功能是产生色素以使皮肤、眼睛、附属器(头发、羽毛、鳞片)着色。从脊椎动物特别的颜色或花纹，我们就可以很容易地知道各种色素细胞的发育和功能。色素细胞对于生存而言并不是必需的，故影响色素细胞发育的突变通常不致命，但对成年脊椎动物的颜色会有显而易见的影响。

在其他脊椎动物中，色素细胞被称为载色素细胞(chromatophore)。这类细胞中含有色素、能反光，也存在于两栖动物、鱼类、爬行动物、甲壳类和头足类动物，发育起源于胚胎神经嵴，主要起到为冷血动物的皮肤和眼睛着色的作用。成熟的载色素细胞根据在白光下的颜色可分为不同亚类：黄色素细胞(xanthophore)、红色素细胞(erythrophore)、彩虹色素细胞(iridophore)、白色素细胞(leucophore)、载黑素细胞(melanophore)和蓝色素细胞(cyanophore)。载黑素细胞相当于高等脊椎动物的黑素细胞，其内含真黑素且也包被在黑素小体中，分布于整个细胞中。在某些两栖动物中，与真黑素包被在一起的还有其他色素，例如一些蛙类的载黑素细胞中有一种深红色的色素紫红蝶呤（pterorhodin）聚集在真黑素周围，属于蝶啶的二聚物。在载黑素细胞的细胞质中，黑素小体表现出特殊的双向性、协调自如的移位（translocation）功能。载黑素细胞起源于神经嵴，在真皮和表皮中含量最为丰富，细胞内的色素分布对动物皮肤颜色有显著影响。其色素的转运依赖于一套完整的细胞骨架和与细胞骨架成分相关的马达蛋白（motor protein）。

有些物种可以通过色素移位和载色素细胞内的反光板重定向等机制，迅速改变自身颜色，这种机制常用于伪装色。特定的脊椎动物（如变色龙）通过产生细胞信号分子（包括激素或神经递质）实现此种效果，从而对情绪、温度、压力和周围环境的可视变化作出反应。斑马鱼和两栖类有 3 种类型的载色素细胞（黑、黄、紫红）；鳉鱼除此之外还有第 4 种类型，即白色素细胞。不同类型载色素细胞的分布是成年鱼类和两栖类动物颜色和花纹的主要决定因素。

2.2 产黑素细胞的分布与功能

从进化的时间尺度来看，黑素细胞的进化史相对年轻，出现于第 4 个胚层（即神经嵴）之后，然后根据在进化过程中所处的位置执行多种功能，但都保留共同的特征性功能，黑素合成在这些功能中至关重要。在各种黑素细胞中，位于皮肤中的经典黑素细胞由于分布表浅，被研究得最广泛，功能也被了解得更多。皮肤黑素细胞控制了皮肤的颜色、黑化，并保护皮肤免受紫外线损伤。眼睛中的产黑素细胞也非常显见。通过组织学观察可以迅速区分视网膜色素上皮、皮肤或葡萄膜中黑素细胞的形态差异。后来的研究在身体的其他部位（如内耳、心脏、脑、脂肪组织）也发现了黑素细胞和/或黑素，这些属于非经典黑素细胞，其功能和起源仍不清楚。

2.2.1 经典黑素细胞

经典黑素细胞位于表皮和真皮。在表皮中，要么位于基底层，要么在毛囊中。表皮黑素细胞周围的细胞是角质形成细胞，它是一种上皮细胞，而真皮黑素细胞周围的是成纤维细胞。表皮黑素细胞可以将黑素传递给角质形成细胞，而真皮黑素细胞无此功能。不同物种的黑素细胞分布可有不同。人类黑素细胞主要在表皮基底层，而啮齿动物的黑素细胞主要在毛囊。啮齿动物的表皮黑素细胞位于无毛部位（尾、耳、鼻和掌）及耳廓的真皮中。

皮肤是身体对外界环境的主要屏障。皮肤中的黑素合成是为了保护皮肤免受有害的阳光电离辐射①。已知参与黑素合成的酶可以调节钙和活性氧簇的水平[6-8]。皮肤黑素细胞通过产生黑素以保护身体免受光和热的损害。

根据肤色和对光的晒黑反应可对皮肤进行光分型，这可以反映人类皮肤色素的产生水平，也是评估一般人群皮肤癌风险的最佳指标。浅肤色个体相较于深肤色个体的皮肤癌（包括黑色素瘤）风险要高得多（15～70 倍）[9,10]。黑皮质素-1 受体（melanocortin-1 receptor，MC1R）是皮肤色素沉着表型的主要调控者，所以编码 MC1R 的基因被认为是黑色素瘤的潜在易感基因[11,12]。

紫外辐射对人类皮肤有害，因为紫外辐射可以导致多种类型的细胞损伤，包括氧化损伤和两种主要的 DNA 损伤，即产生环丁基嘧啶二聚体（cyclobutylpyrimidine dimers，CPD）和 6,4-光产物，在紫外线致癌机制中起主要作用[13]。DNA 损伤/修复机制本身似乎就可以导致皮肤色素沉着[12,14,15]。

2.2.1.1 表皮黑素细胞

表皮黑素细胞的数量在人类表皮中的比例（5%）仅次于角质形成细胞（90%）。表皮黑素细胞合成真黑素和褐黑素，赋予皮肤颜色，并防护紫外线损伤。其他功能包括保护皮肤细胞 DNA 免于损伤、防止氧化应激和对各种刺激产生免疫反应。

---

① 译者注：紫外线实际属于非电离辐射。

2.2.1.1.1 毛囊黑素细胞

毛囊黑素细胞参与头发着色和消除黑素合成中产生的有毒副产物[16]。毛囊隆突部(bulge)是皮肤和毛发黑素干细胞的储存库。在每个毛发周期,黑素干细胞产生新的黑素细胞,然后聚集在毛球区域。

2.2.1.1.2 毛囊间黑素细胞

黑素有许多作用。除了防止紫外线引起的 DNA 损伤和自由基之外,会减慢中波紫外线(UVB)照射下维生素 D 的合成,防止长波紫外线(UVA)引起的叶酸降解(叶酸对核酸合成至关重要)。有研究者认为在一些特定物种中,色素合成参与了环境适应和性别选择。表皮黑素细胞被角质形成细胞包围,每个黑素细胞通过树突与大约 30 个角质形成细胞连接,形成所谓的"表皮黑素单位"。黑素细胞中的黑素小体传输到角质形成细胞中,这一过程受紫外辐射影响,黑素小体在角质形成细胞中形成一个类似于帽子状的结构①,遮住其下的细胞核免受光照[17,18]。黑素小体因此可以减少紫外线穿透表皮层,从而保护表皮细胞,同时还可以清除紫外辐射引起的活性氧簇(reactive oxygen species,ROS)自由基[19,20]。黑素细胞表达 MC1R,此受体调节黑素合成的数量与类型。MC1R 受其激动系统的控制,即促黑素细胞激素(melanocyte-stimulating hormone,MSH)和促肾上腺皮质激素(adrenocorticotropic hormone,ACTH)控制[21],MSH 和 ACTH 刺激真黑素合成通路。MC1R 也受其拮抗系统调节,即刺鼠信号蛋白(agouti signaling protein,ASIP),该蛋白激活褐黑素的合成[18,22]。

通过对旁分泌因子的响应(如 α-MSH),表皮黑素细胞可以通过核苷酸切除修复机制更有效地修复 DNA[23,24],并拮抗氧化应激,因为 α-MSH 可减少紫外线照射时过氧化氢自由基的生成[23]。研究认为这些效应可以减少紫外线照射的基因毒性效应,使黑素细胞能够存活并保持基因组的稳定。维持黑素细胞在皮肤中的生存对于提升光保护作用和防止光致癌至关重要[18]。

皮肤持续地暴露于微生物。表皮中没有血管循环系统,最大限度地降低了毒物、细菌或真菌穿透角质层进入血液的可能性。表皮通过产生防御素进行自我保护。防御素是一组具有抗菌特性的蛋白质。表皮细胞还有 Toll 样受体,可以识别入侵的生物并引起宿主的反应。黑素生物合成过程中产生的活性醌类中间体也有强大的抗菌/抗真菌作用,与此对应,白皙皮肤的个体比黝黑皮肤的个体更常患真菌性皮炎[25]。

黑素细胞也是参与炎症反应的吞噬细胞。事实上,已知 α-MSH 可以抑制炎症(特别是通过抑制核转录因子 NF-κB 的激活)。表皮色素系统几乎对所有的炎症反应都会有所响应,通常是增加黑素合成(炎症后色素沉着),次之是在较少的情况下,减少黑素合成(炎症后色素减退)。炎症后色素沉着的例子之一是日光晒黑。紫外线会损伤表皮,而晒伤是对这种损伤的炎症反应。这一过程部分是由 α-MSH 介导的,它诱导黑素的产生,导致深色皮肤更能抵抗随后的晒伤。α-MSH 的其他功能包括刺激 DNA 修复和下调表皮免疫应答,可能预防自身免疫病的发生,如红斑狼疮[18]。

黑素细胞能产生多种细胞因子和生长因子,并对这些因子产生反应,从而作为皮肤免疫系统的哨兵和活跃参与者[2]。黑素细胞可以呈递和加工抗原,引发 T 细胞增殖[26]和 γ 干扰素(interferon-γ)诱导主要组织相容性复合体Ⅱ(major histocompatibility complex class Ⅱ,MHC Ⅱ)抗原的表达[27]。黑素细胞也与皮肤中主要的抗原呈递细胞即朗格汉斯细胞(Langerhans cells)相互作用[18,28]。黑素细胞可能也有内分泌/感觉功能,参与调节皮肤免疫反应。皮肤色素系统通过促肾上腺皮质激素释放激素(corticotrophin-releasing hormone,CRH)、儿茶酚胺、乙酰胆碱(acetylcholine,Ach)、阿黑皮素原(pro-opiomelanocortin,POMC)衍生肽类和类固醇激素的作用而作为重要的应激反应元件[29-31]。CRH 已被证明可以通过产生 POMC 抑制黑素细胞中的 NF-κB(一种促炎分子),因此,CRH 可能作为一种反馈机制,对皮肤中的炎症反应进行自我限制[32]。

脂钙素型前列腺素 D 合成酶(lipocalin-type prostaglandin D synthase,L-PGDS)在小鼠和人表皮黑素细胞中特异性表达,在其他皮肤细胞中不表达,已被确定为黑素细胞标志物[33]。L-PGDS 可将前列腺素 H_2(prostaglandin H_2, PGH_2)异构,生成前列腺素 D_2(prostaglandin,PGD_2),还可作为细胞间亲脂性配体

① 译者注:即"核上帽"。

（如甲状腺激素、视黄酸、胆红素和胆绿素）的伴侣分子[34]。PGD_2 通过其特异性 G 蛋白偶联受体 DP1 和 DP2 发挥多种作用，这两种受体均在人表皮黑素细胞中表达。Mitf-M 基因调控黑素细胞中 L-PGDS 基因转录。L-PGDS 和 PGD_2 调节睡眠和痛觉。黑素细胞也产生 β- 内啡肽，这是一种内源性阿片类物质，来自 POMC，它与 MSH、ACTH 和阿片类受体一起位于一些活跃参与睡眠调节的脑核内。因此，有人认为黑素细胞可能参与调节睡眠 / 觉醒行为[35]。也有证据表明，黑素细胞衍生因子（如 L-PGDS）可能参与调节那些控制呼吸节律的中央化学传感器，因为阿片类药物是呼吸抑制剂，而表皮黑素细胞产生阿片类物质[35]。

2.2.1.2 真皮黑素细胞

真皮黑素细胞参与皮肤着色，故被认为属于经典黑素细胞。然而，真皮黑素细胞不会把黑素传输到周围的细胞中，不与角质形成细胞相互作用，而是与成纤维细胞和其他细胞相互作用，且可能受这些细胞调控。成年人真皮中黑素细胞数量非常少，我们对其功能所知甚少。与相邻成纤维细胞的相互作用似乎可调节黑素的生成。已证明成纤维细胞刺激黑素细胞产生 Tyr[36]，用紫外线照射重组皮肤模型后，模型中黑素细胞的存活率和黑素合成增加[37]。与之相反，Hedley 等[38]的研究表明成纤维细胞降低了重组皮肤模型中的色素沉着水平。Yamaguchi 等[39]研究表明，Wnt/β-catenin 信号通路抑制剂 Dickkopf1（DKK1）在掌跖真皮成纤维细胞中的数量高于非掌跖部位。DKK1 通过调节 β-catenin 和小眼畸形相关转录因子（microphthalmia-associated transcription factor，Mitf）抑制黑素细胞的功能和生长[40]。除了调节黑素细胞黑素的产生，DKK1 还影响角质形成细胞，增加皮肤厚度，减少黑素小体从黑素细胞向角质形成细胞的转运。

2.2.1.3 低等脊椎动物的载黑素细胞

蛙的表皮和真皮中都有各种形态的载黑素细胞。表皮主要由角质形成细胞组成，真皮则主要是成纤维细胞。两栖类和鱼类的载黑素细胞可感知化学刺激，通过黑素小体的分散或聚集，以及神经源性色素沉着变化，在快速变色中发挥重要作用[41]。这些动物要在捕食者众多的环境中生存，变色功能就必不可少。与哺乳动物的黑素细胞不同，两栖动物的载黑素细胞可以穿过基底层到达真皮，把黑素转移到真皮成纤维细胞中[42]。

2.2.2 非经典黑素细胞

身体多个部位（包括内脏器官）都有非经典黑素细胞。在健康个体，非经典黑素细胞通常不含大量黑素。然而也有例外：鸟类（包括鹌鹑、鸡、鸵鸟和斑胸草雀）的腹部含有有色细胞，两栖动物的脾脏和肝脏含有着色巨噬细胞。非经典黑素细胞更常见于眼睛、内耳、心脏、大脑和脂肪组织中。

2.2.2.1 眼睛中的黑素细胞

眼睛中有两种色素细胞：葡萄膜黑素细胞（uveal melanocyte）和 RPE 细胞。RPE 细胞对视网膜的发育和功能有至关重要的作用，控制着视觉敏锐度；而葡萄膜黑素细胞构成虹膜的颜色，是葡萄膜黑色素瘤的发源处。具瞬膜的脊椎动物的哈德腺（Harderian gland）中也发现了其他黑素细胞（瞬膜可能起光保护作用）。一般来说，尤其是眼睛的感光能力通常与黑素等深色色素有关，因为黑素吸收光线。黑素存在于所有有视觉功能的眼睛中——即使是最原始的眼睛。通过只屏蔽某个方向的光，黑素可以避免感光细胞过度暴露于光。到达光感受器的光量也受瞳孔的调节，瞳孔的直径随光强而变化。脊椎动物的感光视网膜被一层脉络膜黑素细胞（choroidal melanocyte）和一层特殊的单层色素层（即 RPE）覆盖。RPE 细胞和其黑素小体似乎不更新，而葡萄膜黑素细胞在个体的一生中都会不断产生黑素小体。

2.2.2.1.1 视网膜色素上皮

RPE 对视力有关键作用，但视力似乎并不需要黑素。在脊椎动物中，RPE 细胞来源于多能视神经上皮，在视网膜附近发育，为眼睛器官发生和视觉所必需。RPE 细胞为立方体状，顶端侧与感光细胞尖端的外节段相毗连，基底侧靠在基膜（称为 Bruch 膜）上，以此为界，RPE 和脉络膜分布于基膜上下两侧。

在胚胎发育过程中，RPE 细胞参与了睫状体和虹膜的形成以及脉络膜裂闭合的控制。RPE 细胞还影响视网膜神经发生和神经节细胞投射，并与脉络膜脉管系统的调节有关[43,44]。在成人，RPE 细胞为光感受器提供营养支持，建立血 - 视网膜屏障、处理视黄醇和类视黄醇、控制离子流和氧化损伤，并通过吞噬作用清除光感受器远端脱落的光感受器外节段[45]。RPE 中的黑素可保护视网膜神经免受 ROS 的影响，从而预防老年性黄斑变性[18]。

RPE 黑素是神经视网膜发育所必需的。当黑素缺失或太少，视网膜会发生异常（例如，在白化哺乳动物中），许多颞侧视网膜轴突本不应在视交叉处交叉，以支配对侧半球，异常时会交叉，中央视网膜也发育不全，并且有大约 30% 的视杆细胞缺失[46]。这些视网膜异常会导致严重的视力损害。白化的鸟类未表现出同样的视网膜异常，可能是因为鸟类与哺乳动物不同：鸟类视网膜以视锥细胞为主，很少有视杆细胞。黑素在皮肤和 RPE 中的合成途径是相同的，但表皮黑素细胞会连续产生黑素小体，RPE 细胞被认为只在胎儿期产生黑素小体。胎儿期 RPE 细胞和皮肤黑素细胞均有Ⅰ～Ⅳ期黑素小体。只有在黑素前体存在，并且 Tyr 和其他黑素生成蛋白被合成的情况下黑素才能生成。成年 RPE 含有 Tyr，但无结构蛋白 Pmel17，而后者是形成黑素前体细胞所必需的蛋白。Biesemeier 等[47]研究表明，在体外无色素 RPE 细胞中，黑素生成可发生在多泡和多层细胞器内，但不形成典型的前黑素小体。无色素 RPE 细胞中无法检测到 Tyrp1 和 Pmel17，也没有经典的Ⅰ～Ⅳ期黑素小体。

2.2.2.1.2 葡萄膜黑素细胞

葡萄膜（uveal）是眼睛中有色素沉着、丰富血管的中间层，从前到后分为虹膜、睫状体和脉络膜。葡萄膜黑素由许多树突状黑素细胞产生并存储，这些黑素细胞与正常的皮肤黑素细胞相似。有人认为，葡萄膜黑素通过保护黑素细胞免受氧化应激损伤，降低了葡萄膜黑色素瘤的风险。葡萄膜黑素细胞中的黑素在抵御紫外线方面的作用仍有争议[48,49]。

脉络膜（choroid）脉络膜是一层围绕眼睛、血管丰富的组织，是视网膜正常功能的基础。该结构中的黑素细胞位于脉络膜基质和上层上，有色素，可以是星形、梭形、圆形或椭圆形，有一个中央核。其功能尚不清楚，但在细胞质中观察到的纤维结构可能参与维持毛细血管张力。脉络膜黑素细胞的树突与葡萄膜组织中其他类型的细胞之间没有功能性的接触。这些黑素细胞保持休眠状态，不再有产生黑素的能力[49]。由于脉络膜位于血管密集的眼后段，氧化应激压力大，故脉络膜黑素被认为可以保护脉络膜免受氧化损伤。

虹膜（iris）虹膜是由结缔组织和肌肉组成的小结构，中央有一个开口，即瞳孔。虹膜中的色素决定眼睛的颜色，这取决于虹膜上皮细胞和间质黑素细胞中黑素的总量以及两种黑素的相对比例。褐色虹膜的前房缘层和基质中含有丰富的黑素细胞和黑素，而蓝色虹膜的相应部位黑素极少。色素沉着对于控制瞳孔孔径（从而控制进入眼睛的光线量）是必不可少的。虹膜色素沉着似乎与葡萄膜黑色素瘤和老化性黄斑变性的发生率相关，被认为是一个危险因素[48,49]。

睫状体（ciliary body）睫状体是眼内由睫状肌和睫状突组成的环状组织，并被覆双层的睫状上皮。其外层高度着色，与 RPE 连续。这些细胞构成了虹膜扩张肌，通过控制瞳孔孔径，在光适应方面起着重要作用。

2.2.2.1.3 哈德腺

具有瞬膜的脊椎动物（爬行类、两栖类、鸟类和哺乳动物）眼眶内有哈德腺，哈德腺的间质组织中有含黑素颗粒的树突状细胞。在小鼠的哈德腺内发现了两种类型的黑素细胞，分别有或没有不同发展阶段的黑素颗粒。含发育中黑素颗粒的细胞内，有较多的树突和胞质细胞器，而另一类细胞呈椭圆形或长条形，胞质细胞器少，有大量黑素颗粒，未见发育中的黑素颗粒。哈德腺巨噬细胞中含有大大小小的黑素颗粒，提示其吞噬了一些黑素细胞。哈德腺中成熟黑素细胞的数量可能随视网膜色素沉着的变化而异。例如，在粉红色眼睛的沙鼠，哈德腺中也缺乏黑素细胞。黑素细胞在哈德腺中的作用尚不清楚，但可能与光保护有关。许多物种的瞬膜也有着色，在导管及其开口周围有黑素细胞[50]。

2.2.2.2 内耳中的黑素细胞

Corti 于 1851 年首次证明内耳（inner ear）中有黑素细胞，主要集中在耳蜗和前庭器官。不同物种的黑素细胞在内耳的分布有所不同，在人类内耳中非常丰富，但在低等脊椎动物的耳中很少见。内耳黑素细胞缺乏、细胞功能差或无功能的患者如 Waardenburg 综合征或原田病（Harada's disease）会出现听力损失和平衡问题。这表明黑素细胞在耳蜗和前庭迷路（vestibular labyrinth）中有重要功能。研究证实内耳黑素细胞在一些动物模型中有重要作用，如具有 c-Kit 基因突变（Kit^{W}）的可存活的显性斑点（viable dominant spotting）小鼠或白色斑点（white spotting）大鼠以及黑眼白色 $Mitf^{mi\text{-}bw}$ 纯合子小鼠和 $Mitf^{mi\text{-}vga9}$ 纯合子小鼠。由于缺乏黑素细胞，所有这些动物都有皮毛颜色的表型，而且都是聋的。此外，弱等位基因 $Mitf^{vit}$ 的纯合子小鼠在出生后逐渐失去黑素细胞，从而出现毛发灰白和年龄依赖性听力损失，表明 Mitf 和黑素细胞不仅在内耳发育过程中发挥作用，而且在发育完成后也影响内耳功能。

2.2.2.2.1　耳蜗

耳蜗（cochlea）是哺乳动物的听觉器官。含黑素的细胞分布于血管纹（stria vascularis）和耳蜗轴（modiolus）内。这些黑素细胞可调节耳蜗内电位和防止噪声损伤，从而对耳蜗的发育和功能有重要作用[51]。

内淋巴（endolymph）是内耳膜迷路中的细胞外液，由血管纹分泌。血管纹由 3 层细胞组成：边缘层、中间层和基底细胞层。哺乳动物耳蜗血管纹的中间层是含有并合成黑素的黑素细胞。已发现两类耳蜗黑素细胞，即：浅色中间细胞，含黑素前体，多巴反应呈阳性，能合成黑素；而深色中间细胞是退行的黑素细胞，不能合成黑素。在耳蜗轴，黑素细胞位于血管周围和神经周围间隙。这些细胞与蜗轴螺旋动脉紧密相连。耳蜗黑素细胞是耳蜗正常发育和功能所必需的，有色素沉着缺陷的哺乳动物表现出严重的耳蜗缺陷。可存活的显性斑点小鼠（Kit^{Wv}）和白色斑点大鼠（Kit^{Ws}）都没有耳蜗黑素细胞，并表现出血管纹发育和功能的异常，包括耳蜗内电位的改变。然而，黑素本身对正常听力功能并非必需。黑素缺失对年龄相关性耳蜗变性无影响[52]。此外，白化哺乳动物有黑素细胞，虽然由于缺乏 Tyr 或相关酶功能而没有黑素，但听力正常。然而，白化耳蜗比有色耳蜗更容易受到高强度噪声的耳毒性影响[51]。这可能是由于暴露于噪声后会产生 ROS，而黑素有清除 ROS 的能力。内耳中的黑素形成似乎是由酪氨酸羟化酶（tyrosine hydroxylase）而不是 Tyr 催化的[53]。在沙鼠耳蜗提取物中尚未发现 Tyr 和 Tyrp1，但含有对 *L*-酪氨酸亲和力更高的酪氨酸羟化酶，且该酶不依赖于左旋多巴。纹状体中间细胞不断进行有丝分裂。暴露于非连续的脉冲型噪声或宽频白噪声会导致血管纹明显的色素沉着，一些黑素小体被转移到边缘细胞。噪声暴露后前列腺素水平的增加可能导致中间细胞有丝分裂率增加[51]。

中间细胞产生内耳蜗正电势并分泌 K^{+}。质膜上的 K^{+} 通道可能参与中间细胞的有丝分裂。缺乏 K^{+} 的小鼠会聋。内淋巴中浸浴的毛细胞起机械感受作用，缺乏黑素细胞的小鼠内淋巴中离子构成明显异常[54]。正常内淋巴中 K^{+} 含量高，而 Na^{+} 和 Ca^{2+} 含量低。耳蜗黑素细胞缺乏与内淋巴中低 K^{+} 有关，从而影响毛细胞对于声音诱导的内淋巴流动的反应[55]。耳蜗黑素细胞中的黑素也可能作为 Ca^{2+} 的储存池，参与内耳 Ca^{2+} 调控，因为黑素对 Ca^{2+} 等二价阳离子有高亲和力[56,57]。已知内淋巴 Ca^{2+} 浓度的变化会影响毛细胞的功能。白化动物不管有无黑素细胞，内淋巴的 Ca^{2+} 都是低浓度的。然而，这些黑素细胞发挥作用的分子机制尚不清楚。最近发现谷胱甘肽 S 转移酶（glutathione S-transferase，GST）α4（Gsta4）基因在血管纹黑素细胞中特异性表达，但在其他有黑素细胞的组织中不表达[58]。这表明耳蜗黑素细胞除了黑素生成外，还发挥着其他独立的作用。GST 在许多组织的解毒过程中发挥重要作用。其他 GST，包括 Gsta1/2、Gstm1/2 和 Gstp1，表达于耳蜗侧壁，其中也包括含黑素细胞的血管纹。Gstp1 似乎在中间细胞中表达，因此可能与 Gst4 共定位。α-GST 对各种脂质与 ROS 反应引起的细胞内脂质过氧化起防御作用。Gsta4-4（Gsta4 同源物）是催化谷胱甘肽与 4-羟基壬烯醛（hydroxynonenal）结合的主要酶，4-羟基壬烯醛是脂质过氧化的终产物之一。据报道，噪声和耳毒性药物通过产生 ROS 来诱导氧化应激，血管纹黑素细胞中的 Gsta4 可能是一种抗氧化剂，可以抵御噪声和耳毒性药物引起的听力损失。由于耳蜗毛细胞的损伤，这种应激压力导致了耳聋。在正常的有氧代谢过程中，也不可避免地会产生 ROS。血管纹中的血管供应氧气，因此可能是氧化应激的来源之一。GST 的分布可促进血管和内耳组织界面处的有害物质解毒。耳蜗黑素生成是由暴露于噪声引起的。有色素的耳蜗不太容易受到噪声的影响，部分原因是黑素既是一种换能器，也是 ROS 清除剂。因此，Gsta4 在耳蜗色素细胞中的特异性表达可能具有特别重要的意义，因为该分子作为一种抗氧化剂，其水平与耳蜗黑素生成有关。

2.2.2.2.2　前庭器官

黑素细胞也存在于内耳前庭迷路[59]。血管纹严重缺陷的可存活显性斑点小鼠中，大约 20% 的前庭迷路有色素沉着。前庭迷路的黑素细胞在培养中显示出表皮黑素细胞的特征，存在黑素小体并表达色素沉着相关基因，如编码 Melan-A、Tyrp1 和 Tyr 的基因。这些黑素细胞的功能尚不清楚。据推测可能在平衡感知中发挥作用，因为黑素细胞缺陷会伴随出现眩晕。

前庭黑素细胞位于前庭迷路的暗细胞区，形成一个连续的色素层，被上皮暗细胞（epithelial dark cell，EDC）组成的分泌上皮所覆盖，并可能与邻近的上皮下毛细血管相接触。前庭黑素细胞中有大量处于不同发展阶段的细胞质和黑素小体。黑素细胞之间以及黑素细胞与 EDC 之间存在缝隙连接（gap junction）。这些连接可能参与了分子通信和内淋巴 - 外淋巴运输，也可能在局部 Ca^{2+} 稳态调节中发挥作用。前庭迷路的病理改变中可观察到前庭内耳黑素细胞（vestibular inner ear melanocyte，VIEM）的形态和活动改变，例如在实验性水肿或庆大霉素处理时。这些改变表明：VIEM 可能对内耳的应激条件作出反应。EDC 参与了内淋巴 K^+ 循环。与此类似，黑素细胞可能参与了 K^+ 的运输或构成前庭迷路内淋巴的成分，就像血管纹的黑素细胞在细胞膜上有 K^+ 通道并参与了质膜电位一样。然而，在暗细胞区没有发现 K^+ 通道，缺乏这些通道的小鼠前庭功能仍然正常。

2.2.2.3　心脏中的黑素细胞

心脏（heart）的多个部位分布有黑素细胞，包括瓣膜和隔膜。这些黑素细胞依赖并产生经典黑素细胞信号通路的蛋白质。心脏的色素沉着水平反映了皮肤的色素沉着水平。心脏黑素细胞的功能尚不清楚，因为这些细胞似乎对正常心脏功能并不重要，其可能通过调节房室瓣的黏弹性来调控房室瓣功能，也可能通过调节钙和 ROS 水平而引发心律失常。

我们已经知道神经嵴对于正常的心脏形成有作用，特别是外输血管分隔和静脉极的形成。但心脏中有黑素细胞这件事只是最近才被发现[60]。体外试验显示心脏神经嵴细胞（neural crest cell，NCC）形成黑素细胞。此外，鹌鹑到小鸡的移植实验证实颅 NCC 在所有主动脉都形成产色素细胞，包括在心脏底部的动脉。通过大规模 *N*- 乙基 -*N*- 亚硝基脲（nitrosourea）突变选择得到的一个小鼠品系心脏中也发现了产色素细胞。若干课题组都研究了产色素细胞在心脏中的分布[60-63]。在二尖瓣（左侧）和三尖瓣（右侧）、瓣膜远端和乳头肌之间的腱索上都发现了含有 Dct 和 Tyrp1 的左旋多巴阳性黑素细胞。更多部位也有发现色素细胞，包括主动脉半月瓣瓣叶、房室隔、室间隔顶端（心内膜层下）、右心房内壁的背侧（靠近冠状窦和上腔静脉的汇合处）以及右心房外内侧壁。沿右房间隔靠近卵圆孔、房间隔小叶和主动脉方向亦有见。Levin 等[62]在小鼠和人类的肺静脉中也发现了黑素细胞，尽管可能因为这些黑素细胞不表达 Tyrp1 基因故细胞并不着色。最近在小鼠的动脉导管和动脉韧带中发现了非常少量的黑素细胞[64]，但从未在肺动脉瓣小叶、室间隔肌壁或乳头肌中观察到黑素细胞。在胚胎期（embryonic day，E）12.5 中，心脏房室心内膜垫中首次检测到成黑素细胞[61]，体外培养小鼠 E13 胚胎的心脏房室区瓣膜前垫可见产色素细胞[60]。

心脏黑素细胞也表达经典黑素细胞系的生物标志物，如 Dct、Sox10、Mitf、Tyr、Tyrp1 和 Pax3。其在形态上不同于心肌细胞：沿着质膜有大量的胞膜穴样内陷，部分细胞含有成熟的黑素小体[62]，但看起来没有把黑素从心脏黑素细胞转移到周围的细胞中[63]。全基因表达聚类分析表明，Dct 阳性细胞与心房肌细胞的关系比与真皮黑素细胞的关系更密切，前两者有相似的钙处理蛋白[如受磷蛋白（phospholamban）、雷诺丁（ryanodine）受体 2 型]和一些共同的电压门控离子通道（如 L 型钙通道和心脏电压依赖性钠通道的成孔亚基）。然而，心脏中的 Dct 阳性细胞未见显著表达心肌细胞的一些标志性基因，如编码心脏肌动蛋白和肌钙蛋白的基因。因此，心脏中表达 Dct 的细胞可以从分子上与心房肌细胞和真皮黑素细胞相区别[62]。缺乏 Dct 的小鼠和野生型小鼠的心脏中黑素细胞分布相似，因此，Dct 不是心脏黑素细胞的迁移和存活的必要条件。小鼠心脏的色素沉着水平似乎与皮毛颜色有关。在斑点突变小鼠 $Ednrb^{sl/sl}$ 和 $Kit^{Wv/Wv}$ 中没有发现心脏黑素细胞，这类小鼠几乎没有成黑素细胞，毛色近于全白[61]；在 $Mitf^{vga9/vga9}$ 突变小鼠中也没有发现心脏黑素细胞，此鼠由于缺少黑素细胞而呈白色；$Bcat^*$ 小鼠的心脏黑素细胞也很少，出现色素减退[63]。相反地，Tyr：：$N\text{-}ras^{Q61K}$ 转基因小鼠（在黑素细胞中产生致癌 N-ras 的小鼠）或过度分泌内皮素 3（endothelin 3，Edn3）或肝细胞生长因子的小鼠中，均存在大量心脏黑素细胞[61，63]。在过度分泌 Edn3 的小鼠，甚至在肺动脉瓣和外流血管中也发现了异位黑素细胞。这些结果表明，心脏黑素细胞依赖于那些已知对正常皮肤黑素细胞发育所需的信号分子，提示这两类黑素细胞可能来源于相同的前体细胞群。斑马鱼或青蛙中尚未发现有心脏黑素细胞，但在鹌鹑中有发现，提示心脏黑素细胞的存在与四室心脏之间的联系。

心脏黑素细胞的功能尚不清楚。其对心脏总体形态发生和生理不是必需的，因为心脏瓣膜和间膜中缺乏黑素细胞的小鼠（如 Kit^{Wv} 或 $Mitf^{vga9}$ 小鼠）和色素沉着丰富的小鼠（如 Tyr::N-ras^{Q61K} 小鼠）都可以很好地存活到成年，心脏明显正常。因此，心脏黑素细胞可能在压力条件下变得至关重要，发挥着更微妙的作用，可能参与从心内膜垫到房室瓣膜的发育过程。成黑素细胞已被证明产生和分泌金属蛋白酶类，因此可能参与瓣膜重构。该功能可能持续到成年期，在此期间，黑素细胞和间质细胞可能参与维持组织稳态，并影响房室瓣膜的力学特性。

心脏黑素细胞增加小鼠房室瓣膜的刚度和储能模量，从而影响其黏弹性，对这些瓣膜的正常功能有重要作用[65]。对小鼠三尖瓣瓣叶的准静态和纳米动态力学分析表明，瓣叶的力学性质随色素沉着程度的不同而不同。黑素细胞可能比覆盖在瓣叶上的内皮细胞或周围的细胞外基质更硬。然而，尚不清楚是黑素细胞本身还是黑素导致了瓣叶的机械特性。刚度的变化也可能是由于黑素细胞对周围细胞外基质的影响。由于黑素细胞前体在瓣膜发育早期就到达心脏并持续存在到成年，这些前体细胞的功能障碍可能导致瓣膜异常。

的确，心脏黑素细胞参与了房性心律失常的触发[62]。心房颤动是最常见的心律失常情况，常由肺静脉和心房的异位搏动引起。已有研究报告了心房颤动患者中细胞内钙和自由基水平的调节异常。Dct 参与了黑素细胞中钙和 ROS 自由基浓度的调节。在没有其他心脏电生理改变和结构异常的情况下，心脏黑素细胞中 Dct 阴性的小鼠比野生型小鼠更容易发生房性心律失常。相比之下，缺乏心脏黑素细胞（$Kit^{W/Wv}$ 突变体）的小鼠并无房性心律失常。心脏黑素细胞表达肾上腺素能和毒蕈碱受体，并与自主神经（交感神经和胆碱能神经）相互作用。因此，它们可以对可能导致心律失常的自主外排作出反应。用毒蕈碱激动剂处理缺乏黑素细胞的小鼠，或用 β 肾上腺素能拮抗剂处理有黑素细胞的小鼠，均可减少房性心律失常。用抗氧化剂处理缺乏 Dct 的小鼠，可显著降低房性心律失常的频率，证实了 Dct 的抗氧化作用，并表明在缺乏 Dct 的情况下，ROS 在诱发心律失常中的作用。心脏黑素细胞是可兴奋的，并与邻近的心肌细胞形成电连接。Dct 缺失时，心脏黑素细胞复极时间延长，而去极化后，钙振荡① 频繁，证实了 Dct 在钙处理中的作用，以及细胞内钙调节失调对心律失常发生的作用。

心脏和肺静脉中可能存在合成黑素的细胞，以缓冲钙离子和 ROS。然而，在病理过程中，这些细胞结合自由基和钙的能力可能发生改变或结合位点饱和，反而成为触发活动和心律失常的启动器。黑素合成细胞也可能参与维持心肌 ROS 的正常平衡。

2.2.2.4 脑黑素细胞和神经黑素

交感神经节（sympathetic cephalic ganglia）和软脑膜（leptomeninges）中有产黑素的黑素细胞，沿大脑毛细血管分布。在软脑膜中，这些树突状的黑素细胞主要覆盖延髓（medulla oblongata）的腹外侧表面。胞内有黑素小体，镜下为单一的有膜颗粒，可见黑素化各阶段的形态，证实这些细胞确实是黑素细胞而非巨噬细胞。在脑的其他部位，脑膜只有零星的色素细胞[66]。

脑黑素细胞可能有神经内分泌和解毒功能。表皮黑素细胞产生一种有效的睡眠诱导剂 L-PGDS（脂钙素型前列腺素 D 合成酶），并产生调节呼吸节律的阿片类物质。因此，脑黑素细胞也可能产生此类分子，并调节这些机制。

神经黑素是一种大脑中的特异性色素，主要见于黑质和蓝斑的儿茶酚胺能神经元（产生去甲肾上腺素和多巴胺，但不产生肾上腺素）[67]，其数量随着年龄而增加[68]。神经黑素有球形结构，以褐黑素为核心，外覆真黑素，其内还含有脂肪族化合物和肽类[69]。在黑质，神经黑素由多巴胺和半胱氨酰多巴胺（cysteinyldopamine）的氧化产物形成；在蓝斑，则由去甲肾上腺素代谢而来。人类大脑中含有丰富的神经黑素，在一些非人类灵长类动物中含量则较少，在许多低等物种的大脑中甚至没有发现。神经黑素在保

---

① 译者注：钙振荡，calcium oscillation，胞质内钙离子以浓度振荡的方式转导多种调控信息，影响细胞分化、成熟和凋亡等各种过程。

护神经元免受有毒 ROS 和铁等金属的伤害中发挥着关键作用[70-72]。最近在许多其他类型的神经元中也发现了多巴和半胱氨酰多巴（cysteinyldopa）产生的神经黑素，几乎遍布大脑的每个角落，这些神经黑素也会随着年龄的增长而积累，并可能在降低神经组织毒性方面发挥重要作用[73]。帕金森病患者黑质中含神经黑素的多巴胺能神经元比无色的神经元丢失更多[68]。神经黑素铁螯合功能的损害在帕金森病的发生发展中起着重要作用，由于神经黑素结合的有毒铁量增加，色素细胞更易受氧化损伤[18, 67, 74]。

2.2.2.5　脂肪组织中的黑素

已经发现，病理性肥胖患者的内脏脂肪组织中有真黑素合成[75]。然而，褐黑素的存在尚未有研究。肥胖患者内脏脂肪组织中的黑素生物合成水平比非肥胖者高 3 倍。与黑素生成相关的基因（*TYR*、*TYRP1*、*DCT*、*RAB27A*、*MC1R* 和 *MELAN-A*）在肥胖者的表达也多于非肥胖个体。在脂肪组织中，黑素生成发生于细胞质中，而非在黑素小体中。

肥胖患者血清中高水平的 α-MSH 可能是激活黑素生成途径的原因，因为人类脂肪细胞表达黑素皮质激素受体 MC1R，该受体触发 α-MSH 诱导黑素细胞中的黑素生成。肥胖患者的黑素异位合成可能是一种代偿机制，因黑素具有抗炎和减轻氧化损伤的作用，而肥胖和较高水平的细胞脂肪沉积引起的过多 ROS 可能被黑素中和。根据黑素细胞的定义，这些产黑素的脂肪细胞可以被认为是非经典黑素细胞。

2.3　产黑素细胞的胚胎发育

脊椎动物色素细胞有 2 个胚胎起源：神经嵴和神经上皮。视网膜上的色素细胞来源于神经上皮，所有其他色素细胞都来自一个短暂的多能性细胞群，即神经嵴细胞，被认为是第四胚层。神经嵴由发育中的神经管顶部脱层而来，在外胚层早期发展沿着前后轴向脑（间脑菱脑节 8）、迷走神经（体节 1～7）、躯干（体节 8～28）和腰骶（后体节 28）位置覆盖，以产生不同的细胞系，例如神经元、神经胶质、内分泌细胞、骨骼和黑素细胞。与其他 NCC 不同的是，黑素细胞前体可以从神经嵴中分化出来，不管在哪个前后轴区域。来源于神经嵴的色素细胞可分化为经典黑素细胞和非经典黑素细胞。

2.3.1　经典黑素细胞

2.3.1.1　早期确定的成黑素细胞：背外侧通路

2.3.1.1.1　概述

皮肤黑素细胞来源于 NCC。在躯干区域，NCC 前体位于神经外胚层（或神经板）和非神经外胚层交界处，即构成神经沟顶部区域。在躯干中，当神经管的背端融合时，8～28 体节对应的区域出现 NCC。此过程发生在上皮细胞向间质细胞的转变之后。接着，NCC 进入一个被称为迁移分期区（migration staging area，MSA）的区域，位于体节背侧、神经管的外侧和外胚层的腹侧之间[76]。在此区域中，NCC 接收迁移和特化的指示信号，沿着两条路径之一迁移：一条是在神经管和体节之间的背腹侧通路，另一条是外胚层和体节之间的背外侧通路。大多数 NCC 沿着背腹侧通路迁移，产生各种类型的细胞（取决于沿前后轴分布的位置），包括感觉和交感神经元、施万细胞、神经内膜成纤维细胞、髓质 - 肾上腺的嗜铬细胞和平滑肌细胞。沿着背外侧路径迁移的细胞只产生黑素细胞[77]。背外侧通路下的 NCC 分层晚于背腹通路下的 NCC。一些 NCC 产生 Wnt1、Pax3 和 Sox10。大约在 E8.5，这些细胞发育产生少量祖成黑素细胞（founder melanoblast）[78]。成黑素细胞是指在没有外部事件阻碍的情况下，一定会发展成为黑素细胞的无色素细胞。祖成黑素细胞在 MSA 开始增殖，产生前成黑素细胞。在 E10，成黑素细胞产生 Kit 和 Mitf。在 E10.5 左右，开始表达黑素生成酶标志物——Dct。细胞在 MSA 中增殖约 1 天，然后开始迁移，定植于整个胚胎。这些细胞循着颞侧前后轴梯度，在外胚层表面和体节（E10.5～E11）之间迁移。在小鼠，从 E11.5 开始，迁移的黑素细胞开始进入表皮，从 E12.5 开始，穿过基底膜并透入表皮[79, 80]。从 E15 开始，一组成黑素细胞向新生毛囊基质迁移，并表达 Mitf 下游蛋白的编码基因，如 *TYR* 和 *TYRP1*。一些毛囊成黑素细胞集中在毛囊的一个小区域，即“隆突部”。这些细胞形成黑素干细胞，负责维持黑素细胞稳态；余者迁移到毛球部，分化为成熟的黑素细胞，小鼠一出生，其黑素小体中就产生黑素。

2.3.1.1.2　参与经典黑素细胞发育的基因

黑素细胞发育的各个阶段都需要许多信号分子，以确保 NCC 向产黑素的方向发展，并沿着背外侧路径迁移。这些信号分子是黑素细胞增殖、分化和生存所必需的。下面的描述并不详尽。Wnt 和骨形态生成蛋白（bone morphogenetic protein，BMP）产生于背侧神经管发育早期。BMP 有利于 NCC 向神经元/胶质细胞分化，而抑制色素细胞的分化；Wnt 有促进感觉神经元和黑素细胞分化的双重作用。成黑素细胞产生于分层较晚的 NCC，此时 BMP4 被下调，而维持 Wnt 信号。因此，在背侧神经管中，指示迁移轨迹和细胞命运的某些信号短暂变化可能与黑素细胞谱系的特化有关[81]。

Wnt/β-catenin 信号通路在 NCC 细胞向黑素细胞分化的决定中起着重要作用。Wnt1 和 Wnt3a 表达于神经管背侧。培养小鼠或鸟类 NCC，加入 Wnt 会使色素细胞数量增加，而其他类型的细胞减少[81]。在斑马鱼，迁移的 NCC 中过量产生的 β-catenin 促进色素细胞的形成，抑制神经元和胶质细胞形成[82]。Wnt 信号通过 β-catenin 直接激活黑素细胞转录因子 Mitf-M，从而影响色素细胞命运[83]。

早期的背侧神经管和 NCC 中也产生 Pax3，该蛋白对于成黑素细胞数量的扩大和随后的分化都非常重要[84]，因为它可以激活 Tyrp1，并与 Sox10 协同激活 Mitf[85]。

转录因子 FoxD3 对 NCC 在背外侧和背腹侧迁移途径之间的平衡中起着关键作用。该因子抑制成黑素细胞的发育，在背神经管和背腹侧通路早期迁移的 NCC 中合成。在未成熟的 NC 来源的细胞中继续产生此因子，包括施万细胞前体（Schwann cell precursor，SCP）。在这些细胞中，它可能阻止分化。鸟类神经管中，FoxD3 的减少促进了色素细胞的发育，而其过度产生则阻止色素细胞沿背外侧通路迁移[86]。Thomas 和 Erickson 认为 FoxD3 在神经嵴发育的早期阶段通过抑制 *MITF* 基因的表达来调节细胞向特定谱系的发育[87]。

刺激黑素细胞从神经嵴分化的两个主要信号通路是干细胞因子（stem cell factor）（SCF/Kitl）/Kit 和 Edn3/Ednrb 通路。Ednrb 和 Kit 都参与了色素细胞发育的多个步骤。在黑素细胞发育的几个时间点上，Kit 信号都很重要，对细胞迁移和存活有独立的影响[88-90]。迄今，利用许多 Kit 突变小鼠广泛研究了其作用，这些小鼠都有色素缺陷。迁移前和迁移中的黑素细胞整个发育过程中都产生 Kit 和 Mitf[91]，其配体 Kitl 在皮肌节（dermamyotome）、真皮和毛囊中以互补的方式产生。Kit 似乎也通过 Mitf 翻译后修饰促进黑素细胞分化[92]。Edn3 信号通路在黑素细胞发育的许多阶段（包括迁移、增殖、存活和分化）也有很重要的作用[93]。在鸟类胚胎中，迁移前的 NCC 产生 Ednrb，而在迁移和分化的黑素细胞中 Ednrb2 被激活[94]。在小鼠中，当黑素细胞迁移和增殖时，在 E10 和 E12.5 之间需要 Ednrb[95]。Edn3/Ednrb 也促进 *TYR* 基因的表达[96]。Edn3 的组织分布与 Ednrb 互补，特别是在表皮中[97,98]。Edn3 比 Kit 更早地参与了真皮中成黑素细胞的早期迁移[99]，这两个信号被认为是相互影响的。

编码 Mitf-M 的基因被认为是色素细胞的主调控基因。Mitf-M 直接调控编码黑素生成基因（如 *PMEL17*、*MELAN-A* 和 *TRPM1*）和黑素合成酶基因（如 *TYR*、*TYRP1*、*DCT*）的表达。已经有许多 *Mitf* 突变小鼠，这些小鼠都有色素缺陷[100]。在斑马鱼和非洲爪蟾中发现了也是色素细胞发育所必需的 Mitf 同源物。除了调节黑素细胞的分化，Mitf 还通过调控 Bcl2 水平来调节这些细胞的存活[101]，通过调控 Ink4a 和 p21 水平来调节增殖[102,103]。许多基因直接或间接地调控 Mitf 的表达，从而影响黑素细胞的发育，这类基因包括蜗牛家族成员（蜗牛和鼻涕虫）、*SOX9*、*SOX10* 和 *AP2A* 基因。Sox10 反激活 Mitf[104]，并与 Mitf 协同激活 Dct[105]。

黑素细胞的第一波分化发生在出生时，其他的分化批次在一生中周期性地发生。每个毛发周期都需要产生黑素细胞以重新补充到成人的毛囊中。毛囊黑素细胞由毛囊隆突部的 Dct 阳性黑素干细胞产生[106]。细胞的分裂和分化必须受到严格的调控，以维持干细胞的数量，并在每个毛发周期中引导其分化为黑素细胞。干细胞的维持受 Mitf、Pax3 和 Wnt 信号调节，这些信号也是黑素细胞发育所必需的。隆突部黑素干细胞群的维持缺陷可能是导致头发变白的原因[100,107]。

2.3.1.2　晚期形成的成黑素细胞：SCP 和背腹迁移途径的共同起源

皮肤中黑素细胞似乎有第 2 条生成途径[108]。生长中的神经投射到全身，为含有 SCP 的干细胞/祖细胞提供了一个生态位，这些干细胞 / 祖细胞能产生大量的皮肤黑素细胞。这些黑素细胞是在沿背外侧途径迁移的黑素细胞之后发育的，定居于身体的背侧和侧壁，似乎是四肢中主要的黑素细胞，因为阻断背外侧通路对肢芽（limb bud）中黑素细胞的数量没有影响。早期分层的 NCC 沿腹侧迁移路径，不同类型的细胞在腹侧到背侧产生有时间上的区别：首先产生交感神经元，然后是感觉神经元，而在整个过程中都有产生 SCP。SCP 被定义为 NCC 来源的 $Sox10^+$ 细胞，与胚胎发育早期的神经元投射密切相关，能够沿着神经进行长距离迁移。Sox10 也在多能 NCC 和黑素细胞中表达。

支配皮肤的神经产生的黑素细胞来源于神经中 $Sox10^+$/$Krox20^-$ SCP，并产生 Mitf 和 Sox10。这些黑素细胞出现于脊神经远端腹支，然后是背支（该支神经支配背外侧躯干的皮肤和轴向肌肉）。SCP 是由于 *HMX1* 基因功能缺陷的神经元特化而产生的。在腹侧 NCC 路径中，该同源框转录因子可能是控制神经元和胶质黑素细胞方向的关键转录开关。它只在神经元命运的细胞中产生，为神经生成所必需。其缺失影响神经胶质细胞和神经元之间的平衡，而 SCP 增加，成黑素细胞的数量增多。决定细胞发育方向（SCP 或黑素细胞）取决于和神经的接触。要使细胞仍为 SCP，则必须与神经接触。相反地，在没有神经提供的信号的情况下，一些 SCP 向黑素细胞发育。原髓鞘化（pro-myelinating）和髓鞘化（myelinating）的 $Krox20^+$ 施万细胞通常不会分化为黑素细胞，但如果失去神经接触，也仍有分化为黑素细胞的能力。Krox20 的表达代表了一种通常阻止 SCP 分化为黑素细胞的限制。

细胞分化方向的确定还取决于与神经调节蛋白 -1（neuregulin-1，在神经元轴突膜表达）和施万细胞表达的 ErbB2/ErbB3 复合受体的相互作用。神经调节蛋白信号促进 SCP 的存活和增殖，并决定它们向胶质细胞还是黑素细胞分化。此外，胰岛素样生长因子 1（insulin-like growth factor，IGF-1）和血小板衍生生长因子（platelet-derived growth factor，PDGF，为施万细胞中产生的可溶性因子）与神经调节蛋白 -1 有相反的作用，可促进黑素细胞从 SCP 中分化、存活和增殖。因此，施万细胞是神经胶质细胞和黑素细胞的来源。这可能有助于解释 I 型神经纤维瘤患者为何既有皮肤色素沉着变化，又有神经功能障碍。

2.3.2　非经典黑素细胞

除了来自神经上皮的 RPE 细胞，非经典黑素细胞也来自神经嵴，这和经典黑素细胞一样。这些黑素细胞可能沿其他的迁移路线，如神经管和迷走神经区域的躯体之间的背腹侧路径。非经典黑素细胞依赖的信号通路也不同于经典黑素细胞。

一般来说，Kit 受体酪氨酸激酶信号通路的减少影响黑素细胞的发育。然而，眼睛、耳和哈德腺的黑素细胞对 Kit 信号的敏感性似乎不如皮肤黑素细胞，因为这些黑素细胞的前体只产生非常少量的 Kit，并且 Edn3 或肝细胞生长因子（hepatocyte growth factor，HGF）信号能更有效地刺激它们。抑制这些信号通路，可以特异性地抑制非皮肤黑素细胞的生长和分化。相反地，无论 Kit 信号如何，在小鼠皮肤和上皮组织中诱导 Edn3 或 HGF 的表达，都可促进非皮肤和真皮黑素细胞的生存和分化，而对表皮黑素细胞却没有类似的作用。真皮黑素细胞的行为更像那些非皮肤组织黑素细胞，而不像表皮黑素细胞。似乎存在 2 个主要的黑素细胞群：表皮中对 Kit 敏感的皮肤黑素细胞、对 Kit 不敏感的非皮肤和真皮黑素细胞。这些非皮肤和真皮黑素细胞与表皮黑素细胞之间的分子差异，可能在黑素细胞相关疾病和黑色素瘤的发病机制中有重要作用[109]。

关于小鼠和人类非经典黑素细胞的胚胎发育知之甚少。眼睛和心脏中黑素细胞的起源我们已有一些了解，但大脑或内耳中黑素细胞的起源我们几乎一无所知。关于其他物种的非经典黑素细胞起源，所知就更少了。

2.3.2.1　鼠眼黑素细胞

眼睛中的（RPE 和葡萄膜）黑素细胞有 2 个不同的来源：神经上皮和神经嵴。

2.3.2.1.1　RPE 黑素细胞

RPE 细胞直接由视神经上皮产生，并嵌在其局部上皮环境中。前脑腹侧神经上皮外翻是脊椎动物眼睛的起源处。视神经上皮在外翻形成后不久即分为 3 个不同的区域：远端区域未来形成视网膜，近端区域形成视柄，背侧区域形成 RPE。未来的视网膜① 与 RPE 之间的过渡区，即睫状缘区（ciliary margin zone，CMZ），是睫状体和虹膜的起源处[110]。

鼠的眼睛在 E7.5 左右开始发育。神经上皮沿背 - 远侧方向外翻，并向表面外胚层延伸，近端产生视柄（将成为视神经），远端产生视泡（optic vesicle）（将成为神经视网膜、RPE、睫状体和虹膜）。囊泡一旦与表面外胚层接触，其最末端大部分会形成视杯。到 E13.5 时，视杯的外壁完全由 RPE 组成。在 E9.5 时，*Mitf* 这一对皮肤黑素细胞发育至关重要的色素沉着基因，与 *Pax2* 和 *Pax6* 一起在整个视泡芽中表达。然而，早在 E10.5，*Mitf* 的表达在未来视网膜中是被下调的，而在未来 RPE 中表达增强。相比之下，*Pax2* 和 *Pax6* 的表达在未来的 RPE 中被下调，*Pax2* 集中于视柄，*Pax6* 集中于未来视网膜[111]。

参与 RPE 发育的基因　视神经上皮的模式形成是由于暴露于各种细胞外配体，这些配体要么由神经上皮本身产生，要么由周围的组织产生。事实上，眼外间质通过表达激活素（activin）促进 RPE 的发展[112]。在斑马鱼、爪蟾（xenopus）和小鼠的 RPE 中均发现了 Hedgehog（HH）蛋白，其受体和信号转导蛋白均在相应区域表达[113]。HH 信号促进 RPE 的形成[114, 115]。成纤维细胞生长因子（fibroblast growth factor，FGF）是 RPE 发育的负向调控因子。FGF 表达于覆盖在眼原基（eye primordium）上的表面外胚层，在未来的神经视网膜中发现了相应的受体。此外，未来的视网膜本身也会产生 FGF。然而，尽管有这种视网膜表达，但在鸡胚胎和小鼠胚胎视泡中除去表面外胚层（FGF 的主要来源），会导致未来的神经视网膜细胞转化为有色素的 RPE 样细胞。相反地，将未来的 RPE 细胞暴露于 FGF 可导致其发育为神经视网膜[116]。尽管如此，FGF 在眼睛里是高度冗余的。因此，遗传学研究表明，没有单一的配体 / 受体对是关键的。

视泡最初表现出高度的发育可塑性，这表明神经上皮中的每个细胞原则上都可以对这些配体作出反应。因此，这些细胞最初的发育潜能是相等的。这就提出了一个问题：RPE 如何从远端神经视网膜和近端视柄分离？Mitf 是眼睛中一种重要的转录因子，在视网膜与 RPE 的分离中起着关键作用。RPE 中大量产生 Mitf[117, 118]，通过突变使该分子失去功能，会导致 RPE 过度增生且不着色，推测这群 RPE 的背侧部分会发育成神经视网膜。RPE 的这种异常导致小眼睛。有关 Mitf 调控 RPE 的更多细节，请参见文献[110]。

Vax 蛋白（Vax protein）负责分离视柄与 RPE。Vax1 局限于视柄，而 Vax2 局限于神经视网膜腹侧[119, 120]。故 Vax 基因的表达模式与 Mitf 基因的表达模式呈互补状态，Mitf 基因存在于 RPE 中，而与视柄边界清晰。Mitf 和 Vax 相互抑制，导致视柄和 RPE 之间形成清晰的边界。Kit 和 Edn3 信号通路对黑素细胞发育至关重要，而对 RPE 似乎并不重要。在 RPE 中，细胞的增殖与色素沉着相一致，分化亦然。Mitf 为 RPE 增殖所必需，它也参与了 RPE 色素基因表达和色素沉着的调控[118]。

2.3.2.1.2　葡萄膜黑素细胞

葡萄膜黑素细胞是神经嵴衍生的细胞，在发育过程中迁移到眼睛。

在人类，葡萄膜黑素形成始于胚胎发育的第 20 周，并在分娩后几周结束。这就是为什么在 6 月龄之前不能确定眼睛的颜色（也就是虹膜的颜色）。

脉络膜　脉络膜占葡萄膜黑素细胞的绝大多数。RPE 在脉络膜的发育中必不可少。RPE 和眼周间充质之间的分子相互作用是黑素细胞分化和脉络膜血管发育的必要条件。脉络膜的黑素细胞来源于颅 NCC。在人类胚胎，脉络膜黑素细胞的色素沉着发生在妊娠晚期，并在出生时完成。在小鼠，脉络膜黑素细胞的色素沉着发生于出生后不久，并在 2 周龄时完成。在没有 RPE 的情况下（例如，如果 FGF9 在推定的 RPE 中表达，则导致向神经视网膜的转换），脉络膜就不能发育。这表明脉络膜发育时，必须以 RPE 作为诱导信号源[49]。

虹膜　虹膜由 5 层细胞组成，其中 2 层是色素层：基层和后色素上皮[48]。虹膜色素上皮由紧密融合的双层立方状色素细胞组成。这些细胞是神经外胚层来源，衍生自视杯前端的 CMZ。相比之下，基质黑

---

① 译者注：以“未来的视网膜”描述，是因为在胚胎阶段，尚没有视网膜，而这些细胞不出意外的话会发育成视网膜。类似的描述，还有诸如“presumptive retina”——“推定的视网膜”这类表达。

素细胞来自NCC，并在发育过程中通过葡萄膜迁移。

睫状体　睫状体是连接虹膜和脉络膜并形成部分葡萄膜的结构。正如虹膜一样，睫状体也有来自CMZ的色素上皮和来自神经嵴的基质黑素细胞。

2.3.2.2　鼠心脏黑素细胞

心脏的黑素细胞来自心脏NCC，离开位于听泡后区和前四体节之间的神经管（颅神经嵴和迷走神经嵴在此区域重叠）。位于第二鳃弓和第三鳃弓的听泡后区和更靠后的位置，也就是2号和3号体节区发现了Dct阳性的成黑素细胞，也观察到这些细胞可以迁移到靠近第六鳃弓动脉的部位。到E11.5，靠近心内膜垫，通过第一房间隔（septum primum）进入心脏。这群心脏成黑素细胞从神经管中迁移的时间似乎比那些向背外侧迁移最后定居于皮肤的要早。在E12.5时，房室心内膜垫、主动脉囊和总主静脉周围可见心脏成黑素细胞，右心房背侧也可见，这明显是沿前主静脉和第六鳃弓动脉迁移的[61]；E13.5之前，这些成黑素细胞可见于肺静脉和房室瓣叶；E14.5和E16.5之间，它们在后心房和心房-肺静脉吻合口定居；到妊娠晚期，它们出现在致密房室结（compact AV node）和窦房结区域[62]。随后在整个成年期都是这种表现模式。心脏成黑素细胞与心脏NCC起源于相同的轴向水平，二者共享迁移路径，但就最终分化结局、到达心脏的时间以及对信号的依赖而言，二者是独立的群体。它们似乎来源于早期不表达Wnt1和Pax3的心脏神经嵴前体亚群[61,62]。

2.3.2.3　其他非经典鼠黑素细胞

大脑中头交感神经节和软脑膜中的黑素细胞与内耳血管纹的黑素细胞来源于头侧NCC。

2.3.2.4　其他生物

载色素细胞只是低等脊椎动物胚胎发育过程中神经嵴产生的众多细胞类型之一。它们会长途迁徙到身体的许多器官，包括皮肤、眼睛、耳和大脑。在鱼类和非洲爪蟾中，在载色素细胞迁移完成之前，色素就在载色素细胞中产生。载色素细胞批次离开神经嵴，沿背外侧路径经过真皮，穿过基板上的小孔进入外胚层，或沿体节和神经管之间的腹内侧路径迁移。在鱼类，黑素细胞在发育大约24小时出现在侧面，随后沿着躯干出现。接下来出现的是黄色素细胞，其次是彩虹色素细胞[121]。眼睛RPE的黑素细胞是个例外——不是起源于神经嵴，而是起源于神经上皮产生的视杯，这点和高等脊椎动物一样。

成载色素细胞（chromatoblast，载色素细胞的前体细胞）的发育似乎依赖于和高等脊椎动物黑素细胞相同的信号通路，因为Kit、Sox10和Mitf在鱼类的色素胞分化中起着重要作用[121,122]。这些蛋白质的缺陷可能导致载色素细胞完全缺失或在特定区域缺失，从而导致白化现象（leukistic disorder）。

2.4　经典和非经典黑素细胞的黑素转移

黑素主要由表皮黑素细胞主动转移。此处不重点讨论黑素小体的生物发生和黑素的传输，其他章节中将予讨论（见第9章和第10章）。相反地，此处描述从供体到受体细胞正确传输黑素的必要条件和蛋白质。一些关键因素的存在或缺失可能解释为何非经典黑素细胞缺乏黑素的转移。

表皮黑素单位是由一个黑素细胞和若干邻近的角质形成细胞组成的功能单位。黑素细胞合成黑素并将其传输给受体细胞，即表皮角质形成细胞，后者获得并保有皮肤中的大部分黑素。

黑素小体是一种有膜的独特细胞器，黑素生物合成就在其中进行。黑素是一种保护皮肤的复合色素，可以吸收和散射光线，减少ROS形成，从而防止光的潜在损伤[123]。为了实现这一功能，黑素小体必须被运输到黑素细胞树突顶端，然后转移到周围的角质形成细胞中[124]。这种转移过程对皮肤的光保护和正常肤色的维持不可缺少。黑素小体是溶酶体相关的细胞器[125]，根据其在电子显微镜下的外观和黑素化状态，可将成熟过程分为4期[1]。Ⅰ期黑素小体（或前黑素小体）是位于核周区的圆形囊泡，可能由内质网[2]或内体[3]发展而来。前黑素小体向成熟阶段Ⅱ期的过渡涉及囊泡的延伸和明显的纤维基质组织，但没有黑素生成（尽管存在Tyr）。黑素首次合成是在Ⅲ期，合成后沉积在纤维基质上。第Ⅳ期，黑素沉积继续，直到黑素小体内部结构不再可见[4,5]。

2.4.1 黑素小体的运输

皮肤色素沉着依赖于黑素细胞内黑素小体的运输(transport),也就是从合成区域(靠近细胞中心)移至四周树突,然后再传输(transfer)到角质形成细胞[126-129]。黑素小体在细胞内的运输主要是由两种极化的细胞骨架大分子聚合物引导,即肌动蛋白丝(actin filament)和微管(microtubule),前者由肌动蛋白单体聚合而成,后者由α-微管蛋白和β-微管蛋白二聚体组成。黑素小体由两个主要的马达蛋白家族成员沿微管运输:动力蛋白(dynein)和驱动蛋白(kinesin)[130]。沿肌动蛋白丝的运输由肌球蛋白(myosin)介导[131]。动力蛋白和驱动蛋白形成连接黑素小体和微管的短交叉桥结构[130,132]。黑素小体的运输量取决于黑素小体中向细胞中心的向心力和离心力之间的平衡。肌球蛋白Ⅴa是黑素小体沿肌动蛋白纤维运输的重要马达[133]。肌球蛋白Ⅴa通过介导黑素小体与肌动蛋白丝的相互作用,形成一层从树突到树突顶端的皮质壳,捕捉依靠微管运动的离心成分,将黑素小体运往外周[134]。黑素小体依赖微管的长距离双向移动,加上通过肌动蛋白和肌球蛋白Ⅴa在外周捕获黑素小体的作用,是黑素细胞中黑素小体由中心向四周运输、并在外周积累的主要运作机制。

2.4.2 黑素小体的转移

哺乳动物的黑素小体从黑素细胞传输到邻近的角质形成细胞和/或毛球细胞,从而调控皮毛的颜色,而人类色素的这种转移主要是为了保护皮肤免受日光紫外辐射的损伤[135]。皮肤基底层的黑素细胞将黑素输送到毗邻的表皮角质形成细胞,从而产生黑化效应(tanning effect)。含黑素的角质形成细胞不断脱落和更新,因此黑素细胞需要不断产生新的黑素。不同皮肤类型的个体黑素细胞的数量是相似的,种族之间的肤色差异主要是因为单个黑素细胞的黑素生成活性、黑素小体的大小及成熟程度的不同[135,136]。大多数关于色素转移的研究都是在哺乳动物(主要是小鼠和人类)身上进行的,但也有一些研究着眼于两栖动物[41,137]。黑素小体转移的几种模型其前提假设是:黑素小体可以正确地把位置保持在细胞膜附近,这依赖于黑素小体与树突顶端丰富的肌动蛋白丝之间的联系。

2.4.2.1 经典黑素细胞的黑素小体转移

2.4.2.1.1 黑素小体转移的机制

黑素细胞有许多树突,使之同时与多个角质形成细胞保持接触。这样,角质形成细胞可以吞噬树突尖端,也使大量的黑素小体维持在细胞膜附近,促进其他方式的转移。相对于从核周区域到树突顶端的黑素小体运输机制,我们对向角质形成细胞的转移(传输)机制了解得较少一些。基于不同的模型系统和观察方法,已有研究者提出了几种成熟黑素小体向邻近角质形成细胞转移的模型,即胞吐作用、细胞吞噬作用、质膜融合和膜囊(泡)转移。模型数量众多,这代表在同一生物体中同时存在几种机制运行的可能性,或不同种类、年龄的动物,或不同组织中运行着不同机制的可能性。黑素小体转移的机制将在第10章详细讨论。

2.4.2.1.2 参与黑素转移过程的分子

目前,黑素小体转移的分子和细胞机制只得到了部分阐明,但黑素小体与黑素细胞树突质膜或角质形成细胞膜之间的膜融合似乎参与了这一转移过程。在体外研究中已经发现了促黑素生成的旁分泌和自分泌细胞因子介导黑素细胞与其他皮肤细胞之间的相互作用。也有报道角质形成细胞合成的α-MSH、ACTH、bFGF、NGF、内皮素、粒细胞-巨噬细胞集落刺激因子(granulocyte-macrophage colony-stimulating factor, GM-CSF)、SCF、白血病抑制因子(leukemia inhibitory factor, LIF)、HGF等,参与调节哺乳动物表皮黑素细胞的增殖和/或分化[138]。的确,角质形成细胞可以产生和释放许多因子,后者通过受体介导的信号通路参与调节哺乳动物表皮黑素细胞的增殖和分化。

Foxn1 多年来,很少有人知道上皮细胞在其与色素细胞相互作用中的角色。直到最近,人们还不清楚上皮细胞是“被动的”(即仅由黑素细胞自发提供色素),还是“主动的”(即招募黑素细胞并诱导色素转移)。Janice Brissette课题组重新考虑了角质形成细胞在黑素细胞转移黑素中的被动/主动作用的问题。他们已经证明Foxn1(一种转录因子)负责识别色素受体细胞,招募色素供体产生色素单位。Foxn1刺激角质形成细胞发出信号，其中之一是FGF2。黑素细胞利用这些信号识别Foxn1阳性细胞作为转移目标，通过树突与之连接，转移色素[139]。Foxn1是第一个涉及色素摄取的基因，但并非唯一。Foxn1在色素受体细胞中并不普遍表达，仅在部分角质形成细胞中表达。因此，在色素的接收过程中肯定还涉及其他机制。

PAR-2　据报道，角质形成细胞表达蛋白酶激活受体2(proteinase-activated receptor 2，PAR-2)，这是与鸟核苷酸结合蛋白结合的7个跨膜区域受体大家族成员之一[140,141]。PAR-2广泛分布于全身，如胃肠道、胰腺、肾脏、肝脏、肺、心血管系统、卵巢、眼睛和大脑[142-144]。PAR-2的生理激活是由丝氨酸蛋白酶(serine protease)裂解其细胞外区域引起的，产生一个新N端作为束缚配体(tethered ligand)，自由地与受体的另一个区域相互作用，导致激活事件。研究表明，PAR-2刺激可诱导细胞骨架蛋白重排[145]，并增加角质形成细胞的吞噬活性。这增加了黑素的转移，从而促进了表皮的整体色素沉着[145-147]。PAR-2介导的色素沉着效应中，黑素细胞和角质形成细胞之间必须密切接触。仅在与角质形成细胞相互作用时，黑素细胞中才表达PAR-2[147]。与PAR-2在角质形成细胞吞噬黑素小体中的作用以及紫外线照射刺激黑素小体转移相一致，紫外线上调PAR-2的产生并诱导其活性，在体内、体外均是如此。用紫外线处理角质形成细胞，也可诱导具有PAR-2裂解活性的蛋白酶[148]。在有色皮肤个体(皮肤光分型为Ⅱ型和Ⅲ型)中，紫外线对PAR-2合成和活性的影响比在白皙皮肤个体(皮肤光分型Ⅰ型)更显著[148]。体外试验表明，PAR-2激活刺激角质形成细胞分泌丝氨酸蛋白酶，从而形成正反馈回路[148]。

分析PAR-2介导的细胞信号通路，发现PAR-2介导的吞噬作用依赖于Rho，Rho是PAR-2的下游介质。PAR-2激活导致cAMP水平快速且呈浓度依赖性地增加，但PAR-2介导的Rho激活与蛋白激酶A信号通路无关[149]。除了诱导吞噬作用外，PAR-2通过释放前列腺素E_2(prostaglandin E_2，PGE_2)和$PGE_{2\alpha}$[150]来刺激黑素细胞树突发育，从而介导皮肤色素沉着[151,152]。前列腺素主要由角质形成细胞在紫外线刺激下释放[151,152]。

KGF　抑制丝氨酸蛋白酶的活性并不能完全阻止黑素小体转移[146]，这表明PAR-2只是黑素转移过程的众多参与者之一。的确，角质形成细胞生长因子(keratinocyte growth factor，KGF，即FGF7)与黑素小体转移有关。在黑素小体转移中，它主要作用于接收黑素小体的受体角质形成细胞[153]。KGF由真皮成纤维细胞分泌[154,155]，与KGF受体(KGF receptor，KGFR)结合而起作用，KGFR是成纤维细胞生长因子受体2(fibroblast growth factor receptor 2，FGFR2)的剪接变体。在体外试验中，KGF与KGFR的结合，加上紫外线暴露，共同触发KGFR的激活和内化，诱导吞噬作用和黑素小体转移[153]。KGF促进的吞噬作用涉及肌动蛋白重组、Rho和Cdc42/Rac介导机制的激活[153]。此外，在角质形成细胞核周围的吞噬体中检测到KGFR，提示在角质形成细胞内，其可能在黑素小体从四周到中央区域的细胞内移位过程中发挥作用，以保护细胞核[156]。在浅色和深色皮肤的角质形成细胞中均可观察到KGFR的活性和信号通路，但浅色皮肤的表达水平高于深色皮肤。这就解释了为何深色角质形成细胞对KGF处理的反应较弱，并进一步证明KGFR与角质形成细胞摄取黑素小体的程度有关，但其在膜上的存在本身还不足以说明这一点[157]。KGF对黑素从浅色皮肤转移到角质形成细胞的作用强于从深色皮肤转移到角质形成细胞的作用，这表明除了众所周知的PAR-2激活途径外[148]，在浅色皮肤中必须激活其他途径，从而增强对紫外线损伤的保护。

钙黏素　钙黏素(cadherin)是钙依赖的跨膜糖蛋白，通过嗜同性结合(homophilic binding)促进细胞间黏附，并作为细胞间连接的跨膜成分[158]。已证明人类角质细胞和黑素细胞同时表达E-钙黏素和P-钙黏素[159]，且这些蛋白在黑素细胞-角质形成细胞黏附的形成中起主要作用。E-钙黏素在黑素细胞与角质形成细胞的黏附中起主要作用，P-钙黏素似乎不如E-钙黏素重要[160]。Darier病(即毛囊角化病)有棘层松解病变，导致黑素细胞和角质形成细胞的分离，角质形成细胞-黑素细胞黏附的丢失导致色素转移的丢失，有力地证明了E-钙黏素在黑素小体转移中的作用[160,161]。

凝集素和糖蛋白　除了钙黏素外，黑素细胞-角质形成细胞黏附还通过膜表面的糖结合黏附受体，与凝集素(lectin)和糖蛋白(glycoprotein)结合。已证明胞膜凝集素和新糖蛋白(neoglycoprotein)参与黑素细胞-角质形成细胞识别，并促进黑素转移[162]。用紫外线照射黑色素瘤细胞，证明一些膜受体表达上调[163]，已知紫外线照射会促进黑素小体的转移[164]。结合海藻糖新糖蛋白的膜凝集素在黑色素瘤细胞强烈表达，而在角质形成细胞中仅弱表达，这与黑素细胞中的海藻糖受体表达以及海藻糖残基在角质形成细胞上的蛋白附着一致[163]。在黑素细胞和角质形成细胞的共培养体系中添加特定的凝集素和新糖蛋白可能会干扰黑素小体的转移，它们似乎只能与其特定的质膜受体结合，从而干扰黑素细胞和角质形成细胞间的接触，而两种细胞的彼此接触对黑素小体转移至关重要[162]。这种抑制作用是可逆的，添加烟酰胺可增强抑制作用[165]。

SNARE 和 Rab　膜融合和胞吞作用通常是由可溶性 *N*- 乙基马来酰亚胺敏感因子附着蛋白受体（soluble *N*-ethylmaleimide-sensitive factor attachment protein receptor，SNARE）和 Rab GTP 酶介导的[166]。这些蛋白存在于黑素细胞中，提示其可能调节黑素小体对质膜的靶向作用以及黑素小体向角质形成细胞的转移[148]。SNARE 主要是膜锚定蛋白，起膜受体作用。根据其分布，SNARE 蛋白分为囊泡 SNARE（VAMP/ 突触小泡蛋白）和靶 SNARE（突触融合蛋白和 SNAP 蛋白）。VAMP 蛋白可与突触融合蛋白（syntaxin）和 SNAP 蛋白结合，形成调节膜融合的核心复合物[167]。黑素细胞已被证明产生囊泡 SNARE（VAMP-2）和靶 SNARE（SNAP-25、SNAP-23 和突触融合蛋白 -4）蛋白[148, 168]。α-MSH 处理黑素细胞可使几种 SNARE 蛋白的产生增加，这与它们在黑素小体转移中的作用相符[169]。黑素小体上的 VAMP-2 和质膜上的 SNAP-23 在黑素细胞中结合，促进膜融合。尽管突触融合蛋白 -4 存在于黑素细胞的质膜上，但它并不与 VAMP-2 和 SNAP-23 相关，这表明另一种尚未鉴定的突触融合蛋白可能参与其中。膜融合后，黑素小体可能被释放到细胞外空间，通过吞噬作用或膜融合过程被角质形成细胞摄取。

Rab GTP 酶类是另一个参与膜融合的蛋白家族，特别是在融合发生之前的过程中，参与黑素小体与质膜的束缚和附着。Rab3a 抑制受控的胞吐作用[170-172]。紫外线照射可下调其表达，抑制黑素小体的运输和转移[148, 173]。参与黑素小体运输的 Rab GTP 酶类中，有一个是 Rab27a，它通过另一个连接蛋白即黑素亲和素（melanophilin）介导肌球蛋白Ⅴa 与黑素小体结合。Rab27a 使黑素小体附着在质膜上，这对胞吐作用尤为重要。

2.4.2.1.3　黑素小体在角质形成细胞中的定位

角质形成细胞摄取黑素小体后，每个吞噬小体中可能有一个黑素小体，或者单个大吞噬小体中有几个黑素小体[174]。不同皮肤类型的黑素小体分类似乎有所不同：在深色皮肤的个体，大的黑素小体单独存储在单个囊泡中，而在浅色皮肤的个体，小的黑素小体存储在角质形成细胞内大的囊泡中[136, 175]。在角质形成细胞内，黑素小体聚集在细胞核的顶端，形成“核上帽（supranuclear cap）”，保护细胞免受紫外辐射损伤。当角质形成细胞发生终末分化和脱屑时，这些黑素小体被降解。

2.4.2.2　非经典黑素细胞的黑素转移

如前所述，黑素和黑素细胞并不仅存在于皮肤和头发（经典黑素细胞）中，也见于眼睛（葡萄膜、脉络膜、睫状体和虹膜）、内耳（耳蜗的血管纹和柱细胞、前庭器官的暗细胞）、整个大脑软脑膜、心脏和脂肪组织（非经典黑素细胞）。前文谈到黑素细胞产生黑素并将黑素转移到角质形成细胞，以保护这些细胞免受阳光照射的损害[176]。没有暴露在阳光下的器官中也存在黑素细胞，这表明它们除了光保护外，一定还有其他功能[35]。的确，虽然皮肤和头发中在不断产生和分泌黑素，但多种组织内的非经典黑素细胞，其黑素小体并没有转移到周围的细胞中，而是留在黑素细胞内、蓄积于不同基质细胞的胞质中[63, 67]。

非经典黑素细胞不向邻近细胞转移黑素，可能是由于缺乏角质形成细胞持续产生调节黑素细胞 - 角质形成细胞接触的特定因子和控制黑素转移的机制。例如，心脏中黑素细胞周围的细胞没有色素，因此黑素似乎不会转移到心脏中邻近的细胞中，也不会在心脏中积聚，尽管这需要电子显微镜实验来证实。研究表明，黑素细胞周围的皮肤细胞产生特定的蛋白质，如 Foxn1[139]。逆转录聚合酶链反应（PCR）实验未能在心脏中检测到 Foxn1 mRNA[63]，这可能就是心脏中黑素细胞不会向邻近细胞转移黑素的原因。此外，在人体中广泛表达的 PAR-2 基因，仅在心脏中微弱表达，从未在大脑中检测到其表达。据报道，仅在与角质形成细胞相互作用时，PAR-2 在黑素细胞中的表达才会被诱导[147]。

总之，在没有角质形成细胞的情况下，单独的黑素细胞着色能力有限，需要相邻角质形成细胞产生有效的调节物质，才能实现黑素细胞 - 角质形成细胞的相互作用和黑素转移。

（冰寒 译，安全 审校）

参考文献

1 Kushimoto, T., Basrur, V., Valencia, J., Matsunaga, J., Vieira, W.D., Ferrans, V.J., Muller, J., Appella, E., and Hearing, V.J. (2001) A model for melanosome biogenesis based on the purification and analysis of early melanosomes. *Proc. Natl. Acad. Sci. USA*, **98**, 10698–10703.

2 Slominski, A., Tobin, D.J., Shibahara, S., and Wortsman, J. (2004) Melanin pigmentation in mammalian skin and its hormonal regulation. *Physiol. Rev.*, **84**, 1155–1228.

3 Raposo, G., Tenza, D., Murphy, D.M., Berson, J.F., and Marks, M.S. (2001) Distinct protein sorting and localization to premelanosomes, melanosomes, and lysosomes in pigmented melanocytic cells. *J. Cell Biol.*, **152**, 809–824.

4 Setaluri, V. (2003) The melanosome: dark pigment granule shines bright light on vesicle biogenesis and more. *J. Invest. Dermatol.*, **121**, 650–660.

5 Hearing, V.J. (2005) Biogenesis of pigment granules: a sensitive way to regulate melanocyte function. *J. Dermatol. Sci.*, **37**, 3–14.

6 Schmitz, S., Thomas, P.D., Allen, T.M., Poznansky, M.J., and Jimbow, K. (1995) Dual role of melanins and melanin precursors as photoprotective and phototoxic agents: inhibition of ultraviolet radiation-induced lipid peroxidation. *Photochem. Photobiol.*, **61**, 650–655.

7 Salinas, C., Garcia-Borron, J.C., Solano, F., and Lozano, J.A. (1994) Dopachrome tautomerase decreases the binding of indolic melanogenesis intermediates to proteins. *Biochim. Biophys. Acta*, **1204**, 53–60.

8 Bush, W.D. and Simon, J.D. (2007) Quantification of Ca^{2+} binding to melanin supports the hypothesis that melanosomes serve a functional role in regulating calcium homeostasis. *Pigment Cell Res.*, **20**, 134–139.

9 Gilchrest, B.A., Eller, M.S., Geller, A.C., and Yaar, M. (1999) The pathogenesis of melanoma induced by ultraviolet radiation. *N. Engl. J. Med.*, **340**, 1341–1348.

10 Landi, M.T., Baccarelli, A., Tarone, R.E., Pesatori, A., Tucker, M.A., Hedayati, M., and Grossman, L. (2002) DNA repair, dysplastic nevi, and sunlight sensitivity in the development of cutaneous malignant melanoma. *J. Natl. Cancer Inst.*, **94**, 94–101.

11 Robinson, S.J. and Healy, E. (2002) Human melanocortin 1 receptor (MC1R) gene variants alter melanoma cell growth and adhesion to extracellular matrix. *Oncogene*, **21**, 8037–8046.

12 Yamaguchi, Y., Brenner, M., and Hearing, V.J. (2007) The regulation of skin pigmentation. *J. Biol. Chem.*, **282**, 27557–27561.

13 Agar, N. and Young, A.R. (2005) Melanogenesis: a photoprotective response to DNA damage? *Mutat. Res.*, **571**, 121–132.

14 Eller, M.S., Ostrom, K., and Gilchrest, B.A. (1996) DNA damage enhances melanogenesis. *Proc. Natl. Acad. Sci. USA*, **93**, 1087–1092.

15 Cui, R., Widlund, H.R., Feige, E., Lin, J.Y., Wilensky, D.L., Igras, V.E., D'Orazio, J., Fung, C.Y., Schanbacher, C.F., Granter, S.R., and Fisher, D.E. (2007) Central role of p53 in the suntan response and pathologic hyperpigmentation. *Cell*, **128**, 853–864.

16 Tolleson, W.H. (2005) Human melanocyte biology, toxicology, and pathology. *J. Environ. Sci. Health C*, **23**, 105–161.

17 Ernfors, P. (2010) Cellular origin and developmental mechanisms during the formation of skin melanocytes. *Exp. Cell Res.*, **316**, 1397–1407.

18 Plonka, P.M., Passeron, T., Brenner, M., Tobin, D.J., Shibahara, S., Thomas, A., Slominski, A., Kadekaro, A.L., Hershkovitz, D., Peters, E., Nordlund, J.J., Abdel-Malek, Z., Takeda, K., Paus, R., Ortonne, J.P., Hearing, V.J., and Schallreuter, K.U. (2009) What are melanocytes really doing all day long...? *Exp. Dermatol.*, **18**, 799–819.

19 Kobayashi, N., Nakagawa, A., Muramatsu, T., Yamashina, Y., Shirai, T., Hashimoto, M.W., Ishigaki, Y., Ohnishi, T., and Mori, T. (1998) Supranuclear melanin caps reduce ultraviolet induced DNA photoproducts in human epidermis. *J. Invest. Dermatol.*, **110**, 806–810.

20 Bustamante, J., Bredeston, L., Malanga, G., and Mordoh, J. (1993) Role of melanin as a scavenger of active oxygen species. *Pigment Cell Res.*, **6**, 348–353.

21 Millington, G.W. (2006) Proopiomelanocortin (POMC): the cutaneous roles of its melanocortin products and receptors. *Clin. Exp. Dermatol.*, **31**, 407–412.

22 Suzuki, I., Tada, A., Ollmann, M.M., Barsh, G.S., Im, S., Lamoreux, M.L., Hearing, V.J., Nordlund, J.J., and Abdel-Malek, Z.A. (1997) Agouti signaling protein inhibits melanogenesis and the response of human melanocytes to alpha-melanotropin. *J. Invest. Dermatol.*, **108**, 838–842.

23 Kadekaro, A.L., Kavanagh, R., Kanto, H., Terzieva, S., Hauser, J., Kobayashi, N., Schwemberger, S., Cornelius, J., Babcock, G., Shertzer, H.G., Scott, G., and Abdel-Malek, Z.A. (2005) Alpha-melanocortin and endothelin-1 activate antiapoptotic pathways and reduce DNA damage in human melanocytes. *Cancer Res.*, **65**, 4292–4299.

24 Bohm, M., Wolff, I., Scholzen, T.E., Robinson, S.J., Healy, E., Luger, T.A., Schwarz, T., and Schwarz, A. (2005) Alpha-melanocyte-stimulating hormone protects from ultraviolet radiation-induced apoptosis and DNA damage. *J. Biol. Chem.*, **280**, 5795–5802.

25 Mackintosh, J.A. (2001) The antimicrobial properties of melanocytes, melanosomes and melanin and the evolution of black skin. *J. Theor. Biol.*, **211**, 101–113.

26 Le Poole, I.C., Mutis, T., van den Wijngaard, R.M., Westerhof, W., Ottenhoff, T., de Vries, R.R., and Das, P.K. (1993) A novel, antigen-presenting function of melanocytes and its possible relationship to hypopigmentary disorders. *J. Immunol.*, **151**, 7284–7292.

27 Aubock, J., Niederwieser, D., Romani, N., Fritsch, P., and Huber, C. (1985) Human interferon-gamma induces expression of HLA-DR on keratinocytes and melanocytes. *Arch. Dermatol. Res.*, **277**, 270–275.

28 Rheins, L.A. and Nordlund, J.J. (1986) Modulation of the population density of identifiable epidermal Langerhans cells associated with enhancement or suppression of cutaneous immune reactivity. *J. Immunol.*, **136**, 867–876.

29 Slominski, A. and Wortsman, J. (2000) Neuroendocrinology of the skin. *Endocr. Rev.*, **21**, 457–487.

30 Slominski, A., Wortsman, J., Luger, T., Paus, R., and Solomon, S. (2000) Corticotropin releasing hormone and proopiomelanocortin involvement in the cutaneous response to stress. *Physiol. Rev.*, **80**, 979–1020.

31 Grando, S.A., Pittelkow, M.R., and Schallreuter, K.U. (2006) Adrenergic and cholinergic control in the biology of epidermis: physiological and clinical significance. *J. Invest. Dermatol.*, **126**, 1948–1965.

32 Slominski, A., Zbytek, B., Pisarchik, A., Slominski, R.M., Zmijewski, M.A., and Wortsman, J. (2006) CRH functions as a growth factor/cytokine in the skin. *J. Cell Physiol.*, **206**, 780–791.

33 Takeda, K., Yokoyama, S., Aburatani, H., Masuda, T., Han, F., Yoshizawa, M., Yamaki, N., Yamamoto, H., Eguchi, N., Urade, Y., and Shibahara, S. (2006) Lipocalin-type prostaglandin D synthase as a melanocyte marker regulated by MITF. *Biochem. Biophys. Res. Commun.*, **339**, 1098–1106.

34 Beuckmann, C.T., Aoyagi, M., Okazaki, I., Hiroike, T., Toh, H., Hayaishi, O., and Urade, Y. (1999) Binding of biliverdin, bilirubin, and thyroid hormones to lipocalin-type prostaglandin D synthase. *Biochemistry*, **38**, 8006–8013.

35 Takeda, K., Takahashi, N.H., and Shibahara, S. (2007) Neuroendocrine functions of melanocytes: beyond the skin-deep melanin maker. *Tohoku J. Exp. Med.*, **211**, 201–221.

36 Buffey, J.A., Messenger, A.G., Taylor, M., Ashcroft, A.T., Westgate, G.E., and

MacNeil, S. (1994) Extracellular matrix derived from hair and skin fibroblasts stimulates human skin melanocyte tyrosinase activity. *Br. J. Dermatol.*, **131**, 836–842.

37 Archambault, M., Yaar, M., and Gilchrest, B.A. (1995) Keratinocytes and fibroblasts in a human skin equivalent model enhance melanocyte survival and melanin synthesis after ultraviolet irradiation. *J. Invest. Dermatol.*, **104**, 859–867.

38 Hedley, S.J., Layton, C., Heaton, M., Chakrabarty, K.H., Dawson, R.A., Gawkrodger, D.J., and MacNeil, S. (2002) Fibroblasts play a regulatory role in the control of pigmentation in reconstructed human skin from skin types I and II. *Pigment Cell Res.*, **15**, 49–56.

39 Yamaguchi, Y., Passeron, T., Hoashi, T., Watabe, H., Rouzaud, F., Yasumoto, K., Hara, T., Tohyama, C., Katayama, I., Miki, T., and Hearing, V.J. (2008) Dickkopf 1 (DKK1) regulates skin pigmentation and thickness by affecting Wnt/beta-catenin signaling in keratinocytes. *FASEB J.*, **22**, 1009–1020.

40 Yamaguchi, Y., Itami, S., Watabe, H., Yasumoto, K., Abdel-Malek, Z.A., Kubo, T., Rouzaud, F., Tanemura, A., Yoshikawa, K., and Hearing, V.J. (2004) Mesenchymal–epithelial interactions in the skin: increased expression of dickkopf1 by palmoplantar fibroblasts inhibits melanocyte growth and differentiation. *J. Cell Biol.*, **165**, 275–285.

41 Aspengren, S., Hedberg, D., and Wallin, M. (2006) Studies of pigment transfer between *Xenopus laevis* melanophores and fibroblasts *in vitro* and *in vivo*. *Pigment Cell Res.*, **19**, 136–145.

42 Yasutomi, M. (1987) Migration of epidermal melanophores to the dermis through the basement membrane during metamorphosis in the frog, *Rana japonica*. *Pigment Cell Res.*, **1**, 181–187.

43 Chow, R.L. and Lang, R.A. (2001) Early eye development in vertebrates. *Annu. Rev. Cell Dev. Biol.*, **17**, 255–296.

44 Martinez-Morales, J.R., Rodrigo, I., and Bovolenta, P. (2004) Eye development: a view from the retina pigmented epithelium. *Bioessays*, **26**, 766–777.

45 Bok, D. (1993) The retinal pigment epithelium: a versatile partner in vision. *J. Cell Sci. Suppl.*, **17**, 189–195.

46 Jeffery, G. (1997) The albino retina: an abnormality that provides insight into normal retinal development. *Trends Neurosci.*, **20**, 165–169.

47 Biesemeier, A., Kreppel, F., Kochanek, S., and Schraermeyer, U. (2010) The classical pathway of melanogenesis is not essential for melanin synthesis in the adult retinal pigment epithelium. *Cell Tissue Res.*, **339**, 551–560.

48 Sturm, R.A. and Larsson, M. (2009) Genetics of human iris colour and patterns. *Pigment Cell Melanoma Res.*, **22**, 544–562.

49 Mouriaux, F., Saule, S., Desjardins, L., and Mascarelli, F. (2005) Normal and malignant choroidal melanocytes: from cell to clinical approach. *J. Fr. Ophtalmol.*, **28**, 781–793.

50 Payne, A.P. (1994) The harderian gland: a tercentennial review. *J. Anat.*, **185**, 1–49.

51 Tachibana, M. (1999) Sound needs sound melanocytes to be heard. *Pigment Cell Res.*, **12**, 344–354.

52 Keithley, E.M., Ryan, A.F., and Feldman, M.L. (1992) Cochlear degeneration in aged rats of four strains. *Hear. Res.*, **59**, 171–178.

53 Benedito, E., Jimenez-Cervantes, C., Perez, D., Cubillana, J.D., Solano, F., Jimenez-Cervantes, J., Meyer zum Gottesberge, A.M., Lozano, J.A., and Garcia-Borron, J.C. (1997) Melanin formation in the inner ear is catalyzed by a new tyrosine hydroxylase kinetically and structurally different from tyrosinase. *Biochim. Biophys. Acta*, **1336**, 59–72.

54 Steel, K.P. (1995) Hair-cell regeneration: cure for deafness? *Lancet*, **346**, 325–326.

55 Price, E.R. and Fisher, D.E. (2001) Sensorineural deafness and pigmentation genes: melanocytes and the Mitf transcriptional network. *Neuron*, **30**, 15–18.

56 Gill, S.S. and Salt, A.N. (1997) Quantitative differences in endolymphatic calcium and endocochlear potential between pigmented and albino guinea pigs. *Hear. Res.*, **113**, 191–197.

57 Meyer zum Gottesberge, A.M. (1988) Physiology and pathophysiology of inner ear melanin. *Pigment Cell Res.*, **1**, 238–249.

58 Uehara, S., Izumi, Y., Kubo, Y., Wang, C.C., Mineta, K., Ikeo, K., Gojobori, T., Tachibana, M., Kikuchi, T., Kobayashi, T., Shibahara, S., Taya, C., Yonekawa, H., Shiroishi, T., and Yamamoto, H. (2009) Specific expression of Gsta4 in mouse cochlear melanocytes: a novel role for hearing and melanocyte differentiation. *Pigment Cell Melanoma Res.*, **22**, 111–119.

59 Sanchez Hanke, M., Kief, S., Leuwer, R., Koch, U., Moll, I., and Brandner, J.M. (2005) *In vitro* isolation and cell culture of vestibular inner ear melanocytes. *Audiol. Neurootol.*, **10**, 191–200.

60 Mjaatvedt, C.H., Kern, C.B., Norris, R.A., Fairey, S., and Cave, C.L. (2005) Normal distribution of melanocytes in the mouse heart. *Anat. Rec. A Discov. Mol. Cell. Evol. Biol.*, **285**, 748–757.

61 Brito, F.C. and Kos, L. (2008) Timeline and distribution of melanocyte precursors in the mouse heart. *Pigment Cell Melanoma Res.*, **21**, 464–470.

62 Levin, M.D., Lu, M.M., Petrenko, N.B., Hawkins, B.J., Gupta, T.H., Lang, D., Buckley, P.T., Jochems, J., Liu, F., Spurney, C.F., Yuan, L.J., Jacobson, J.T., Brown, C.B., Huang, L., Beermann, F., Margulies, K.B., Madesh, M., Eberwine, J.H., Epstein, J.A., and Patel, V.V. (2009) Melanocyte-like cells in the heart and pulmonary veins contribute to atrial arrhythmia triggers. *J. Clin. Invest.*, **119**, 3420–3436.

63 Yajima, I. and Larue, L. (2008) The location of heart melanocytes is specified and the level of pigmentation in the heart may correlate with coat color. *Pigment Cell Melanoma Res.*, **21**, 471–476.

64 Puig, I., Yajima, I., Bonaventure, J., Delmas, V., and Larue, L. (2009) The tyrosinase promoter is active in a subset of vagal neural crest cells during early development in mice. *Pigment Cell Melanoma Res.*, **22**, 331–334.

65 Balani, K., Brito, F.C., Kos, L., and Agarwal, A. (2009) Melanocyte pigmentation stiffens murine cardiac tricuspid valve leaflet. *J. R. Soc. Interface*, **6**, 1097–1102.

66 Goldgeier, M.H., Klein, L.E., Klein-Angerer, S., Moellmann, G., and Nordlund, J.J. (1984) The distribution of melanocytes in the leptomeninges of the human brain. *J. Invest. Dermatol.*, **82**, 235–238.

67 Fedorow, H., Tribl, F., Halliday, G., Gerlach, M., Riederer, P., and Double, K.L. (2005) Neuromelanin in human dopamine neurons: comparison with peripheral melanins and relevance to Parkinson's disease. *Prog. Neurobiol.*, **75**, 109–124.

68 Zecca, L., Fariello, R., Riederer, P., Sulzer, D., Gatti, A., and Tampellini, D. (2002) The absolute concentration of nigral neuromelanin, assayed by a new sensitive method, increases throughout the life and is dramatically decreased in Parkinson's disease. *FEBS Lett.*, **510**, 216–220.

69 Bush, W.D., Garguilo, J., Zucca, F.A., Albertini, A., Zecca, L., Edwards, G.S., Nemanich, R.J., and Simon, J.D. (2006) The surface oxidation potential of human neuromelanin reveals a spherical architecture with a pheomelanin core and a eumelanin surface. *Proc. Natl. Acad. Sci. USA*, **103**, 14785–14789.

70 Zucca, F.A., Giaveri, G., Gallorini, M., Albertini, A., Toscani, M., Pezzoli, G., Lucius, R., Wilms, H., Sulzer, D., Ito, S., Wakamatsu, K., and Zecca, L. (2004) The neuromelanin of human substantia nigra: physiological and pathogenic aspects. *Pigment Cell Res.*, **17**, 610–617.

71 Zecca, L., Tampellini, D., Gatti, A., Crippa, R., Eisner, M., Sulzer, D., Ito, S., Fariello, R., and Gallorini, M. (2002) The neuromelanin of human substantia nigra and its interaction with metals. *J. Neural Transm.*, **109**, 663–672.

72 Sulzer, D., Bogulavsky, J., Larsen, K.E., Behr, G., Karatekin, E., Kleinman, M.H., Turro, N., Krantz, D., Edwards, R.H., Greene, L.A., and Zecca, L. (2000) Neuromelanin biosynthesis is driven by excess cytosolic catecholamines not accumulated by synaptic vesicles. *Proc. Natl. Acad. Sci. USA*, **97**, 11869–11874.

73 Zecca, L., Bellei, C., Costi, P., Albertini,

A., Monzani, E., Casella, L., Gallorini, M., Bergamaschi, L., Moscatelli, A., Turro, N.J., Eisner, M., Crippa, P.R., Ito, S., Wakamatsu, K., Bush, W.D., Ward, W.C., Simon, J.D., and Zucca, F.A. (2008) New melanic pigments in the human brain that accumulate in aging and block environmental toxic metals. *Proc. Natl. Acad. Sci. USA*, **105**, 17567–17572.

74 Zecca, L., Casella, L., Albertini, A., Bellei, C., Zucca, F.A., Engelen, M., Zadlo, A., Szewczyk, G., Zareba, M., and Sarna, T. (2008) Neuromelanin can protect against iron-mediated oxidative damage in system modeling iron overload of brain aging and Parkinson's disease. *J. Neurochem.*, **106**, 1866–1875.

75 Randhawa, M., Huff, T., Valencia, J.C., Younossi, Z., Chandhoke, V., Hearing, V.J., and Baranova, A. (2009) Evidence for the ectopic synthesis of melanin in human adipose tissue. *FASEB J.*, **23**, 835–843.

76 Marusich, M.F. and Weston, J.A. (1991) Development of the neural crest. *Curr. Opin. Genet. Dev.*, **1**, 221–229.

77 Le Douarin, N. and Kalcheim, C. (1999) *The Neural Crest*, 2nd edn, Cambridge University Press, Cambridge.

78 Serbedzija, G.N., Fraser, S.E., and Bronner-Fraser, M. (1990) Pathways of trunk neural crest cell migration in the mouse embryo as revealed by vital dye labelling. *Development*, **108**, 605–612.

79 Mayer, T.C. (1973) Site of gene action in steel mice: analysis of the pigment defect by mesoderm–ectoderm recombinations. *J. Exp. Zool.*, **184**, 345–352.

80 Yoshida, H., Kunisada, T., Kusakabe, M., Nishikawa, S., and Nishikawa, S.I. (1996) Distinct stages of melanocyte differentiation revealed by analysis of nonuniform pigmentation patterns. *Development*, **122**, 1207–1214.

81 Jin, E.J., Erickson, C.A., Takada, S., and Burrus, L.W. (2001) Wnt and BMP signaling govern lineage segregation of melanocytes in the avian embryo. *Dev. Biol.*, **233**, 22–37.

82 Dorsky, R.I., Moon, R.T., and Raible, D.W. (1998) Control of neural crest cell fate by the Wnt signalling pathway. *Nature*, **396**, 370–373.

83 Larue, L., Kumasaka, M., and Goding, C.R. (2003) Beta-catenin in the melanocyte lineage. *Pigment Cell Res.*, **16**, 312–317.

84 Hornyak, T.J., Hayes, D.J., Chiu, L.Y., and Ziff, E.B. (2001) Transcription factors in melanocyte development: distinct roles for Pax-3 and Mitf. *Mech. Dev.*, **101**, 47–59.

85 Watanabe, A., Takeda, K., Ploplis, B., and Tachibana, M. (1998) Epistatic relationship between Waardenburg syndrome genes MITF and PAX3. *Nat. Genet.*, **18**, 283–286.

86 Kos, R., Reedy, M.V., Johnson, R.L., and Erickson, C.A. (2001) The winged-helix transcription factor FoxD3 is important for establishing the neural crest lineage and repressing melanogenesis in avian embryos. *Development*, **128**, 1467–1479.

87 Thomas, A.J. and Erickson, C.A. (2009) FOXD3 regulates the lineage switch between neural crest-derived glial cells and pigment cells by repressing MITF through a non-canonical mechanism. *Development*, **136**, 1849–1858.

88 Nishikawa, S., Kusakabe, M., Yoshinaga, K., Ogawa, M., Hayashi, S., Kunisada, T., Era, T., and Sakakura, T. (1991) In utero manipulation of coat color formation by a monoclonal anti-c-kit antibody: two distinct waves of c-kit-dependency during melanocyte development. *EMBO J.*, **10**, 2111–2118.

89 Mackenzie, M.A., Jordan, S.A., Budd, P.S., and Jackson, I.J. (1997) Activation of the receptor tyrosine kinase Kit is required for the proliferation of melanoblasts in the mouse embryo. *Dev. Biol.*, **192**, 99–107.

90 Cable, J., Jackson, I.J., and Steel, K.P. (1995) Mutations at the W locus affect survival of neural crest-derived melanocytes in the mouse. *Mech. Dev.*, **50**, 139–150.

91 Wehrle-Haller, B. and Weston, J.A. (1999) Altered cell-surface targeting of stem cell factor causes loss of melanocyte precursors in Steel17H mutant mice. *Dev. Biol.*, **210**, 71–86.

92 Hemesath, T.J., Price, E.R., Takemoto, C., Badalian, T., and Fisher, D.E. (1998) MAP kinase links the transcription factor Microphthalmia to c-Kit signalling in melanocytes. *Nature*, **391**, 298–301.

93 Reid, K., Turnley, A.M., Maxwell, G.D., Kurihara, Y., Kurihara, H., Bartlett, P.F., and Murphy, M. (1996) Multiple roles for endothelin in melanocyte development: regulation of progenitor number and stimulation of differentiation. *Development*, **122**, 3911–3919.

94 Lecoin, L., Sakurai, T., Ngo, M.T., Abe, Y., Yanagisawa, M., and Le Douarin, N.M. (1998) Cloning and characterization of a novel endothelin receptor subtype in the avian class. *Proc. Natl. Acad. Sci. USA*, **95**, 3024–3029.

95 Shin, M.K., Levorse, J.M., Ingram, R.S., and Tilghman, S.M. (1999) The temporal requirement for endothelin receptor-B signalling during neural crest development. *Nature*, **402**, 496–501.

96 Hou, L., Pavan, W.J., Shin, M.K., and Arnheiter, H. (2004) Cell-autonomous and cell non-autonomous signaling through endothelin receptor B during melanocyte development. *Development*, **131**, 3239–3247.

97 Nataf, V., Amemiya, A., Yanagisawa, M., and Le Douarin, N.M. (1998) The expression pattern of endothelin 3 in the avian embryo. *Mech. Dev.*, **73**, 217–220.

98 Opdecamp, K., Kos, L., Arnheiter, H., and Pavan, W.J. (1998) Endothelin signalling in the development of neural crest-derived melanocytes. *Biochem. Cell Biol.*, **76**, 1093–1099.

99 Dupin, E. and Le Douarin, N.M. (2003) Development of melanocyte precursors from the vertebrate neural crest. *Oncogene*, **22**, 3016–3023.

100 Steingrimsson, E., Copeland, N.G., and Jenkins, N.A. (2004) Melanocytes and the microphthalmia transcription factor network. *Annu. Rev. Genet.*, **38**, 365–411.

101 McGill, G.G., Horstmann, M., Widlund, H.R., Du, J., Motyckova, G., Nishimura, E.K., Lin, Y.L., Ramaswamy, S., Avery, W., Ding, H.F., Jordan, S.A., Jackson, I.J., Korsmeyer, S.J., Golub, T.R., and Fisher, D.E. (2002) Bcl2 regulation by the melanocyte master regulator Mitf modulates lineage survival and melanoma cell viability. *Cell*, **109**, 707–718.

102 Loercher, A.E., Tank, E.M., Delston, R.B., and Harbour, J.W. (2005) MITF links differentiation with cell cycle arrest in melanocytes by transcriptional activation of INK4A. *J. Cell Biol.*, **168**, 35–40.

103 Carreira, S., Goodall, J., Aksan, I., La Rocca, S.A., Galibert, M.D., Denat, L., Larue, L., and Goding, C.R. (2005) Mitf cooperates with Rb1 and activates $p21^{Cip1}$ expression to regulate cell cycle progression. *Nature*, **433**, 764–769.

104 Potterf, S.B., Furumura, M., Dunn, K.J., Arnheiter, H., and Pavan, W.J. (2000) Transcription factor hierarchy in Waardenburg syndrome: regulation of MITF expression by SOX10 and PAX3. *Hum. Genet.*, **107**, 1–6.

105 Ludwig, A., Rehberg, S., and Wegner, M. (2004) Melanocyte-specific expression of dopachrome tautomerase is dependent on synergistic gene activation by the Sox10 and Mitf transcription factors. *FEBS Lett.*, **556**, 236–244.

106 Nishimura, E.K., Jordan, S.A., Oshima, H., Yoshida, H., Osawa, M., Moriyama, M., Jackson, I.J., Barrandon, Y., Miyachi, Y., and Nishikawa, S. (2002) Dominant role of the niche in melanocyte stem-cell fate determination. *Nature*, **416**, 854–860.

107 Nishimura, E.K., Granter, S.R., and Fisher, D.E. (2005) Mechanisms of hair graying: incomplete melanocyte stem cell maintenance in the niche. *Science*, **307**, 720–724.

108 Adameyko, I., Lallemend, F., Aquino, J.B., Pereira, J.A., Topilko, P., Muller, T., Fritz, N., Beljajeva, A., Mochii, M., Liste, I., Usoskin, D., Suter, U., Birchmeier, C., and Ernfors, P. (2009) Schwann cell precursors from nerve innervation are a cellular origin of melanocytes in skin. *Cell*, **139**, 366–379.

109 Aoki, H., Yamada, Y., Hara, A., and Kunisada, T. (2009) Two distinct types of mouse melanocyte: differential signaling requirement for the maintenance of non-cutaneous and dermal versus epidermal melanocytes. *Development*, **136**, 2511–2521.

110 Bharti, K., Nguyen, M.T., Skuntz, S., Bertuzzi, S., and Arnheiter, H. (2006) The other pigment cell: specification and development of the pigmented epithelium of the vertebrate eye. *Pigment Cell Res.*, **19**, 380–394.

111 Baumer, N., Marquardt, T., Stoykova, A., Spieler, D., Treichel, D., Ashery-Padan, R., and Gruss, P. (2003) Retinal pigmented epithelium determination requires the redundant activities of Pax2 and Pax6. *Development*, **130**, 2903–2915.

112 Fuhrmann, S., Levine, E.M., and Reh, T.A. (2000) Extraocular mesenchyme patterns the optic vesicle during early eye development in the embryonic chick. *Development*, **127**, 4599–4609.

113 Amato, M.A., Arnault, E., and Perron, M. (2004) Retinal stem cells in vertebrates: parallels and divergences. *Int. J. Dev. Biol.*, **48**, 993–1001.

114 Perron, M., Boy, S., Amato, M.A., Viczian, A., Koebernick, K., Pieler, T., and Harris, W.A. (2003) A novel function for Hedgehog signalling in retinal pigment epithelium differentiation. *Development*, **130**, 1565–1577.

115 Zhang, X.M. and Yang, X.J. (2001) Temporal and spatial effects of Sonic hedgehog signaling in chick eye morphogenesis. *Dev. Biol.*, **233**, 271–290.

116 Nguyen, M. and Arnheiter, H. (2000) Signaling and transcriptional regulation in early mammalian eye development: a link between FGF and MITF. *Development*, **127**, 3581–3591.

117 Hodgkinson, C.A., Moore, K.J., Nakayama, A., Steingrimsson, E., Copeland, N.G., Jenkins, N.A., and Arnheiter, H. (1993) Mutations at the mouse microphthalmia locus are associated with defects in a gene encoding a novel basic-helix-loop-helix-zipper protein. *Cell*, **74**, 395–404.

118 Nakayama, A., Nguyen, M.T., Chen, C.C., Opdecamp, K., Hodgkinson, C.A., and Arnheiter, H. (1998) Mutations in microphthalmia, the mouse homolog of the human deafness gene MITF, affect neuroepithelial and neural crest-derived melanocytes differently. *Mech. Dev.*, **70**, 155–166.

119 Mui, S.H., Hindges, R., O'Leary, D.D., Lemke, G., and Bertuzzi, S. (2002) The homeodomain protein Vax2 patterns the dorsoventral and nasotemporal axes of the eye. *Development*, **129**, 797–804.

120 Mui, S.H., Kim, J.W., Lemke, G., and Bertuzzi, S. (2005) Vax genes ventralize the embryonic eye. *Genes Dev.*, **19**, 1249–1259.

121 Lister, J.A. (2002) Development of pigment cells in the zebrafish embryo. *Microsc. Res. Tech.*, **58**, 435–441.

122 Kelsh, R.N., Schmid, B., and Eisen, J.S. (2000) Genetic analysis of melanophore development in zebrafish embryos. *Dev. Biol.*, **225**, 277–293.

123 Marks, M.S. and Seabra, M.C. (2001) The melanosome: membrane dynamics in black and white. *Nat. Rev. Mol. Cell Biol.*, **2**, 738–748.

124 Jimbow, K. (1999) Biological role of tyrosinase-related protein and its relevance to pigmentary disorders (vitiligo vulgaris). *J. Dermatol.*, **26**, 734–737.

125 Orlow, S.J. (1995) Melanosomes are specialized members of the lysosomal lineage of organelles. *J. Invest. Dermatol.*, **105**, 3–7.

126 Mottaz, J.H. and Zelickson, A.S. (1967) Melanin transfer: a possible phagocytic process. *J. Invest. Dermatol.*, **49**, 605–610.

127 Cohen, J. and Szabo, G. (1968) Study of pigment donation *in vitro*. *Exp. Cell Res.*, **50**, 418–434.

128 Klaus, S.N. (1969) Post-transfer digestion of melanosome complexes and saltatory movement of melanin granules within mammalian epidermal cells. *J. Invest. Dermatol.*, **53**, 440–444.

129 Wolff, K., Jimbow, K., and Fitzpatrick, T.B. (1974) Experimental pigment donation *in vivo*. *J. Ultrastruct. Res.*, **47**, 400–419.

130 Hirokawa, N., Noda, Y., and Okada, Y. (1998) Kinesin and dynein superfamily proteins in organelle transport and cell division. *Curr. Opin. Cell Biol.*, **10**, 60–73.

131 Mermall, V., Post, P.L., and Mooseker, M.S. (1998) Unconventional myosins in cell movement, membrane traffic, and signal transduction. *Science*, **279**, 527–533.

132 Hara, M., Yaar, M., Byers, H.R., Goukassian, D., Fine, R.E., Gonsalves, J., and Gilchrest, B.A. (2000) Kinesin participates in melanosomal movement along melanocyte dendrites. *J. Invest. Dermatol.*, **114**, 438–443.

133 Mehta, A.D., Rock, R.S., Rief, M., Spudich, J.A., Mooseker, M.S., and Cheney, R.E. (1999) Myosin-V is a processive actin-based motor. *Nature*, **400**, 590–593.

134 Wu, X., Bowers, B., Rao, K., Wei, Q., and Hammer, J.A., 3rd (1998) Visualization of melanosome dynamics within wild-type and dilute melanocytes suggests a paradigm for myosin V function *in vivo*. *J. Cell Biol.*, **143**, 1899–1918.

135 Miyamura, Y., Coelho, S.G., Wolber, R., Miller, S.A., Wakamatsu, K., Zmudzka, B.Z., Ito, S., Smuda, C., Passeron, T., Choi, W., Batzer, J., Yamaguchi, Y., Beer, J.Z., and Hearing, V.J. (2007) Regulation of human skin pigmentation and responses to ultraviolet radiation. *Pigment Cell Res.*, **20**, 2–13.

136 Thong, H.Y., Jee, S.H., Sun, C.C., and Boissy, R.E. (2003) The patterns of melanosome distribution in keratinocytes of human skin as one determining factor of skin colour. *Br. J. Dermatol.*, **149**, 498–505.

137 Hadley, M.E. and Quevedo, W.C., Jr (1966) Vertebrate epidermal melanin unit. *Nature*, **209**, 1334–1335.

138 Hirobe, T. (2005) Role of keratinocyte-derived factors involved in regulating the proliferation and differentiation of mammalian epidermal melanocytes. *Pigment Cell Res.*, **18**, 2–12.

139 Weiner, L., Han, R., Scicchitano, B.M., Li, J., Hasegawa, K., Grossi, M., Lee, D., and Brissette, J.L. (2007) Dedicated epithelial recipient cells determine pigmentation patterns. *Cell*, **130**, 932–942.

140 Marthinuss, J., Andrade-Gordon, P., and Seiberg, M. (1995) A secreted serine protease can induce apoptosis in Pam212 keratinocytes. *Cell Growth Differ.*, **6**, 807–816.

141 Santulli, R.J., Derian, C.K., Darrow, A.L., Tomko, K.A., Eckardt, A.J., Seiberg, M., Scarborough, R.M., and Andrade-Gordon, P. (1995) Evidence for the presence of a protease-activated receptor distinct from the thrombin receptor in human keratinocytes. *Proc. Natl. Acad. Sci. USA*, **92**, 9151–9155.

142 Nystedt, S., Emilsson, K., Larsson, A.K., Strombeck, B., and Sundelin, J. (1995) Molecular cloning and functional expression of the gene encoding the human proteinase-activated receptor 2. *Eur. J. Biochem.*, **232**, 84–89.

143 Nystedt, S., Larsson, A.K., Aberg, H., and Sundelin, J. (1995) The mouse proteinase-activated receptor-2 cDNA and gene. Molecular cloning and functional expression. *J. Biol. Chem.*, **270**, 5950–5955.

144 Bohm, S.K., Khitin, L.M., Grady, E.F., Aponte, G., Payan, D.G., and Bunnett, N.W. (1996) Mechanisms of desensitization and resensitization of proteinase-activated receptor-2. *J. Biol. Chem.*, **271**, 22003–22016.

145 Sharlow, E.R., Paine, C.S., Babiarz, L., Eisinger, M., Shapiro, S., and Seiberg, M. (2000) The protease-activated receptor-2 upregulates keratinocyte phagocytosis. *J. Cell Sci.*, **113**, 3093–3101.

146 Seiberg, M., Paine, C., Sharlow, E., Andrade-Gordon, P., Costanzo, M., Eisinger, M., and Shapiro, S.S. (2000) Inhibition of melanosome transfer results in skin lightening. *J. Invest. Dermatol.*, **115**, 162–167.

147 Seiberg, M., Paine, C., Sharlow, E., Andrade-Gordon, P., Costanzo, M., Eisinger, M., and Shapiro, S.S. (2000) The protease-activated receptor 2 regulates pigmentation via keratinocyte–melanocyte interactions. *Exp. Cell Res.*, **254**, 25–32.

148 Scott, G. and Zhao, Q. (2001) Rab3a and SNARE proteins: potential regulators of melanosome movement. *J. Invest. Dermatol.*, **116**, 296–304.

149 Scott, G., Leopardi, S., Parker, L., Babiarz, L., Seiberg, M., and Han, R. (2003) The proteinase-activated receptor-2 mediates phagocytosis in a Rho-dependent manner in human keratinocytes. *J. Invest. Dermatol.*, **121**, 529–541.

150 Scott, G., Leopardi, S., Printup, S.,

Malhi, N., Seiberg, M., and Lapoint, R. (2004) Proteinase-activated receptor-2 stimulates prostaglandin production in keratinocytes: analysis of prostaglandin receptors on human melanocytes and effects of PGE2 and PGF2alpha on melanocyte dendricity. *J. Invest. Dermatol.*, **122**, 1214–1224.

151 Hanson, D. and DeLeo, V. (1990) Long-wave ultraviolet light induces phospholipase activation in cultured human epidermal keratinocytes. *J. Invest. Dermatol.*, **95**, 158–163.

152 Pentland, A.P., Mahoney, M., Jacobs, S.C., and Holtzman, M.J. (1990) Enhanced prostaglandin synthesis after ultraviolet injury is mediated by endogenous histamine stimulation. A mechanism for irradiation erythema. *J. Clin. Invest.*, **86**, 566–574.

153 Cardinali, G., Ceccarelli, S., Kovacs, D., Aspite, N., Lotti, L.V., Torrisi, M.R., and Picardo, M. (2005) Keratinocyte growth factor promotes melanosome transfer to keratinocytes. *J. Invest. Dermatol.*, **125**, 1190–1199.

154 Marchese, C., Maresca, V., Cardinali, G., Belleudi, F., Ceccarelli, S., Bellocci, M., Frati, L., Torrisi, M.R., and Picardo, M. (2003) UVB-induced activation and internalization of keratinocyte growth factor receptor. *Oncogene*, **22**, 2422–2431.

155 Belleudi, F., Leone, L., Aimati, L., Stirparo, M.G., Cardinali, G., Marchese, C., Frati, L., Picardo, M., and Torrisi, M.R. (2006) Endocytic pathways and biological effects induced by UVB-dependent or ligand-dependent activation of the keratinocyte growth factor receptor. *FASEB J.*, **20**, 395–397.

156 Boissy, R.E. (2003) Melanosome transfer to and translocation in the keratinocyte. *Exp. Dermatol.*, **12** (Suppl. 2), 5–12.

157 Cardinali, G., Bolasco, G., Aspite, N., Lucania, G., Lotti, L.V., Torrisi, M.R., and Picardo, M. (2008) Melanosome transfer promoted by keratinocyte growth factor in light and dark skin-derived keratinocytes. *J. Invest. Dermatol.*, **128**, 558–567.

158 Takeichi, M. (1991) Cadherin cell adhesion receptors as a morphogenetic regulator. *Science*, **251**, 1451–1455.

159 Hirai, Y., Nose, A., Kobayashi, S., and Takeichi, M. (1989) Expression and role of E- and P-cadherin adhesion molecules in embryonic histogenesis. II. Skin morphogenesis. *Development*, **105**, 271–277.

160 Tang, A., Eller, M.S., Hara, M., Yaar, M., Hirohashi, S., and Gilchrest, B.A. (1994) E-cadherin is the major mediator of human melanocyte adhesion to keratinocytes *in vitro*. *J. Cell Sci.*, **107**, 983–992.

161 Hakuno, M., Shimizu, H., Akiyama, M., Amagai, M., Wahl, J.K., Wheelock, M.J., and Nishikawa, T. (2000) Dissociation of intra- and extracellular domains of desmosomal cadherins and E-cadherin in Hailey–Hailey disease and Darier's disease. *Br. J. Dermatol.*, **142**, 702–711.

162 Minwalla, L., Zhao, Y., Cornelius, J., Babcock, G.F., Wickett, R.R., Le Poole, I.C., and Boissy, R.E. (2001) Inhibition of melanosome transfer from melanocytes to keratinocytes by lectins and neoglycoproteins in an *in vitro* model system. *Pigment Cell Res.*, **14**, 185–194.

163 Condaminet, B., Redziniak, G., Monsigny, M., and Kieda, C. (1997) Ultraviolet rays induced expression of lectins on the surface of a squamous carcinoma keratinocyte cell line. *Exp. Cell Res.*, **232**, 216–224.

164 Jimbow, K., Pathak, M.A., and Fitzpatrick, T.B. (1973) Effect of ultraviolet on the distribution pattern of microfilaments and microtubules and on the nucleus in human melanocytes. *Yale J. Biol. Med.*, **46**, 411–426.

165 Greatens, A., Hakozaki, T., Koshoffer, A., Epstein, H., Schwemberger, S., Babcock, G., Bissett, D., Takiwaki, H., Arase, S., Wickett, R.R., and Boissy, R.E. (2005) Effective inhibition of melanosome transfer to keratinocytes by lectins and niacinamide is reversible. *Exp. Dermatol.*, **14**, 498–508.

166 Jahn, R. and Sudhof, T.C. (1999) Membrane fusion and exocytosis. *Annu. Rev. Biochem.*, **68**, 863–911.

167 Osen-Sand, A., Catsicas, M., Staple, J.K., Jones, K.A., Ayala, G., Knowles, J., Grenningloh, G., and Catsicas, S. (1993) Inhibition of axonal growth by SNAP-25 antisense oligonucleotides *in vitro* and *in vivo*. *Nature*, **364**, 445–448.

168 Araki, S., Tamori, Y., Kawanishi, M., Shinoda, H., Masugi, J., Mori, H., Niki, T., Okazawa, H., Kubota, T., and Kasuga, M. (1997) Inhibition of the binding of SNAP-23 to syntaxin 4 by Munc18c. *Biochem. Biophys. Res. Commun.*, **234**, 257–262.

169 Virador, V.M., Muller, J., Wu, X., Abdel-Malek, Z.A., Yu, Z.X., Ferrans, V.J., Kobayashi, N., Wakamatsu, K., Ito, S., Hammer, J.A., and Hearing, V.J. (2002) Influence of alpha-melanocyte-stimulating hormone and ultraviolet radiation on the transfer of melanosomes to keratinocytes. *FASEB J.*, **16**, 105–107.

170 Johannes, L., Lledo, P.M., Roa, M., Vincent, J.D., Henry, J.P., and Darchen, F. (1994) The GTPase Rab3a negatively controls calcium-dependent exocytosis in neuroendocrine cells. *EMBO J.*, **13**, 2029–2037.

171 Annaert, W.G., Partoens, P., Slembrouck, D., Bakker, A., Jacob, W., and De Potter, W.P. (1997) Rab3 dissociation and clathrin-mediated endocytosis, two key steps in the exo-endocytotic pathway of large dense-cored vesicles in primary cultures of superior cervical ganglia. *Eur. J. Cell Biol.*, **74**, 217–229.

172 Geppert, M., Goda, Y., Stevens, C.F., and Sudhof, T.C. (1997) The small GTP-binding protein Rab3A regulates a late step in synaptic vesicle fusion. *Nature*, **387**, 810–814.

173 Araki, K., Horikawa, T., Chakraborty, A.K., Nakagawa, K., Itoh, H., Oka, M., Funasaka, Y., Pawelek, J., and Ichihashi, M. (2000) Small Gtpase rab3A is associated with melanosomes in melanoma cells. *Pigment Cell Res.*, **13**, 332–336.

174 Yamamoto, O. and Bhawan, J. (1994) Three modes of melanosome transfers in Caucasian facial skin: hypothesis based on an ultrastructural study. *Pigment Cell Res.*, **7**, 158–169.

175 Minwalla, L., Zhao, Y., Le Poole, I.C., Wickett, R.R., and Boissy, R.E. (2001) Keratinocytes play a role in regulating distribution patterns of recipient melanosomes *in vitro*. *J. Invest. Dermatol.*, **117**, 341–347.

176 Lin, J.Y. and Fisher, D.E. (2007) Melanocyte biology and skin pigmentation. *Nature*, **445**, 843–850.

第 3 章　邻醌类化合物的生物化学性质

Patrick A. Riley, Christopher A. Ramsden, Edward J. Land

缩略词表

D　index of divergence　分化指数

DHI　5,6-dihydroxyindole　5,6-二羟基吲哚

DHICA　DHI-2-carboxylic acid　DHI-2-羧酸

IQ　5,6-indolequinone　5,6-吲哚醌

3.1 邻醌的生物学意义

研究者从进化论的角度解析黑素时提出了一些有趣的假说。因为很明显，如果宽泛地定义黑素（即源于醌类化合物前体的色素），那么在进化初期的很多动植物中就已经有黑素的存在。而另一假说认为，脊椎动物中进化出负责合成和转运黑素的黑素小体这一特殊细胞器是新近的事件。这两个假说中起源上的时间差引发了一系列生物学上重要的探讨，而我们认为无论持哪种观点，黑素小体存在的意义与醌类衍生色素结构的理化性质都密切相关。

醌类化合物在生物化学研究中占有非常重要的地位，尤其是因为这类化合物可以进行单电子氧化还原反应。其中，对醌类化合物（*p*-quinones）具有相对稳定的分子结构，可以作为一种电子转运体，跨脂质膜转运电子（例如泛醌类化合物，ubiquinones）。而邻醌类化合物（*o*-quinones）的分子稳定性相对较低，因为它们容易发生亲核加成反应，使其能够作为重要的交联剂（cross-linking agents）。邻醌类的反应性赋予其许多重要的生物学功能，如下文概述。

3.1.1 抗生作用

邻醌类化合物容易与亲核试剂（例如硫醇和氨基）发生反应（详见第 3.2.2 节），其中，植物在遇到外界生物体入侵时，这类反应可以产生抗生作用（antibiosis）或细胞毒作用（cytotoxic action）摧毁入侵生物；除此之外，这类反应还可以产生交联作用（cross-linking action），改变和硬化种子外壳等植物保护层。在植物中，醌类化合物还会发生应激反应（stress responses），比如土豆和香蕉表皮损伤后产生褐变反应。果实褐变似乎是寄生生物体入侵后产生的一种反应，也是植物表面在受到损伤后产生的一种普遍反应，使得黑素合成过程中所需的底物（如多巴胺）接触儿茶酚氧化酶类（catechol oxidases），而在通常情况下，儿茶酚氧化酶则被隔离存储在细胞内部单独的膜状区间内。醌类化合物除了能在表层结构遭到破坏时产生抗生作用外，局部产生的醌类化合物也可能在结构分子交联和使其具有耐降解性中发挥作用。这种结构强化作用似乎是孢子细胞壁中醌类聚合物的主要功能。

3.1.2 防御性分泌物

邻醌的细胞毒性潜能（cytotoxic potential）是构成虫类免疫系统的要素，而醌类化合物也是虫类防御性分泌物的重要组成成分。醌类化合物已被证实是许多小型虫类防御性分泌物的重要组分，例如马陆，又名千足虫（millipedes）和庞巴迪甲虫（Bombardier beetles）。红脚马陆（*Metiche tanganyiense*）会喷出含有醌类化合物的热雾来抵御侏獴（dwarf mongoose）的捕食。早在几千年前，人类就已熟知醌类化合物具有刺激性，其被用作泻药也已有 4 000 多年的历史，而很早之前就有记载茜草属植物的混合物作为一种保

护剂，以防止伤害[1]。头足纲动物在遇到捕食者时会喷出墨汁，有观点认为墨汁可以起到模糊对方视线的作用。这并不太准确，因为视线对于深水动物的影响有限，更准确地说是墨汁中含有活性邻醌（酪氨酸酶和底物分子的混合物），可以通过刺激对方灵敏的化学感受器而起到震慑作用。

3.1.3 藤壶的附着机制

一个与酪氨酸酶分泌相关的有趣例子是其在藤壶附着中参与醌交联反应，利用酪氨酸酶对细胞外基质（特别是含有酪氨酸残基的蛋白质或者肽）的作用参与其中，从而产生了黏附力。一些藤壶分泌的胶结物中含有富含酪氨酸的肽：蓝贻贝（blue mussel）的蛋白质胶体已被定性为多肽家族中富含 3,4-二羟基苯丙氨酸（3,4-dihydroxyphenylalanine；简称“多巴”）的成员，可以通过氧化和褐化反应发生交联。贻贝足部分泌的线状蛋白质被称为足丝（byssus），能够将贻贝固定在潮间带的坚硬底质上。这些线状物由嵌入多酚蛋白基质的胶原纤维组成，其中酪氨酸和脯氨酸残基在翻译后获得了较高的羟基化水平，分别生成多巴和羟脯氨酸（hydroxyproline）。当多巴残基氧化成相应的邻醌时，这些蛋白质发生交联从而产生稳定黏附力。目前研究者已经从几类藤壶中分离到相似的底物肽，其交联反应由酪氨酸酶催化[2]。

3.1.4 昆虫表皮硬化

邻醌类化合物的交联反应也存在于昆虫的表皮硬化过程中。这一过程已得到广泛研究，昆虫表皮中某些底物分子的侧链取代基被依次氧化，随后与相邻蛋白质发生交联反应而硬化[3]。

3.1.5 色素沉着

上述例子可被称为黑素生成的初级益处，因为它们来自导致色素产生的初级氧化反应。黑素沉着的演变[4]可以概括为以下步骤：

（1）分泌一种具有防御和交联潜力的邻醌-生成酶。

（2）这类酶在细胞内滞留，邻醌类化合物及其衍生物的聚合产物在细胞内累积，对光受体产生屏蔽作用。

（3）只有特殊的细胞才能合成色素，这一局限性使得色素具有隐藏和显露的生物模式。

（4）色素向受体细胞转移，并在耐久性、光保护和分泌作用上产生区域性影响。

动植物的一些特性由黑素的结构和性质决定，含有色素的组织具有更强的耐久性，例如黑色羽毛比白色羽毛具有更好的抗机械损伤能力和强度，这种性能就源于黑素的聚合结构[5]。

目前我们尚不清楚黑素的详细结构，但有充分的证据表明，黑素的骨架由一个含有醌和对苯二酚（hydroquinone）残基的吲哚基（indole moieties）主链构成[6]。这类聚合物具有高度共轭性，对可见光和紫外线光谱都具有很强的光吸收能力。黑素有一个有趣的特性：当儿茶酚类化合物氧化成醌类化合物时，其吸光性也随之改变。这一特性增加了聚合物共轭度，电子离域减小了成键轨道与反 π 键轨道（antibonding π-orbitals）之间的能隙，也就是说随着共轭程度的增加，吸收所需的量子能量也越来越低。黑素吸收频率的红移（bathochromic）使得黑素可显著吸收光子，甚至能够在红外光谱下进行光子吸收。太阳辐射是寒冷地区生活的动物保持体能的重要因素，黑素的这种光吸收红移特性使得变温动物和在寒冷地区的动物拥有了一种吸热手段。

研究者普遍认为光保护作用是黑素在人体中最重要的功能，有充分的证据表明，随着表皮中黑素的增加，日晒导致的皮肤癌风险会随之降低。这可能是由于黑素吸收了可能损坏细胞重要结构（例如 DNA）的高能光子，换句话说，黑素通过屏蔽高能光子发挥光保护作用。黑素的另一种保护机制可能是清除自由基。

然而另一个观点认为黑素的保护机制是通过诸如清除可能发生有害突变细胞的方式来实现的。当细胞暴露于光并达到了潜在遗传毒性剂量时，自由基会对这类细胞产生细胞毒作用，从而引发黑素的基因保护机制[7]。由于黑素的共轭结构，聚合物中的醌和对苯二酚处于平衡状态，使得色素容易成为一种电子交换器。由于这一特性，黑素能够作为自由基产生或者清除剂[8]。此外，黑素的表面存在相对较密集的负电荷，可以作为阳离子捕捉器，有观点认为这也是表层色素赋予生物的好处之一，黑素伴随角质细胞的脱落而脱落，为其他金属和阳离子物质提供了代谢途径[9]。

最后，黑素作为脊椎动物和一些动植物种类中最显在的表层色素，也是展现或伪装外表的重要组成部分。

3.2 邻醌的反应性

3.2.1 结构与反应性

虽然通常邻醌类化合物（1,2-苯醌类化合物，1,2-benzoquninones）可以作为晶体化合物被分离出来，但是它们本身的性质并不稳定。根据休克尔 4n+2 规则（Hückel's 4n+ 2 rule），芳香环的 6 个 π 电子的环状共轭体系可以构成稳定的结构，而邻醌类化合物的六元环结构并不是芳香环结构。邻醌类化合物进行反应的驱动力是"芳香六隅体（aromatic sextet）"的形成，整个化学反应过程与热力学稳定性相关。举例来说，邻醌类化合物 1 能够被抗坏血酸 2（以及许多其他还原剂）温和地还原成儿茶酚类化合物 3（反应式 3.1）。

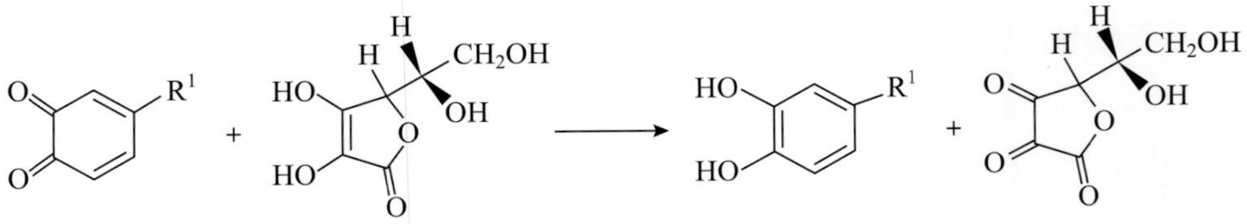

O O R1 + HO HO H H CH2OH OH O O → HO HO R1 + O O H H CH2OH OH O O

1 2 3

（反应式 3.1）

Bu^t O O 1.340 Bu^t 1.344 HO HO 1.399 1.378 1.391

4 5

由于邻醌类化合物的不稳定性，描述其单环结构的资料非常少见。而取代基效应可以提高邻醌类化合物的稳定性，研究者通过 X 射线衍射测定空间位阻 3,5-二叔丁基（3,5-di-tert-butyl）衍生物 4 的分子结构[10]。通过比较 C-C 键的键长发现，儿茶酚 5 中所有的 C-C 键的键长（平均 1.385Å）都与芳香环（苯 1.39Å）键长相似[11]，邻醌 4 中 C-C 键键长有的与 C-C 双键（平均 1.342Å）键长相对应，有的与 C-C 单键（范围 1.439 至 1.554Å）键长相对应。核独立化学位移（nucleus-independent chemical shifts）［邻醌 NICS（1）1.3，苯 NICS（1）-12.8］和质子化学位移（proton chemical shifts）所测定的磁屏蔽值结果也进一步说明了邻醌类化合物不属于芳香族化合物[12]。

邻醌类化合物除了能够通过还原反应转化为儿茶酚外（见反应式 3.1），还能通过其他反应机制生成芳香族化合物。其中一种是通过添加亲核试剂（nucleophile）进行反应（反应式 3.2），该反应也会生成芳香族化合物儿茶酚的衍生物（例如 6）。

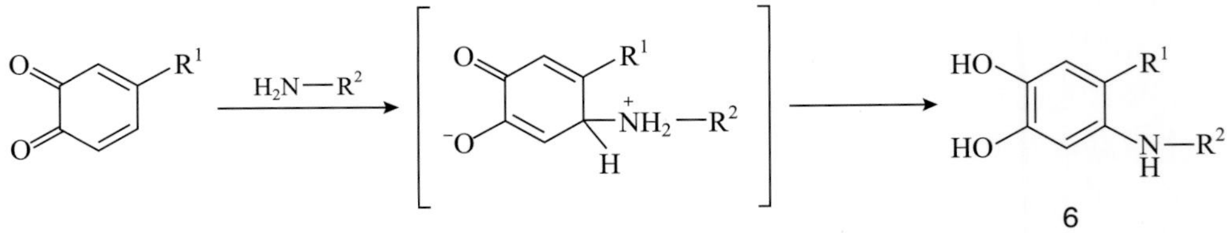

O O R1 —$H_2N—R^2$→ [O ⁻O R1 $\overset{+}{N}H_2$—R2 H] → HO HO R1 N—R2 H

6

（反应式 3.2）

由于篇幅有限，无法叙述所有与邻醌类化合物相关的反应机制，本章只对已经知晓其生物学意义的反应进行讨论。虽然如此，但是环加成这种常见的反应还是值得简要提及。

邻醌类化合物容易与含磷衍生物进行[4+1]环加成反应得到环加成物 7（反应式 3.3），并具有芳香族的稳定性。可以通过这些稳定的加成物 7 来推断邻醌的特点[13]。

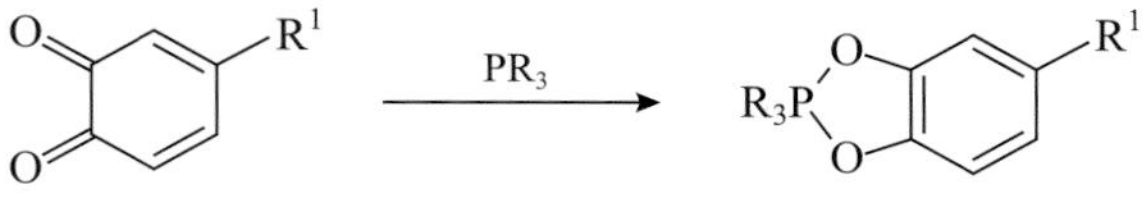

（反应式 3.3）

另一种常见的环加成反应是与烯烃（alkenes）进行[4+2]第尔斯 - 阿尔德反应（Diels-Alder reaction），反应后可以形成环加成物 8 和 / 或环加成物 9（反应式 3.4）。在某些情况下，邻醌会与自身发生反应并生成二聚环加成物（dimeric cycloadduct）。相关文献对其他几类邻醌环加成反应进行了综述[13, 14]。

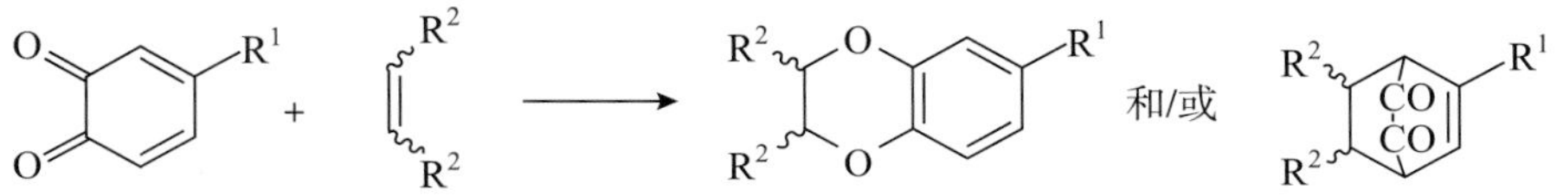

（反应式 3.4）

需要注意的是，由于上述反应固有的反应特性，使得一部分邻醌会快速产生反应并生成一些意想不到的产物。从连苯三酚（pyrogallol，又称“焦棓酸”或“焦酚”）中转化生成的邻醌 10 会迅速进行二聚反应，消除一氧化碳并生成红棓酚（purpurogallin）11（反应式 3.5）[15]。

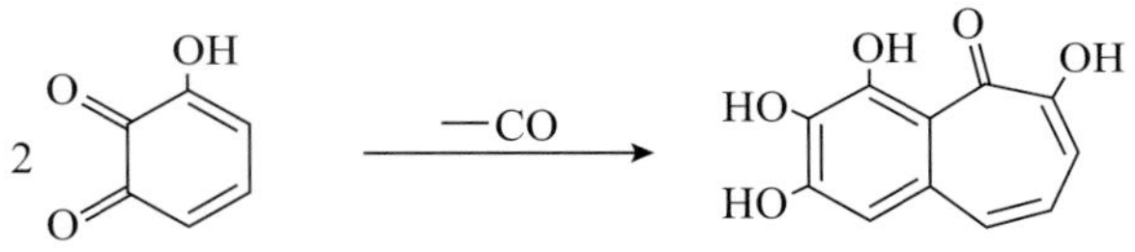

（反应式 3.5）

3.2.2　还原性

还原反应是获得电子的反应。邻醌容易与一个电子结合生成一个半醌自由基负离子（semiquinone radical anion）12，之后与第二个电子结合形成带有二阶阴离子的儿茶酚 15（图示 3.1）。

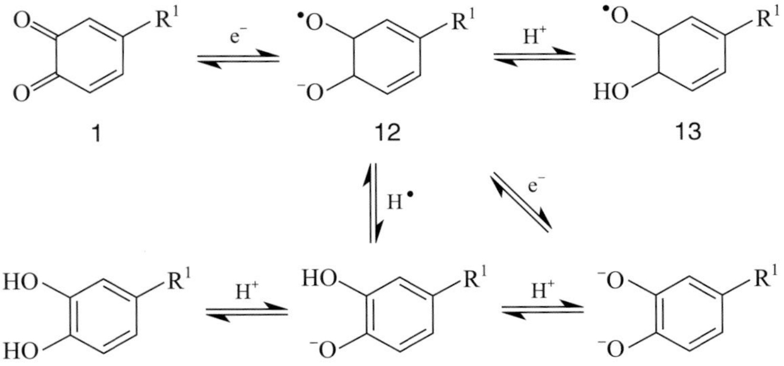

图示 3.1

根据反应条件的不同，这些分子可能会被质子化（13 和 14）。在某些情况下，邻醌可能会通过部分还原剂（XH˙）的氢原子转移进行第二步还原反应。这个可逆的还原过程（1⇋3）可以解释许多与邻醌相关反应的生物学意义。

电位法测定的氧化还原电位（redox potential，E°）解释了邻醌为什么易还原成儿茶酚（1→3）。增减包括稠环在内的取代基可以显著改变氧化还原电位。氧化还原电位越高，醌类化合物的氧化性越强。表3.1 罗列了一些醌类化合物的氧化还原电位。从表中我们可以看出，吸电子基团会使得氧化还原电位升高（例如第 3 项醌类化合物），邻醌类化合物的氧化性会随之增强，也越容易被还原。相反地，供电子基团（例如第 4 项、第 5 项醌类化合物）和稠环（例如第 6～8 项醌类化合物）则会降低醌类化合物的氧化性。

表 3.1 醌类化合物的氧化还原电位（E°）

编号	醌类化合物	E°/V	参考文献
1	1,2- 苯醌（1,2-benzoquinone）	0.795	[16]
2	1,4- 苯醌（1,4-benzoquinone）	0.711	[17]
3	2,3,4,5- 四氯 -1,2- 苯醌（2,3,4,5-tetracholoro-1,2-benzoquinone）	0.830	[16]
4	3,5- 二叔丁基 -1,2- 苯醌（3,5-di-tert-butyl-1,2-benozoquinone）	0.580	[18]
5	4- 羟基 -1,2- 苯醌（4-hydroxy-1,2-benzoquinone）	0.594	[19]
6	1,2- 萘醌（1,2-naphthoquinone）	0.576	[20]
7	1,2- 蒽醌（1,2-anthraquinone）	0.490	[20]
8	9,10- 菲醌（9,10-phenanthraquinone）	0.460	[20]

不同的邻醌类化合物具有不同的氧化还原电位，从而触发氧化还原反应，这类反应在黑素合成初期起着非常重要的作用。如反应式 3.6 所示，邻醌 17 氧化儿茶酚 16 的反应中，儿茶酚被氧化成新的邻醌 18，而邻醌自身被还原为儿茶酚 19。由此可见，具有较高氧化还原电位的邻醌（例如表 3.1 中编号 3：2,3,4,5- 四氯 -1,2- 苯醌）能够将多种儿茶酚氧化成相应的邻醌类化合物。上述反应中（图示 3.1）儿茶酚作为还原剂，依靠中间体半醌自由基（semiquinone radical）进行反应。事实上，如果通过脉冲辐解等方式从反应溶液中合成半醌自由基（例如 12⇆13），半醌自由基将会非常迅速地转换成不同比例的相应儿茶酚和邻醌的混合物。

（反应式 3.6）

图示 3.2 集合了黑素合成初期所涉及的氧化还原反应[21, 22]。多巴色素（dopachrome）23 含有强供电子基团（NH），因此其氧化还原电位数值低于多巴醌（dopaquinone）21。而较高的氧化还原电位有利于环多巴（cyclodopa）20 与多巴醌 21 在非酶机制中发生氧化还原反应，从而生成多巴 24。同理，半胱氨酰多巴（cysteinyldopa）22 能够被氧化为半胱氨酰多巴醌（cysteinyldopaquinone）25。第 3.2.3 节将会详细讨论这些氧化还原反应之间的平衡以及氧化还原反应对酪氨酸酶产生的动力学影响。

侧链上含有叔胺结构的邻醌类化合物 26 通过环化反应生成甜菜碱型化合物（betaines）27，生成的甜菜碱型化合物 27 会在水溶液中与儿茶酚类化合物 28 达到化学平衡状态[23]。27 和 28 带有强吸电子取代基（R_2N^+）会被进一步氧化成醌类衍生物 29，其氧化还原电位高于醌类前体 26。与环多巴 - 多巴醌反应体系（图示 3.2）相悖的是，26 和 27/28 之间并不会发生氧化还原反应（图示 3.3），该结论已用于研究体外激活酪氨酸酶的机制（详见第 3.3 节）[24, 25]。

3.2.3 加成反应：分子间加成

邻醌是贫电子分子（electron-deficient molecules），能够与亲核试剂（例如胺类化合物）发生反应并生成加成产物（例如反应式 3.2 中的分子 6）。反应式 3.2 为共轭羰基 1,4- 加成，也就是通常所说的迈克尔加成（Michael addition）。亲核试剂可以进攻环上的多个位次（包括羰基碳），从而进行不同的加成反应，但

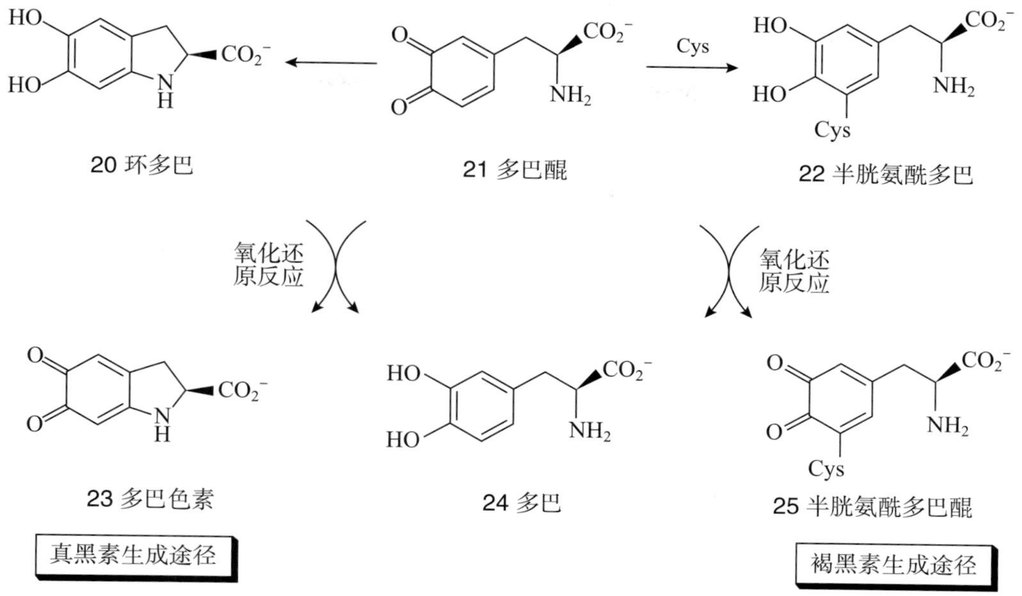

20 环多巴　　21 多巴醌　　22 半胱氨酰多巴

氧化还原反应　　氧化还原反应

23 多巴色素　　24 多巴　　25 半胱氨酰多巴醌

真黑素生成途径　　褐黑素生成途径

图示 3.2

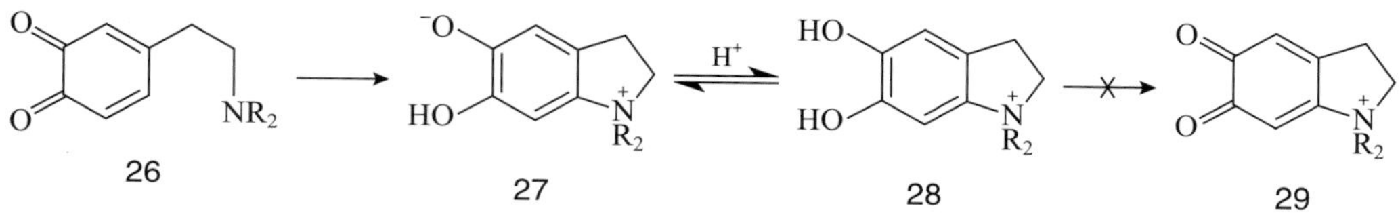

26　27　28　29

图示 3.3

这些反应超出了本章的范围，所以在此不予讨论。

本章只重点分析其中一种分子间加成反应：多巴醌 21 中加入半胱氨酸（cysteine）反应生成半胱氨酰多巴 22（见图示 3.2）。这是一个典型的共轭羰基 1,6- 加成反应。反应主要生成 5-*S*- 半胱氨酰多巴 30（占比 74%），除此之外还生成了少量的 1,6- 加成物（2-*S*- 半胱氨酰多巴 31）（占比 14%）和微量的 1,4- 加成物（6-*S*- 半胱氨酰多巴 32）（占比 1%）（图示 3.4）[21, 26, 27]。在胺类亲核试剂存在的条件下，容易发生迈克尔加成反应，但令人意外的是，产物中只存在少量的 1,4- 加成物。目前研究者还不清楚为什么添加半胱氨酸的加成反应可以生成多种不同占比的产物。胺类化合物属于硬亲核试剂（电荷控制），而硫醇类化合物

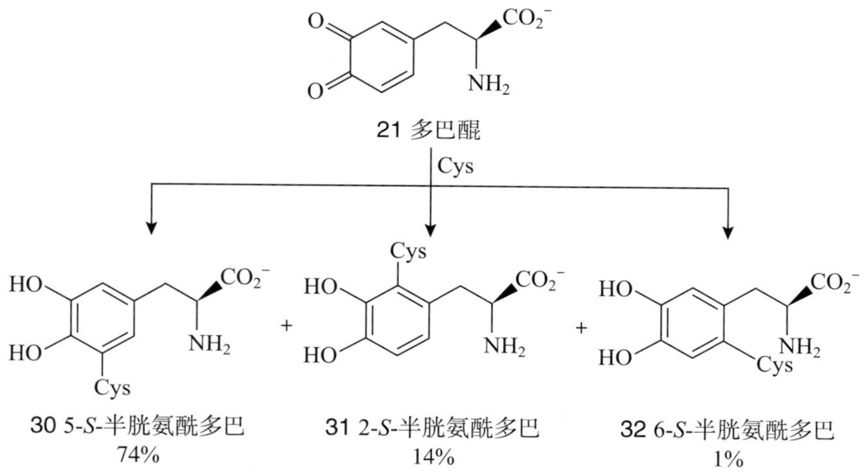

21 多巴醌

30 5-*S*-半胱氨酰多巴 74%　　31 2-*S*-半胱氨酰多巴 14%　　32 6-*S*-半胱氨酰多巴 1%

图示 3.4

属于软亲核试剂(轨道控制),有可能是邻醌的前线分子轨道控制了区域选择性(regioselectivity)。再或者,硫醇类化合物作为一种还原剂,可能使得加成反应依靠自由基机制(可能涉及半醌自由基)进行。

3.2.4 聚合反应

由吲哚(indole)生成黑素聚合物的反应是分子间加成的一个特例。通过研究其分子结构发现,每一步都是在对吲哚醌中间体进行加成反应。在生成真黑素的过程中,多巴色素 23 脱羧后互变异构化生成 5,6- 二羟基吲哚(5,6-dihydroxyindole,DHI)33,该分子部分氧化后形成高活性的 5,6- 吲哚醌(5,6-indolequinone,IQ)34[22,28]。通过分析生成的低聚物后发现,DHI 33 对 IQ 34 进行亲核进攻后形成聚合反应,生成分子间加成产物的混合物。在这种加成模式下,位次 2,2′-、2,4′- 和 2,7′-(即 35～37)似乎更容易发生反应。而这个结论令人惊讶,因为通常情况下吲哚会与位次 3 上的亲电体发生反应。二羟基吲哚二聚体类化合物(dihydroxyindole dimers)35～37 以类似的反应模式进一步反应后得到聚合物。图示 3.5 中列出的二聚体结构仅作为聚合反应中一个典型的例子,除此之外,DHI-2- 羧酸(DHI-2-carboxylic acid,DHICA)等也可以通过反应形成聚合物。

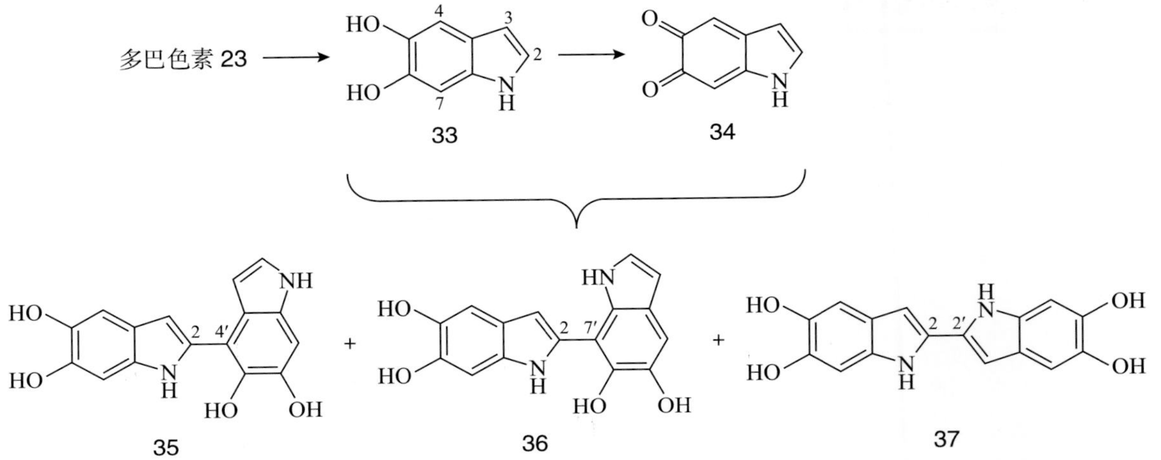

多巴色素 23 → 33 → 34

35 + 36 + 37

图示 3.5

3.2.5 分子内加成(环化)

与分子间加成相反的是,当亲核试剂与邻醌环上的侧链相连时,如多巴醌 21,会进行一种更简单的反应。在这类反应中,胺的快速亲核进攻受侧链的限制,反应只能在位次 3 或者位次 5 上进行。从动力学角度来说,现实中并不容易在位次 3 上发生反应[29],只能生成产物 20(图示 3.6)。目前未检测到位次 3 反应后形成的分子内环化产物 38。

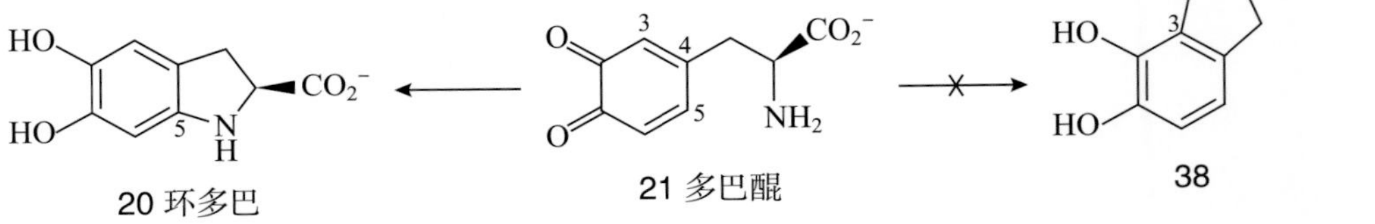

20 环多巴 ← 21 多巴醌 ↛ 38

图示 3.6

值得注意的是,当侧链上的碳原子增加时(如丙胺类化合物,propylamines 40),位次 4 上会进行最快速的亲核进攻并生成螺环化合物(spiro product)39(图示 3.7)。然而这类螺环化反应是可逆的,所以通过

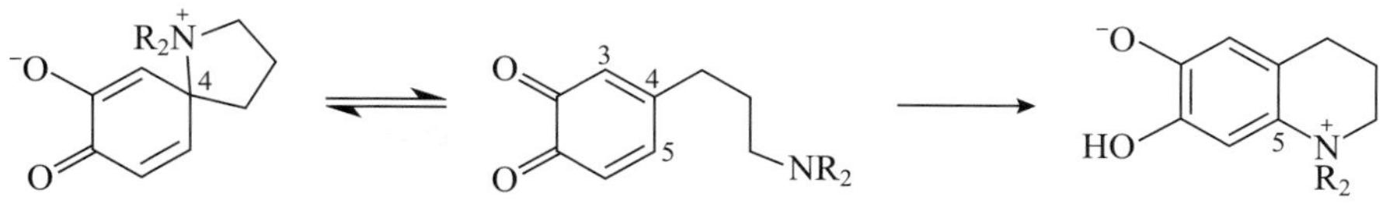

39　40　41

图示 3.7

动力学得到的生成物 39 并不稳定（不属于芳香族化合物），为了达到化学平衡，反应会迅速生成热力学产物 41[23,30,31]。由于四元环不易生成，多巴醌 21 及其相关的乙胺类化合物并不会螺环化。

3.2.6　加成-消除（取代）反应

亲核试剂与邻醌间的加成反应有时伴随消除一个小分子，多数为水分子。小分子被消除的反应过程通常称之为取代反应。举例来说，5-*S*-半胱氨酰多巴醌（5-*S*-cysteinyldopaquinone）42 通过自发环化反应消除水分子并生成醌亚胺（quinonimine）43（图示 3.8）。随后醌亚胺互变异构化生成具有褐黑素特性的 1,4-苯并噻嗪环（1,4-benzothiazine ring）44[21]。

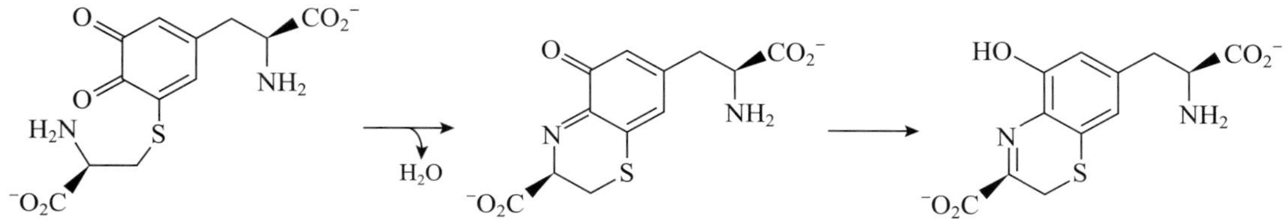

42　43　44

图示 3.8

另一个取代反应的例子是 6-氟代多巴醌（6-fluorodopaquinone）45 消除氟化氢的环化反应（反应式 3.7），该反应无须氧化直接生成多巴色素 23（参考图示 3.2）[32]。

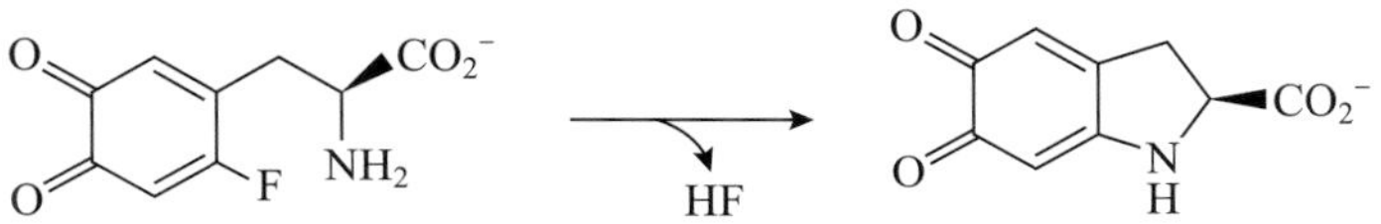

45　23 多巴色素　（反应式 3.7）

3.3　邻醌在黑素生成反应中的作用

3.3.1　非酶促反应形成的黑素反应中间体

3.3.1.1　脉冲辐解对真黑素和褐黑素化学反应机制研究的贡献

直到 20 世纪 80 年代中期，人们大多是通过酶氧化反应研究来认识黑素生成过程中涉及的初始化学反应，缓慢的酶催化过程能够控制反应速率，防止形成浓度过高的反应中间体，以便人们对其进行动力学探究。图示 3.9 总结了黑素生成过程中的主要反应，也是根据经典的 Raper-Mason 途径（Raper-Mason scheme）更新的版本[33-35]。从酪氨酸 46 转换为黑素需要经历一系列的氧化步骤，反应最初是通过酪氨酸酶催化酪氨酸进行氧化反应，生成高活性的邻醌类化合物（即多巴醌），随后的反应能够自发进行并最终生成真黑素和褐黑素。

自 20 世纪 80 年代中期，脉冲辐解（pulse radiolysis）技术开始应用于生物化学领域，该技术能够测量

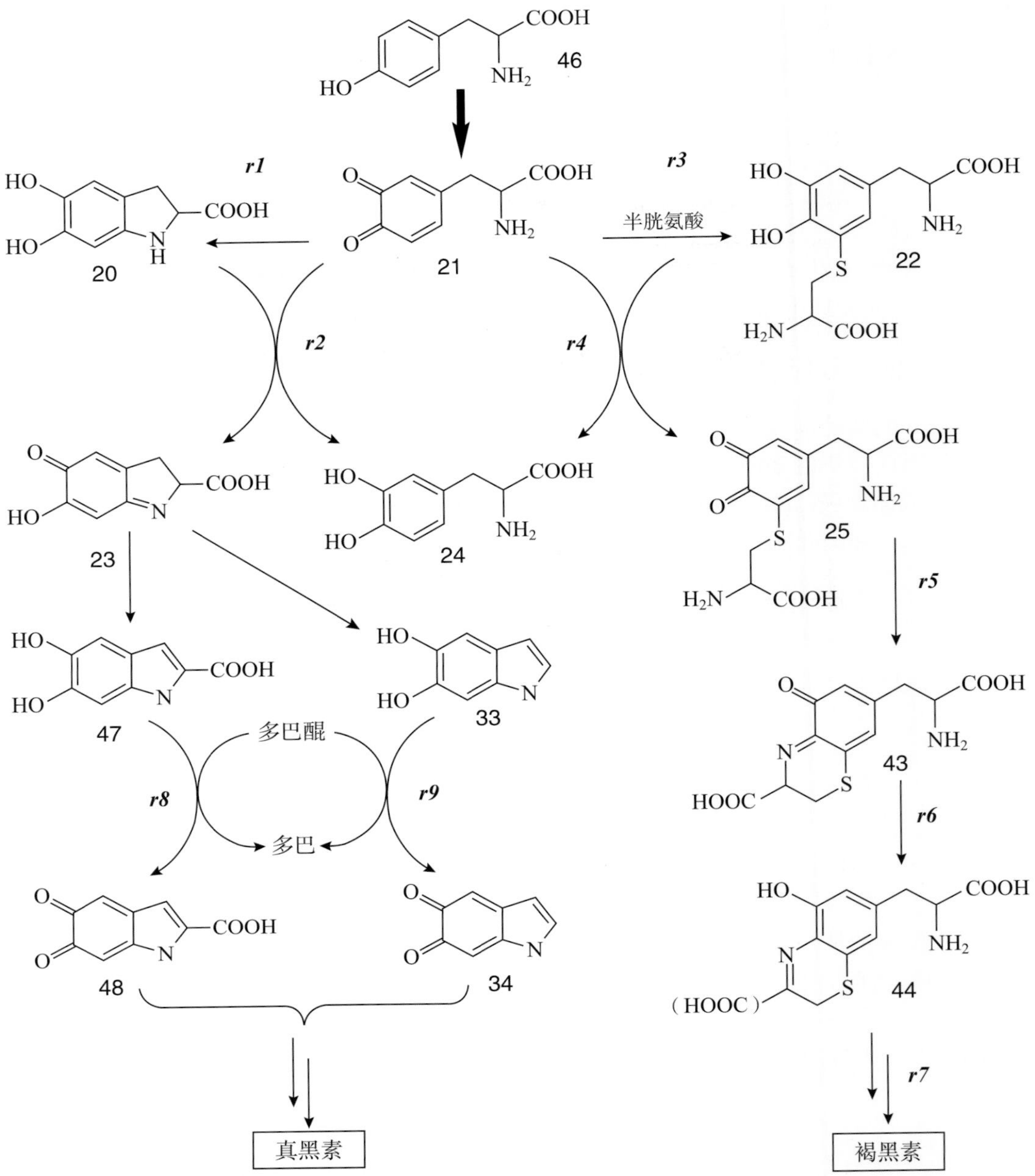

图示 3.9 黑素生成途径，图中显示已测得确切反应速率常数的反应式（表 3.2）

图示 3.9 中许多反应的反应速率常数，测量数据为确定黑素形成过程提供了有力证据。举例来说，脉冲辐解技术能够“瞬间”（即在几毫秒内）生成浓度较高的（例如浓度约高达 10^{-4}mol/L）多巴醌 21。该反应可通过选择各种溶质包括多巴、溴化钾（KBr）和磷酸盐缓冲液（phosphate buffer）等，选择特定的浓度，在简单的水溶液中进行，并且所有反应需在氧化亚氮环境下进行。

脉冲辐解技术通过电子直线加速器，发射短脉冲电离辐射到含有高纯度石英制样品光学池中，整个过程通常不超过几微秒。光（一般来自氙弧灯）会连续通过受照样品池，并与电子束路径形成直角。短脉冲电离辐射使受照样品内部形成瞬态粒子，该瞬态粒子有特定的吸收光谱。脉冲辐解设备本质上是一个能够快速响应的分光光度计（spectrophotometer），可以追踪吸收光谱的变化，追踪的时间范围从分钟到微秒或者到更短的时间。大部分与黑素前体相关的研究使用了 20 世纪 60 年代由 Keene[36]在 Paterson 实验室中研发的脉冲辐解仪，该实验室也就是现在位于英国曼彻斯特的帕特森癌症研究所、克里斯蒂医院和霍尔特镭研究所（Paterson Institute for Cancer Research，Christie Hospital and Holt Radium Institute）。这台设备在 2000 年被转移到英国沃灵顿达斯伯里（Daresbury）的同步辐射实验室里，与另一台直线加速器一起使用到 2008 年（图 3.1）。

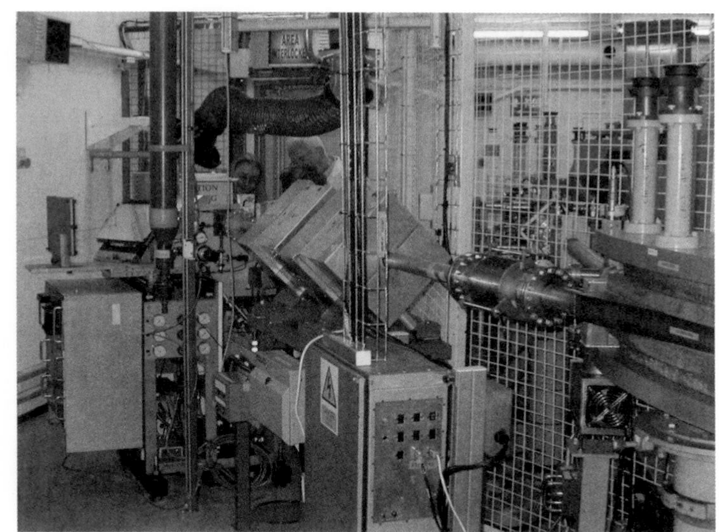

图 3.1　曼彻斯特脉冲辐解仪（Manchester Pulse Radiolysis）在达斯伯里同步辐射实验室重新进行了安装。反应室由 E.J. Land 教授、Ruth Edge 博士和 Suppiah Navaratnam 博士完成组装

与光不同的是，当电离辐射进入到稀释水溶液中，会被溶剂（水）完全吸收，主要生成两种活性氧自由基：水合电子（e^-_{aq}）和·OH 自由基。如果溶液中含饱和 N_2O，那么所有的 e^-_{aq} 会进一步转化为·OH 自由基。这些·OH 自由基具有很强的氧化性并且倾向与芳香族溶质结合，从而引起单电子氧化。过量 KBr 存在的情况下，两种反应生成的·OH 自由基会形成 $Br_2^{\cdot-}$ 自由基，随后仅引起单电子氧化，多巴会在这种反应条件下生成多巴半醌自由基。不稳定的多巴半醌类化合物在几毫秒后转换成不同比例的多巴醌和新生成的多巴。

在没有其他添加剂的情况下，380nm（多巴醌 21 的最大吸收波长）处的测量数据表明多巴醌在数百毫秒内衰减，随后形成真黑素前体多巴色素 23，多巴色素的最大吸收波长为 480nm。然而，在动力学测量下，480nm 处动力学值和 380nm 处衰变的动力学值并不完全匹配，多巴醌和多巴色素之间显然存在一个中间体。这个过程可以解释为多巴醌在数百毫秒（k=3.8s^{-1}）[37]内被环化形成环多巴 20，生成的环多巴 20 迅速与余下的多巴醌 21 进行交叉反应，生成重组后的多巴 24 和多巴色素 23。为了直接测定多巴醌与环多巴之间氧化还原的速率常数，研究者先化学合成了稳定性中等的环多巴，将脉冲辐解产生的多巴醌与环多巴加成反应，测定合成多巴色素的动力学数据。环多巴 20 的加入确实增加了 480nm 处多巴色素 23 的吸收率，使得多巴醌 21 与环多巴 20 之间的氧化还原交换速率变为 5.3×10^6L·mol^{-1}·s^{-1}。在该速率常数与多巴醌单分子衰减速率常数的共同影响下，使得仅依靠多巴的脉冲辐解就可以模拟出 380nm 和 480nm 处光密度与时间变化曲线图[37]。

在半胱氨酸存在的条件下，多巴醌 21 通过还原和加成反应得到了主要结构为 5-*S* 异构体 30 的半胱氨酰多巴 22，从而启动生成褐黑素的反应。通过研究多巴醌在 380nm 处增强的衰减率，发现半胱氨酸与多巴醌的反应速率常数为 3×10^7L·mol^{-1}·s^{-1}[38]。多巴醌 21 也可通过脉冲辐解与 5-*S*- 半胱氨酰多巴 30 进行自发的氧化还原反应生成 5-*S*- 半胱氨酰多巴醌 25。尽管 5-*S*- 半胱氨酰多巴醌 25 和多巴醌一样在 380nm 处具有最大吸收值，但是它的消光系数（extinction coefficient）是多巴醌的 3 倍多，这使得多巴醌转换为半胱氨酰多巴醌的反应更容易进行，反应速率常数为 8.8×10^5L·mol^{-1}·s^{-1}[39]。5-*S*- 半胱氨酰多巴醌 25 进行自发环化（k=10s^{-1}）生成最大吸收波长为 540nm 的醌亚胺（quinonimine）43，醌亚胺随后互变异构化衰变为苯并噻嗪（benzothiazine）44（k=6.0s^{-1}）。之后苯并噻嗪以 0.5s^{-1} 的速率常数进行衰减[40]。

在一系列生成真黑素的化学反应中，反应后期分离出的中间体是多巴色素重排后的产物 DHICA 47 及其脱羧后生成的 DHI 33。与上述研究多巴醌与环多巴或者与 5-*S*-半胱氨酰多巴之间发生的氧化还原反应类似，研究者通过脉冲辐解这类方式，探究了多巴醌与 DHI 或者与 DHICA 之间发生的氧化还原反应[41]。尽管 DHI 醌型互变异构体 34 的详细结构还有待时间分辨共振拉曼光谱（time-resolved resonance Raman spectroscopy）这类具有结构信息的检测技术进行验证，但是目前已经通过研究证明了多巴醌 21 与 DHI 33 之间发生氧化还原反应，反应速率为 $1.4\times10^{6}L\cdot mol^{-1}\cdot s^{-1}$。根据多巴醌 21 与 DHICA 47 混合物的测量结果，研究者认为该氧化还原反应的反应速率不足多巴醌与 DHI 间的反应速率 1/10，并且反应也不完全[41]。

表 3.2 总结了通过脉冲辐解测定的生成真黑素与褐黑素反应初期的反应速率常数[31]。

表 3.2 总结图示 3.9 中反应式的反应速率常数

反应式	一级反应 /s^{-1}	二级反应 /($L\cdot mol^{-1}\cdot s^{-1}$)	参考文献
*r*1	3.8		[37]
*r*2		5.3×10^{6}	[37]
*r*3		3.0×10^{7}	[38]
*r*4		8.8×10^{5}	[39]
*r*5	10.0		[40]
*r*6	6.0		[40]
*r*7	0.5		[40]
*r*8		1.6×10^{5}	[41]
*r*9		1.4×10^{6}	[41]

3.3.2 真黑素生成途径与褐黑素生成途径间的平衡关系

真黑素和褐黑素都是多巴醌的衍生产物，而这两类化合物由不同的反应途径生成，原理可以通过初始反应步骤中非酶反应速率常数间的平衡来阐述。研究者以多巴色素和半胱氨酰多巴醌的生成途径作为途径分化的代表进行了探究，提出了一个分化指数（index of divergence，*D*），分化指数的定义是反应生成产物间相关反应速率常数的比值[37]：

$$D=\frac{r_3\cdot r_4\cdot[\text{半胱氨酸}]}{r_1\cdot r_2}$$

其中，r_1、r_2 和 r_3 分别为脉冲辐解测量的多巴醌环化反应、环多巴氧化还原反应和半胱氨酸加成反应的反应速率常数，r_4 是多巴醌和 5-*S*-半胱氨酰多巴氧化还原反应间的反应速率常数。当黑素生成过程中半胱氨酸浓度为 7.6×10^{-7}mol/L 时，其"交叉值（cross-over value）"（即 D=1）表示占主导的反应由真黑素生成途径向褐黑素生成途径转变[37]。在本书其他章节将会继续讨论调控黑素体内半胱氨酸浓度的因素（见第 6 章）。

3.3.3 黑素生成调控机制：黑素生成阶段Ⅰ

初始反应（通常称为黑素生成阶段Ⅰ）在黑素生成的整体过程中占据着非常重要的地位，因为黑素生成阶段Ⅰ能够影响酪氨酸酶的活性，并控制最终产物色素的性质（图示 3.10）。上文描述的自发反应有一个重要的特性，即反应生成儿茶酚中间体——多巴。多巴是控制黑素形成的核心物质，它以两种方式影响酪氨酸酶的活性，即作为酪氨酸酶还原底物激活还原态酪氨酸酶（*met*-tyrosinase）和作为酪氨酸酶的自我牺牲型灭活剂（suicide inactivator）。

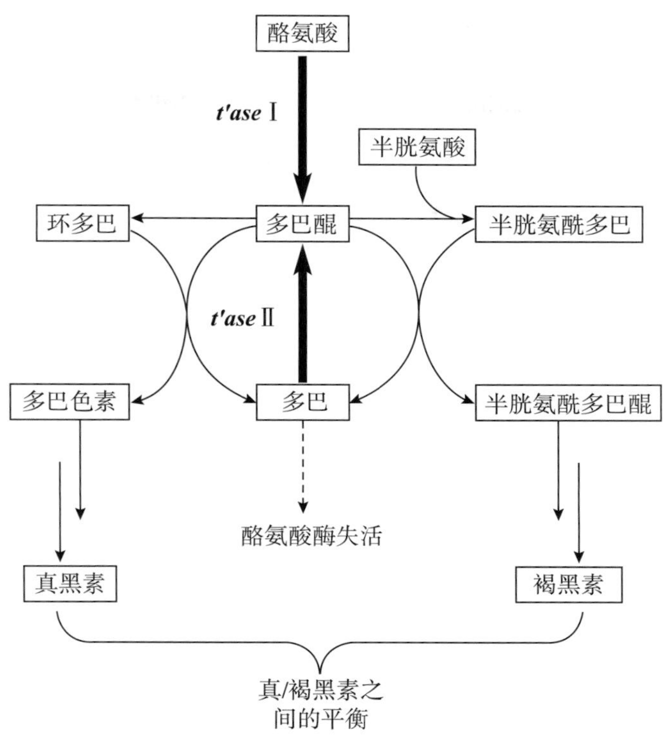

图示 3.10　黑素生成阶段Ⅰ涉及的反应与调控

3.3.4　酪氨酸酶激活

酪氨酸酶的独特之处在于其所表现出的两种催化功能：①作为加氧酶（oxygenase）[也称“甲酚酶（cresolase）”，如图示 3.10“*t'ase* Ⅰ”]进行反应，其中酪氨酸酶位次 2 上的一羟基酚被氧化取代后生成邻醌[42, 43]；②作为氧化酶（oxidase）[也称“儿茶酚酶（catecholase）”，如图示 3.10“*t'ase* Ⅱ”][44]进行反应，其中儿茶酚被氧化成相应的邻醌。在体外氧化反应中，酪氨酸 46 具有“迟滞期（lag period）”的特点[45]。天然酪氨酸酶主要是还原态酪氨酸酶 49，不能直接氧化酚类化合物（例如酪氨酸），在与酚类化合物氧化反应前，儿茶酚需将还原态酪氨酸酶还原成脱氧态酪氨酸酶（*deoxy*-tyrosinase）50[46]。在体外试验中，天然酪氨酸酶中含有少量的含氧态酪氨酸酶（*oxy*-tyrosinase）51，能够缓慢地形成多巴醌，之后多巴醌会快速进行氧化还原反应，间接合成激活儿茶酚所需的底物。当所有酶被这种间接且相对缓慢的非酶促多巴生成激活时，则标志着迟滞期结束（图示 3.11）[24, 25]。

3.3.5　酪氨酸酶失活

酪氨酸酶的另一个与众不同的特点是当酪氨酸酶作为氧化酶参与反应时表现出的失活动力学（inactivation kinetics）特征[47-53]。1982 年，Dietler 和 Lerch[54]发现反应进行的过程中，酪氨酸酶的失活与活性位点处失去的 50% 铜原子呈线性相关，但目前还不清楚铜损失的机制。Dietler 和 Lerch 认为这种相关性可能是受组氨酸残基氧化修饰的影响，组氨酸残基可能与酶活性位点的铜原子互相协调作用[54]，而自由基清除剂并没有对失活过程产生影响[51, 54]，研究者通过观察认为组氨酸氧化可能是失活过程引发的间接反应。

最近研究者提出了一种机制来解释酪氨酸酶失活过程中铜原子数量减少的原因[55]。简单来说，这个“Quintox 机制（Quintox mechanism）”假设含氧态酪氨酸酶 51 有时会在加氧酶模式下与儿茶酚底物进行结合（即假定它们为酚类）。图示 3.12a 中，酚类化合物与含氧态酪氨酸酶结合形成中间体 52，随后中间体 52 消除邻醌基团 54 而生成脱氧态酪氨酸酶 50。如果儿茶酚以相似的方式结合酶的活性位点（53，图示 3.12b），额外的羟基取代基可能会去质子化从而生成 3-羟基-邻醌 55，消除反应后得到被还原的 Cu（0），

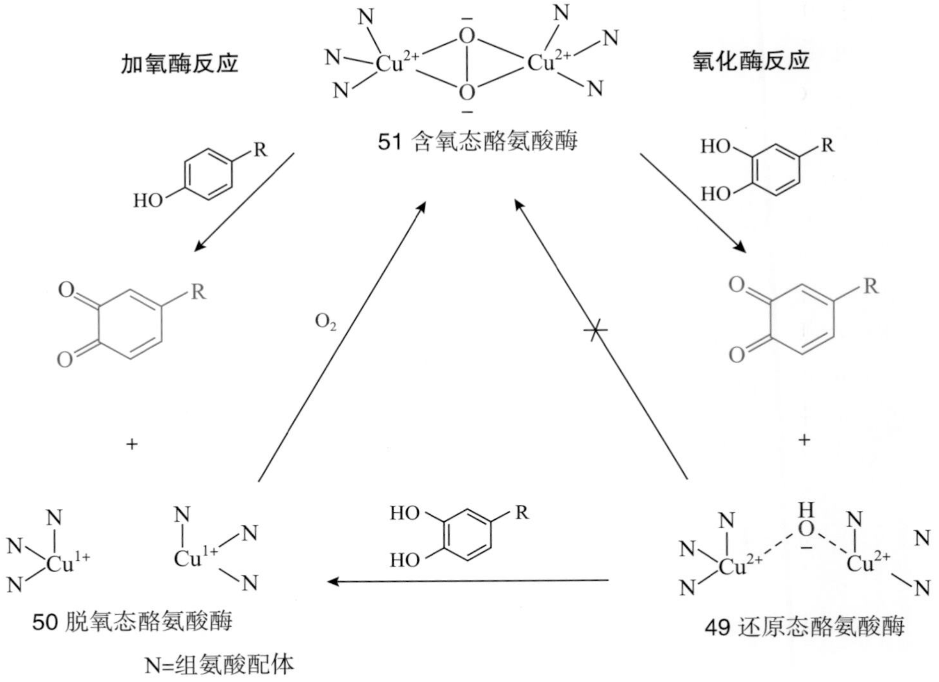

图示 3.11

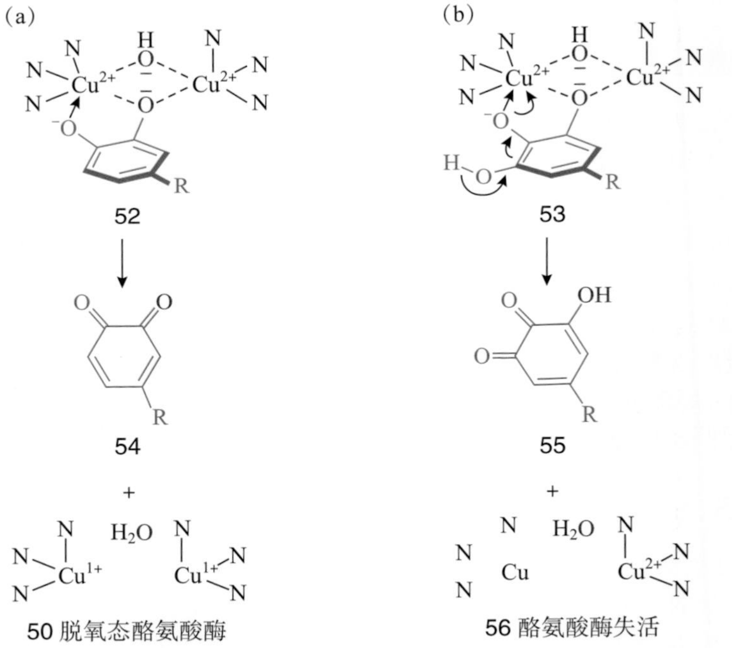

图示 3.12

并生成不可逆的失活酪氨酸酶 56。儿茶酚作为酚类化合物在加氧酶催化循环中进行反应，这也解释了观察发现的酪氨酸酶自我牺牲型失活特性，该推论与许多实验结果相一致[56, 57]。需注意的是，近些年自我牺牲型失活的研究中，大多以蘑菇（双孢子蘑菇，*Agaricus bisporus*）中的酪氨酸酶作为研究对象，导致研究结果的代表性有限。然而，从其他生物[58]中提取出的酪氨酸酶也显示出很高的活性中心保守性，这可能使不同物种之间的酪氨酸酶机制即使不完全一致，也非常相似，“Quintox 机制”适用于解释这类酶的一般作用机制。

虽然没有研究明确解释零价铜如何在酪氨酸酶自我牺牲性失活反应中形成，但关于酶失活的原因，“Quintox 机制”可能提出了最合理的解释，除此之外，有的研究者还提出了另一种“还原消除机制（reductive-elimination mechanism）”来解释酶失活机制[59]。

结合最新的研究数据[60]，总结如下。

根据“Quintox 机制”[55]的假说，可以非常确定地推测反应中儿茶酚氧化酶类（EC 1.10.3.1，与酪氨酸酶类相似，但是因为在活性位点上存在细微差异而缺乏加氧酶活性[61-63]），并不会表现出自我牺牲失活动力学特性（图示 3.12b），因为铜还原过程需要加氧酶催化生成羟基化中间体。而 Muñoz-Muñoz 等[59]提出的“还原消除机制”学说是基于双齿儿茶酚复合物（bidentate catechol complex）中过氧化物的质子化，并不能推导出无法表现自我牺牲失活动力学的原因。

从香蕉（*Musa cavendishii*）中提取出的儿茶酚氧化酶无法与一羟基酚发生反应，与酪氨酸酶相反的是，没有表现出自我牺牲失活动力学的情况下，儿茶酚氧化酶可氧化许多儿茶酚底物[56]。作为间接证据之一，在失活反应机制中加入加氧酶，会抑制一羟基酚与儿茶酚氧化混合物的加成反应。酪氨酸酶引发的 4- 甲基苯酚氧化反应中，其相对失活率（失活率与氧化酶初始活性的比值）将会随着 4- 甲基苯酚（4-methylphenol）浓度的增加而降低[55]。

根据“Quintox 机制”，失活的过程可以表述为一部分底物以其他方式结合活性位点。儿茶酚可能在双齿氧化酶（bidentate oxidase）的反应模式下与铜原子 57 结合，或者像酚类化合物一样在加氧酶的反应模式下与铜原子结合 58。不同的含氧态酪氨酸酶结合方式是由铜原子和配位分子氧所决定[64-67]。这两种反应方式（57 和 58）都涉及明确且相对固定的儿茶酚分子式以及其相应的取代基。由此可以推测，不同的取代基会影响氧化速率（k_1）和失活速率（k_2），同时也可以反映出不同结合模式的结构限制。一系列对位次 4 上具有取代基（环状取代基）的儿茶酚类化合物的定量分析显示，选择不同、变化很大的环取代基，但又尽量少地改变环取代基的性质，得到的结果与上述差异性推论一致[68]。

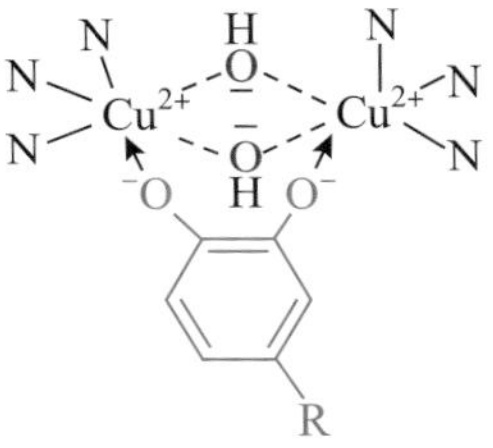

57 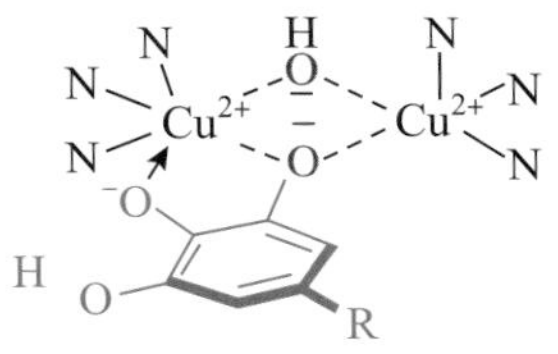　　58 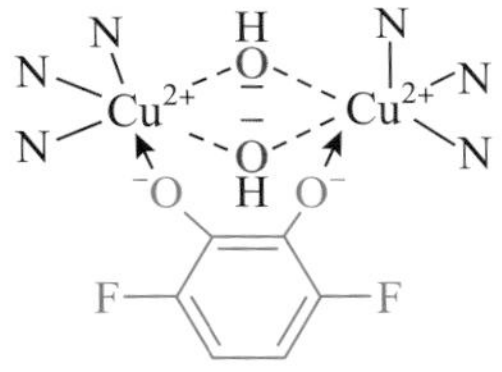　　59

一篇研究 5- 羟基多巴的文献证实了不同来源的酪氨酸酶能够作为加氧酶来反应处理儿茶酚的能力[69-72]，“Quintox 机制”提出了较为合理的推论，认为在失活过程中，儿茶酚底物羟基化生成产物 55（图示 3.12b）。由于失活反应比较少见且只涉及少量的酶，因此在整个实验反应中，邻醌羟基化的产物 55 在反应混合物中只是次要成分。尽管如此，研究者以酪氨酸酶氧化 4- 甲基儿茶酚的反应为例，通过高效液相色谱/质谱法（high-performance liquid chromatography/mass spectrometry，HPLC/MS）鉴定了产物 55，并显示产物 55 与酶活性的丧失有关[56]。

“Quintox 机制”认为自我牺牲型失活机制需要邻醌类的羟基化，那么在儿茶酚氧化过程中，若一个碳环（无取代基）无法与儿茶酚类分子化合物进行结合，就会阻止酪氨酸酶的失活动力学过程。Muñoz-Muñoz 等人[59]并没有把邻醌类分子化合物的羟基化列入“还原消除机制”学说中，研究者通过实验验证两种机制中不同的观点，分析这两种机制哪一个更贴近实际的失活动力学。结果正如“Quintox 机制”推测的那样，3,6- 二氟儿茶酚（3,6-difluorocatechol）59 不是作为加氧酶反应底物，而是作为酪氨酸酶的氧化酶反应底物，但并没有表现出自我牺牲型的失活动力学[57]。与底物失活动力学相反的是，酪氨酸酶氧化 3,6- 二氟儿茶酚 59 的过程中，氧利用率为一级动力学反应模式。迄今为止，“Quintox 机制”提出的酪氨酸酶失活机制与所有实验结果均相吻合。

（王一鸣 译，王培宇 审校）

参考文献

1 Steckoll, S.M., Goffer, Z., Haas, N., and Nathan, H. (1971) Red-stained bones from Qunran. *Nature*, **231**, 469–470.

2 Yamamoto, H. and Tatehata, H. (1995) Oxidative reaction mechanism by use of tyrosinase towards synthetic mytilid bivalve adhesive protein precursors. *J. Mar. Biotechnol.*, **2**, 95–100.

3 Sugumaran, M. (1991) Molecular mechanisms for mammalian melanogenesis – comparison with insect cuticular sclerotization. *FEBS Lett.*, **293**, 4–9.

4 Riley, P.A. (1995) The evolution of melanogenesis, in *Melanin: Its Role in Human Photoprotection* (ed. L. Zeise, M.R. Chedekel, and T.B. Fitzpatrick), Valdemar, Overland Park, KS, pp. 11–22.

5 Robins, A.H. (1991) *Biological Perspectives on Human Pigmentation*, Cambridge University Press, Cambridge.

6 Nicolaus, R.A. (1968) *Melanins*, Hermann Press, Paris.

7 Riley, P.A. (1974) Melanin and melanocytes, in *The Physiology and Pathophysiology of the Skin*, vol. 3 (ed. A. Jarrett), Academic Press, London, pp. 1104–1127.

8 Sichel, G., Corsaro, C., Scalia, M., Sciuto, S., and Geremia, E. (1987) Relationship between melanin content and superoxide dismutase (SOD) activity in the liver of various species of animals. *Cell Biochem. Funct.*, **5**, 123–128.

9 Riley, P.A. (1997) Epidermal melanin: sun screen or waste disposal? *Biologist*, **44**, 408–411.

10 Horng, D.-N., Chyn, J.-P., Shieh, K.-J., Chou, J.-L., and Wen, Y.-S. (1999) 3,5-Di-*tert*-butyl-1,2-benzoquinone. *Acta Crystallogr. C*, **55**, 652–653.

11 Brown, C.J. (1966) The crystal structure of catechol. *Acta Crystallogr.*, **21**, 170–174.

12 Golas, E., Lewars, E., and Liebman, J.F. (2009) The quinones of benzocyclobutadiene: a computational study. *J. Phys. Chem. A*, **113**, 9485–9500.

13 Ramsden, C.A. (2010) Heterocycle-forming reactions of 1,2-benzoquinones. *Adv. Heterocycl. Chem.*, **100**, 1–51.

14 Horspool, W.M. (1969) Synthetic 1,2-quinones: synthesis and thermal reactions. *Quart. Rev.*, **23**, 204–235.

15 Dürckheimer, W. and Paulus, E.F. (1985) Mechanism of purpurogallin formation: an adduct from 3-hydroxy-*o*-benzoquinone and 4,5 dimethyl-*o*-benzoquinone. *Angew. Chem. Int. Ed. Engl.*, **24**, 224–225.

16 Musso, H., Figge, K., and Becker, D.J. (1961) Hydriergeschwindigkeit und Redoxpotential bei Chinonen. *Chem. Ber.*, **94**, 1107–1115.

17 Clark, W.M. (1960) *Oxidation–Reduction Potentials in Organic Systems*, Williams & Wilkins, Baltimore, MD.

18 Jovanovic, S.V., Kónya, K., and Scaiano, J.C. (1995) Redox reactions of 3,5-di-*tert*-butyl-1,2-benzoquinone. Implications for reversal of paper yellowing. *Can. J. Chem.*, **73**, 1803–1810.

19 Namazian, M., Siahrostami, S., Noorbala, M.R., and Coote, M.L. (2006) Calculation of two-electron reduction potentials for some quinone derivatives in aqueous solution using Møller–Plesset perturbation theory. *J. Mol. Struct.*, **759**, 245–247.

20 *Kirk–Othmer Encyclopaedia of Chemical Technology* (1968), vol. 16, 2nd edn, Interscience, New York, p. 899.

21 Prota, G. (1992) *Melanins and Melanogenesis*, Academic Press, San Diego, CA.

22 Ito, S. and Wakamatsu, K. (2006) Chemistry of melanins, in *The Pigmentary System: Physiology and Pathophysiology*, 2nd edn (eds J.J. Nordlund, R.E. Boissy, V.J. Hearing, R.A. King, W.S. Oetting, and J.-P. Ortonne), Blackwell, Malden, MA, pp. 282–310.

23 Clews, J., Cooksey, C.J., Garratt, P.J., Land, E.J., Ramsden, C.A., and Riley, P.A. (2000) Oxidative cyclisation of *N,N*-dialkylcatecholamines to heterocyclic betaines *via ortho*-quinones: synthetic, pulse radiolytic and enzyme studies. *J. Chem. Soc. Perkin Trans.*, **1**, 4306–4315.

24 Cooksey, C.J., Garratt, P.J., Land, E.J., Pavel, S., Ramsden, C.A., Riley, P.A., and Smit, N.P.M. (1997) Evidence of the indirect formation of the catecholic intermediate substrate responsible for the autoactivation kinetics of tyrosinase. *J. Biol. Chem.*, **272**, 26226–26235.

25 Land, E.J., Ramsden, C.A., and Riley, P.A. (2003) Tyrosinase autoactivation and the chemistry of *ortho*-quinone amines. *Acc. Chem. Res.*, **36**, 300–308.

26 Ito, S. and Prota, G. (1977) A facile one-step synthesis of cysteinyldopas using mushroom tyrosinase. *Experientia*, **33**, 1118–1119.

27 Ito, S., Palumbo, A., and Prota, G. (1985) Tyrosinase-catalyzed conjugation of dopa with glutathione. *Experientia*, **41**, 960–961.

28 d'Ischia, M., Napolitano, A., Pezzella, A., Land, E.J., Ramsden, C.A., and Riley, P.A. (2005) 5,6-Dihydroxyindoles and indole-5,6-diones. *Adv. Heterocycl. Chem.*, **89**, 23–30.

29 Land, E.J., Ramsden, C.A., and Riley, P.A. (2006) An MO study of regioselective amine addition to *ortho*-quinones relevant to melanogenesis. *Tetrahedron*, **62**, 4884–4891.

30 Land, E.J., Ramsden, C.A., Riley, P.A., and Yoganathan, G. (2003) Mechanistic studies of catechol generation from secondary quinone amines relevant to indole formation and tyrosinase activation. *Pigment Cell Res.*, **16**, 397–406.

31 Land, E.J., Ramsden, C.A., and Riley, P.A. (2007) *ortho*-Quinone amines and derivatives: the influence of structure on the rates and modes of intramolecular reaction. *Arkivoc*, **2007 (xi)**, 23–36.

32 Phillips, R.S., Fletcher, J.G., Von Tersch, R.L., and Kirk, K.L. (1990) Oxygenation of fluorinated tyrosines by mushroom tyrosinase releases fluoride ion. *Arch. Biochem. Biophys.*, **276**, 65–69.

33 Raper, H.S. (1928) The aerobic oxidases. *Physiol. Rev.*, **8**, 245–282.

34 Mason, H.S. (1948) The chemistry of melanin. Mechanism of the oxidation of dihydroxyphenylalanine by tyrosinase. *J. Biol. Chem.*, **172**, 83–92.

35 Rorsman, H., Agrup, G., Hansson, C., and Rosengren, E. (1983) Biochemical recorders of malignant melanoma, in *Malignant Melanoma: Advances of A Decade (Pigment Cell 6)* (ed. R.M. Mackie), Karger, Basel, pp. 93–115.

36 Keene, J.P. (1964) Pulse radiolysis apparatus. *J. Sci. Instrum.*, **41**, 493–496.

37 Land, E.J., Ito, S., Wakamatsu, K., and Riley, P.A. (2003) Rate constants for the first two chemical steps of eumelanogenesis. *Pigment Cell Res.*, **16**, 487–493.

38 Thompson, A., Land, E.J., Chedekel, M.R., Subbarao, K.V., and Truscott, T.G. (1985) A pulse radiolysis investigation of the oxidation of the melanin precursors 3,4-dihydroxyphenylalanine (dopa) and the cysteinyldopas. *Biochim. Biophys. Acta*, **843**, 49–57.

39 Land, E.J. and Riley, P.A. (2000) Spontaneous redox reactions of dopaquinone and the balance between the eumelanic and phaeomelanic pathways. *Pigment Cell Res.*, **13**, 273–277.

40 Napolitano, A., Di Donato, P., Prota, G., and Land, E.J. (1999) Transient quinonimines and 1,4-benzothiazines of pheomelanogenesis: new pulse radiolytic and spectrophotometric evidence. *Free Radic. Biol. Med.*, **27**, 521–528.

41 Edge, R., d'Ischia, M., Land, E.J., Napolitano, A., Navaratnam, S., Panzella, L., Pezzella, A., Ramsden, C.A., and Riley, P.A. (2006) Dopaquinone redox exchange with dihydroxyindole and dihydroxyindole carboxylic acid. *Pigment Cell Res.*, **19**, 443–450.

42 Mason, H.S., Fowlks, W.L., and Peterson, E. (1955) Oxygen transfer and electron transport by the phenolase complex. *J. Am. Chem. Soc.*, **77**, 2914–2915.

43 Pomerantz, S.H. (1966) The tyrosine hydroxylase activity of mammalian tyrosinase. *J. Biol. Chem.*, **241**, 161–168.

44 Mason, H.S. (1955) Comparative biochemistry of the phenolase complex, in *Advances in Enzymology*, vol. 16 (ed. F.F. Nord), Interscience, New York, pp. 105–184.

45 Lerner, A.B., Fitzpatrick, T.B., Calkins, E., and Summerson, W.H. (1949) Mammalian tyrosinase: preparation and properties. *J. Biol. Chem.*, **178**, 185–195.

46 Lerch, K. (1981) Copper monooxygenases: tyrosinase and dopamine-beta-

hydroxylase, in *Metal Ions in Biological Systems*, vol. 13 (ed. H. Sigel), Decker, New York, pp. 143–186.

47 Nelson, J.M. and Dawson, C.R. (1944) Tyrosinase, in *Advances in Enzymology*, vol. 4 (eds F.F. Nord and C.H. Werkman), Interscience, New York, pp. 99–152.

48 Asimov, I. and Dawson, C.R. (1950) On the reaction inactivation of tyrosinase during aerobic oxidation of catechol. *J. Am. Chem. Soc.*, **72**, 820–828.

49 Ingraham, L.L., Corse, J., and Makower, B. (1952) Enzymatic browning of fruits. III. Kinetics of the reaction inactivation of polyphenoloxidase. *J. Am. Chem. Soc.*, **74**, 2623–2626.

50 Seiji, M., Sasaki, M., and Tomita, Y. (1978) Nature of tyrosinase inactivation in melanosomes. *Tohoku J. Exp. Med.*, **125**, 233–245.

51 Tomita, Y., Hariu, A., Mizuno, C., and Seiji, M. (1980) Inactivation of tyrosinase by dopa. *J. Invest. Dermatol.*, **75**, 379–382.

52 García-Cánovas, F., Tudela, J., Martínez-Madrid, C., Varón, R., Garcia-Carmona, F., and Lozano, J.A. (1987) Kinetic study on the suicide inactivation of tyrosinase induced by catechol. *Biochim. Biophys. Acta*, **912**, 417–423.

53 Tudela, J., Garcia-Cánovas, F., Varón, R., Jiménez, M., Garcia-Carmona, F., and Lozano, J.A. (1988) Kinetic study in the transient phase of the suicide inactivation of frog epidermis tyrosinase. *Biophys. Chem.*, **30**, 303–310.

54 Dietler, C. and Lerch, K. (1982) Reaction inactivation of tyrosinase, in *Oxidases and Related Redox Systems* (eds T.E. King, H.S. Mason, and M. Morrison), Pergamon, New York, pp. 305–317.

55 Land, E.J., Ramsden, C.A., and Riley, P.A. (2007) The mechanism of suicide-inactivation of tyrosinase: a substrate structure investigation. *Tohoku J. Exp. Med.*, **212**, 341–348.

56 Land, E.J., Ramsden, C.A., Riley, P.A., and Stratford, M.R.L. (2008) Evidence consistent with the requirement of cresolase activity for suicide inactivation of tyrosinase. *Tohoku J. Exp. Med.*, **216**, 231–238.

57 Ramsden, C.A., Stratford, M.R.L., and Riley, P.A. (2009) The influence of catechol structure on the suicide inactivation of tyrosinase. *Org. Biomol. Chem.*, **7**, 3388–3390.

58 Spritz, R.A., Ho, L., Furumara, M., and Hearing, V.J. (1997) Mutational analysis of copper binding by human tyrosinase. *J. Invest. Dermatol.*, **109**, 207–212.

59 Muñoz-Muñoz, J.L., Garcia-Molina, F., Garcia-Ruiz, P.A., Molina-Alcaron, M., Tudela, J., Garcia-Cánovas, F., and Rodriguez-Lopez, J.N. (2008) Phenolic substrates and suicide inactivation of tyrosinase: kinetics and mechanism. *Biochem. J.*, **416**, 431–440.

60 Ramsden, C.A. and Riley, P.A. (2010) Mechanistic studies of tyrosinase suicide inactivation. *Arkivoc*, **2010 (i)**, 260–274.

61 Eicken, C., Zippel, F., Büldt-Karentzopoulos, K., and Krebs, B. (1998) Biochemical and spectroscopic characterization of catechol oxidase from sweet potatoes (*Ipomoea batatas*) containing a type-3 dicopper center. *FEBS Lett.*, **436**, 293–299.

62 Gerdemann, C., Eicken, C., and Krebs, B. (2002) The crystal structure of catechol oxidase: new insight into the function of type-3 copper proteins. *Acc. Chem. Res.*, **35**, 183–191.

63 Klabunde, T., Eicken, C., Sacchettini, J.C., and Krebs, B. (1998) Crystal structure of a plant catechol oxidase containing a dicopper center. *Nat. Struct. Biol.*, **5**, 1084–1090.

64 Matoba, Y., Kumagai, T., Yamamoto, A., Yoshitsu, H., and Sugiyama, M. (2006) Crystallographic evidence that dinuclear copper center of tyrosinase is flexible during catalysis. *J. Biol. Chem.*, **281**, 8981–8990.

65 Decker, H., Schweikardt, T., and Tuczek, F. (2006) The first crystal structure of tyrosinase: all questions answered? *Angew. Chem. Int. Ed.*, **45**, 4546–4550.

66 Van Gastel, M., Bubacco, L., Groenen, E.J.J., Vijgenboom, E., and Canters, G.W. (2000) EPR study of the dinuclear active copper site of tyrosinase from *Streptomyces antibioticus*. *FEBS Lett.*, **474**, 228–232.

67 Bubacco, L., van Gastel, M., Groenen, E.J.J., Vijgenboom, E., and Canters, G.W. (2003) Spectroscopic characterization of the electronic changes in the active site of *Streptomyces antibioticus* tyrosinase upon binding of transition state analogue inhibitors. *J. Biol. Chem.*, **278**, 7381–7389.

68 Ramsden, C.A. and Riley, P.A. (2010) Studies of the competing rates of catechol oxidation and suicide inactivation of tyrosinase. *Arkivoc*, **2010 (x)**, 248–255.

69 Hansson, C., Rorsman, H., and Rosengren, E. (1980) 5-Hydroxydopa, a new compound in the Raper–Mason scheme of melanogenesis. *Acta Derm. Venereol.*, **60**, 281–186.

70 Agrup, G., Rorsman, H., and Rosengren, E. (1982) 5-OH-dopa, product of and substrate for tyrosinase. *Acta Derm. Venereol.*, **62**, 371–376.

71 Carlberg, M., Jergil, B., Lindbladh, C., and Rosengren, E. (1984) Enzymatic 5-hydroxylation of L-dopa by a tyrosinase isolated from the sea anemone *Metrium senile*. *Gen. Pharmacol.*, **15**, 301–307.

72 Burzio, L.A. and Waite, J.H. (2002) The other Topa: formation of 3,4,5-trihydroxyphenylalanine in peptides. *Anal. Biochem.*, **306**, 108–114.

第4章　黑素的生物合成

José Carlos García-Borrón, M. Concepción Olivares Sánchez

缩略词表

α-MSH　α-melanocyte-stimulating hormone　α-黑素细胞刺激素
ACTH　adrenocorticotrophin　促肾上腺皮质激素
ASIP　agouti signaling protein　刺鼠信号蛋白
Dct/Tyrp2　tyrosinase-related protein 2　酪氨酸酶相关蛋白 2
DHI　5,6-dihydroxyindole　5,6-二羟基吲哚
DHICA　DHI-2-carboxylic acid　DHI-2-羧酸
ER　endoplasmic reticulum　内质网
HIF　hypoxia-inducible factor　缺氧诱导因子
IQ　5,6-indolequinone　5,6-吲哚醌
IQCA　indole-2-carboxylic acid-5,6-quinone　吲哚-2-羧酸-5,6-醌
MAPK　mitogen-activated protein kinase　丝裂原活化蛋白激酶
MATP　membrane-associated transporter protein　膜相关转运蛋白
MC1R　melanocortin 1 receptor　黑皮质素-1 受体
MITF　microphthalmia-associated transcription factor　小眼畸形相关转录因子
MNK　Menkes copper transporter　Menkes 铜转运
OCA　oculocutaneous albinism　眼皮肤白化病
P　pink-eyed dilution　浅粉眼表型
topa　3,4,5-trihydroxyphenylalanine　3,4,5-三羟基苯丙氨酸
Tyrp1　tyrosinase-related protein 1　酪氨酸酶相关蛋白 1

4.1　引言

黑素生成反应普遍存在于生物进化史中的各类有机体中，其过程包括一系列由酚类前体（phenolic precursors）主导的生物化学反应，反应后生成了化学保护和光保护所需的黑素。原核生物仅需一种与黑素合成相关的酶外加一系列简单的反应就能生成黑素，然而在哺乳动物中，黑素合成的过程在多种黑素细胞特异性基因家族产物的协同作用下受到严密调控，其中一些酶联合形成多酶复合物（multienzymatic complex）。哺乳动物中，合成黑素所需的酶是 3 种相关且高度相似的金属蛋白：酪氨酸酶（tyrosinase）、酪氨酸酶相关蛋白 1（tyrosinase-related protein 1，Tyrp1 或 gp75）和酪氨酸酶相关蛋白 2［tyrosinase-related protein 2，Tyrp2，也被称为多巴色素互变异构酶，dopachrome tautomerase（Dct），本书用 Dct 或 Tyrp2 代表酪氨酸酶相关蛋白 2］。这些蛋白不仅在结构上有许多相似之处，也在生物合成、加工和运输途径上存在相似之处[1]。这 3 种酶都属于Ⅰ型膜结合黑素小体糖蛋白（type 1 membrane-bound melanosomal glycoprotein），都是通过核糖体合成，在粗面内质网（endoplasmic reticulum，ER）和高尔基体（Golgi apparatus）的运输过程中进行翻译后加工和糖基化反应。之后，它们被运输到早期黑素小体中，参与黑素合成相关的反应。

本章介绍的生成黑素所需的生化反应是 20 世纪上半叶 Raper-Mason 黑素合成途径的修订版本，也是

目前业界公认的版本。我们结合最新发表的论著，总结了生成黑素所需的酶，其结构特征以及催化机制，并重点关注哺乳动物蛋白（主要讨论研究热点：酪氨酸酶和 Dct/Tyrp2）。本书并未探讨原核生物和植物中黑素的合成途径，对此感兴趣的读者可以参考最新的权威综述[2-5]。另外，为了更全面完整地概述哺乳动物中黑素的合成途径，我们还对黑素合成调控的几个方面进行了阐述。同时，我们还参考了本书其他相关章节以获得更多信息，例如黑素生成蛋白的基因信息、黑素小体的生物合成以及黑素颗粒的化学结构，这些主题与本章内容密切相关，但却超出了本章的主题范围。

4.2　Raper-Mason 途径

脊椎动物中，*L*-酪氨酸（*L*-tyrosine）经过一系列特定的酶催化和化学反应，最终形成黑素，该过程称为 Raper-Mason 途径。根据实验观察，在纯化酪氨酸酶存在的前提下，酚类前体可以生成黑素，黑素的合成途径最初由 Raper[6]和 Mason[7]提出，认为只有单一酶（酪氨酸酶）参与合成并产生一系列自发反应。然而，通过比较天然黑素和体外合成黑素（酪氨酸酶作用于黑素前体）的结构，以及黑素小体提取物对黑素中间产物的作用后发现，在天然黑素合成的过程中，除酪氨酸酶外还存在其他酶促反应。目前公认的 Raper-Mason 途径修订版已纳入了新增的酶促反应。除此之外，通过研究不同毛色表型的突变小鼠发现，一些非酶类的黑素小体蛋白（Pmel17、*silver* 基因位点产物等[8]）也能辅助准确合成黑素。

简言之，Raper-Mason 途径可以被划分为两个阶段。前段反应（proximal phase）包括酪氨酸酶催化、限速反应，*L*-酪氨酸（一种氨基酸）生成关键中间体 *L*-多巴色素（*L*-dopachrome）；随后的后段反应（distal phase）描述了 *L*-多巴色素在自发和/或酶促反应后，生成反应过程中所需的中间体，进行化学聚合反应最终形成黑素。

4.2.1　黑素合成阶段Ⅰ：Raper-Mason 途径前段反应——从 *L*-酪氨酸到 *L*-多巴色素

酪氨酸酶是黑素合成的关键调节酶和限速酶，也是一种位于黑素小体膜的结合铜离子的糖蛋白。在前段反应中，酪氨酸酶参与了最初始的两个催化反应：最开始的 *L*-酪氨酸羟基化反应［酪氨酸酶的单酚氧化酶（monophenolase）或甲酚酶（cresolase）的活性，EC 1.14.18.1］，以及随后中间体邻苯二酚（*L*-3,4-dihydroxyphenylalanine）（左旋多巴，*L*-dopa）氧化生成 *L*-多巴醌（*L*-dopaquinone）的反应［酪氨酸酶的二酚氧化酶（diphenolase）或儿茶酚氧化酶（catechol oxidase）活性，EC 1.10.3.1］（图 4.1）。生成黑素的过程中，*L*-酪氨酸羟基化反应属于限速反应。虽然酪氨酸羟化酶（tyrosine hydroxylase）和多巴氧化酶（dopa oxidase）活性发生在同一位点[10]，但是二酚氧化酶活性大约是单酚氧化酶活性的 7 倍。上述反应机制在业界一直都存在争议，我们将在后面详细讨论（见第 4.3.2 节）。但毋庸置疑的是，酪氨酸酶作用于 *L*-酪氨酸后生成 *L*-多巴醌，*L*-多巴醌作为黑素生成两条相互连接的生物合成途径中的第一个分节点，指向两个分支，分别生成两类主要的黑素：暗色（棕色/黑色）类的真黑素或者浅色（黄色/红色）类的褐黑素[1]。

在真黑素合成过程中（图 4.1，左），*L*-多巴醌参与了两类自发反应：苯环位次 1,4 上的分子内加成反应和/或水分子加成反应。在第一类自发反应中，*L*-多巴醌侧链氨基进行分子内迈克尔加成反应，环化后生成 *L*-环多巴（*L*-cyclodopa，也称无色或淡色多巴色素，即 leucodopachrome）。中间体 *L*-环多巴迅速发生自发反应，被另一个 *L*-多巴醌分子氧化成 *L*-多巴色素，*L*-多巴醌则被还原生成 *L*-多巴[11, 12]。虽然这两个化学反应速率都非常快且不需要酶的控制，但是 *L*-多巴醌更容易进行环化反应，而不是对硫醇类化合物和其他亲核物质进行共轭反应，其原理与 *L*-多巴醌分子内特性相关，也可能与真黑素内此类化合物浓度较低相关。在酪氨酸酶氧化 *L*-多巴生成 *L*-多巴醌的过程中，一半的 *L*-多巴醌被还原成 *L*-多巴。这可能是由于 *L*-多巴可以调节酪氨酸羟化酶的活性（详见下文）。另外，氨基应该是非质子化的，因此可以引发位次 6 上的亲核进攻，随着 pH 值的增加，*L*-环多巴也更容易形成。因此，黑素小体内 pH 值为酸性的情况下，环化反应速率会变得相当缓慢，并且可能在苯环上进行水分子的加成反应，从而形成带有 3 个羟基的、高活性的酚类化合物 topa（3,4,5-trihydroxyphenylalanine，3,4,5-三羟基苯丙氨酸）。据推测，topa 也会通过一系列缓慢的自发反应转变为 *L*-多巴色素[13]（图 4.1 未作说明）。

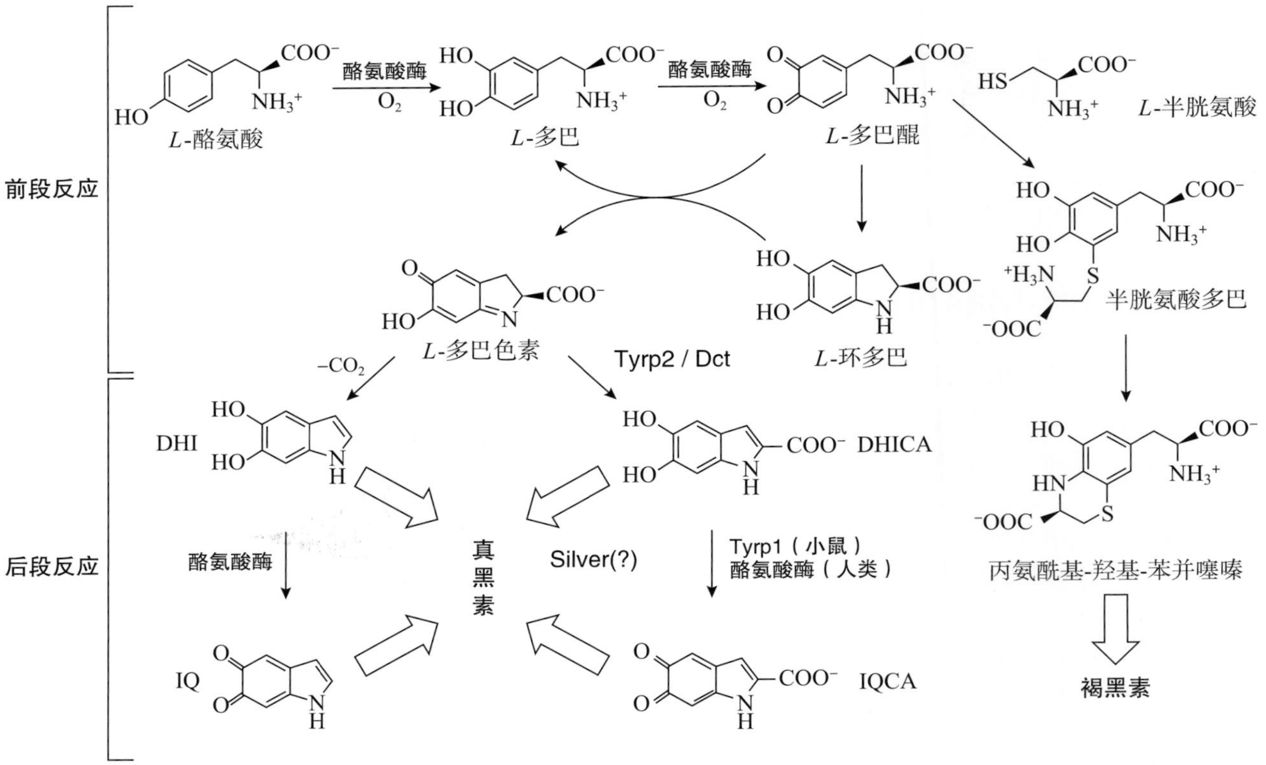

图 4.1 哺乳动物的黑素合成途径。酪氨酸酶是合成黑素前段反应中唯一需要的酶。在合成的后段反应中，不同种类的酪氨酸酶相关蛋白可以影响黑素生成的类型和数量：*L*-多巴色素可以自发地脱羧转化为 DHI，或者 *L*-多巴色素在 Dct/Tyrp2 的催化作用下非脱羧重排，随后由 Tyrp1 催化氧化成 IQCA（该过程至少存在于小鼠的黑素细胞中）。有关褐黑素的合成途径目前还尚不清楚。（Adapted from [9].）

4.2.2 黑素合成后段反应：从 *L*-多巴色素到真黑素

L-多巴色素被认为是 Raper-Mason 途径前段反应的最终产物，也是黑素合成途径的第 2 个分叉点，之后形成不同类型的真黑素，具有不同比例的羧基化的（carboxylated）单体或者脱羧的（decarboxylated）单体。

黑素合成过程的后段反应起始于 *L*-多巴色素自发的、非酶促的脱羧重排反应，反应生成 5,6-二羟基吲哚和 CO_2。DHI 随后被氧化生成 5,6-吲哚醌。该氧化反应会在有氧条件下自发进行，而酪氨酸酶的加入会显著加快其反应速率。或者，橙红色的 *L*-多巴色素通过酶促反应转化为无色的 DHI-2-羧酸[14]。最初，研究者将这种催化活性物质命名为“多巴色素转换因子”，而后称为多巴色素异构酶，现在研究者则将其命名为 Dct（EC 5.3.3.12），也被称为 Tyrp2[15]。值得注意的是，反应中如果存在 Cu^{2+} 或者 Ni^{2+} 这类二阶过渡金属阳离子，也会引起 *L*-多巴色素异构化，发生重排反应生成 DHI 和 DHICA 的混合物[16]。尽管 *L*-多巴色素的酶促反应与化学转化反应并不相斥，但是 *L*-多巴色素在酶催化反应下具有高度立体定向性，而黑素小体内 DCT 的活性水平控制着 DHICA/DHI 的值[17]。在生理 pH 和温度相对稳定的情况下，DHICA 不会轻易失去羧基转换成 DHI。DHICA 进一步氧化生成吲哚-2-羧酸-5,6-醌（indole-2-carboxylic acid-5,6-quinone，IQCA）。由于位次 2 上的羧基会产生吸电子效应（electron-withdrawing effect），因此 DHICA 的自发氧化反应要比 DHI 慢得多，由此推测，DHICA 在体内进行的氧化反应本质上很可能是酶促反应。然而，DHICA 氧化反应的酶学特性非常复杂，尚未探究清楚。我们通过小鼠研究发现，虽然酪氨酸酶无法识别作为双酚类底物来促进其氧化反应的 DHICA，但是小鼠的 Tyrp1 可以比作低比活度的 DHICA 氧化酶[18,19]。相反地，人体中的酪氨酸酶却表现出 DHICA 氧化酶的活性[20]。这很可能是由于不同类型的哺乳动物体内具有不同的酶（比如 Tyrp1 或者酪氨酸酶），不同的酶参与了 DHICA 的氧化反应。

因此，Tyrp1 在某些物种，尤其在人类黑素细胞内的作用仍需要进一步的探讨（详见下文）。

在任何情况下，*L*-多巴色素都是在合成黑素的前段反应中形成，之后转化为不同比例的 DHICA 和 DHI 混合物，这两个二元酚类化合物的比例由黑素小体内一系列复杂的条件所决定，其中 Dct/Tyrp2 的活性起到重要的作用。目前研究者还不清楚真黑素合成的下一步反应。大致是通过一系列相对无序且混杂的自发聚合反应，DHI、DHICA 及其相应的邻醌类化合物形成黑色的、不可溶的真黑素（DHI-黑素，DHI-melanin）以及金棕色的、难溶的真黑素（DHICA-黑素，DHICA-melanin）。真黑素的大小、螯合性能和吸附性能取决于反应初始阶段 DHICA/DHI 的值[14,17]。可能由于这两种黑素具有不同的结构和溶解度，DHICA-黑素的抗氧化作用强于 DHI-黑素。除此之外，在生成真黑素的反应中，DHICA 反应分支的分子细胞毒性要小于 DHI 反应分支。事实上，细胞中的毒性物质（包括高活性醌类中间体和过氧化氢类的氧化物）主要来源于 DHI 的氧化代谢，其次来源于 DHICA 的氧化代谢[21]。在保护黑素细胞免受黑素合成反应固有毒性的影响中，Tyrp 和 Tyrp2 起到非常重要的作用。实际上，这些蛋白使得 DHI 的合成速率能够维持在最低水平，有利于 DHICA 的合成和氧化代谢，因此黑素合成反应以毒性较小的 DHICA 分支为主。

由于我们并不完全了解合成黑素的后段反应，反应很可能由酪氨酸酶和 Tyrp 之外的黑素小体蛋白参与控制。有人提出，银蛋白（silver protein）作为促进中间体单体聚合的一个加速因子参与生成黑素的后段反应[22,23]，然而其准确的催化活性机制尚无法证实（下文将进一步讨论）。

总而言之，黑素的类型不仅取决于底物的利用率[24]，还取决于至少 3 种黑素合成酶的相对活性。与低等生物相比，这能够精准控制动物体内黑素合成的过程[17]，并获得具有微小理化差异的、不同种类的天然黑素。

4.2.3　褐黑素的生物合成

真黑素向褐黑素的生物合成转换依赖于小分子巯基化合物［例如 *L*-半胱氨酸（*L*-Cys）或还原型谷胱甘肽（reduced glutathione）等］的可获得性。这类化合物可以加速 *L*-多巴醌与硫醇基之间的共轭，从而生成一系列与褐黑素相关的含硫中间体[25,26]。然而，目前还尚不清楚褐黑素在黑素小体中的合成过程，生成了哪些中间体、通过何种方式来调控硫醇基底物的利用率。研究者认为，合成褐黑素的相关反应，都存在高度不稳定的中间体，可能产生自发反应。目前实验中，并没有成功鉴定过与催化或调节反应相关的黑素小体反应酶。研究者简要地假设了褐黑素的合成反应（图 4.1，右），该模型认为 *L*-半胱氨酸中的硫醇基对 *L*-多巴醌进行亲核进攻，生成以 5-半胱氨酰多巴为主的产物[27]。然而，除了 *L*-多巴醌环上的 5 号碳外，其他没有取代基的位次（例如 2 号碳和 6 号碳）也会进行反应并得到复杂的混合异构体。5-半胱氨酰多巴经过多次结构重排和脱水，形成丙氨酰基-羟基-苯并噻嗪（alanyl-hydroxy-benzothiazine）单体，也就是我们所猜测的褐黑素单体亚基。然而，在褐黑素的生物合成过程中，涉及的三肽分子数量远超细胞内游离的氨基酸数量，导致褐黑素的反应可能更加复杂，反应过程可能与谷胱甘肽相关而不是半胱氨酸。根据该推论，有的研究者认为黑素细胞内形成的第一个主要的硫醇基共轭产物为 5-谷胱甘肽多巴（5-glutathionyldopa）。二肽酶（dipeptidase）在催化后释放 5-半胱氨酸多巴（5-cysteinyldopa），之后进行上述反应过程[28]（图 4.1 未完整展示）。在体内反应中，对谷胱甘肽反应途径的认知可能过于片面，可能还涉及一些还未经发现的酶促反应。

4.3　黑素合成酶的结构及功能

根据上文讨论，酪氨酸酶是脊椎动物中合成黑素的关键调节酶。在植物中，与酪氨酸酶高度相似的儿茶酚氧化酶（catechol oxidase）会催化邻苯二酚类化合物（*o*-diphenols）进行氧化反应，然而儿茶酚氧化酶并不能使单酚底物羟基化。这两种酶（也被称为酚氧化酶，phenoloxidase）的活性位点具有相似的序列和理化特性。酚氧化酶和具有载氧性能的血蓝蛋白（hemocyanin）都属于Ⅲ型铜蛋白家族。总体来说，皮肤和头发中的色素沉着反应、水果中的褐变反应以及植物和节肢动物的伤口愈合反应都有它们的身影。

由于黑素存在于各类有机体中，我们认为酪氨酸酶普遍分布于各进化阶段，接下来将集中讨论哺乳动物中的黑素合成酶。

4.3.1　酪氨酸酶及其相关蛋白的结构

在不同的脊椎动物中，酪氨酸酶的整体结构和活性位点都具有高度保守性。在哺乳动物中，酪氨酸酶与 Tyrp1 和 Dct/Tyrp2 具有高度同源性（高达 40% 的氨基酸是相同的，大约 70% 的氨基酸具有同源性[29]）。在所有的酪氨酸酶中，都有一些严格保守的残基，铜结合配体和其他氨基酸之间的相互作用对维持蛋白质球形折叠结构至关重要。除此之外，在高等生命体中，酪氨酸酶显现出其他保守性结构域特征，例如具有运输和靶向作用的 C 端基序、Cys 簇、一些 *N*- 糖基化位点以及根据推断存在的一个 C 端附近跨膜域（transmembrane domain），确保酪氨酸酶在与黑素小体腔的相似方向上与黑素小体膜连接[30]（图 4.2）。

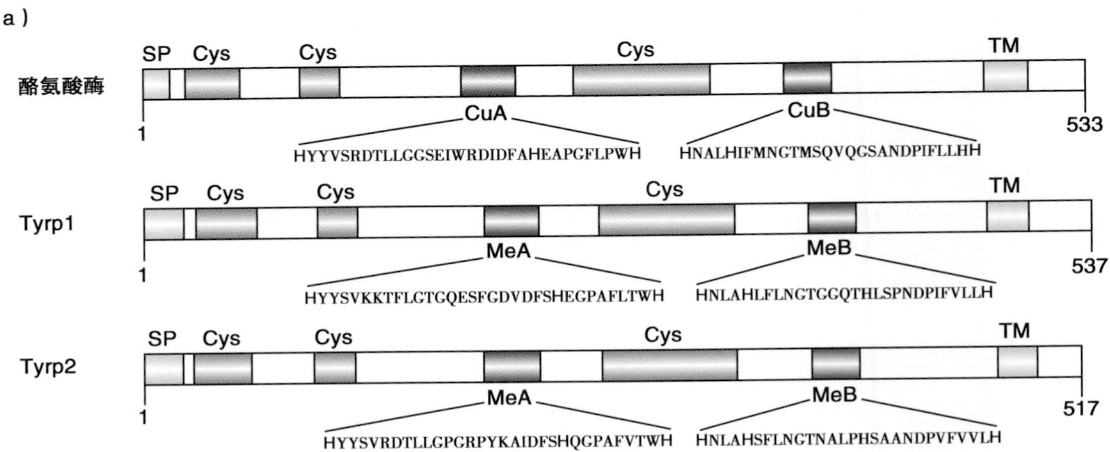

(b)

CuA：

$\underline{\Phi}_{A1\text{-}7}\ X_6\ \mathbf{H}_{A1}\ X_n\ \mathbf{H}_{A2}\ X_4\ F_{A3\text{-}4}\ X_2\ \Phi_{A3\text{-}1}\ \mathbf{H}_{A3}\ \underline{R}_{A3+1}\ X\ \mathit{\Phi}_{A3+3}\ L_{A3+4}\ X_2\ \underline{\mathit{\Phi}}_{A3+7}\ \underline{E}_{A3+8}\ X_n\ BP\underline{\Phi}\Phi[D/N]\Phi$

CuB：

$\mathbf{H}_{B1}\ X_3\ \mathbf{H}_{B2}\ X_n\ \underline{D}_{B3\text{-}7}\ PBF_{B3\text{-}4}\ X_2\ \mathit{H}_{B3\text{-}1}\ \mathbf{H}_{B3}\ X_2\ \mathit{B}_{B3+3}\ \underline{D}_{B3+4}\ \underline{X}B\Phi_{B3+7}\ \underline{X}_2W_{B3+10}$

图 4.2　（a）酪氨酸酶家族蛋白质示意图。图中为小鼠蛋白的结构域编号、位点以及其金属结合位点的氨基酸序列。SP，signal peptide，信号肽；Cys，cysteine-rich segments，富含半胱氨酸的片段；Cu 或 Me，cooper- or metal-binding domains，铜或金属结合域（位于第 1 和第 3His 序列之间，详见下文）；TM，transmembrane fragment，跨膜片段。（b）目前提出的关于酪氨酸酶的共识[30]，粗体字：6 个 His 残基直接与 Cu 相连。下标代表第 1（A）或第 2（B）结合位点以及 His 残基在一级序列中的顺序，Φ 代表芳香氨基酸残基（F、Y 或者 W）。B 代表疏水残基。通过下标标记距离 H 最近的残基。斜体字表示从酪氨酸酶转变为 Tyrp 残基。下划线：对维持酪氨酸酶和其家族三维结构至关重要的保守残基

上述大部分保守性特征也存在于哺乳动物的 Tyrp 中。尽管酪氨酸酶家族中的这三类蛋白具有非常相似的活性位点序列，但是在黑素合成的不同阶段却具有不同的酶活性和功能[1]。这很可能是由于在两种保守的金属结合基序中，不同类的金属辅因子（metal cofactor）特异性结合的结果，这两个金属基序对它们的酶功能是至关重要的，例如酪氨酸酶中的铜[31]和 Dct/Tyrp2 中的锌[32]。但 Tyrp1 中的金属辅因子仍不清楚[33]。

可能因为酪氨酸酶某种程度上属于一种异质性跨膜型糖基化蛋白，导致研究者目前为止还无法从哺乳动物中提取结晶的酪氨酸酶。然而基于之前的诱变研究[34, 35]，研究者能够从植物（甘薯，*Ipomoea batatas*）[36]中提取出结晶的儿茶酚氧化酶，首篇报道酪氨酸酶晶体数据的文章是从原核生物（栗色浑圆

链霉菌，*Streptomyces castaneoglobisporus*）[37]中获取的酪氨酸酶晶体，基于这些数据我们能够推算出哺乳动物中酪氨酸酶的活性位点和反应机制模型。该模型中存在 2 个铜结合位点：CuA 和 CuB，它们位于肽链区域并包含 3 个完全保守的 His 残基。CuA 的基序为 H-x_n-H-x_8-H，CuB 的基序为 H-x_3-H-x_n-H，其中"n"代表不同的残基数量[30]。由于活性位点上蛋白质的折叠结构，使得 6 个 His 残基相邻，残基由一个疏水腔（hydrophobic pocket）组成，疏水腔内含有一个螺旋束（helix bundle），螺旋束带有 4 个紧密叠合的螺旋结构。静电（electrostatic）和阳离子 -π（cation-π）间的作用力维持整体结构。氧在过氧化物桥（peroxide bridge）侧端（μ-η2∶η2）结合[38]，在酶休眠模式下，这对带有反铁磁性耦合（antiferromagnetically）的铜离子形成五配位，并呈现扭曲的方锥结构[39]。人们普遍认为铜离子只能与 CuA 或者 CuB 上的 3 个 His 残基进行结合，但是有研究者提出了另一种辅因子螯合模型，该模型推测铜离子会与 4 个配体（1 个 Cys 和 3 个 His 残基）结合[40]。除了铜结合位点上不变的 His 残基外，自然界中所有的酪氨酸酶还存在其他严格保守性残基，这些残基很可能参与结合和对接底物分子，或者参与维持活性位点结构的完整性。根据这些理论依据，我们针对铜离子结合区达成了一个更广泛的共识，并利用新的方法来区分酪氨酸酶活性位点折叠所需的残基[30]（图 4.2）。通过研究这些残基对活性位点结构的作用及其潜在的催化作用，既有的晶体学数据和自然发生或人工突变的结果之间得以建立了关联[35,41,42]。值得注意的是，其中一些残基也存在于 Tyrp 中。

在哺乳动物中，迄今为止所有已知的酪氨酸酶在结构上具有以下共同特征[30]（见图 4.2）。N 端的信号肽将新生的多肽（polypeptides）靶向运输到内质网上进行折叠、加工和分类。由于信号肽的疏水性，需要对其进行正确切割后才能进行折叠。人和小鼠的酪氨酸酶切割位点一般位于 G18 和 H19 之间。哺乳动物酪氨酸酶在蛋白的羧基端含有一个跨膜片段，衔接一个短的延伸片段。毫无疑问的是，大部分含有活性位点的蛋白质面向黑素小体腔，而较短的 C 端延伸片段则位于胞质中。跨膜片段将蛋白质固定在黑素小体膜上。C 端胞质肽包含将酶靶向到黑素小体的基本信号[43,44]。其中部分信号序列为一个双亮氨酸片段（dileucine motif，LL，带有一些变体）和酪氨酸类片段（tyrosine-based motif）（YXXB，其中 B 可以是任何大的疏水残基）[45]。哺乳动物的酪氨酸酶家族蛋白也富含 Cys 保守结构域。在酪氨酸酶中 Cys 残基数量和其关联性不是一成不变的。虽然哺乳动物的酪氨酸酶中包含 17 个 Cys 残基并聚集在 3 个簇内，但是链霉菌属（*Streptomyces*）酶不含任何 Cys。值得注意的是，在哺乳动物酪氨酸酶的 3 个簇中，第 2 个簇被命名为表皮生长因子样结构域（epidermal growth factor-like region，EGF-like region）[46]，因为该结构域只能匹配 2 个 EGF 样片段（EGF-like motif）和 1 个 EGF 相关结构域，也就是层粘连蛋白（laminin）-LE。植物儿茶酚氧化酶只包含第 1 个簇。在获得正确折叠的蛋白质和结合铜离子的过程中，几乎所有的 Cys 都起到了非常重要的作用[47,48]，但研究者目前还不了解哺乳动物的酪氨酸酶和 Tyrp 中大部分簇的功能和二硫键的位置。

在高等生物中，酪氨酸酶相关蛋白家族属于糖蛋白，包含数个 *N*- 糖基化位点（*N*-glycosylation site）。研究者对 *N*- 聚糖（*N*-glycan）进行了大量研究，包括其在哺乳动物酪氨酸酶上的分类、稳定性和活性。酪氨酸酶翻译后加工和分泌运输途径是影响酶活性形成的关键。部分 *N*- 糖基化具有高度保守的序列段，例如位于 CuB 位点的序列段。该序列段可能控制酶的正确折叠[49]。在合成初期，酪氨酸酶中非糖基化蛋白质主链的表观分子量为 55kDa；末端糖基化后，酪氨酸酶的电泳图谱检测出异质性（heterogeneity），成熟蛋白质的分子量约为 65～75kDa[50]。酪氨酸酶的折叠和成熟由内质网驻留的分子伴侣（ER-resident chaperone）协助完成，钙连蛋白（calnexin）和酪氨酸酶中的糖链（carbohydrate chain）间的相互作用也起着重要作用[49,51]。尽管研究者尚不清楚铜离子位于何处或者如何转移到载脂蛋白 - 酪氨酸酶（apo-tyrosinase）上，目前公认的理论认为，哺乳动物酪氨酸酶中末端糖基化和结合铜作为酶是通过高尔基体进行加工，随后以初级内体中间体（early endosomal intermediate）作为媒介运输到Ⅱ期黑素小体中[44,52]，酶活性在Ⅱ期黑素小体中被表达。有人提出，铜结合的后期过程能预防黑素合成前段反应中生物合成分泌阶段所产生的异常和不良的黑素[53]。此外，研究者已证实高尔基体反面网状结构（trans-Golgi network）上存在 Menkes 铜转运（Menkes copper transporter，MNK）过程[54]。有趣的是，研究表明在没有铜参与的情况下，酪氨酸酶仍可以正确地折叠，且能在翻译后进行糖基化反应[49]。这表明铜被转移到了一个能够具有良好结构和高亲和力的活性位点，可以与金属离子以高亲和力结合，从而避免遗漏辅因子。

酪氨酸酶是黑素合成过程中的关键限速酶，如果酪氨酸酶基因功能缺失，则会导致皮肤、毛囊和眼睛的黑素细胞中的黑素减少或缺失，从而引起眼皮肤白化病（oculocutaneous albinism，OCA）Ⅰ型（酪氨酸酶阴性，OMIM203100）[55]。如下文所述，OCA1发生的原因通常与ER中存在的缺陷酪氨酸酶以及后续的降解相关[56]。目前，超过200个酪氨酸酶基因突变结果与白化病相关（详见综述[57]）。

酪氨酸酶和Tyrp都是高分子复合物，具有相对稳定的相互作用，据推测可能存在高度保守的、富含半胱氨酸的EGF结构域。Tyrp1和酪氨酸酶间强大的分子作用力，可以增强酪氨酸酶在细胞内的稳定性[58,59]，下文将会进一步描述分子间结合如何显著影响黑素的成熟过程和细胞内的转运过程[60]。

4.3.2 酪氨酸酶的催化循环

目前的观点认为，酪氨酸酶的催化由几种形态的酶以及2个相连的循环反应组成，酪氨酸酶在两个循环中分别具有甲酚酶（又称酪氨酸羟化酶）活性和儿茶酚酶（又称多巴氧化酶）活性，并发生在单一活性位点。根据氧元素是否存在以及铜离子的氧化状态［Cu（Ⅱ）/Cu（Ⅰ）］，酶可以在还原态（*met*）、含氧态（*oxy*）和脱氧态（*deoxy*）这3种形态下相互转换。已发表的第一篇阐述酪氨酸酶（从栗色浑圆链霉菌中提取）晶体结构的文章纳入的研究数据证实了上述机制[37]。由于所有已知的酪氨酸酶在该区域都具有高度保守性，因此该机制可以作为一个很好的模型，解释哺乳动物中酪氨酸酶活性位点上残基的功能。实际上，研究者基于此结构已经构建的小鼠酪氨酸酶同源性模型，成功地解释了人工诱导和自然状态下的白化突变产生的酶动力学效应[61]。

当所有酶都为含氧态酶，并且反应所需底物进入活性位点（图4.3）时，酪氨酸羟化酶或多巴氧化酶循环反应开始进行。然而，这2种反应之间有着重要的区别。例如，酪氨酸羟化酶的活性在反应速率达到峰值前，出现迟滞期，而多巴氧化酶则没有这一特性。*L*-多巴催化的数量可以缩短迟滞期[63]。因此，*L*-多巴不仅是酪氨酸酶单酚酶活性作用于底物*L*-酪氨酸后生成的产物，也是儿茶酚酶活性所需底物，同时也是酪氨酸羟化酶循环中的辅因子。此外，哺乳动物中酪氨酸酶对*L*-多巴（作为酪氨酸羟化酶反应的辅因子）的亲和力，比对儿茶酚类底物高约两个数量级[64]。下面阐述的机制将解释这些动力学特征，以及酪氨酸羟化酶和多巴氧化酶催化反应之间其他的差异。

4.3.2.1 甲酚酶（酪氨酸羟化酶）的循环反应

在含氧态下，氧分子可以协调2个活性位点的铜离子，每个活性位点的铜离子均通过3个His残基与蛋白质基质（protein matrix）结合，形成反平行式α-螺旋（antiparallel α-helix）结构。唯一的特例是位于CuA上的一个His残基（栗色浑圆链霉菌）中的His54和小鼠酪氨酸酶中的His202，该残基位于一个灵活易变的环区结构（flexible loop）中。在链霉菌属酶的催化循环下，这类His残基可能是导致*L*-酪氨酸上邻位（*ortho*）质子位移的原因[65]。酪氨酸羟化酶循环反应的第1步是*L*-酪氨酸结合活性位点（图4.3）。前面介绍的结构中提及了单酚酶类化合物在活性位点上可能的方向，但是该理论可能缺乏普遍性。至少在哺乳动物酪氨酸酶中，底物中的芳香环和CuB位点上的第2个His残基之间的π-π相互作用，可能促使*L*-酪氨酸的定向结合。反应簇中的一个铜离子会在3号碳上形成酪氨酸羟基复合物，该复合物能够与过氧化物末端的氧分子结合，过氧化物与第2个铜离子结合形成*L*-多巴，最后形成*L*-多巴醌。之后邻醌离开2个还原性亚铜位点（reduced bicuprous site），从而与新的氧分子结合。这使得即使在酪氨酸羟化酶循环反应中，所释放的底物为*L*-多巴醌[66]，而不是之前推测的*L*-多巴。结合氧分子从而诱发氧化反应使得铜离子的价态发生变化：2个氧原子与脱氧态酪氨酸酶Cu（Ⅰ）-Cu（Ⅰ）中心结合，并与含氧态酪氨酸酶的Cu（Ⅱ）-Cu（Ⅱ）中心结合形成过氧键。该反应中观察到的酶动力学异常是由于非酶化学反应间接形成*L*-多巴，并伴随多巴醌环化反应[67]（图4.1）。另外，尽管植物和真菌中的儿茶酚氧化酶与动物中的酪氨酸酶非常相似，但是儿茶酚氧化酶缺乏酪氨酸羟化酶的反应活性。这可以通过儿茶酚氧化酶的序列进行解释，目前我们测得的所有儿茶酚氧化酶序列都存在大量的芳香类残基，这些残基屏蔽了CuA位点[36]，而在动物的酪氨酸酶中并没有发现这类残基。对此有人提出了与该推论相一致的假说，认为哺乳动物中的单酚类物质会与酪氨酸酶活性位点的CuA结合，而邻苯二酚会与酪氨酸酶活性位点的CuB结合[35]。

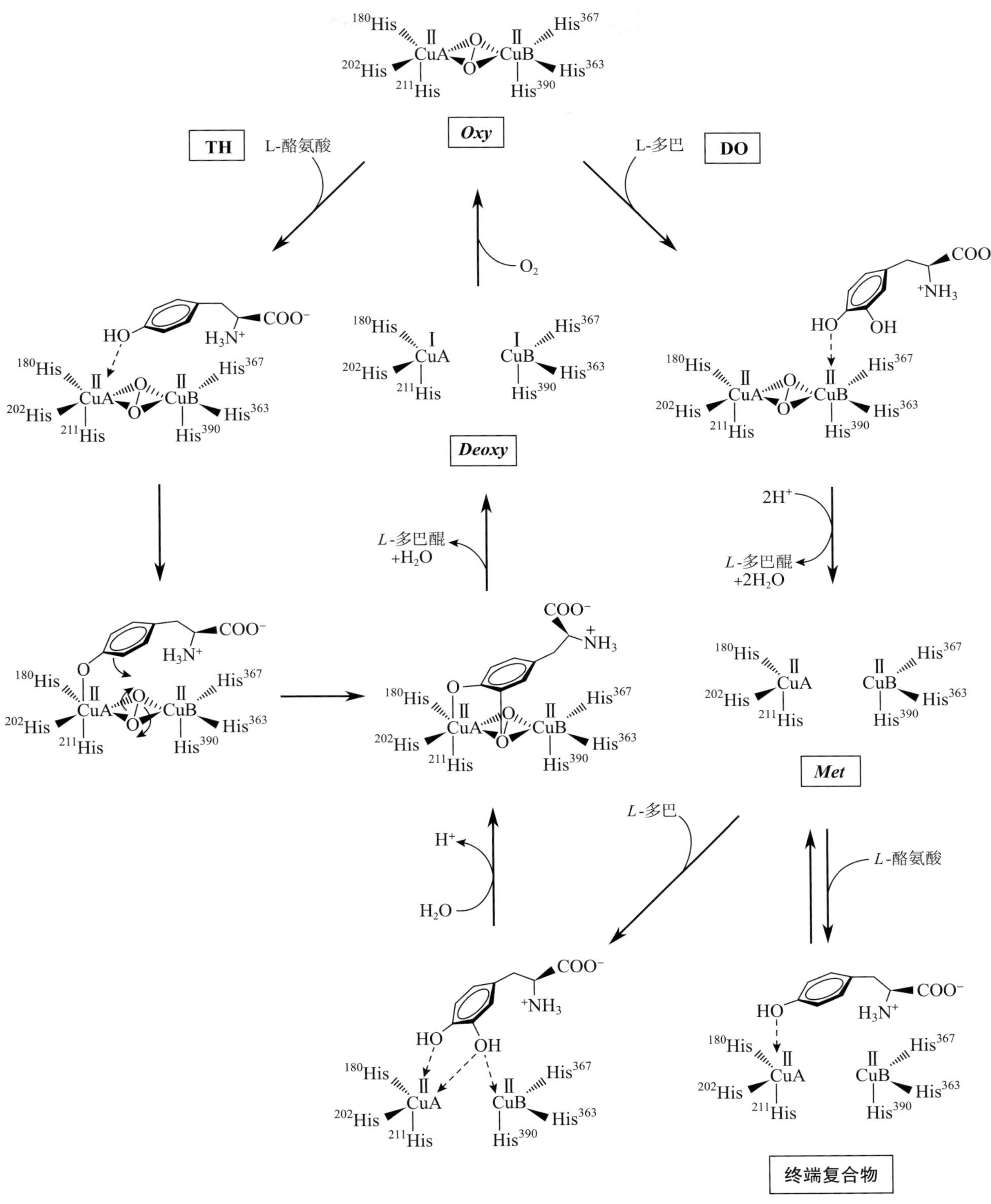

图 4.3　酪氨酸酶的作用机制。图中描述了酪氨酸酶的两个催化循环反应（His 残基的编号与小鼠酪氨酸酶相对应）。注意还原态酪氨酸酶（*met*-tyrosinase）只参与了多巴氧化酶（dopa oxidase，DO）的循环，并不参与酪氨酸羟化酶（tyrosine hydroxylase，TH）的循环：当 *L*-酪氨酸与这类酶结合时，可以形成一个终端复合物（dead-end complex）。（Adapted from［62］.）

4.3.2.2 儿茶酚酶(多巴氧化酶)的反应循环

在多巴氧化酶循环中,邻苯二酚底物与含氧态酶进行结合。儿茶酚与 CuB 结合也会使得氧的性质变得不稳定,导致底物氧化并释放 *L*-多巴醌。生物化学和动力学的证据表明,与 CuB 位点上第 3 个铜配体相邻的 His 残基参与了二元酚类化合物的立体定向结合(stereospecific binding),但是没有参与单酚类化合物相关反应[35],底物中可以进行反应的两个羟基中,只有一个羟基参与结合反应。酶上两个还原态二价铜(*met* bicupric state)解释了之前提及的酪氨酸羟化酶循环中出现的迟滞期动力学特征。在此状态下的酶可以与 *L*-酪氨酸或者 *L*-多巴进行结合。*L*-多巴通过两个邻苯二酚羟基结合两个铜离子,因此其亲和力比仅通过 CuB(含氧态)结合时更高。不同的结合模式也解释了 *L*-多巴作为辅因子的亲和力比作为底物时的亲和力高 100 倍[64]。此外,这种定向结合加速了底物的氧化,具有还原性的脱氧态酪氨酸在与氧结合时会被再次氧化。*L*-酪氨酸在催化中心与还原态酪氨酸酶结合时,形成一个终端复合物(dead-end complex)(图 4.3)。据报道,高浓度的 *L*-酪氨酸对酪氨酸酶[68]的抑制作用可能与这种终端复合物的形成相关。

最后,酪氨酸酶的另一个特点是会在儿茶酚氧化反应中产生不可逆的失活状态。最近研究者提出自杀型失活的机制是基于儿茶酚底物的邻位羟基化反应,其中 Cu(Ⅱ)被还原成 Cu(0)后不再与酶结合,进一步被消除(还原消除)[69]。这一过程依赖于酪氨酸酶的甲酚酶活性,因此缺乏酪氨酸羟化酶活性的酶并不能进行如上反应[70]。

4.3.3 Dct/Tyrp2

Dct/Tyrp2 编码位于 slaty 位点[71],小鼠在该位点上发生突变会导致 slaty 表型,其特征是生成 DHICA 缺乏的真黑素(DHICA-poor eumelanin)。Dct/Tyrp2 与酪氨酸酶之间具有显著的同源性,前文介绍的高度保守型结构在其大部分蛋白质中都有体现。然而,尽管 Dct/Tyrp2 也是通过一个单跨膜螺旋(single membrane-spanning helix)结构与黑素小体的膜相连,但细胞质内较短的 C 端延伸片段具有不同于酪氨酸酶的分类和运输信号,表明细胞内反应过程存在差异性[72]。Dct/Tyrp2 上展现的几种糖基化序列段对酶的稳定性和功能具有重要影响[73]。

Dct/Tyrp2(MeA 和 MeB)的金属离子结合位点序列与酪氨酸酶共用相同位置和数量的 His 残基,这些 His 残基可能参与金属辅因子的螯合作用(chelation)。然而,这些金属辅因子性质不同。纯化的 Dct/Tyrp2 中包含结合的锌离子,只可以通过脱辅基酶蛋白(apoenzymatic)结合锌离子来恢复酶活性,但铜离子或者铁离子并不能达到恢复活性的效果[32,74]。目前普遍认为 Dct/Tyrp2 是一种锌蛋白(zinc protein)。锌蛋白具有与 Dct 一致的催化反应性:Zn(Ⅱ)缺乏氧化还原性质,因此对氧化反应无效,但是 Zn(Ⅱ)可以作为高效率的互变异构催化剂。研究者根据此理论,认为金属结合位点上的锌离子(而非铜离子)是决定 Dct/Tyrp2 活性位点上催化反应的重要因素。每一个 Zn(Ⅱ)可能通过 MeA 和 MeB 位点上 3 个保守的 His 残基与酶的蛋白质部分结合,大概率形成一个扭曲的四面体,这也是该离子的一个典型几何结构。*L*-多巴色素通过分子的半醌面与 Zn(Ⅱ)离子结合,取代四面体第 4 个位次上的水分子,这样使每个离子都能通过 3 个 His 残基与多肽链相连(图 4.4)。这种酶-底物复合物(enzyme-substrate complex)在吲哚环中形成并进行电子重排反应,氢原子随后从位次 3 迁移到位次 2 上,生成反应最终产物 DHICA。

小鼠和人类的酶立体特异性地作用于 *L*-多巴色素,并生成唯一产物 DHICA,但是在一些哺乳动物和低等生物的研究报告中认为与 DCT 相关的酶能够作用于 *D*-多巴色素或多巴胺色素(dopaminochrome)上并生成 DHI[75,76]。小鼠和人类的 Dct/Tyrp2 能够特异性作用于左旋对映体(*L*-enantiomer)的原因可能是由于 *L*-多巴色素上的羧基与一些不同于保守型组氨酸的残基间产生立体特异性交互作用(stereospecific interaction)。在活性位点上,这种氨基酸能够将底物以适当的方向锚定在活性位点上,类似于酪氨酸酶之于 *L*-多巴[35]。但非常遗憾的是,我们目前还未能成功地鉴定这种残基[77]。

黑素生成过程中,Dct/Tyrp2 除了能够参与羧化中间体的代谢反应外,还可能发挥了其他尚未鉴定的作用。根据此理论,我们推测在小鼠发育中,Dct/Tyrp2 的表达要早于酪氨酸酶或者 Tyrp1,因此在发育阶段的成黑素细胞中,Dct/Tyrp2 就已经存在,而 *L*-多巴色素并不存在[78]。此外,最近的一份报告还显示

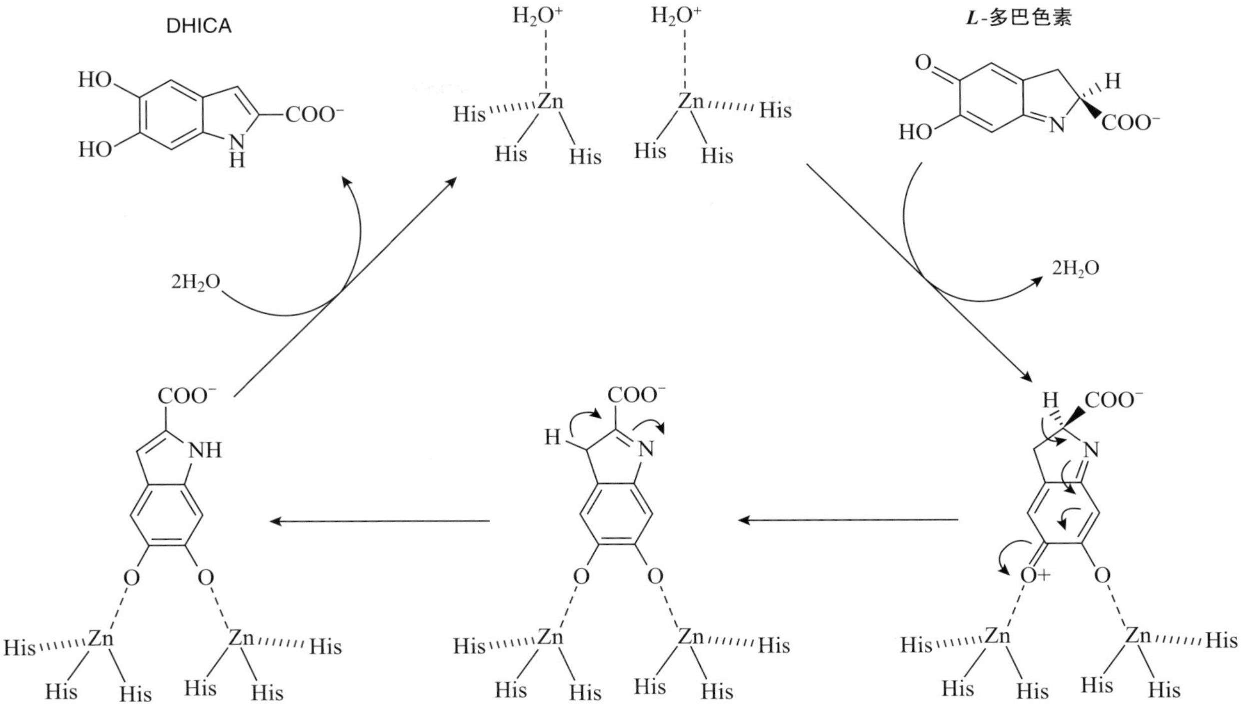

图 4.4　Dct/Tyrp2 催化多巴色素互变异构化（dopachrome tautomerization）的反应机制。在这一催化循环中，酶仅呈现出还原态（*met* form），活性位点并不进行氧化还原反应或者与氧结合的反应。*L*-多巴色素的半醌部分与锌离子结合，随后电子和质子重排生成 DHICA。（Adapted from [62].）

了 Dct/Tyrp2 与缺氧诱导因子（hypoxia-inducible factor，HIF）之间存在有趣的联系，HIF 是一种转录因子（transcription factor），可以调节细胞来应对变化的氧浓度，在某些系统模型中能对 DNA 损伤诱导的凋亡细胞产生抗凋亡的作用。秀丽隐杆线虫（*Caenorhabditis elegans*）特定的感觉神经元群体中，Dct/Tyrp2 的转录上调能够决定 HIF-1 的抗凋亡活性。ASJ 神经元分泌的 TYR-2 的同源物可以抵抗具有 CEP-1 依赖性（CEP-1-dependent）的生殖细胞凋亡（CEP-1 是肿瘤抑制因子 p53 的同源物）。重要的是，Dct/Tyrp2 这类酶有抗凋亡特性，这可能是该酶的普遍特征和进化中形成的保守性功能，据观察，在人类黑色素瘤细胞中敲除这类蛋白会导致细胞凋亡增加[79]。

4.3.4　Tyrp1

Tyrp1 是黑素细胞特异性表达最丰富的糖蛋白，在酪氨酸酶家族中，是第一个被成功克隆基因图谱的，位于棕色基因位点（brown locus）上，然而其催化机制（促使产生黑素，而不是棕色色素）仍存在很大争议，一些证据甚至表明其机制可能不是催化作用。尽管 Tyrp1 与酪氨酸酶具有很高的同源性，但通过研究小鼠黑素细胞的 Tyrp1 后发现，当 Tyrp1 与吲哚类底物结合时，对酚类的亲和力远远不如酪氨酸酶。底物特异性转换可能是由于各个活性位点的疏水残基内部存在细微的变化，研究者也对这个推论进行了大量的探讨[30]。根据这些特性，我们推测小鼠黑素细胞的纯化蛋白质可以作为一种低特异性的酪氨酸酶同工酶（isoenzyme），表现出与酪氨酸羟化酶和多巴氧化酶活性[80, 81]。此外，小鼠 Tyrp1 在体外表现出 DHICA 氧化酶活性，棕色基因位点突变的小鼠黑素细胞中则无法检测出 DHICA 氧化酶活性，而在野生型小鼠的黑素细胞中，这种活性可以轻易地被检测到[18, 19]。然而，Tyrp1 作为 DHICA 氧化酶的反应并不常见，有研究发现，在小鼠和人类的黑素合成过程中，酶的底物特异性存在许多关键性差异。事实上，人体中的 Tyrp1 并不像酪氨酸酶一样[20]具有 DHICA 氧化酶活性[82]。这也说明了在人类和小鼠的黑素细胞中，DHICA 代谢反应可能是通过其他酶反应途径进行的。

Tyrp1 除了具有潜在的催化特性外，还可以与酪氨酸酶一起参与反应形成多聚体复合物[59]，这可能对调节黑素合成途径以及黑素生成所需元素的聚集来说非常重要。Tyrp1 可以协助酪氨酸酶正确运输到黑素小体[60]，并能够显著地稳定酶活性[58]。有人认为 Tyrp1 大多缺乏酶活性，Tyrp1 在黑素生成过程中最主要的作用可能是使酪氨酸酶具有较强的稳定性。与这一观点一致的是，Tyrp1 的突变能够导致 OCA3 表型，而 OCA3 与皮肤、头发和眼睛的中度色素减退相关。在 OCA3 表型中，突变的 Tyrp1 滞留在 ER 中，而原本的酪氨酸酶反应也被中止，这一现象也解释了观察到的黑素合成数量减少的原因[60]。

4.3.5 其他黑素小体蛋白

遗传学证据表明，除了酪氨酸酶家族蛋白外，合成黑素的过程还需要其他黑素小体蛋白，这些蛋白可能不具备酶活性，并且可能只影响其结构、构成或者调节反应。相应基因位点发生突变的小鼠色素沉着表型突出了此类蛋白质与黑素合成的关联性。我们在本章中简要提及其中 3 种黑素小体蛋白：silver/gp100/gp87/Pmel-17、P（pink-eyed dilution，浅粉眼表型）和 MATP（membrane-associated transporter protein，膜相关运输蛋白）/AIM-1/*underwhite*/SCL45A2，这 3 种蛋白似乎能够调节酪氨酸酶活性或者黑素合成后段反应的反应速率。

Pmel-17 基因位于 silver 基因位点上，silver 位点的突变会导致小鼠的毛色出现过早变灰的色素沉着表型[83]。在真黑素小体内，silver 蛋白经过蛋白水解加工（proteolytic processing），引起该蛋白聚集，有助于形成层状网络（lamellar network）结构[84]，从而触发黑素沉积[85]。此外有学说认为 silver 蛋白可能参与促进 DHICA 聚合产生黑素[22, 23]，但迄今尚未证明该蛋白质具有哪些酶活性。

突变的 P 和 MATP/AIM-1/*underwhite*/SCL45A2 蛋白会分别导致 OCA2 和 OCA4 眼皮肤白化病。这两种蛋白带有 12 个跨膜片段，具有典型膜转运蛋白排列结构，但它们的底物特异性还尚未被明确证实。据推测，P 蛋白可能是一种阴离子转运体，参与控制黑素小体的 pH 值，这对酪氨酸酶的活性和加工以及后续的黑素生成反应非常重要[86]。MATP 转运所需的底物仍不为人知，但是在 OCA4 黑素细胞中，MATP 破坏了酪氨酸酶的反应进程，阻碍了细胞内产物向黑素小体转运的过程，导致黑素小体的正常成熟过程被破坏[87]。

4.4 黑素合成途径的调控

哺乳动物合成黑素的途径受到高度调控，反应涉及的大量基因证实了这一点[88]。黑素细胞几乎在生物学各个方面都受调控影响，包括黑素细胞的发育和分化、黑素小体部分的表达、细胞器的生物发生和/或转运以及不同类型色素之间的转换等[89]。在本章中我们仅讨论直接作用于黑素合成过程中控制黑素类型和数量的机制。

4.4.1 真黑素与褐黑素合成过程：黑素类型的调控

大量的遗传学、生物化学以及药理学的证据表明，黑皮质素-1 受体（melanocortin 1 receptor，MC1R）产生的信号是控制色素在黑素细胞中形成类型的主要因素。MC1R 属于 A 类 G 蛋白偶联受体的 5 个亚组之一，这 5 个亚组分别为 MC1R、MC2R、MC3R、MC4R 和 MC5R。其特异性配体称为黑皮质素，是阿黑皮素原蛋白水解切割后形成的肽类激素。MC1R 在表皮黑素细胞中能够优先表达，但并不仅在表皮黑素细胞中表达[90, 91]，其特异性配体为 α-黑素细胞刺激素（α-melanocyte-stimulating hormone，α-MSH）和促肾上腺皮质激素（adrenocorticotrophin，ACTH）。重要的是，这些配体不仅可以在脑垂体中合成，还可以在皮肤角质细胞中合成，从而可能引发局部性的旁分泌调节[92]，这也可能与皮肤的生理适应性（例如皮肤晒黑反应）密切相关[93]。之后，配体由 α-MSH 或者 ACTH 激活，MC1R 刺激 cAMP 合成。cAMP 是细胞内 α-MSH 反应的主要媒介[94]，cAMP 通过增加酪氨酸酶的活性从而促进与激素相关的黑素合成反应，促使合成褐黑素（颜色较浅，光保护性较差）的通路向合成真黑素（颜色较深，光保护作用较强）的通路转变[24]。高效的激动剂[95]或者功能获得性突变（gain-of-function mutation）[96]会促使小鼠黑素细胞中 MC1R 信号转导增强，从而导致真黑素生成，皮毛颜色加深。相反地，功能缺失性突变（loss-of-function mutation）或者内源性抑制剂刺鼠信号蛋白(agouti signaling protein,ASIP)的表达会导致 MC1R 信号缺失或者变弱[97],通向合成褐黑素的通路,形成 MC1R 缺失表型(MC1R null phenotype),皮毛表现为黄色。

人类并不存在和小鼠一样的色素间转换的机制,但毫无疑问的是,MC1R 信号也是一个决定色素类型的主要因素。人类的 *MC1R* 基因是极其多态性的,迄今为止,已经发现了超过 100 个天然的非同义变体(nonsynonymous variant)[98]。一些 *MC1R* 亚效等位基因与 RHC(red hair color,红色头发)的表型密切相关,RHC 表现为富含褐黑素的红色头发、有大量雀斑、日晒下不易变黑、皮肤对紫外辐射损伤高度敏感并且具有较高的皮肤癌患病风险。并且,携带 2 个 *MC1R* 突变等位基因的携带者很有可能发生蛋白功能完全缺失性突变,因此无 *MC1R* 突变个体表现出典型的 RHC 表型特征,据此推测,人类中无 MC1R 表型应为红色头发和白皙皮肤[99]。虽然目前还没有研究探究无 *MC1R* 突变相关的化学特征,但是毫无疑问,该突变的产物更接近褐黑素。

目前已证实 MC1R 信号与真黑素的合成呈正相关,与褐黑素的合成呈负相关,而对于 MC1R 被其配体刺激后生成真黑素的分子响应过程机制只得到部分解释。鉴于合成褐黑素的过程取决于 *L*-多巴醌结合含硫化合物的硫醇基(例如 Cys),最简单的一种可能是:酪氨酸酶活性较低的条件下,硫醇基化合物的供应要高于通过低速率生成的 *L*-多巴醌。因此,黑素小体内形成的 *L*-多巴醌基本上都会在与低分子量的硫醇基化合物结合时被捕获,引导黑素进行合成褐黑素的反应。相反地,结合黑皮质素肽后的 MC1R 能够刺激酪氨酸酶。最终酶的活性将达到一个阈值,届时 *L*-多巴醌的生成速率将超过硫醇基化合物的供应量。在这种情况下,过量的 *L*-多巴醌将会转化为多巴色素,最终纳入真黑素聚合物的形成过程中。为了证明这一简单的模型,我们先用 α-MSH 刺激小鼠黑素细胞以增加褐黑素水平,在合成真黑素前,观察到 ASIP 降低了 2 种色素的生成数量,该结果可能是受酪氨酸酶下调影响[100]。

虽然目前研究表明,啮齿动物的黑素细胞和黑色素瘤细胞(melanoma cell)生成真黑素的过程依赖于黑皮质素的刺激,且很大程度上是通过增加酪氨酸酶活性来实现的,但我们还无法确定黑皮质素刺激对于后续转录和转录后机制的贡献。转录刺激主要是通过 cAMP 依赖性激活小眼畸形相关转录因子(microphthalmia-associated transcription factor,MITF)因子的表达来实现。MITF 是黑素细胞生物学的主要调控因子,能够激活多个黑素合成相关基因[101]。MITF 可以结合酪氨酸酶基因启动子中的特定靶序列,上调酪氨酸酶 mRNA 水平,酪氨酸酶的丰度也随之增加。然而 α-MSH 刺激人类的黑素细胞只能够适当地增加酪氨酸酶的丰度,现已有证据表明,细胞内 cAMP 激活剂(例如毛喉素,forskolin)可以上调 MITF 蛋白水平,而酪氨酸酶的 mRNA 水平并不会随之改变,这说明在转录后也存在调节机制[102]。此外,一系列细致的研究发现,即使在小鼠黑素细胞中观察到酪氨酸酶 mRNA 丰度和蛋白水平的增加,通常也低于酪氨酸酶特异性活性的刺激水平,此现象说明除转录效应之外,α-MSH 还触发了酪氨酸酶在翻译后的刺激效应[103]。下文我们将对翻译后的分子基础进行讨论。

除酪氨酸酶外,研究者认为其他蛋白的水平和/或活性的变化也有助于 α-MSH 引导不同色素类型间的转换,以响应 α-MSH。有趣的是,除酪氨酸酶外,α-MSH 能够上调 Dct/Tyrp2 基因表达,而 ASIP 能够下调 Dct/Tyrp2 基因的表达[104,105],表明 Dct/Tyrp2 可以正向调控真黑素的合成过程。因此,在携带 DCT 基因位点 slaty 或者 slaty light 突变的小鼠黑素细胞中,Dct 活性显著降低,真黑素和褐黑素的相对水平也会显著降低[106]。除此之外,α-MSH 也可能调控其他因素(如硫醇化合物的利用率),这些因素可能参与调控黑素细胞产生的色素类型。

4.4.2　色素数量的调控

在黑素生成过程中,酪氨酸酶催化酪氨酸羟基化反应属于限速反应,通常情况下,不同种族来源或不同表型的黑素细胞培养物中,在原位测定的反应速率与黑素含量的变化呈正相关。通过改变细胞内酶的浓度或修饰原有酶分子的比活性,可以调控酪氨酸酶的活性。这两种方式都能在哺乳动物的黑素细胞中起调控作用。

4.4.2.1　酪氨酸酶水平的调控

细胞内的蛋白质水平反映其合成和降解速率之间的平衡关系。如上所述,黑皮质素激素刺激酪氨酸酶和其他黑素小体蛋白的生物合成。而另一方面，细胞内因子和细胞外信号分子可以调控酪氨酸酶的降解速率。在细胞内具有控制酪氨酸酶降解最典型的因子中，我们将简要讨论酪氨酸酶基因突变对其蛋白结构[60]、细胞内脂肪酸的构成[107-109]和其他黑素小体蛋白间相互作用的影响[58,59]。考虑细胞外信号分子，已有报道皮肤中常见细胞因子的酪氨酸酶失稳效应（tyrosinase-destabilizing effect）[110,111]。

细胞内黑素小体的驻留蛋白（melanosome-resident protein）和生物合成-分泌途径（biosynthetic-secretory pathway）其他蛋白的运输都存在严格的调控机制，错误折叠或者错误组装的蛋白则会被滞留在内质网中。大部分积累在内质网中的错误折叠蛋白会被反向运输（retrotranslocate）到细胞质中，随后被蛋白酶降解[112]。反向运输导致的蛋白酶降解也涉及泛素化修饰（ubiquitylation），其翻译后修饰是由 76-氨基酸泛素多肽（76-amino-acid ubiquitin polypeptide）的共价键连接蛋白底物中 Lys 残基的 ε-氨基（ε-amino group）的修饰。在 OCA1 患者的酪氨酸酶基因上发现许多致病的突变会导致酪氨酸酶在 ER 上产生大量滞留及随后被蛋白酶降解。这一过程涉及酶异常的 *N*-糖基化，从而导致与内质网驻留的分子伴侣产生异常的相互作用[47,113-115]。异常的泛素化和酪氨酸酶降解也与人类黑色素瘤形成的脱色表型（depigmented phenotype）相关[51]，会使正常的黑素细胞无法完成色素沉着[56]，由此我们可以推断酪氨酸酶降解的增加可以深刻影响可见的色素。

最近的研究结果表明，在酪氨酸酶调控过程中，泛素-蛋白酶体系统（ubiquitin-proteasome system，UPS）的作用不仅仅是防止携带 OCA1 突变的患者或无黑素性黑色素瘤（amelanotic melanomas）中产生错误的蛋白折叠和失活蛋白分子的聚集，UPS 起到的作用远比这复杂得多[116]。实际上，野生型酪氨酸酶也可能存在着降解的蛋白酶体，并且容易受到调控。由于脂肪酸的结构特性，脂肪酸现已被证实可以通过 UPS 反向进程来调控酪氨酸酶的稳定性。因此，饱和棕榈酸（palmitic acid）能够稳定酪氨酸酶的结构，而多不饱和的、较长的亚油酸（linoleic acid）能够增加酪氨酸酶的泛素化并加快其降解速率[108]。根据此理论，研究已经证明了亚油酸具有减少色素的药理作用[117]。最近有报道称，酪氨酸酶泛素化的速率和由此引起的蛋白酶体降解中，至少一部分是因 p38 丝裂原活化蛋白激酶（mitogen-activated protein kinase，MAPK）的活性控制。p38 MAPK 可以被很多内部以及外部环境刺激（包括紫外辐射）所激活，在晒黑反应中可能起到了激活酪氨酸酶转录的作用。有趣的是，当我们抑制 p38 MAPK 的表达时能够降低酪氨酸酶泛素化，从而刺激黑素生成，这也表明 p38 实际上在维持酪氨酸酶稳定性时可能作为负调控因子[119]。小鼠黑素细胞[120]和人类黑色素瘤细胞（根据我们未发表的数据）中的 α-MSH 可以激活 p38 MAPK，暴露在紫外线后也同样能达到激活效果[118]。这些结论表明，调控后的酪氨酸酶泛素化以及蛋白酶体降解可以精细调控黑素生成刺激效应（如黑皮质素肽类或紫外辐射）的刺激作用，从而通过加速酪氨酸酶的降解来防止过度的黑素合成反应。

据研究表明，酪氨酸酶的质量控制和降解也可能与后高尔基体（post-Golgi）中的内体-溶酶体系统有关，在整体反应结束后会独立于 UPS 机制存在[121]。这种非蛋白酶降解途径可能由具有酪氨酸酶活性位点抑制剂诱导，如苯硫脲（phenylthiourea），并可能涉及特异性的 Cys 蛋白酶。蛋白酶与非蛋白酶途径如何降解正常和突变的酪氨酸酶变异体还有待确定。

我们发现使用纯化的酪氨酸酶和 Tyrp1 时，这两种蛋白质在洗涤溶液中产生强烈的带有特异性的相互反应，并生成异二聚体复合物（heterodimeric complexes）[59]。对这种特定交互作用进行功能性分析后，Hearing 等人首次发现在小鼠黑素细胞中，突变型 Tyrp1 中的酪氨酸酶比野生型的更不稳定，这也导致在发生突变的黑素细胞中，强制表达野生型 Tyrp1 可通过增强酪氨酸酶的稳定性恢复部分突变黑素细胞的正常表型[58]。之后的化学交联实验进一步验证了体内酪氨酸酶和 Tyrp1 的直接相互作用，证实了野生型 Tyrp1 具有更强的稳定性[122]。Tyrp1 可以显著影响酪氨酸酶的成熟性和稳定性，也可能从根本上影响了 OCA3 患者白化病的形成，该病的 Tyrp1 突变可能会损害酪氨酸酶的成熟性和稳定性，从而降低酪氨酸酶的活性[60]。

总而言之，酪氨酸酶的降解似乎通过至少两种不同的反应途径。一方面，依赖 UPS 的这条途径可能与酪氨酸酶分子突变或者错误折叠相关。另一方面，在后高尔基体发生的非蛋白酶反应的途径很有可能与内体-溶酶体系统相关，该反应涉及一种特定的 Cys 蛋白酶，此酶作用于完全糖基化且成熟的蛋白质上，因此也可能与正常周转和正确的酶加工特别相关。依赖蛋白酶的反应途径似乎容易受到内部因素（如脂肪酸）和外部刺激（如 α-MSH、紫外辐射）的影响，至少部分反应受到 p38 MAPK 通路的影响。调节 UPS 可能通过防止高强度黑素生成刺激下产生的过度黑素合成来调控色素沉着。此外，体内不饱和脂肪酸对皮肤的美白功效也为该推论提供了理论支撑，证明了通过药物调节酪氨酸酶的稳定性可以作为治疗色素性疾病的手段。

4.4.2.2　酪氨酸酶比活度的调控

关于酪氨酸酶比活度可能的转录后调控机制，已有数种观点被发表，包括依赖于蛋白激酶 C 的磷酸化激活蛋白胞质端上的残基[123]和黑素小体 pH 值变化的研究。黑素小体内 pH 值似乎是一个非常重要的调控机制，可能是不同种族间皮肤色素沉着差异的潜在因素之一，也可能在 α-MSH 刺激黑素细胞后激活酪氨酸酶。

黑人与白人的皮肤中，黑素细胞表现出非常相似的酪氨酸酶 mRNA 和蛋白质丰度水平，但在完整的黑人皮肤的黑素细胞中，其“原位”酪氨酸酶的活性要比白人高得多[124]。因此不同种族的黑素细胞中，黑素含量和酪氨酸酶活性之间的相关性不能用酶丰度的差异来解释，这也表明了转录后调控机制在反应中占有重要地位。不同种族之间，黑素小体中酪氨酸酶活性的差异可能与细胞器的 pH 值有关。黑素小体是内体 - 溶酶体体系中的一种细胞器，被认为是酸性细胞器。研究者通过对小鼠黑素细胞和黑色素瘤细胞[125,126]以及白人黑素细胞的培养[127]研究，证实了黑素小体 pH 值为酸性这一论点。有趣的是，与白人黑素小体的 pH 值相比，黑人供体的黑素小体则更偏向中性。用使黑素小体 pH 值升高的亲溶酶体药物，如氯化铵或离子载体尼日利亚菌素（ionophores nigericin）和莫能菌素（monensin）处理过后的黑素细胞可以强烈刺激白人黑素细胞中酪氨酸酶的活性，但并不会对黑人的黑素细胞造成影响[127]。在液泡质子泵（vacuolar proton pump，V-ATPase）中使用选择性抑制剂，也可以提高酪氨酸酶活性[128]。当哺乳动物中酪氨酸酶最适宜的 pH 值接近于中性时，酪氨酸酶暴露于酸性 pH 值下的比活度会显著降低[129,130]。据此，研究者提出了一个不同人种黑素小体 pH 值差异关联色素沉着的模型：在酸性环境中，白人黑素小体中的大部分酪氨酸酶没有活性，而在更中性的 pH 值中，黑人黑素小体的酪氨酸酶活性能够全部发挥出来[127]。然而，由于研究者观察到酪氨酸酶是通过内质网加工后运输到高尔基体上，之后通过内体分选后进入到黑素小体中，在质子载体或质子泵抑制剂存在的情况下被增强，进而引起了细胞内细胞器的 pH 值增加，由于整个反应过程复杂，因此解释药物如何通过激活作用来提高黑素小体 pH 值也就变得非常复杂[131]。

研究表明，cAMP 能提高黑素小体中的 pH 值，并调控液泡中的 ATP 酶及离子转运蛋白的表达[132]。因此，黑素小体的 pH 值变化可能部分程度上是黑素合成机制对黑皮质素肽产生响应的基础。相应地，调节黑素小体的 pH 值，也可以改变酪氨酸酶的比活度，从而协助调节黑素生物合成的速率。

4.5　小结与展望

通过对天然黑素进行化学分析和对新的黑素生成酶进行动力学和分子特征分析后发现，Raper 和 Mason 最初描述的黑素生成途径并不完全准确。人们最开始认为黑素是一种相对简单的聚合物，主要包含一种脱羧化的 DHI 衍生物的单体单元，通过单一酶催化 *L*- 酪氨酸后形成。现在研究表明，真黑素是由 3 种蛋白酶（酪氨酸酶、与酪氨酸相关的 Tyrp1 和 Dct/Tyrp2）协同作用，脱羧化和羧基化（DHICA 衍生）这两种结构单元构成的复杂异质结构。而这两种结构单元的比例决定了色素不同的物理化学性质，后者也有可能受黑素生成酶的活性、底物的利用率和黑素小体环境的化学性质（例如金属离子含量和 pH 值）影响而产生很大的变化。相应地，天然色素的物理化学性质具有广泛且半连续的谱系，这一点更有吸引力且更符合我们日常的认知。虽然我们现已大致理清了真黑素合成反应的脉络，但对褐黑素的认知仍不完全。现在我们已经了解合成真黑素的过程、参与反应的低分子硫醇基团以及反应中 5- 半胱氨酰多巴（5-cysteinyldopa）和丙氨酰基 - 羟基 - 苯并噻嗪（alanyl-hydroxy-benzothiazine）起到的主要作用，但还尚不清楚其他生物合成中间体的结构。而且目前我们还不知道酪氨酸酶或非酶蛋白（如膜转运蛋白）是如何产生不同的酶活性的。因此，可以预见在不久的将来，关于褐黑素合成以及控制色素形成类型的研究将会是重中之重。此外，最近有证据表明，在黑素合成过程中，Dct/Tyrp2 和 Tyrp1 除了能调节酶活性外，还可能在某些应激条件下的细胞增殖和细胞存活过程中起到重要且有趣的调节作用。由此也可预见在未来酪氨酸酶蛋白家族的研究中，非黑素合成相关的机制也将会有一些新的、令人兴奋的发现。

在哺乳动物中，合成黑素的过程由一个复杂且精细的相互关联、相互交流的信号网络调控，其中包括：①黑素细胞内的影响因子（例如脂肪酸和细胞内细胞器的 pH 值）；②表皮细胞产生的旁分泌效应；③全身系统内分泌信号；④紫外辐射等环境影响。这些影响因子会触发转录和转录后的调节机制，未来这些调节分子的详情和不同的生理（病理）条件下的权重关系将会得到阐明。这将加深我们对正常和异常黑素合成调节机制的认知，也将为色素性疾病提供更好的治疗方法。

在黑素合成过程中，一些信号（例如紫外辐射或黑皮质素激素）可以在很多细胞生理学方面起到协调作用，包括 DNA 代谢和细胞周期调控、细胞器生物发生、亚细胞运输和高度专一化代谢途径的调控速率。而且这种对黑素细胞内多种细胞功能的同步综合调控，形成了清晰、可见且易于量化的表型。因此，合成黑素的过程为分析整体代谢调控提供了一个独一无二的模型。

（王一鸣 译，王培宇 审校）

参考文献

1 Hearing, V.J. and Tsukamoto, K. (1991) Enzymatic control of pigmentation in mammals. *FASEB J.*, **5**, 2902–2909.

2 Claus, H. and Decker, H. (2006) Bacterial tyrosinases. *Syst. Appl. Microbiol.*, **29**, 3–14.

3 Liu, G.Y. and Nizet, V. (2009) Color me bad: microbial pigments as virulence factors. *Trends Microbiol.*, **17**, 406–413.

4 Mayer, A.M. (2006) Polyphenol oxidases in plants and fungi: going places? A review. *Phytochemistry*, **67**, 2318–2331.

5 Halaouli, S., Asther, M., Sigoillot, J.C., Hamdi, M., and Lomascolo, A. (2006) Fungal tyrosinases: new prospects in molecular characteristics, bioengineering and biotechnological applications. *J. Appl. Microbiol.*, **100**, 219–232.

6 Raper, H.S. (1928) The aerobic oxidases. *Physiol. Rev.*, **8**, 245–258.

7 Mason, H.S. (1948) The chemistry of melanin III. Mechanism of the oxidation of dihydroxyphenylalanine by tyrosinase. *J. Biol. Chem.*, **172**, 83–90.

8 Kwon, B.S. (1993) Pigmentation genes: the tyrosinase gene family and the pmel 17 gene family. *J. Invest. Dermatol.*, **100**, 134S–140S.

9 Nordlund, J.J., Boissy, R.E., Hearing, V.J., King, R.A., Oetting, W.S., and Ortonne, J.P. (eds) (2006) *The Pigmentary System: Physiology and Pathophysiology*, 2nd edn, Blackwell, Malden, MA.

10 Wilcox, D.E., Porras, A.G., Hwang, Y.T., Lerch, K., Winkler, M.E., and Solomon, E.I. (1985) Substrate analog binding to the coupled binuclear copper active site in tyrosinase. *J. Am. Chem. Soc.*, **107**, 4015–4027.

11 García-Canovas, F., Garcia-Carmona, F., Sanchez, J.V., Iborra, J.L., and Lozano, J.A. (1982) The role of pH in the melanin biosynthesis pathway. *J. Biol. Chem.*, **257**, 8738–8744.

12 Lerner, A.B. and Fitzpatrick, T.B. (1950) Biochemistry of melanin formation. *Physiol. Rev.*, **30**, 91–126.

13 Rodríguez-Lopez, J.N., Banon-Arnao, M., Martinez-Ortiz, F., Tudela, J., Acosta, M., Varon, R., and Garcia-Canovas, F. (1992) Catalytic oxidation of 2,4,5-trihydroxyphenylalanine by tyrosinase: identification and evolution of intermediates. *Biochim. Biophys. Acta*, **1160**, 221–228.

14 Pawelek, J.M. (1991) After dopachrome? *Pigment Cell Res.*, **4**, 53–62.

15 Aroca, P., Garcia-Borron, J.C., Solano, F., and Lozano, J.A. (1990) Regulation of mammalian melanogenesis. I: partial purification and characterization of a dopachrome converting factor: dopachrome tautomerase. *Biochim. Biophys. Acta*, **1035**, 266–275.

16 Palumbo, A., Solano, F., Misuraca, G., Aroca, P., Garcia-Borron, J.C., Lozano, J.A., and Prota, G. (1991) Comparative action of dopachrome tautomerase and metal ions on the rearrangement of dopachrome. *Biochim. Biophys. Acta*, **1115**, 1–5.

17 Aroca, P., Solano, F., Salinas, C., Garcia-Borron, J.C., and Lozano, J.A. (1992) Regulation of the final phase of mammalian melanogenesis. The role of dopachrome tautomerase and the ratio between 5,6-dihydroxyindole-2-carboxylic acid and 5,6-dihydroxyindole. *Eur. J. Biochem.*, **208**, 155–163.

18 Jimenez-Cervantes, C., Solano, F., Kobayashi, T., Urabe, K., Hearing, V.J., Lozano, J.A., and Garcia-Borron, J.C. (1994) A new enzymatic function in the melanogenic pathway. The 5,6-dihydroxyindole-2-carboxylic acid oxidase activity of tyrosinase-related protein-1 (TRP1). *J. Biol. Chem.*, **269**, 17993–18001.

19 Kobayashi, T., Urabe, K., Winder, A., Jimenez-Cervantes, C., Imokawa, G., Brewington, T., Solano, F., Garcia-Borron, J.C., and Hearing, V.J. (1994) Tyrosinase related protein 1 (TRP1) functions as a DHICA oxidase in melanin biosynthesis. *EMBO J.*, **13**, 5818–5825.

20 Olivares, C., Jimenez-Cervantes, C., Lozano, J.A., Solano, F., and Garcia-Borron, J.C. (2001) The 5,6-dihydroxyindole-2-carboxylic acid (DHICA) oxidase activity of human tyrosinase. *Biochem J.*, **354**, 131–139.

21 Urabe, K., Aroca, P., Tsukamoto, K., Mascagna, D., Palumbo, A., Prota, G., and Hearing, V.J. (1994) The inherent cytotoxicity of melanin precursors: a revision. *Biochim. Biophys. Acta*, **1221**, 272–278.

22 Chakraborty, A.K., Platt, J.T., Kim, K.K., Kwon, B.S., Bennett, D.C., and Pawelek, J.M. (1996) Polymerization of 5,6-dihydroxyindole-2-carboxylic acid to melanin by the pmel 17/silver locus protein. *Eur. J. Biochem.*, **236**, 180–188.

23 Lee, Z.H., Hou, L., Moellmann, G., Kuklinska, E., Antol, K., Fraser, M., Halaban, R., and Kwon, B.S. (1996) Characterization and subcellular localization of human Pmel 17/silver, a 110-kDa (pre)melanosomal membrane protein associated with 5,6-dihydroxyindole-2-carboxylic acid (DHICA) converting activity. *J. Invest. Dermatol.*, **106**, 605–610.

24 Ito, S. and Wakamatsu, K. (2003) Quantitative analysis of eumelanin and pheomelanin in humans, mice, and other animals: a comparative review. *Pigment Cell Res.*, **16**, 523–531.

25 Jara, J.R., Aroca, P., Solano, F., Martinez, J.H., and Lozano, J.A. (1988) The role of sulfhydryl compounds in mammalian melanogenesis: the effect of cysteine and glutathione upon tyrosinase and the intermediates of the pathway. *Biochim. Biophys. Acta*, **967**, 296–303.

26 Prota, G. (1988) Progress in the chemistry of melanins and related metabolites. *Med. Res. Rev.*, **8**, 525–556.

27 Prota, G. (1992) Pheomelanins and

trichochromes, in *Melanins and Melanogenesis*, Academic Press, San Diego, CA, pp. 134–152.

28 Agrup, G., Falck, B., Kennedy, B.M., Rorsman, H., Rosengren, A.M., and Rosengren, E. (1975) Formation of cysteinyldopa from glutathionedopa in melanoma. *Acta Derm. Venereol.*, **55**, 1–3.

29 Jackson, I.J., Budd, P., Horn, J.M., Johnson, R., Raymond, S., and Steel, K. (1994) Genetics and molecular biology of mouse pigmentation. *Pigment Cell Res.*, **7**, 73–80.

30 García-Borrón, J.C. and Solano, F. (2002) Molecular anatomy of tyrosinase and its related proteins: beyond the histidine-bound metal catalytic center. *Pigment Cell Res.*, **15**, 162–173.

31 Lerner, A.B., Fitzpatrick, T.B., Calkins, E., and Summerson, W.H. (1950) Mammalian tyrosinase. The relationship of copper to enzymatic activity. *J. Biol. Chem.*, **187**, 793–802.

32 Solano, F., Jimenez-Cervantes, C., Martinez-Liarte, J.H., Garcia-Borron, J.C., Jara, J.R., and Lozano, J.A. (1996) Molecular mechanism for catalysis by a new zinc-enzyme, dopachrome tautomerase. *Biochem. J.*, **313**, 447–453.

33 Furumura, M., Solano, F., Matsunaga, N., Sakai, C., Spritz, R.A., and Hearing, V.J. (1998) Metal ligand-binding specificities of the tyrosinase-related proteins. *Biochem. Biophys. Res. Commun.*, **242**, 579–585.

34 Oetting, W.S. and King, R.A. (1994) Analysis of tyrosinase mutations associated with tyrosinase-related oculocutaneous albinism (OCA1). *Pigment Cell Res.*, **7**, 285–290.

35 Olivares, C., Garcia-Borron, J.C., and Solano, F. (2002) Identification of active site residues involved in metal cofactor binding and stereospecific substrate recognition in mammalian tyrosinase. Implications to the catalytic cycle. *Biochemistry*, **41**, 679–686.

36 Klabunde, T., Eicken, C., Sacchettini, J.C., and Krebs, B. (1998) Crystal structure of a plant catechol oxidase containing a dicopper center. *Nat. Struct. Biol.*, **5**, 1084–1090.

37 Matoba, Y., Kumagai, T., Yamamoto, A., Yoshitsu, H., and Sugiyama, M. (2006) Crystallographic evidence that the dinuclear copper center of tyrosinase is flexible during catalysis. *J. Biol. Chem.*, **281**, 8981–8990.

38 Solomon, E.I. and Lowery, M.D. (1993) Electronic structure contributions to function in bioinorganic chemistry. *Science*, **259**, 1575–1581.

39 Lerch, K. (1983) Neurospora tyrosinase: structural, spectroscopic and catalytic properties. *Mol. Cell. Biochem.*, **52**, 125–138.

40 Nakamura, M., Nakajima, T., Ohba, Y., Yamauchi, S., Lee, B.R., and Ichishima, E. (2000) Identification of copper ligands in *Aspergillus oryzae* tyrosinase by site-directed mutagenesis. *Biochem. J.*, **350**, 537–545.

41 Hearing, V.J. and Jimenez, M. (1989) Analysis of mammalian pigmentation at the molecular level. *Pigment Cell Res.*, **2**, 75–85.

42 Spritz, R.A., Ho, L., Furumura, M., and Hearing, V.J.J. (1997) Mutational analysis of copper binding by human tyrosinase. *J. Invest. Dermatol.*, **109**, 207–212.

43 Jimbow, K., Hua, C., Gomez, P.F., Hirosaki, K., Shinoda, K., Salopek, T.G., Matsusaka, H., Jin, H.Y., and Yamashita, T. (2000) Intracellular vesicular trafficking of tyrosinase gene family protein in eu- and pheomelanosome biogenesis. *Pigment Cell Res.*, **13** (Suppl. 8), 110–117.

44 Jimbow, K., Park, J.S., Kato, F., Hirosaki, K., Toyofuku, K., Hua, C., and Yamashita, T. (2000) Assembly, target-signaling and intracellular transport of tyrosinase gene family proteins in the initial stage of melanosome biogenesis. *Pigment Cell Res.*, **13**, 222–229.

45 Setaluri, V. (2000) Sorting and targeting of melanosomal membrane proteins: signals, pathways, and mechanisms. *Pigment Cell Res.*, **13**, 128–134.

46 Jackson, I.J. (1994) Molecular and developmental genetics of mouse coat color. *Annu. Rev. Genet.*, **28**, 189–217.

47 Branza-Nichita, N., Negroiu, G., Petrescu, A.J., Garman, E.F., Platt, F.M., Wormald, M.R., Dwek, R.A., and Petrescu, S.M. (2000) Mutations at critical *N*-glycosylation sites reduce tyrosinase activity by altering folding and quality control. *J. Biol. Chem.*, **275**, 8169–8175.

48 Harrison, M.D., Jones, C.E., Solioz, M., and Dameron, C.T. (2000) Intracellular copper routing: the role of copper chaperones. *Trends Biochem. Sci.*, **25**, 29–32.

49 Olivares, C., Solano, F., and Garcia-Borron, J.C. (2003) Conformation-dependent post-translational glycosylation of tyrosinase. Requirement of a specific interaction involving the CuB metal binding site. *J. Biol. Chem.*, **278**, 15735–15743.

50 Hearing, V.J., Ekel, T.M., and Montague, P.M. (1981) Mammalian tyrosinase: isozymic forms of the enzyme. *Int. J. Biochem.*, **13**, 99–103.

51 Halaban, R., Cheng, E., Zhang, Y., Moellmann, G., Hanlon, D., Michalak, M., Setaluri, V., and Hebert, D.N. (1997) Aberrant retention of tyrosinase in the endoplasmic reticulum mediates accelerated degradation of the enzyme and contributes to the dedifferentiated phenotype of amelanotic melanoma cells. *Proc. Natl. Acad. Sci. USA*, **94**, 6210–6215.

52 Raposo, G. and Marks, M.S. (2007) Melanosomes – dark organelles enlighten endosomal membrane transport. *Nat. Rev. Mol. Cell Biol.*, **8**, 786–797.

53 Setty, S.R., Tenza, D., Sviderskaya, E.V., Bennett, D.C., Raposo, G., and Marks, M.S. (2008) Cell-specific ATP7A transport sustains copper-dependent tyrosinase activity in melanosomes. *Nature*, **454**, 1142–1146.

54 Petris, M.J., Strausak, D., and Mercer, J.F. (2000) The Menkes copper transporter is required for the activation of tyrosinase. *Hum. Mol. Genet.*, **9**, 2845–2851.

55 Oetting, W.S. (2000) The tyrosinase gene and oculocutaneous albinism type 1 (OCA1): a model for understanding the molecular biology of melanin formation. *Pigment Cell Res.*, **13**, 320–325.

56 Toyofuku, K., Wada, I., Spritz, R.A., and Hearing, V.J. (2001) The molecular basis of oculocutaneous albinism type 1 (OCA1): sorting failure and degradation of mutant tyrosinases results in a lack of pigmentation. *Biochem. J.*, **355**, 259–269.

57 Oetting, W.S., Fryer, J.P., Shriram, S., and King, R.A. (2003) Oculocutaneous albinism type 1: the last 100 years. *Pigment Cell Res.*, **16**, 307–311.

58 Kobayashi, T., Imokawa, G., Bennett, D.C., and Hearing, V.J. (1998) Tyrosinase stabilization by Tyrp1 (the brown locus protein). *J. Biol. Chem.*, **273**, 31801–31805.

59 Jimenez-Cervantes, C., Martinez-Esparza, M., Solano, F., Lozano, J.A., and Garcia-Borron, J.C. (1998) Molecular interactions within the melanogenic complex: formation of heterodimers of tyrosinase and TRP1 from B16 mouse melanoma. *Biochem. Biophys. Res. Commun.*, **253**, 761–767.

60 Toyofuku, K., Wada, I., Valencia, J.C., Kushimoto, T.O., Ferrana, V.J., and Hearing, V.J. (2001) Oculocutaneous albinism types 1 and 3 are ER retention diseases: mutation of tyrosinase or Tyrp1 can affect the processing of both mutant and wild-type proteins. *FASEB J.*, **15**, 2149–2161.

61 Schweikardt, T., Olivares, C., Solano, F., Jaenicke, E., Garcia-Borron, J.C., and Decker, H. (2007) A three-dimensional model of mammalian tyrosinase active site accounting for loss of function mutations. *Pigment Cell Res.*, **20**, 394–401.

62 Olivares, C. and Solano, F. (2009) New insights into the active site structure and catalytic mechanism of tyrosinase and its related proteins. *Pigment Cell Melanoma Res*, **22**, 750–760.

63 Pomerantz, S.H. (1966) The tyrosine hydroxylase activity of mammalian tyrosinase. *J. Biol. Chem.*, **241**, 161–168.

64 Pomerantz, S.H. and Warner, M.C. (1967) 3,4-dihydroxy-L-phenylalanine as the tyrosinase cofactor. Occurrence in melanoma and binding constant. *J. Biol. Chem.*, **242**, 5308–5314.

65 Inoue, T., Shiota, Y., and Yoshizawa, K. (2008) Quantum chemical approach to

the mechanism for the biological conversion of tyrosine to dopaquinone. *J. Am. Chem. Soc.*, **130**, 16890–16897.

66 Cooksey, C.J., Garratt, P.J., Land, E.J., Pavel, S., Ramsden, C.A., Riley, P.A., and Smit, N.P. (1997) Evidence of the indirect formation of the catecholic intermediate substrate responsible for the autoactivation kinetics of tyrosinase. *J. Biol. Chem.*, **272**, 26226–26235.

67 Land, E.J., Ramsden, C.A., and Riley, P.A. (2003) Tyrosinase autoactivation and the chemistry of *ortho*-quinone amines. *Acc. Chem. Res.*, **36**, 300–308.

68 Jara, J.R., Solano, F., and Lozano, J.A. (1988) Assays for mammalian tyrosinase: a comparative study. *Pigment Cell Res.*, **1**, 332–339.

69 Land, E.J., Ramsden, C.A., and Riley, P.A. (2007) The mechanism of suicide-inactivation of tyrosinase: a substrate structure investigation. *Tohoku J. Exp. Med.*, **212**, 341–348.

70 Land, E.J., Ramsden, C.A., Riley, P.A., and Stratford, M.R. (2008) Evidence consistent with the requirement of cresolase activity for suicide inactivation of tyrosinase. *Tohoku J. Exp. Med.*, **216**, 231–238.

71 Jackson, I.J., Chambers, D.M., Tsukamoto, K., Copeland, N.G., Gilbert, D.J., Jenkins, N.A., and Hearing, V. (1992) A second tyrosinase-related protein, TRP-2, maps to and is mutated at the mouse *slaty* locus. *EMBO J.*, **11**, 527–535.

72 Raposo, G., Tenza, D., Murphy, D.M., Berson, J.F., and Marks, M.S. (2001) Distinct protein sorting and localization to premelanosomes, melanosomes and lysosomes in pigmented melanocytic cells. *J. Cell. Biol.*, **152**, 809–824.

73 Aroca, P., Martinez-Liarte, J.H., Solano, F., Garcia-Borron, J.C., and Lozano, J.A. (1992) The action of glycosylases on dopachrome (2-carboxy-2,3-dihydroindole-5,6-quinone) tautomerase. *Biochem. J.*, **284**, 109–113.

74 Solano, F., Martinez-Liarte, J.H., Jimenez-Cervantes, C., Garcia-Borron, J.C., and Lozano, J.A. (1994) Dopachrome tautomerase is a zinc-containing enzyme. *Biochem. Biophys. Res. Commun.*, **204**, 1243–1250.

75 Odh, G., Hindemith, A., Rosengren, A.M., Rosengren, E., and Rorsman, H. (1993) Isolation of a new tautomerase monitored by the conversion of D-dopachrome to 5,6-dihydroxyindole. *Biochem. Biophys. Res. Commun.*, **197**, 619–624.

76 Palumbo, A., d'Ischia, M., Misuraca, G., De Martino, L., and Prota, G. (1994) A new dopachrome-rearranging enzyme from the ejected ink of the cuttlefish *Sepia officinalis*. *Biochem. J.*, **299**, 839–844.

77 Aroca, P., Solano, F., Garcia-Borron, J.C., and Lozano, J.A. (1991) Specificity of dopachrome tautomerase and inhibition by carboxylated indoles. Considerations on the enzyme active site. *Biochem. J.*, **277**, 393–397.

78 Steel, K.P., Davidson, D.R., and Jackson, I.J. (1992) TRP-2/DT, a new early melanoblast marker, shows that steel growth factor (c-kit ligand) is a survival factor. *Development*, **115**, 1111–1119.

79 Sendoel, A., Kohler, I., Fellmann, C., Lowe, S.W., and Hengartner, M.O. (2010) HIF-1 antagonizes p53-mediated apoptosis through a secreted neuronal tyrosinase. *Nature*, **465**, 577–583.

80 Jimenez-Cervantes, C., Garcia-Borron, J.C., Valverde, P., Solano, F., and Lozano, J.A. (1993) Tyrosinase isoenzymes in mammalian melanocytes. 1. Biochemical characterization of two melanosomal tyrosinases from B16 mouse melanoma. *Eur. J. Biochem.*, **217**, 549–556.

81 Jimenez, M., Tsukamoto, K., and Hearing, V.J. (1991) Tyrosinases from two different loci are expressed by normal and by transformed melanocytes. *J. Biol. Chem.*, **266**, 1147–1156.

82 Boissy, R.E., Sakai, C., Zhao, H., Kobayashi, T., and Hearing, V.J. (1998) Human tyrosinase related protein-1 (TRP-1) does not function as a DHICA oxidase activity in contrast to murine TRP-1. *Exp. Dermatol.*, **7**, 198–204.

83 Martinez-Esparza, M., Jimenez-Cervantes, C., Bennett, D.C., Lozano, J.A., Solano, F., and Garcia-Borron, J.C. (1999) The mouse silver locus encodes a single transcript truncated by the silver mutation. *Mamm. Genome*, **10**, 1168–1171.

84 Kushimoto, T., Basrur, V., Valencia, J., Matsunaga, J., Vieira, W.D., Ferrans, V.J., Muller, J., Appella, E., and Hearing, V.J. (2001) A model for melanosome biogenesis based on the purification and analysis of early melanosomes. *Proc. Natl. Acad. Sci. USA*, **98**, 10698–10703.

85 Solano, F., Martinez-Esparza, M., Jimenez-Cervantes, C., Hill, S.P., Lozano, J.A., and Garcia-Borron, J.C. (2000) New insights on the structure of the mouse silver locus and on the function of the silver protein. *Pigment Cell Res.*, **13** (Suppl. 8), 118–124.

86 Chen, K., Manga, P., and Orlow, S.J. (2002) Pink-eyed dilution protein controls the processing of tyrosinase. *Mol. Biol. Cell.*, **13**, 1953–1964.

87 Costin, G.E., Valencia, J.C., Vieira, W.D., Lamoreux, M.L., and Hearing, V.J. (2003) Tyrosinase processing and intracellular trafficking is disrupted in mouse primary melanocytes carrying the *underwhite* (*uw*) mutation. A model for oculocutaneous albinism (OCA) type 4. *J. Cell. Sci.*, **116**, 3203–3212.

88 Bennett, D.C. and Lamoreux, M.L. (2003) The color loci of mice–a genetic century. *Pigment Cell Res.*, **16**, 333–344.

89 Lamoreux, M.L., Delmas, V., Larue, L., and Bennett, D.C. (2010) *The Colors of Mice: A Model Genetic Network*, Wiley-Blackwell, Oxford.

90 Roberts, D.W., Newton, R.A., Beaumont, K.A., Helen, L.J., and Sturm, R.A. (2006) Quantitative analysis of MC1R gene expression in human skin cell cultures. *Pigment Cell Res.*, **19**, 76–89.

91 Bohm, M., Luger, T.A., Tobin, D.J., and Garcia-Borron, J.C. (2006) Melanocortin receptor ligands: new horizons for skin biology and clinical dermatology. *J. Invest. Dermatol.*, **126**, 1966–1975.

92 Slominski, A., Tobin, D.J., Shibahara, S., and Wortsman, J. (2004) Melanin pigmentation in mammalian skin and its hormonal regulation. *Physiol. Rev.*, **84**, 1155–1228.

93 Cui, R., Widlund, H.R., Feige, E., Lin, J.Y., Wilensky, D.L., Igras, V.E., D'Orazio, J., Fung, C.Y., Schanbacher, C.F., Granter, S.R., and Fisher, D.E. (2007) Central role of p53 in the suntan response and pathologic hyperpigmentation. *Cell*, **128**, 853–864.

94 Busca, R. and Ballotti, R. (2000) Cyclic AMP a key messenger in the regulation of skin pigmentation. *Pigment Cell Res.*, **13**, 60–69.

95 Geschwind, I.I. (1966) Change in hair color in mice induced by injection of alpha-MSH. *Endocrinology*, **79**, 1165–1167.

96 Robbins, L.S., Nadeau, J.H., Johnson, K.R., Kelly, M.A., Roselli-Rehfuss, L., Baack, E., Mountjoy, K.G., and Cone, R.D. (1993) Pigmentation phenotypes of variant extension locus alleles result from point mutations that alter MSH receptor function. *Cell*, **72**, 827–834.

97 Bultman, S.J., Michaud, E.J., and Woychik, R.P. (1992) Molecular characterization of the mouse agouti locus. *Cell*, **71**, 1195–1204.

98 Perez Oliva, A.B., Fernendez, L.P., Detorre, C., Herraiz, C., Martinez-Escribano, J.A., Benitez, J., Lozano Teruel, J.A., Garcia-Borron, J.C., Jimenez-Cervantes, C., and Ribas, G. (2009) Identification and functional analysis of novel variants of the human melanocortin 1 receptor found in melanoma patients. *Hum. Mutat.*, **30**, 811–822.

99 Beaumont, K.A., Shekar, S.N., Cook, A.L., Duffy, D.L., and Sturm, R.A. (2008) Red hair is the null phenotype of MC1R. *Hum. Mutat.*, **29**, E88–E94.

100 Le Pape, E., Wakamatsu, K., Ito, S., Wolber, R., and Hearing, V.J. (2008) Regulation of eumelanin/pheomelanin synthesis and visible pigmentation in melanocytes by ligands of the melanocortin 1 receptor. *Pigment Cell Melanoma Res.*, **21**, 477–486.

101 Levy, C., Khaled, M., and Fisher, D.E. (2006) MITF: master regulator of melanocyte development and melanoma oncogene. *Trends Mol. Med.*, **12**, 406–414.

102 Newton, R.A., Cook, A.L., Roberts, D.W., Leonard, J.H., and Sturm, R.A.

(2007) Post-transcriptional regulation of melanin biosynthetic enzymes by cAMP and resveratrol in human melanocytes. *J. Invest. Dermatol.*, **127**, 2216–2227.

103 Fuller, B.B., Lunsford, J.B., and Iman, D.S. (1987) Alpha-melanocyte-stimulating hormone regulation of tyrosinase in Cloudman S-91 mouse melanoma cell cultures. *J. Biol. Chem.*, **262**, 4024–4033.

104 104. Rouzaud, F. and Hearing, V.J. (2006) Analysis of the transcriptional regulation of melanocytic genes by alphaMSH using the cDNA microarray technique. *Cell. Mol. Biol.*, **52**, 21–31.

105 Furumura, M., Sakai, C., Potterf, S.B., Vieira, W.D., Barsh, G.S., and Hearing, V.J. (1998) Characterization of genes modulated during pheomelanogenesis using differential display. *Proc. Natl. Acad. Sci. USA*, **95**, 7374–7378.

106 Costin, G.E., Valencia, J.C., Wakamatsu, K., Ito, S., Solano, F., Milac, A.L., Vieira, W.D., Yamaguchi, Y., Rouzaud, F., Petrescu, A.J., Lamoreux, M.L., and Hearing, V.J. (2005) Mutations in dopachrome tautomerase (Dct) affect eumelanin/pheomelanin synthesis, but do not affect intracellular trafficking of the mutant protein. *Biochem. J.*, **391**, 249–259.

107 Ando, H., Funasaka, Y., Oka, M., Ohashi, A., Furumura, M., Matsunaga, J., Matsunaga, N., Hearing, V.J., and Ichihashi, M. (1999) Possible involvement of proteolytic degradation of tyrosinase in the regulatory effect of fatty acids on melanogenesis. *J. Lipid Res.*, **40**, 1312–1316.

108 Ando, H., Watabe, H., Valencia, J.C., Yasumoto, K., Furumura, M., Funasaka, Y., Oka, M., Ichihashi, M., and Hearing, V.J. (2004) Fatty acids regulate pigmentation via proteasomal degradation of tyrosinase: a new aspect of ubiquitin-proteasome function. *J. Biol. Chem.*, **279**, 15427–15433.

109 Ando, H., Wen, Z.M., Kim, H.Y., Valencia, J.C., Costin, G.E., Watabe, H., Yasumoto, K., Niki, Y., Kondoh, H., Ichihashi, M., and Hearing, V.J. (2006) Intracellular composition of fatty acid affects the processing and function of tyrosinase through the ubiquitin–proteasome pathway. *Biochem. J.*, **394**, 43–50.

110 Martinez-Esparza, M., Jimenez-Cervantes, C., Beermann, F., Aparicio, P., Lozano, J.A., and Garcia-Borron, J.C. (1997) Transforming growth factor-beta 1 inhibits basal melanogenesis in B16/F10 mouse melanoma cells by increasing the rate of degradation of tyrosinase and tyrosinase-related protein-1. *J. Biol. Chem.*, **272**, 3967–3972.

111 Martinez-Esparza, M., Jimenez-Cervantes, C., Solano, F., Lozano, J.A., and Garcia-Borron, J.C. (1998) Mechanisms of melanogenesis inhibition by tumor necrosis factor-alpha in B16/F10 mouse melanoma cells. *Eur. J. Biochem.*, **255**, 139–146.

112 Helenius, A., Marquardt, T., and Braakman, I. (1992) The endoplasmic reticulum as a protein-folding compartment. *Trends Cell. Biol.*, **2**, 227–231.

113 Petrescu, S.M., Petrescu, A.J., Titu, H.N., Dwek, R.A., and Platt, F.M. (1997) Inhibition of *N*-glycan processing in B16 melanoma cells results in inactivation of tyrosinase but does not prevent its transport to the melanosome. *J. Biol. Chem.*, **272**, 15796–15803.

114 Petrescu, S.M., Branza-Nichita, N., Negroiu, G., Petrescu, A.J., and Dwek, R.A. (2000) Tyrosinase and glycoprotein folding: roles of chaperones that recognize glycans. *Biochemistry*, **39**, 5229–5237.

115 Xu, Y., Bartido, S., Setaluri, V., Qin, J., Yang, G., and Houghton, A.N. (2001) Diverse roles of conserved asparagine-linked glycan sites on tyrosinase family glycoproteins. *Exp. Cell. Res.*, **267**, 115–125.

116 Ando, H., Ichihashi, M., and Hearing, V.J. (2009) Role of the ubiquitin proteasome system in regulating skin pigmentation. *Int. J. Mol. Sci.*, **10**, 4428–4434.

117 Shigeta, Y., Imanaka, H., Ando, H., Ryu, A., Oku, N., Baba, N., and Makino, T. (2004) Skin whitening effect of linoleic acid is enhanced by liposomal formulations. *Biol. Pharm. Bull.*, **27**, 591–594.

118 Galibert, M.D., Carreira, S., and Goding, C.R. (2001) The Usf-1 transcription factor is a novel target for the stress-responsive p38 kinase and mediates UV-induced tyrosinase expression. *EMBO J.*, **20**, 5022–5031.

119 Bellei, B., Maresca, V., Flori, E., Pitisci, A., Larue, L., and Picardo, M. (2010) p38 regulates pigmentation via proteasomal degradation of tyrosinase. *J. Biol. Chem.*, **285**, 7288–7299.

120 Smalley, K. and Eisen, T. (2000) The involvement of p38 mitogen-activated protein kinase in the alpha-melanocyte stimulating hormone (alpha-MSH)-induced melanogenic and anti-proliferative effects in B16 murine melanoma cells. *FEBS Lett.*, **476**, 198–202.

121 Hall, A.M. and Orlow, S.J. (2005) Degradation of tyrosinase induced by phenylthiourea occurs following Golgi maturation. *Pigment Cell Res.*, **18**, 122–129.

122 Kobayashi, T. and Hearing, V.J. (2007) Direct interaction of tyrosinase with Tyrp1 to form heterodimeric complexes *in vivo*. *J. Cell. Sci.*, **120**, 4261–4268.

123 Park, H.Y., Perez, J.M., Laursen, R., Hara, M., and Gilchrest, B.A. (1999) Protein kinase C-beta activates tyrosinase by phosphorylating serine residues in its cytoplasmic domain. *J. Biol. Chem.*, **274**, 16470–16478.

124 Iozumi, K., Hoganson, G.E., Pennella, R., Everett, M.A., and Fuller, B.B. (1993) Role of tyrosinase as the determinant of pigmentation in cultured human melanocytes. *J. Invest. Dermatol.*, **100**, 806–811.

125 Bhatnagar, V., Anjaiah, S., Puri, N., Darshanam, B.N., and Ramaiah, A. (1993) pH of melanosomes of B 16 murine melanoma is acidic: its physiological importance in the regulation of melanin biosynthesis. *Arch. Biochem. Biophys.*, **307**, 183–192.

126 Puri, N., Gardner, J.M., and Brilliant, M.H. (2000) Aberrant pH of melanosomes in pink-eyed dilution (*p*) mutant melanocytes. *J. Invest. Dermatol.*, **115**, 607–613.

127 Fuller, B.B., Spaulding, D.T., and Smith, D.R. (2001) Regulation of the catalytic activity of preexisting tyrosinase in black and Caucasian human melanocyte cell cultures. *Exp. Cell Res.*, **262**, 197–208.

128 Ancans, J., Tobin, D.J., Hoogduijn, M.J., Smit, N.P., Wakamatsu, K., and Thody, A.J. (2001) Melanosomal pH controls rate of melanogenesis, eumelanin/phaeomelanin ratio and melanosome maturation in melanocytes and melanoma cells. *Exp. Cell. Res.*, **268**, 26–35.

129 Hearing, V.J. and Ekel, T.M. (1976) Mammalian tyrosinase. A comparison of tyrosine hydroxylation and melanin formation. *Biochem. J.*, **157**, 549–557.

130 Martinez, J.H., Solano, F., Garcia-Borron, J.C., Iborra, J.L., and Lozano, J.A. (1985) The involvement of histidine at the active site of Harding-Passey mouse melanoma tyrosinase. *Biochem. Int.*, **11**, 729–738.

131 Watabe, H., Valencia, J.C., Yasumoto, K., Kushimoto, T., Ando, H., Muller, J., Vieira, W.D., Mizoguchi, M., Appella, E., and Hearing, V.J. (2004) Regulation of tyrosinase processing and trafficking by organellar pH and by proteasome activity. *J. Biol. Chem.*, **279**, 7971–7981.

132 Cheli, Y., Luciani, F., Khaled, M., Beuret, L., Bille, K., Gounon, P., Ortonne, J.P., Bertolotto, C., and Ballotti, R. (2009) αMSH and cyclic AMP elevating agents control melanosome pH through a protein kinase A-independent mechanism. *J. Biol. Chem.*, **284**, 18699–18706.

第5章 黑素生成抑制剂和促进剂

Alain Taïeb, Muriel Cario-André, Stefania Briganti, Mauro Picardo

5.1 引言

人类正常程度的色素沉着水平因种族而异，不同的水平反映了黑素小体合成和储存的黑素数量、大小和类型在数量和质量上的差异，而黑素小体是黑素细胞内溶酶体样的特化细胞器[1-3]。

每个表皮黑素细胞被大约36个角质形成细胞包围，共同形成所谓的表皮黑素单位（epidermal melanin unit），它在黑素的分布中起着关键的作用，但同时也受到真皮层的强烈影响[4,5]。

构成性色素沉着（constitutive pigmentation）的表型差异与黑素细胞的数量无关，因为黑素细胞数量在所有皮肤类型中几乎相同[6]，这些表型差异由其他几个因素决定，包括黑素生成活动水平[7]、真黑素（黑色/棕色）与褐黑素（红色/黄色）之间的比例[8,9]、黑素小体的转运以及分布到邻近角质形成细胞的方式[10]（另见第10章）。

因此，表皮层内的黑素含量和分布可以作为皮肤健康的标志。尽管黑素在人体皮肤中具有光保护功能，但黑素的产生和累积异常增加是多数皮肤病的特征，引起包括获得性色素沉着过度，例如黄褐斑、炎症后色素沉着、雀斑（freckles/ephelides）、老年性黑子等皮肤病[11,12]。相反地，皮肤色素沉着的减少与退化过程相关，例如老年皮肤中的脱色，被认为是黑素细胞衰老的标志，这或者也与病理状态有关，如白癜风。

在大多数人类文化中，色素沉着过度/色素沉着不足（hyper/hypopigmentation）会产生相当大的影响，在深色皮肤的人群中，色素沉着过度的影响更甚。由此产生的社会心理和容貌问题以及巨大市场，引发了学者对黑素生成通路进行更彻底的研究，并对一系列已知的潜在黑素生成调节剂活性进行筛选。

5.1.1 黑素的生物化学

5.1.1.1 黑素的生物合成

表皮黑素生成是一个动态过程，涉及多种调节因子，这些调节因子导致了人体中存在黑素及与之相符的皮肤类型。在黑素小体内，黑素形成的生物合成通路受酶催化和化学反应的共同控制。黑素生成的第一步和限速步骤是由酪氨酸酶，即多酚氧化酶（EC 1.14.18.1，邻苯二酚：O_2 氧化还原酶）催化的 *L*-酪氨酸氧化成多巴醌。酪氨酸酶（多酚氧化酶）用氧分子催化单酚 *L*-酪氨酸羟基化为邻二酚 3,4-二羟基苯丙氨酸（多巴），并将多巴氧化成多巴醌，并随后作为真黑素和褐黑素的前体[13,14]（见第3章、第4章、第6章）。多巴醌自发地转化为黑色/棕色的真黑素的单体吲哚前体（DHI 和 DHICA）。此外，酪氨酸酶相关蛋白1（TRP-1/Tyrp1）和多巴色素互变异构酶[Dct，也称为酪氨酸酶相关蛋白2（TRP-2/Tyrp2）]等其他一些酶也可能在体内的黑素生成中起重要作用。TRP-2 催化多巴色素互变异构为 DHICA，随后再被氧化为 DHICA 黑素亚基。据报道，TRP-1 催化 DHICA 氧化生成真黑素。真黑素的亚基由 DHICA 与 DHI 结合而成，而 DHI 是由多巴色素自发丢失羧酸部分后生成的。此外，TRP-1 对于酪氨酸酶向黑素小体的正确运输[15]及其酶活性的稳定调控[16,17]至关重要，并且 TRP-2 似乎参与黑素小体内酪氨酸酶的解毒作用[18]。在巯基化合物（例如谷胱甘肽的半胱氨酸）存在的情况下，多巴醌不形成 2-或 5-*S*-半胱氨酸多巴，其产生的黄色/红色可溶性黑素的苯并噻嗪前体，称为褐黑素[19,20]。一般情况下会产生一种由褐黑素和真黑素混合的聚合物并沉积在黑素小体基质蛋白上。

5.1.1.2 酪氨酸酶的成熟和降解

酪氨酸酶包含了6个人类和小鼠共有的 *N* 连接糖基化位点，这些关键蛋白质成熟位点的突变会降低酪氨酸酶的催化功能[21]。酪氨酸酶糖基化能力的改变会抑制其在内质网和高尔基体的折叠和成熟，从而导致色素减退[22]。酪氨酸酶会内源性降解，至少其中的一部分会通过泛素-蛋白酶体系统（ubiquitin-proteasome system，UPS）降解[23]，该系统选择性地降解细胞内泛素化蛋白，比如内质网中错误折叠的蛋白和短寿命的蛋白[24-26]。蛋白酶通过 ER 相关蛋白的降解来分解酪氨酸酶，这是一种质量控制机制，与错误折叠或未组装的分泌蛋白在内质网中的滞留和向胞质中的逆向转运有关[27]。

5.1.1.3　催化位点

酪氨酸酶广泛地存在于从细菌到哺乳动物的整个进化阶段，尽管已经公布的酪氨酸酶序列长度和整体特性具有高度异质性，但其催化位点在不同物种间是高度保守的，并且与 TRP-1 和 TRP-2 具有高度同源性[28]。特别是酪氨酸酶的活性位点由具有一个中心铜结合域的疏水腔组成，里面包含了 2 个肽类片段以及 3 个组氨酸在内的、严格保守的氨基酸残基[29]。此外，人体内的酪氨酸酶包含 N 端信号肽，能够在运输和加工酶的过程中起相关作用，并且富含半胱氨酸残基 C 端的疏水跨膜片段，这也是以黑素小体为目标的酪氨酸酶所必需的成分[29-32]。酪氨酸酶的催化机制一直被非常广泛地研究，这是由于酪氨酸酶自身的复杂性和在同一活性位点存在两种催化活性（即酪氨酸酶羟化酶和多巴氧化酶）的特殊性[33, 34]（见第 4 章）。为了有效地将 *L*-酪氨酸与活性位点结合并开始进行黑素的合成，铜离子和 3 个组氨酸之间的连接是必需的[35]。每次肽段或铜离子的改变都可能导致酪氨酸酶活性的失调。

5.1.2　旁分泌信号和表皮黑素生成的调节

黑素细胞与其表皮中相邻的细胞紧密协作，并受多种生物因素的影响，包括细胞因子、生长因子、维生素和前列腺素。这些因素不仅决定黑素是否能够合成，还决定了产生何种类型的黑素。受创伤、紫外线照射或其他引起色素生成水平改变的环境刺激因素可能诱导了调节色素沉着的复杂信号[36-38]。酪氨酸酶、相关黑素生成酶和黑素小体结构蛋白（MART-1 和 PMEL17）的表达可以通过小眼畸形相关转录因子（microphthalmia-associated transcription factor，MITF）在转录水平上调节[39, 40]。α-黑素细胞刺激素与黑皮质素-1 受体的结合激活腺苷酸环化酶并随后释放 cAMP，导致蛋白激酶 A（protein kinase A，PKA）通路的激活。PKA 诱导 cAMP 应答元件结合蛋白（cAMP-responsive element binding protein，CREB）转录因子的磷酸化，其介导 MITF-M 启动子活化以诱导黑素合成[41]。白介素-6（interleukin-6，IL-6）和 Wnt 信号通路也可以调节 MITF[42-44]。转录后的 MITF 激活涉及通过核糖体 S6 激酶（ribosomal S6 kinase，RSK）、糖原合成酶激酶-3β（glycogen synthase kinase-3β，GSK3β）、p38 应激信号转导和丝裂原活化蛋白激酶（mitogen-activated protein kinase，MAPK）通路的瞬时磷酸化[45-47]。此外，皮肤内角质形成细胞、成纤维细胞和黑素细胞之间的旁分泌联系在调节表皮黑化中起到重要作用。在各种刺激下，人角质形成细胞分泌各种细胞因子，人类黑素细胞的有丝分裂原或黑素原包括内皮素（endothelin，ET）-1、干细胞因子（stem cell factor，SCF）、碱性成纤维细胞生长因子和 α-MSH[48-51]。已有研究提出在黄褐斑色素沉着过度的机制中，SCF 和 c-kit 在真皮中的过度表达起到重要作用[52]。

5.1.3　研究方法

调节黑素生成的不同生物活性化合物的相关实验结果有很大差异，部分原因是黑素生成分析测定的条件多种多样，用作靶标的不同细胞系（包括黑色素瘤细胞）以及有效性的判定终点不同。为了使治疗色素性病变的新型生物制剂评估标准化，研究者开发了一种被称为色素调节剂的标准化测试（standardized testing of pigmentary regulators，STOPR）的方法[53]。该方法涉及使用纯化的酪氨酸酶作为初步筛选，推定黑素生成化合物，然后使用培养的有色素的小鼠黑素细胞来评估细胞增殖、总黑素的累积和黑素生成潜力。然而，尽管用 STOPR 方法得出的结果有可重复性和经济性，并且可以提供对脱色剂机制的关键解释，仍需要更多地了解影响人类色素沉着过程的细节。事实上到目前为止，大多数体外试验研究都是使用蘑菇酪氨酸酶完成的，而人类酪氨酸酶的使用可以得到更接近在人类皮肤中观察到的结果[54]。为了评估角质形成细胞在黑素生成调节中的活性作用，应该优选哺乳动物皮肤或角质形成细胞-黑素细胞共培养作为测试模型，而不仅仅是使用纯黑素细胞培养体系。例如，对比角质形成细胞与黑素细胞共培养与纯黑素细胞培养，熊果苷在共培养体系中对抑制黑素形成表现出了更好的效果[55]。此外，为了分析真皮细胞如何参与色素沉着过程，应使用包括成纤维细胞在内的皮肤模型去重建这个过程[5]。然而，没有实验模型可用于评估能够诱导色素减退（不仅可以通过从源头抑制黑素产生，还会增加脱屑或漂白色素）的化合物的效果。最近新提出的思路可用于探究新的脱色剂：在培养的 Melan-A 细胞中进行的化学遗传筛选已成功用于体外验证脱色特性，从中发现了影响哺乳动物色素沉着的通路[56, 57]。

研究者通过永生化的小鼠黑素细胞、白化黑素细胞或斑马鱼中筛选标记过的基于三嗪类的化合物联合库，尝试鉴定有效的色素沉着增强剂或抑制剂。研究人员在斑马鱼和重建皮肤模型中研究了已找到的化合物的作用机制，作为有用的工具，研究这些分子在更能代表人类皮肤的模型中调节色素沉着的能力。尤其斑马鱼可能作为一种有用且经济的动物模型，可以提供一种很好的方法来鉴定和表征调节色素沉着或影响神经嵴中色素沉着前体细胞发育或随后迁移的突变[58, 59]。

5.2 脱色剂

表 5.1 根据主要的药学靶点总结了下文将要讨论的各种物质，表 5.2 是其主要的临床适应证。

表 5.1 基于主要药理作用的脱色剂分类

黑素合成前		黑素合成期间		黑素合成后	
转录抑制	全反式视黄酸	干扰酪氨酸酶的活动	对苯二酚	抑制黑素小体传输	
	蛋白激酶 C 抑制剂		4-叔丁基苯酚	抑制黑素细胞树突的形成	甲基麦冬酮 B-矢车菊素
	溶血磷脂酸		4-叔丁基乙醇		
	C2 神经酰胺		4-羟基苯甲醚		
	沸石		*N*-乙酰基-4-*S*-胱氨酰苯酚		
	薯蓣皂苷		氢醌单苯甲醚	减少黑素小体的传输	烟酰胺
	独行菜提取物		4-正丁基间苯二酚		
	二氢硫辛酸		α-熊果苷		
黑素生成酶的翻译后修饰	衣霉素		熊果苷	蛋白酶激活受体 2 的抑制作用	RWJ-50353 大豆提取物（大豆胰蛋白酶抑制剂和 Bowman-Birk 蛋白酶抑制剂）
	氨基葡萄糖		脱氧熊果苷		
	正丁醛氧基没食子酸		曲酸	抑制膜糖基化	凝集素拟糖蛋白
	脱氧甘露霉素		龙胆酸及其甲酯		
	D-泛烯-*S*-磺酸盐		壬二酸		
	白藜芦醇		芦荟素		
	喹啉类		鞣花酸		
	亚油酸		白藜芦醇 氧化白藜芦醇		
	磷脂酶 D_2		片麻岩		

续表

黑素合成前	黑素合成期间		黑素合成后	
黑素生成酶的翻译后修饰	TRP-2（Dct）调节	氧化白藜芦醇衍生物	加速表皮更新	
		2,6-二甲氧基-*N*-（4-甲氧基苯基）苯甲酰胺	类视黄醇	全反式视黄酸 他扎罗汀（外用维生素 A 酸）
		全反式视黄酸		β-胡萝卜素
		吡咯并喹啉醌		阿达帕林
	干扰副产物的产生	抗坏血酸镁	化学去角质	视黄醛
				三氯乙酸
		L-抗坏血酸-3-磷酸		乙醇酸
		异硬脂酸二钠		
		2-*O*-磷酸钴		乳酸
				水杨酸
		α-生育酚		
		α-生育酚阿魏酸酯		
		6-羟基-3,4-二氢苦参碱		
		植物苷	亚油酸	
		皮卡坦诺		
		碧萝芷		
		没食子酸		
		硫辛酸		
	干扰黑素生成途径	胱胺	甘草提取物	
		N,N'-二硫代半胱胺		
	过氧化物酶抑制剂	甲巯咪唑		

表 5.2　脱色剂的临床应用

黑素生成步骤	治疗	临床适应证	主要参考文献
干扰酪氨酸酶活性	对苯二酚	黄褐斑 炎症后色素沉着 日光性黑子	综述［60，61］（Cochrane 数据库）
	4-正丁基间苯二酚	黄褐斑 日光性黑子	［62，63］
	脱氧熊果苷	日光性黑子	［64，65］
	壬二酸	黄褐斑 炎症后色素沉着	综述［60，61］（Cochrane 数据库）

续表

黑素生成步骤	治疗	临床适应证	主要参考文献
干扰酪氨酸酶活性	鞣花酸+熊果苷	黄褐斑	[66]
	芦荟素	炎症后色素沉着	
	芦荟素+熊果苷	炎症后色素沉着	[67]
	曲酸	黄褐斑	[68]
干扰副产物的产生	抗坏血酸	黄褐斑	[69]
		炎症后色素沉着	
		日光性黑子	
	α-生育酚	黄褐斑	
	硫辛酸	黄褐斑	
	碧萝芷	黄褐斑	
过氧化物酶抑制剂	甲巯咪唑	黄褐斑	[70,71]
		炎症后色素沉着	
黑素小体转移抑制剂	烟酰胺	炎症后色素沉着	[72,73]
		日光性黑子	
加速表皮更新	全反式视黄酸	黄褐斑	综述[60,61,74,75]（Cochrane 数据库）
		日光性黑子	
	他扎罗汀	炎症后色素沉着	[52,76]
		日光性黑子	
	阿达帕林	黄褐斑	[52,74,77]
		日光性黑子	
	β-胡萝卜素	黄褐斑	[78]
	三氯乙酸	黄褐斑	综述[60,61]（Cochrane 数据库）
		日光性黑子	
	乙醇酸	黄褐斑	综述[60,61]（Cochrane 数据库）
		日光性黑子	
	水杨酸	黄褐斑	[79]
		炎症后色素沉着	
	亚油酸	黄褐斑	[80]
	甘草提取物	黄褐斑	[81]
联合治疗	氢醌+全反式视黄酸+类固醇	黄褐斑	综述[60,61]（Cochrane 数据库）
		炎症后色素沉着	
		日光性黑子	
	氢醌+全反式视黄酸	黄褐斑	综述[60,61]（Cochrane 数据库）

5.2.1　作用于黑素合成之前的物质

5.2.1.1　黑素生成酶的转录抑制

考虑到 MITF 在调节黑素生成中所起的相关作用，调节 MITF 活性相关的信号转导通路可能具有潜在的治疗价值。一些能够抑制 MITF 表达和活性的物质，包括细胞外信号调节激酶（extra-cellular signal-regulated kinase，ERK）和丝氨酸/苏氨酸激酶（serine/threonine kinase，Akt）/蛋白激酶 B（protein kinase B，PKB）通路是脱色剂的典型代表[82，83]。其中，全反式视黄酸（all-trans-retinoic acid，ATRA）能够干扰黑素细胞发育和黑素生成。ATRA 对光损伤后的人体皮肤色素沉着过度导致的病变有淡化作用[74，75]，但其脱色机制尚不清楚。该物质对黑素细胞的影响是存在争议的：它通过蛋白激酶 C（protein kinase C，PKC）的激活和 MITF 的表达诱导酪氨酸酶的转录，导致黑素细胞分化，并通过 caspase-3 通路和 Bcl-2 下调促进已分化的黑素细胞凋亡[84]。ATRA 引起 B16 黑色素瘤细胞生长停滞和分化，并增加 PKC 的水平，PKC 通过胞质区丝氨酸残基的磷酸化激活酪氨酸酶，从而增加黑素的产生[85]。一些研究人员报道 ATRA 和其他维生素 A 衍生物能够增加体外和动物模型的色素沉着程度[86，87]。然而，文献中的其他数据表明 ATRA 仅在黑素含量低的细胞或受试者中激活黑素生成，而它可以显著改善与炎症光老化相关的异常色素沉着过度[88]。据报道，日光性黑子是光老化皮肤中常见的部分，由于长期暴露在阳光下，它代表了表皮单元的稳态受损[89]。在研究者基于免疫组织化学和电子显微镜提出的致病模型中，角质形成细胞比黑素细胞改变更多，这表明角质形成细胞中异常的色素滞留是导致日光性黑子存在的主要不利因素。这一证据可能部分解释了类视黄醇最先靶向角质形成细胞的治疗效果。近期还有研究发现 ATRA 和视黄醇可抑制 B16 黑色素瘤细胞中 cAMP 介导的黑素生成并下调酪氨酸酶以及翻译前的 TRP-1 表达[90]。

尽管 PKC 在诱导黑素生成中的作用仍存在争议，但 PKC 通路和受 cAMP 影响的 PKA 通路之间存在相互作用的证据表明，PKC 抑制剂鞘氨醇和钙磷碱（calphostine），同样也抑制受 α-MSH 影响的黑素生成反应[77]。有证据表明，MITF-M 是 PKC-β 的一个关键因素[91]，这证实了受 PKC- 和 cAMP- 影响的通路在调节黑素生成过程中的联系。双异丙基马来酰亚胺 GF 109203X 是 PKC 的一种选择性抑制剂，它可以减少人类黑素细胞中黑素的生成，并减少豚鼠的基底和紫外线诱导的皮肤色素沉着，表明其可能用于治疗色素沉着过度[92]。此外，溶血磷脂酸（lysophos-phatidic acid，LPA）是一种细胞间脂质调节剂，它具有生长因子样活性，通过下调 MITF 来减少黑素合成[93]。神经鞘脂是皮肤中最常见的鞘脂类，神经酰胺是神经鞘脂酶水解神经鞘脂的产物[94]，这也表明鞘脂分解产物在表皮增殖、分化和黑素合成的调节中有重要作用。在人类黑素细胞和小鼠黑素细胞系中发现 C2 神经酰胺可抑制细胞增殖和黑素生成[83，95，96]。C2 神经酰胺减少黑素细胞色素沉着的机制是持续和持久地激活 ERK1/2 和 Akt 激酶，导致 MITF 减少和酪氨酸酶活性的抑制。ERK 的快速激活可诱导 MITF 的磷酸化和降解，但其延迟激活可能导致 MITF 表达的抑制。

沸石由氧桥连接 SiO_4 和 AlO_4 四面体构成晶体，具有开放性的骨架结构，两个硅原子或铝原子共用一个氧原子。硅酸盐和铝硅酸盐既具有生物活性又无毒性。沸石通过增加 B16F10 黑色素瘤细胞的 ERK 活性，从而抑制 MITF 介导的酪氨酸酶表达和黑素合成[97]。近期一些报道提出，杂环嘧啶化合物可以保护表皮细胞免受 UVB 带来的损伤，并通过降低 MITF 介导的酪氨酸酶表达来抑制黑素生成[98]。

能够干预 MITF 转录后调控的化合物也可以调节色素沉着的过程。薯蓣皂苷（diosgenin）是一种存在于多种植物中的甾体皂苷，它通过激活磷脂酰肌醇-3-激酶（phosphatidylinositol-3-kinase，PI3K）信号来抑制黑素生成。Akt 和 GSK3β 是 PI3K 介导的信号转导下游分子，通过使多种底物磷酸化的能力来广泛参与细胞内的动态平衡[99]。薯蓣皂苷增加了 Akt 和 GSK3β 的磷酸化水平，随后进一步参与到 MITF 的激活过程[80]。

据报道细胞因子可以调节黑素生成，并且也是酪氨酸酶和相关蛋白的主要调节因子。在 Mel-Ab 细胞中，转化生长因子（transforming growth factor，TGF）-β1 可以抑制色素形成、干扰酪氨酸合成，并且可能干扰蛋白质本身的胞内稳定性[100-102]，其起效的机制可能是通过延迟 ERK 激活和减少 MITF 以及酪氨酸酶的生成。此外，IL-6 和肿瘤坏死因子（tumor necrosis factor，TNF）-α 能够通过作用于酪氨酸酶的活性来减少色素沉着，尽管抑制作用所需要的浓度相当高[103，104]。据报道，有一种独行菜提取物（*Lepidium apetalum*, ELA)对紫外线诱导的棕色豚鼠皮肤色素沉着和HM3KO人黑色素瘤细胞的黑素生成有抑制作用，在此实验中观察到的酪氨酸酶mRNA和蛋白质表达以及黑素含量的降低被认为与ELA介导的角质形成细胞中IL-6增加以及后期MITF表达的降低有关[105]。

MITF在黑素生成中的核心作用已被一些抗氧化剂[如二氢硫辛酸、α-硫辛酸(α-lipoic acid, LA)和白藜芦醇]作为脱色剂而不涉及其抗氧化活性的证据所证实。这些抗氧化剂影响MITF和酪氨酸酶启动子的活性，在mRNA和蛋白质水平上降低内源性和诱导性的MITF。此外，这些抗氧化剂通过拮抗毛喉素和UVB刺激的基因启动子的活性，显著降低酪氨酸酶活性，从而导致黑素细胞培养过程中的色素脱失[46]。二氢硫辛酸对黑皮猪有祛色素的作用，在活体上对UVB引起的晒黑有抑制作用。然而，由于MITF对调节黑素细胞分化、发育和存活至关重要[40,106]，所以引入能够降低MITF表达和活性的化合物用于皮肤色素沉着的治疗，可能导致黑素细胞的死亡。这一点被MITF表达不足的黑素细胞对紫外线诱导凋亡的耐受力降低所佐证[107]。

5.2.1.2 黑素生成酶的译后修饰

黑素生成酶的翻译后修饰主要机制是天冬酰胺有关物质的糖基化，这是酶正常成熟并以可溶性形式释放的关键过程[21,108]。黑素生成蛋白表现出不同的糖基化模式，这可能是由于酪氨酸酶、TRP-1和TRP-2三维结构的不同所致[109]。能够抑制*N*-糖基化的试剂会导致蛋白质折叠不当和黑素小体发育成熟的减少、黑素小体酶活性抑制或黑素生成抑制[110,111]。在小鼠和人类黑色素瘤细胞中，用特异性抑制剂(如衣霉素或葡糖胺)抑制依赖于脂质载体的蛋白质糖基化，能够减少色素沉着，改变黑素小体的结构和生化功能[112,113]。丁基脱氧野尻霉素(butyldeoxynojircimicin)通过抑制α-糖苷酶Ⅰ(*N*-糖基化的早期步骤)来灭活酪氨酸酶，并显著降低B16黑色素瘤细胞中的黑素含量[114]，但它只能使TRP-1的多巴氧化酶活性轻微降低，说明该TRP-1能够绕过糖苷酶的阻断。

最近的研究发现，在体外试验中，pH响应脂质体可以增强*N*-糖基化抑制剂对糖基化的抑制作用，从而增强了*N*-糖基化抑制剂对色素的淡化作用[115]。用被认为负责后期聚糖加工过程的脱氧甘露霉素(α-1,2-甘露糖苷酶的抑制剂)处理HM3KO黑色素瘤细胞，抑制了糖基化、酪氨酸酶向黑素小体的转运和黑素合成[116]。

在B16黑色素瘤细胞中，酪氨酸酶抑制剂BMY-28565在不影响酪氨酸酶mRNA的水平下，通过抑制酪氨酸酶活性来抑制黑素的生成，有人认为其抑制酪氨酸酶的机制是修饰酶的糖基化[117]。研究发现有一些化合物，包括*D*-泛酰硫氢乙胺-*S*-磺酸钙[118]、铁蛋白[119]和谷胱甘肽[120]，可以通过干扰黑素生成酶糖基化而发挥脱色剂的作用。*D*-泛酰硫氢乙胺-*S*-磺酸钙和参与蛋白质细胞内转运的辅酶A化学结构相似，可在其作用机制中发挥相关作用[121]。已有报道提到铁蛋白下调和随后的细胞内应激条件会严重影响酪氨酸酶的正常成熟[119]。而白藜芦醇对黑素细胞的作用是通过增加未成熟酪氨酸酶在内质网内的滞留和阻断酶从内质网到高尔基体的运输来调节脱色过程，从而导致功能性酪氨酸酶的显著降低[122]。

谷胱甘肽的增白作用除了抑制酪氨酸酶的糖基化和阻断酶的成熟和转移过程外，还涉及其他机制，如铜离子在活性位点的螯合作用、从真黑素生成向褐黑素生成的转换、黑素生成过程中自由基的淬灭以及调节黑素细胞毒性化合物诱导的色素脱失等[54,120]。此外，细胞内pH值是调节酪氨酸酶功能的一个重要因素，会很大程度地影响酪氨酸酶的活性，对蛋白质向黑素小体的分选至关重要[123,124]。在Melan-A细胞中，喹啉类似物质似乎破坏了酪氨酸酶基因家族蛋白的胞内运输，其机制可能和改变溶酶体腔内pH值的能力有关，导致溶酶体相关膜蛋白-1的亚细胞定位改变和随后色素沉着的减少[125]。

5.2.1.3 酪氨酸酶的泛素化增加

据报道，在体外用不同的因子(例如碱性多肽、十二烷基硫酸钠、盐酸胍、氨基酸或脂肪酸)调节UPS后，可以激活酪氨酸酶的降解过程[27,126,127]。脂肪酸是细胞膜的主要成分，高度参与细胞内信号转导和核受体的结合[128]，并且已经被确定为UPS的内在调节因子。

已有报道称脂肪酸类可通过干扰黑素生成通路的不同步骤诱导色素减退[129,130]。亚油酸可以使黑素含量减少，而不会影响黑素小体的数量或酪氨酸酶mRNA水平，这提示了一种涉及酪氨酸酶成熟和/或降解的作用机制[131]。研究显示脂肪酸对于UPS的作用不尽相同，比如不饱和脂肪酸(如亚油酸)增加酪氨酸酶的泛素化，而棕榈酸可以减缓这一过程，因此，两者分别通过蛋白酶加快或减慢酪氨酸酶的降解[128, 129]。已证明局部使用亚麻酸、亚油酸和油酸（效率按降序排列）可减少紫外线引起的色素沉着过度，这也揭示 UPS 的特定调节因子可用于预防和/或治疗色素沉着过度疾病。与不饱和脂肪酸一样，磷脂酶 D_2 也通过泛素介导的酪氨酸酶来降解减少黑素生成[132]。然而，也有人提出磷脂酶和花生四烯酸可以刺激黑素的生成[133]，并且可能介导紫外光反应有关的色素沉着。若真如此，磷脂酶和不饱和脂肪酸并不总是表现出减少色素的作用。

5.2.2　作用于黑素合成过程中的药物

5.2.2.1　对酪氨酸酶的干扰

由于其（酪氨酸酶）在调节色素沉着中的核心作用，脱色剂最直接的细胞靶标之一就是酪氨酸酶。考虑到酪氨酸酶活性位点的特征是：插入了底物苯环的疏水腔、*L*-异构体的高立体专一性以及苯环与侧链基团之间的距离所带来的空间限制，推断酪氨酸酶抑制剂应该具备相应的结构。可以通过不同的方式抑制酪氨酸酶活性，包括：①竞争性抑制；②非竞争性抑制；③在活性位点螯合铜原子。抑制剂强度通常表示为抑制 IC_{50} 值（在测试条件下抑制一半酶活性所需的抑制剂浓度）。但是，由于报道的产品数量众多，且采用不同测试体系，从蘑菇酪氨酸酶、哺乳动物酪氨酸酶、黑素细胞培养、角质形成细胞和黑素细胞的共培养以及最后应用于动物在体皮肤实验，得到的动力学结果仍有争议，所以对酪氨酸酶抑制剂的结构和作用机制进行分类并不容易。此外，有几种物质能够通过多种机制抑制酪氨酸酶活性，例如干扰催化和调节位点的残基，或被代谢成能够作为竞争性和非竞争性抑制剂的产物。

竞争性抑制剂可能是铜螯合剂、不可代谢的类似物或真实底物的衍生物，其特征是能够以可逆方式结合酶的活性位点，避免与天然底物相互作用并降低酶与底物的亲和力，这与米氏（Michaelis-Menten）常数（K_m）的增加相符。

相反地，非竞争性抑制剂只能与酶-底物的复合物结合。混合型（竞争性和非竞争性混合）抑制剂不仅可以与游离酶结合，还可以与酶-底物复合物结合。对于大多数混合型抑制剂，它们对游离酶和酶-底物复合物的平衡结合常数是不同的。然而，混合型抑制剂中的一个特殊情况是：非竞争性抑制剂与游离酶和酶-底物复合物以相同的平衡常数结合，诱导酶活性最大速度（V_m）降低而不改变 K_m。最终两类抑制剂都可以导致酪氨酸酶动力的降低和黑素合成的减少。具有电子供体基团的化合物可以作为底物，带有强电子受体基团的化合物可以诱导酪氨酸酶的竞争性抑制。酪氨酸酶抑制剂可分为两大类，第一类是具有形成氢键官能团的芳环化合物，第二类是与铜形成络合物的阴离子和分子。在第一类中包括含有 4-取代酚部分或儿茶酚的化合物，其结构类似于酪氨酸或多巴，作为酪氨酸酶的替代底物被酶氧化而不产生黑素[134, 135]。位次 4 取代的酚基能结合酪氨酸酶的双核活性位点并抑制其催化活性，邻位有两个羟基（OH）的儿茶酚结构可以作为酪氨酸酶铜离子的螯合剂，但是产生的醌会与黑素小体蛋白和/或必需酶反应的巯基发生反应，干扰细胞生长和增殖，并对皮肤产生刺激[134]。

作为皮肤增白剂引入的第一种化合物是氢醌（hydroquinone，HQ），一种化学上称为 1,4-二羟基苯（1,4-dihydroxybenzene）的酚类化合物，被认为是体外和体内最有效的黑素生成抑制剂之一，并且已被确定为评估其他脱色剂有效性的金标准。氢醌已被广泛用于治疗皮肤色素沉着性疾病，如黄褐斑或炎症后色素沉着[61, 136-138]。由于其具有与黑素前体的结构同源性，HQ 与组氨酸共价结合或与酪氨酸酶活性位点处的铜相互作用，从而抑制酪氨酸和苯酚氧化酶的酶促氧化作用，还会抑制 RNA 和 DNA 的合成，并可能影响黑素小体的形成，选择性地损伤黑素细胞[139]。黑素生成量的减少是 HQ 抑制黑素细胞代谢过程的直接结果。此外，HQ 会产生活性氧簇（reactive oxygen species，ROS），诱导膜脂质和蛋白质（如酪氨酸酶）的氧化损伤以及消耗谷胱甘肽，这些能力也参与抑制色素沉着[54, 140-142]。由于其有效性，HQ 应用于皮肤美白得到迅速普及。双盲安慰剂对照试验对 4% HQ 的疗效和不良反应的评估结论是 HQ 非常安全[143, 144]。然而，由于其作为强氧化剂以及其能够快速转化为醌（一种黑素细胞毒性化合物）的特性，高浓度的 HQ 用于皮肤有毒性[145]。HQ 常见的副作用是皮肤刺激或接触性皮炎，可以简单地局部外用类固醇治疗。但少数患者长时间用高浓度 HQ 局部治疗会导致永久性色素沉着或外源性褐黄病（在治疗部位发生的一种不可逆的色素沉着)。为了降低其细胞毒性和副作用，把 HQ 的使用剂量减少到 2% 可改善 14%～70% 患者的黑素沉着过度[146]。此外，HQ 的应用历史很长，常配合其他药物以提高在黄褐斑治疗中的效力[61，147，148]。不过由于长期治疗会产生的危害，甚至可能致癌[149]，现今使用 HQ 有很大的法律限制，欧盟委员会(第 24 号指令 2000/6/EC)禁止在化妆品中添加 HQ，并规定含 HQ 的产品只能处方使用。

有研究筛选或使用几种其他酚类化合物研究了化学结构与酪氨酸酶抑制活性之间关系。甲基化酚的一个羟基有利于在活性位点上进行亲核攻击，并由此提高催化效率[150]。据报道，4- 叔丁基酚(4-tertiary butylphenol)在人黑素细胞中诱导酪氨酸酶的酪氨酸羟化和多巴氧化活性的竞争性抑制，但没有产生细胞毒性反应[138]。但是在聚合物工业生产中也使用的 4- 叔丁基酚和 4- 叔丁基儿茶醇，接触它们可能会导致白斑[151]。这些物质产生活性醌并激活凋亡过程，导致功能性黑素细胞的丢失[152]。不同光皮肤类型受试者的黑素细胞都对 4- 叔丁基酚敏感，表明细胞毒作用完全独立于酪氨酸酶活性和黑素含量。

由于亲脂基团的存在，4- 羟基茴香醚(对羟基甲氧基苯)和 *N*- 乙酰基 -4-*S*- 胱氨酰苯酚(*N*-acetyl-4-*S*-cystaminylphenol，4-SCAP)可以穿透表皮细胞并靶向色素细胞，并显示出脱色特性[142，153-155]。4-SCAP 是酪氨酸酶的替代底物(可以被酶氧化)，并在黑色素瘤细胞系中表现出比 HQ 更强的黑素细胞毒作用[156，157]。4-SCAP 与视黄酸结合被证明在皮肤色素沉着过度和日光性黑子以及相关的色素沉着过度疾病的临床治疗中有效[158]。与 HQ 相比，用 4-SCAP 局部治疗尤卡坦猪[①] 可实现稳定但可逆的脱色过程，并且刺激作用较小[159]。此活性可能与以下几点有关：①功能性黑素细胞和黑化黑素小体数量的显著减少；②转移至角质形成细胞的黑素小体数量减少；③黑素细胞的选择性变性和黑素样物质沉积在酪氨酸酶所在的高尔基体中[160]。

与 HQ 一样，氢醌单苄基醚(monobenzyl ether of HQ，MBEH)属于苯酚 / 儿茶酚类物质。然而，该物质会通过在细胞内代谢成具有高度细胞毒性的活性醌而造成皮肤永久性脱色[140]。这种特性使得 MBEH 适用于消除弥漫性白癜风患者正常色素沉着皮肤的残余区域[161]。通常来说成为活性醌的所有二酚都被假定为细胞毒性剂。这种类型的色素减退剂是通过对黑素细胞的细胞毒作用而不是通过酪氨酸酶抑制来实现的，4-(对羟基苯基)-2- 丁酮[162]和 4- 正丁基间苯二酚[163，164]就是如此。此外，4- 正丁基间苯二酚被证明可抑制酪氨酸酶和 TRP-1 的活性，并且是一种耐受性良好且在治疗黄褐斑方面显著有效的分子[62，63，165]。

4- 羟基苯基 α-*D*- 吡喃葡萄糖苷(α- 熊果苷)是天然存在的 HQ β-*D*- 吡喃葡萄糖苷，由 HQ 和糖精酶促合成[166，167]。该物质与 HQ 一样，在非细胞毒性浓度下可作为哺乳动物酪氨酸酶的替代底物[168]，并在不同来源的酪氨酸酶上进行了测试，例如蘑菇、B16 小鼠黑色素瘤和人黑色素瘤细胞[169]。用 α- 熊果苷处理后，含有黑素细胞的重组人表皮中的黑素合成也减少了[170]。有趣的是这个实验模型是在培养基中实现的，并且回收了约 70% 的 α- 熊果苷，但却没有检测到 HQ 的出现，这表明 α- 熊果苷的活性并非因为释放 HQ。此外，熊果苷是 α- 熊果苷的天然 β- 糖苷光学异构体，通常存在于蔓越莓、蓝莓、小麦和梨中[171]，是很好的酪氨酸酶抑制剂，不会影响人黑素细胞中酶的表达和合成[54，172]。此外，熊果苷会对 DHICA 聚合酶活性和 PMEL17/silver 蛋白产生影响，并对黑素小体的成熟有抑制作用[172]。但是熊果苷的脱色作用尚未在临床试验中得到证实[173]，熊果苷温和的疗效被归因于在体内被糖苷键裂解，从而进一步导致 HQ 的控释。高浓度的熊果苷比低浓度更有效[140]。为了提高其效果，现已可以化学合成熊果苷的 α- 葡糖苷[174]，可能因为 α- 糖苷酶的可用性更高，它们更容易水解释放 HQ。最近，脱氧熊果苷通过去除熊果苷的羟基，在筛选一些候选化合物时被确定为一种优秀的酪氨酸酶抑制剂[64]。在无毛、有色素沉着的豚鼠模型和人皮肤中，脱氧熊果苷能够可逆地抑制酪氨酸酶活性并实现快速和持续的皮肤提亮效果。研究者发现脱氧熊果苷及其衍生物是酪氨酸酶的有效竞争性抑制剂，可以使黑素细胞中黑素含量降低[175]。这种脱色作用是完全可逆的，说明酪氨酸酶活性和黑素合成并没有被永久性地抑制。苯酚对位的疏水性和体积较小的基团增强了与酪氨酸酶的结合，并降低了氧化的可能性，从而有效抑制和降低细胞毒性[65，176]。脱氧熊果苷及其衍生物可以在无毒浓度下进入活黑素细胞，阻断预先已存在的酪氨酸酶的酶活性，其中 90% 以上的酪氨酸酶与黑素小体膜结合，因此脱氧熊果苷被去除后还可以恢复翻译后调节[54，175]。

---

① 译者注：原产于墨西哥南部尤卡坦半岛的天然小型猪品种。

由于在酪氨酸酶的活性位点存在两个铜离子，因此可以认为螯合物对酪氨酸酶具有特异性。曲酸（5-羟基-2-羟甲基-4H-吡喃-4-酮）是由多种曲霉菌和青霉产生的抗生素，具有高度螯合过渡金属离子（如 Fe^{3+} 和 Cu^{2+}）的能力。曲酸是一种很好的酪氨酸酶抑制剂，但它有一些不良的副作用。曲酸可能引起过敏[177]，并且也与 p53 缺陷的杂合小鼠中的一些肝肿瘤有关[178]。曲酸的脱色作用归因于其螯合能力[68]，虽然曲酸也能干扰黑素合成的其他步骤[179]并抑制角质形成细胞中的 NF-κB 激活，这与炎症相关的色素沉着迥异[180]。尽管单一使用曲酸仅中等有效，但临床试验证实曲酸与其他成分配伍具有皮肤增白作用[60, 181]。近期有一些新合成的稳定衍生物表现出更好的效果，因为其皮肤渗透性提高了[182-184]。其中最重要的一种是通过连接两个吡喃环和乙烯键[185]和 kojyl-APPA{5-[（3-氨丙基）-膦氧基]-2-（羟甲基）-4H-1-吡喃-4-酮}而得到的衍生物，在黑色素瘤细胞和正常人黑素细胞中进行了测试[186]。

龙胆酸（gentisic acid，GA；2,5-二氢苯甲酸，2,5-dihydrobenzoic acid）是龙胆根的一种成分，并且具有良好的黑素生成抑制特性[187]，已被用于皮肤局部治疗。研究发现龙胆酸甲酯（methyl ester of GA，MG）除了能够抑制培养的黑素细胞中的黑素形成之外，还能以纯化的形式在未经处理的无细胞提取物中显示出抑制哺乳动物酪氨酸酶的作用。MG 和 GA 在结构上与 HQ 相似，推测 MG 充当前药，在释放 HQ 后抑制酪氨酸酶活性。但是动力学研究发现了 MG 对酶功能的直接影响，这表明铜离子在活性位点上的结合是在有氧条件下发生的。MG 能够以足够的浓度进入活黑素细胞从而阻断酪氨酸酶活性，并进一步阻断新的黑素生物合成。在高于抑制酪氨酸酶所需的浓度时，MG 似乎不抑制 TRP-2 或 TRP-1[173]。尽管有一些轻微不良反应的报道，MG 的细胞毒性和致突变性也低于 HQ。因此，即使需要在皮肤模型中进行测试以验证其在体内的有效性，该物质还是被作为皮肤增白的优良候选物。

能够结合氨基或羰基的化合物可以阻断酪氨酸进入活性位点，这些化合物表现为竞争性抑制剂。其中包括一种天然存在的九碳二羧酸——来自卵圆马拉色菌培养物的壬二酸（azelaic acid，AZA）[188, 189]。AZA 的脱色活性机制是抑制线粒体氧化还原酶的活性、干扰 DNA 合成以及体外可逆的竞争性抑制酪氨酸酶活性（K_i=2.73×10^{-3}mol/L）[190-192]。AZA 的增白作用似乎是选择性的，并且在高活性黑素细胞中最为明显，而在正常色素沉着的皮肤中影响最小[193]。AZA 已被用于治疗黄褐斑和炎症后色素沉着[72, 194]，并阻止恶性雀斑样痣进展为黑色素瘤[195]。有报道表明局部使用 15%～20% 的 AZA 改善黄褐斑皮肤的效果与 HQ 相当[196]（即使不是所有的研究者都认可此效果）。此外，据报道 AZA 对面部恶性雀斑样痣具有临床和组织学水平的疗效，并且在治疗玫瑰痤疮、日光角化病以及烧伤和唇部疱疹相关的色素沉着方面的症状效果良好。此外，除有轻微和短暂的副作用（即红斑和皮肤刺激）外，AZA 通常耐受性良好，可长期使用[197]。

类黄酮（flavonoids）因为化学结构中存在酚环和吡喃环，故属于苯并-γ-吡喃衍生物（benzo-γ-pyrane derivatives）的植物多酚类化合物。这类物质存在于超过 4 000 多种植物的叶、树皮和花中。有几种天然的药物含有这类多酚，多酚类具有抗癌、抗病毒和抗紫外线损伤炎症等有益作用[188]。有一些治疗效果与黄酮类的抗氧化和 ROS 清除特性有关[198]。此外，类黄酮在金属酶活性位点螯合金属的能力可以解释其使黑素减少的能力，即使它们在黑素生成氧化通路远端部分的作用也可以抑制黑素生成。黄酮类的化学结构会影响其作用机制：具有 α-酮基的黄酮类化合物与多巴相似，因此展现出有效的酪氨酸酶抑制作用[188]；游离 3-羟基的存在提高了黄酮类化合物螯合酪氨酸酶活性位点上铜的能力[199]。芦荟素（aloesin）是一种从芦荟中分离出来的天然羟甲基色酮化合物，被证明是酪氨酸酶的竞争性抑制剂[200]，且在体外试验中，单独使用的情况下，可以剂量依赖性地抑制黑素细胞合成黑素。由于芦荟素的亲水性和皮肤渗透性低，有研究评估了芦荟素与熊果苷联用对酪氨酸酶活性的协同作用。这两种物质以协同方式起作用并通过不同机制干扰酪氨酸酶功能：芦荟素表现出非竞争性抑制，而熊果苷则是竞争性抑制[67, 201]。在含色素细胞的人体重组皮肤模型中，芦荟素剂量依赖性地调控酪氨酸酶活性并降低黑素含量，且表现出良好的安全性[202]。考虑到芦荟素没有表现出细胞毒性，因此被认为是很好的 HQ 替代品[142]。

鞣花酸（ellagic acid）是一种广泛分布于植物中的天然多酚，据报道具有抗癌、抗纤维化和抗氧化作用。该物质在酪氨酸酶的活性位点显示出对铜的高度亲和力，并通过与铜结合来抑制其活性[203]。在褐色豚鼠以及人体皮肤中，局部使用鞣花酸仅在紫外线激活的黑素细胞中实现对黑素合成的可逆性抑制[204]。

此外，口服富含鞣花酸的石榴提取物对紫外线照射引起的轻微晒伤具有保护作用[205]。最近的一项研究比较了含有熊果苷、合成鞣花酸和含有鞣花酸的植物提取物的凝胶制剂对黄褐斑患者的有效性，结果提示，正如实验所证明的那样：使用植物提取物制备的制剂作为黄褐斑单一或联合治疗的替代品无毒且可抑制酪氨酸酶，还具有抗氧化和预防紫外线损伤的作用[66]。

大多数羟基芪（hydroxystilbene，即羟基二苯乙烯）类物质，如白藜芦醇（3,4,5-trihydroxystilbene，3,4,5-三羟基芪），是存在于草药中的天然产物，对酪氨酸酶具有高度亲和力，因此显示出有效的增白特性[206]。此类物质除白藜芦醇及其衍生物，如氧化白藜芦醇或买麻藤醇（gnetol）外，还有甲氧基化或糖基化衍生物，如白藜芦醇苷-葡糖苷（piceid-glucoside）、丹叶大黄素（rhaponti-genin）和土大黄苷（rhaponticin），其骨架结构由两个通过乙烯桥连接的芳香环组成[207, 208]。羟基芪化合物的羟基取代基的数量和位置似乎对抑制酪氨酸酶活性起重要作用[206]。动力学研究表明，氧化白藜芦醇和买麻藤醇是比白藜芦醇更有效的酪氨酸酶抑制剂[207]。二苯乙烯骨架的反式烯烃结构也会影响其抑制酪氨酸酶的作用，比如反式白藜芦醇比顺式异构体更有效[208]。在任何情况下，对酪氨酸酶的抑制都是可逆的，并且在体治疗应该维持黑素细胞内高水平的羟基二苯乙烯。一些数据表明，白藜芦醇能抑制B16小鼠黑色素瘤中MITF和酪氨酸酶启动子活化，这可能有助于增强其对色素沉着的影响[46, 54]。不过这些证据尚有争议，因为其他数据表明用白藜芦醇处理的人黑素细胞仍有常规水平的酪氨酸酶RNA，因此对酶转录的抑制不会诱导色素脱失[122]。此外，用白藜芦醇处理的正常人黑素细胞的进一步分析显示，ER保留了未成熟的酪氨酸酶，表明高尔基体-ER-溶酶体中酪氨酸酶的运输受到破坏，蛋白水解降解升高[122]。在一项来自东方草药的285种不同植物提取物的研究中，最好的一种提取物似乎是来自桑白皮（*Morus alba* L.）的，它含有2-氧化白藜芦醇。该提取物显著抑制酪氨酸酶活性，且无毒性、无皮肤刺激作用[209]。

5.2.2.2 TRP-2调控

TRP-2（Dct）是另一种与黑素生成通路相关的主要酶，尽管它在控制黑素生物合成中的作用不如酪氨酸酶那么重要。此酶可催化多巴色素转化为DHICA，是“多巴色素转化”因子[210]。在黑素化通路中，多巴色素的转化是一个转折点，决定了是产生DHI真黑素还是DHICA真黑素。多巴色素自发转化为DHI的速度比TRP-2诱导的DHICA生成更快，因此主要通路通常是产生DHI真黑素[211]。然而，DHICA-真黑素一旦生成，便能抑制DHI-真黑素的产生。

由于DHICA-真黑素是黄色/浅棕色，比DHI-真黑素（浅棕色/黑色）更淡，因此TRP-2的刺激就被认为具有淡化颜色的效果。有一种氧化白藜芦醇衍生物通过激活TRP-2显示出脱色特性[212]。2,6-二甲氧基-*N*-（4-甲氧基苯基）苯甲酰胺[2,6-dimethoxy-*N*-（4-methoxyphenyl）benzamide]以苯甲酸和苯胺为原料合成，在TRP-2的存在下可加速多巴色素转化为DHICA，并对UVB诱导的棕色豚鼠皮肤色素沉着表现出显著的脱色能力[213]。能够抑制酪氨酸酶活性而不干扰TRP-2功能性的物质也可导致DHICA真黑素的积聚，从而改善皮肤色素沉着。ATRA和吡咯并喹啉醌作为活性氧清除剂，可以保护细胞免受损伤和DNA断裂，即使在没有直接激活TRP-2活性的情况下，也能增加DHICA真黑素的生成，从而产生皮肤美白的效果[90, 214]。

5.2.2.3 干扰副产物的产生（抗氧化剂和还原剂）

皮肤暴露在阳光下会产生ROS，ROS可以充当第二信使或者直接刺激表皮黑素生成，也可以间接通过诱导表皮细胞和真皮细胞产生细胞因子刺激黑素生成[215]。具有氧化还原性质的化合物通过中和高反应性邻醌中间体以避免黑素合成过程中的氧化聚合，或通过清除ROS从而干扰色素的形成过程。抗坏血酸（ascorbic acid，AsA）通过减少多巴醌和阻断DHICA氧化来干预黑素化的多个步骤[140]。此外，AsA高度不稳定，会在水溶液中迅速氧化分解，并且由于其普遍的亲水性，渗透到皮肤的程度较低。不同的AsA酯类，如在水和碱性溶液中稳定的l-抗坏血酸-3-磷酸酯镁（magnesium l-ascorbate-3-phosphate，MAP）已得到应用，MAP可通过皮肤吸收进入表皮层被水解为AsA，并在正常和高活性黑素细胞中产生提亮作用[216]。外用10%的MAP对黑素的形成有抑制作用。在34例黄褐斑和日光性黑子患者，19例临床表现出明显的提亮作用。此外MAP还能减少无毛小鼠的脂质过氧化和炎症反应，无论通过什么给药途径，都能降低UVB辐射引起的皮肤损伤[216, 217]。体外研究表明，MAP穿过表皮时转化为AsA，但抗坏血酸钠

(sodium ascorbate, AS-Na)不会穿透表皮。此外，MAP 也在血清中转化为 AsA。这些结果提示 MAP 对 UVB 诱导的皮肤损伤的保护作用是由于 MAP 转化为 AsA 带来的[218]。另有一种新型的两亲性衍生物抗坏血酸异硬脂酸二钠(disodium isostearyl 2-*O*-*L*-ascorbyl phosphate, VCP-IS-2Na)能够显著抑制黑色素瘤细胞和黑素细胞酪氨酸酶的活性[219]。用 1.0% 的 VCP-IS-2Na 处理人皮肤模型，可在不抑制细胞活性的情况下减少黑素合成。最近的一项研究比较了 AsA 或复合维生素[69]的体外和体内脱色效果，用复合维生素与 α-MSH 联合刺激黑色素瘤细胞，发现复合维生素抑制黑素合成的效果比 AsA 好。复合维生素也显示出皮肤美白作用，在临床上与 AsA 一样有效。联用抑制黑素合成的维生素具有抗黑作用，细胞毒性低、能下调 MITF，所以可以增强疗效。

在体外试验中，维生素 E(α-生育酚)衍生物可以抑制表皮黑素细胞生成黑素，并对酪氨酸酶有抑制作用[54]。α-生育酚的脱色作用来源于其作为活性氧清除剂和断链抗氧化剂、干扰黑素细胞膜脂质过氧化和增加细胞内谷胱甘肽含量的能力[140]。然而，α-生育酚在抗氧化过程中会发生自氧化过程，产生醌自由基，导致其抗氧化作用的丧失。AsA 能够再生 α-生育酚自由基(通过一个电子的转移)激活抗氧化剂循环机制，因此观察到二者联用具有更有效和持久的抗氧化作用。在体内，局部外用 α-生育酚和 AsA 可以通过抑制紫外线诱导的黑素生成和黑素细胞增殖，减轻晒黑反应。α-生育酚阿魏酸酯是一种衍生化合物，由 α-生育酚通过酯键与阿魏酸相连，所以阿魏酸是一种稳定 α-生育酚的抗氧化剂[220]。据报道，这种分子可以抑制正常人黑素细胞的黑素合成，而不干预酪氨酸酶通路。此外，为了有效渗透皮肤，合成了一种 α-阿魏酸生育酚脂质体制剂[221]。阿魏酸对 α-生育酚氧化的保护作用与脂质体制剂良好的经皮渗透性之间的关联发展出这样一种假设，即添加到脂质体中的 α-生育酚阿魏酸酯可在活性黑素细胞中发挥其提亮作用，从而使 α-生育酚在细胞内有效分布。一项关于 α-生育酚阿魏酸酯在人黑色素瘤细胞中的生化作用研究表明：增白作用是由于酪氨酸酶在转录后的水平受到抑制，而这可能是由一种未知的二级分子引起的[142]。生育酚在第 4 位上与酚结合(如间苯二酚)后似乎有很强的美白作用[222]。这些化合物具有双重作用，即苯酚部分对酪氨酸酶的抑制作用和 α-生育酚部分的亲脂性及对活性氧自由基清除活性。据报道，6-羟基-3,4-二氢香豆素(6-hydroxy-3,4-dihydrocumarins)是一种具有 α-生育酚样化学结构的抗氧化剂[223]，据报道，在培养的正常人黑素细胞中，在非细胞毒性浓度下具有抗黑素生成活性，而不干预酪氨酸酶活性。其中可能的机制是加速黑素细胞内谷胱甘肽的生物合成，从而抑制酪氨酸转移到前黑素小体[224]。

为了寻找新的皮肤美白剂，有研究测试了含有抗氧化和自由基清除剂成分的天然植物提取物。有一些研究找到了一些物质，如植物皂苷[225]、白皮杉醇[226]、碧萝芷[227]和没食子酸[228]等，它们通过抗氧化和/或清除活性氧的能力抑制黑素合成活性，同时增加谷胱甘肽和氧化谷胱甘肽(oxidized glutathione, GSSG)之间的比率。LA(lipoic acid, 也称为硫辛酸, thioctic acid,)是辛酸的二硫化物衍生物，具有多种生物效应，包括 ROS 的淬灭、金属螯合、与其他抗氧化剂的相互作用和再生、蛋白质巯基的氧化还原调节以及对基因表达和凋亡的影响[229, 230]。硫辛酰胺脱氢酶(lipoamide dehydrogase)仅仅位于线粒体内，可以降低二氢硫辛酸(dihydrolipoic acid)中的游离 LA。二氢硫辛酸是一种有效的抗氧化剂，能还原泛醌和氧化型谷胱甘肽。据报道，LA 主要通过下调 NF-κB 的活化来防止紫外线诱导的光氧化损伤，并可能通过螯合活性部位的铜离子来抑制酪氨酸酶的活性[46, 231]。近年来，有研究者将 LA 与分子量为 2000 的聚乙二醇[poly(ethylene glycol), PEG]偶联，评估对黑素生成的影响[232]，LA-PEG 2000 是一种高度水溶性的分子，其细胞毒性低于 LA。该化合物可显著抑制黑素的生物合成，降低 B16F10 黑色素瘤细胞中酪氨酸酶的活性和表达。

5.2.2.4　干扰黑素生成通路

巯基化合物与黑素醌中间体的反应可以将色素合成从真黑素转换为褐黑素[233]。事实上，硫醇(包括谷胱甘肽)使褐黑素的相对含量增加，导致人类和小鼠色素沉着减少[234]。据报道，胱胺与 HQ 联用可有效减少表皮色素沉着[147]。胱胺和半胱胺(还原形式)可以通过对多巴醌的亲核加成，改变黑素生物合成通路，使黑素的合成转向褐黑素优势，转换速度比多巴醌转化为多巴色素要快得多[235]。*N,N′*-二硫代半胱胺(*N,N′*-dilinoleylcystamine)是一种由半胱胺和亚油酸通过酯键连接而成的化合物，通过降低真黑素水平和增加褐黑素水平，在 HM3KO 黑色素瘤细胞中表现出减轻色素沉着的作用[236]。

5.2.2.5　过氧化物酶抑制剂

20 世纪 70 年代，Okun、Edelstein、Or、Hamada 和 Donnellan 提出，过氧化物酶（一种含铁酶）单独或与酪氨酸酶一起催化 *L*- 酪氨酸氧化为黑素[237, 238]。过氧化氢（H_2O_2）是 DHI 和 DHICA 氧化的副产物，在真黑素的前体（吲哚醌）和褐黑素的前体（苯并咪嗪丙氨酸）的氧化过程中，过氧化物酶 -H_2O_2 系统参与到黑素生成的后期阶段[239, 240]。最近的研究发现了酪氨酸酶新的生理功能，即过氧化氢酶作用（催化 H_2O_2 转化为 1/2 O_2 和 H_2O）和过氧化酶作用（依赖于 H_2O_2 的底物氧化作用），这可以导致酪氨酸自由基的清除，而酪氨酸自由基对于黑素细胞来说是有毒氧化剂。H_2O_2 在黑素生成中的作用还没有明确定义，一些报告表明它通过调节酪氨酸酶的水平来增强色素形成[241]，另一些研究则提示该分子是酪氨酸酶的有效抑制剂[242]。细胞因子（如 TNF-α 或 TGF-β）也可释放 H_2O_2 并导致色素脱失[243-245]。据报道，H_2O_2 通过下调 MITF 转录因子[246]，可短暂减少酪氨酸酶和其他黑素的生成蛋白。一项研究结果支持了 H_2O_2 在黑素生成第一步中的意义，该研究表明，在多巴氧化为多巴醌的过程中产生 H_2O_2，内源性产生的 H_2O_2 增强了酪氨酸酶介导的二烯醇化酶活性[247]。这些数据可能作为一种解释，说明为何抑制过氧化物酶可引起真黑素脱色和聚合速率降低[248]。甲巯咪唑（methimazole）是一种属于硫代酰胺类的抗甲状腺药物，对蘑菇酪氨酸酶和过氧化物酶都有抑制作用。在棕色豚鼠中，甲巯咪唑可轻度到中度抑制黑素化，并导致黑素细胞的形态改变[249]。甲巯咪唑在人体也显示出美白作用，并被认为是一种安全的皮肤脱色化合物，可用于局部治疗色素沉着性疾病[70, 71]。

5.2.3　作用于黑素合成后的药物

5.2.3.1　黑素小体转移抑制剂

实现脱色的新途径是能够干扰黑素小体成熟和转运的分子。事实上，也可以通过减少黑素细胞向周围角质形成细胞的黑素小体传输以及随后在受体细胞内的黑素小体加工来减少皮肤色素沉着[250]。已经发现几种物质通过干扰该过程的不同步骤来抑制黑素小体传输。

5.2.3.1.1　黑素细胞树突形成抑制剂

为了有效地传输黑素小体，黑素细胞应该生成良好的树突并能向周围角质形成细胞延伸，而黑素细胞骨架成分重组是树突延伸的必需过程[251]。激活 Rho（一种参与细胞形态和树突形成的小 GTP 酶）的物质会干扰黑素小体传输。在黑素细胞和角质形成细胞共培养体系中，甲基麦冬黄烷酮 B[methylophiopogonanone B，即 5,7- 二羟基 -6,8- 二甲基 -3-（4- 甲氧基苄基）铬 -4- 酮，5,7-dihydroxy-6,8-dimethyl-3-（4-methoxybenzyl）chroman-4-one]和矢车菊素（centaureidin，5,7,3′-trihydroxy-3,6,4′-trimethoxyflavone，5,7,3′- 三羟基 -3,6,4′- 三甲氧基黄酮），一种黄酮类葡糖苷，能激活 Rho 并诱导细胞骨架紊乱，使树突可逆地回缩，从而减少黑素小体传输[251-253]。这些物质不影响黑素合成或黑素生成酶的表达，可考虑用于皮肤增白，但现在需要更多研究来验证其在体内的适用性。

5.2.3.1.2　减少黑素小体的传输

烟酰胺是烟酸的一种生物活性形式，是辅因子烟酰胺腺嘌呤二核苷酸（nicotinamide adenine dinucleotide，NAD）和烟酰胺腺嘌呤二核苷酸磷酸（nicotinamide adenine dinucleotide phosphate，NADP）的前体，参与许多酶促反应[73, 201]。有研究提出该物质在皮肤中具有几种作用，包括抗炎、预防光免疫抑制和增加细胞间脂质合成[254]。局部使用烟酰胺可改善光老化面部皮肤的外观（包括质地、色素沉着过度、发红、细纹和皱纹）[255-257]。此外，研究还发现该分子在体外和人体均可抑制黑素小体传输至角质形成细胞。然而，相关的作用机制仍有待阐明[73]。

5.2.3.1.3　PAR-2 抑制剂

蛋白酶激活受体 2（protease-activated receptor 2，PAR-2）是 G 蛋白偶联受体，能够被胰蛋白酶或肥大细胞类胰蛋白酶等丝氨酸蛋白酶类激活[258, 259]。由于 PAR-2 在角质形成细胞（而非黑素细胞）中表达，所以 PAR-2 是通过黑素细胞和角质形成细胞之间的相互作用参与皮肤色素沉着的调节[260-262]。丝氨酸蛋白酶的抑制会影响角质形成细胞上 PAR-2 的活化，进而导致黑素细胞内黑素小体的累积，并阻断角质形成细胞内的黑素小体传输和黑素分散，随后引起皮肤变亮[263-265]。据报道一种丝氨酸蛋白酶抑制剂 RWJ-

50353，在重组表皮模型中可诱导黑素细胞中黑素小体的累积，并伴随着负反馈机制，减缓色素的产生[259]。

此外，用RWJ-50353处理8周的尤卡坦猪，在皮肤上表现出剂量依赖性和可逆的增白作用[259]。大豆提取物作为脱色剂也被研究过。据报道，Kunitz型胰蛋白酶抑制剂[大豆胰蛋白酶抑制剂（soybean trypsin inhibitor，STI）]和Bowman-Birk蛋白酶抑制剂（Bowman-Birk protease inhibitor，BBI）是从大豆种子中分离出的两种蛋白酶抑制剂，可能通过抑制PAR-2活化来减少深色皮肤尤卡坦猪的色素沉着，减少角质形成细胞吞噬和黑素分布[265]。大豆的其他成分也可以在STI和BBI的作用机制中发挥作用：游离脂肪酸及其酰基辅酶A酯可以抑制胰蛋白酶并参与PAR-2抑制；异黄酮可以降低酪氨酸酶的多巴氧化酶活性；磷脂可以帮助STI和BBI的表皮吸收。

5.2.3.1.4　膜糖基化抑制剂

为了传输黑素小体，需要黑素细胞和角质形成细胞之间互相识别。由于黑素细胞和角质形成细胞对细胞内运输、内吞作用和细胞间识别的影响，有人研究了参与这些过程的凝集素和新糖蛋白（neoglycoprotein）。研究者利用体外模型，确定了黑素细胞和角质形成细胞膜上的糖基化残基可促进受体介导黑素小体传输过程[250]。在同一篇论文中，作者提出凝集素和新糖蛋白对这一过程起到了抑制作用。在角质形成细胞-黑素细胞共培养体系中，发现凝集素可诱导可逆的黑素小体传输抑制，而烟酰胺可增强这种作用[254]。

5.2.3.2　加速表皮更新

皮肤变白也可以由表皮层更新率增加和色素沉着的上层角质形成细胞脱落实现。因此，能够激活皮肤脱屑的物质可以有效地作为脱色剂[140，266]。

5.2.3.2.1　类视黄醇

由于类视黄醇具有诱导角质形成细胞色素颗粒分散、干扰色素传输、加速表皮更新、松解角质形成细胞连接和促进脱屑的功能[54，267，268]，因此被视为可促进色素减退的化合物。全反式视黄酸（ATRA）通过抑制酪氨酸酶和TRP-1转录而显示出脱色作用[90]。据报道它可以改善黄褐斑，但伴有一些副作用，如红斑、用药部位脱屑和炎症后色素沉着[54，269-271]。此药也可与外用乳膏结合使用，例如搭配由Kligman和Willis提出的配方[266]（含有5% HQ、0.1%反式视黄酸和0.1%地塞米松）。然而，全反式视黄酸需要长期治疗（24周）才能取得良好的临床效果；因此，研究者对其他类视黄醇进行了探索，并综述了其在色素性疾病中的应用结果[75]。他扎罗汀是一种乙酰化外用视黄酸，被发现对与光老化相关的不规则色素过度沉着有效[76]，而异维A酸在黄褐斑患者中没有显示出明显的阳性结果[272]。纳米卤素球（nanothalospere）是一种特殊载体，能够将完整的β-胡萝卜素输送到黑素细胞的细胞内空间[78]，局部应用纳米卤素球中的β-胡萝卜素，可以达到良好的皮肤美白作用以及最小的副作用①。阿达帕林是一种萘甲酸衍生物，具有很强的视黄酸活性，它控制细胞增殖和分化，具有显著的抗炎作用。在一项随机临床试验中，发现0.1%阿达帕林凝胶治疗黄褐斑和日光性黑子的疗效与0.05%全反式视黄酸乳膏相当，但使用阿达帕林的患者副作用较小，接受度更高[273]。用视黄酸和HQ单苄基醚联合处理黑豚鼠皮肤，在大多数治疗部位达到完全脱色的程度，并减少了黑素细胞的平均数量[274]。在C57BL/6小鼠的尾部皮肤，0.1%视黄酸-视黄醛和6.4%乙醇酸的组合比0.05%视黄酸显示出更高的皮肤脱色潜力[275]。

5.2.3.2.2　化学剥脱

可用三氯乙酸（trichloroacetic acid，TCA）、α-羟基酸（α-hydroxy acids，AHA，如乳酸、乙醇酸）和水杨酸进行浅层和中深度剥脱以治疗色素性病变，如日光性黑子、黄褐斑和炎症后色素沉着。虽然一些临床试验也发现反式视黄酸对深肤色的患者有效，但它可能主要还是适用于皮肤白皙的患者[276]。根据所用浓度的不同，AHA可诱导不同的作用：低浓度时通过松解角质细胞连接和刺激基底层更新来促进脱落；高浓度时促进基底层表皮松解和黑素分散。此外，AHA可以直接抑制酪氨酸酶，而不影响mRNA或蛋白质的表达[266]。一项关于TCA剥脱的临床试验报告表明，40%的受试者斑点完全消退，50%部分消退[277]。

---

① 译者注：所引文献[78]未解释什么是“nanothalospere”，且除了该文献，未能检索到任何其他文献资料提及“nanothalospere”，因此所引文献[78]的正确性存疑。此供读者参考。

研究者还测定了添加维生素C的乳酸针对中等至深色皮肤受试者的皮肤美白效果[278]。水杨酸能有效地诱导深色皮肤脱屑[79]，也可能非竞争性地抑制酪氨酸酶[279]。由于深色皮肤患者炎症后色素沉着的风险较低，可以安全地使用乙醇酸剥脱。1%反式视黄酸和70%乙醇酸均被认为是治疗黄褐斑的耐受性好且有效的化学剥脱剂[280]。然而，根据Kligman的观点，1%的反式视黄酸可以作为基因表达的调节剂，从而加速表皮细胞的更替，而不是作为剥脱剂[281]。

5.2.3.2.3 亚油酸

亚油酸(linoleic acid)除了对酪氨酸酶的降解有影响外，还可以通过刺激表皮的更新和增加表皮黑素的脱落来影响皮肤色素沉着。研究者使用紫外线诱导的棕色豚鼠皮肤色素沉着模型评估了不饱和脂肪酸、亚油酸或α-亚油酸的皮肤美白能力[131]。推测这些物质抑制体内黑素生成的机制与这些分子中不饱和键的过氧化和增加表皮的更新能力有关。

5.2.3.2.4 甘草提取物

从甘草(*glycyrhiza glabra* L.)根提取出的一些物质被作为传统中药广泛应用于许多疾病的治疗[54、171、282]。其中一些物质表现出脱色作用。在甘草的亲水性提取物中，甘草苷(一种葡萄糖苷衍生的类黄酮)对表皮黄褐斑的长期治疗有效[81]，其作用机制是甘草素及其同系物异甘草素(isoliquiritin)所含的黄酮环能加速表皮的更新和黑素的分散。光甘草定(glabridin)是甘草主要的疏水性组分，据报道能抑制UVB诱导的色素沉着和酪氨酸酶活性[283]，研究者尚未对其脱色效果进行评估。此外，光甘草定能减少过氧化物的产生和降低环氧合酶的活性，提示该物质能抑制紫外线照射引起的皮肤炎症和黑素的合成。甘草提取物干预色素沉积过程的多个步骤，包括以剂量依赖的方式抑制酪氨酸酶活性和去除表皮黑素。甘草提取物已被用于治疗黄褐斑患者，并且效果良好，刺激性非常轻微[142]。

5.3 黑素生成促进剂

作为遗传个体背景的结果，构成性色素决定了不同皮肤表型(见第11章)。构成性色素沉着是一种进化机制，以保护人类皮肤免受高水平的地表紫外线伤害。皮肤黑素的增加导致色素沉着，可阻止紫外线和可见光透射入皮肤，特别是在基底层角质形成细胞的细胞核上形成了黑素的保护性“核上帽”。真黑素还可以清除紫外线诱导的ROS，后者可能会损伤DNA、蛋白质和脂质。因此，当黑素保护层受损时，个体面临的皮肤老化和癌症风险会增加。虽然晒黑的光保护作用相当有限，但可能利用非致癌的药物处理以刺激真黑素的生成，以避免紫外线引起的遗传毒性损伤。为了确定哪种途径可以最大程度地提高黑素的产量，应考虑影响黑素细胞增殖或代谢的信号通路和内在/外在因素。紫外线照射后，黑素的合成通过MITF的增加而激活，而MITF又由转录因子SOX-9调节。bFGF、肝细胞生长因子、SCF、ET-1、ACTH和α-MSH等信号分子与黑素细胞上各自的受体结合，刺激色素的产生。其他参与了黑素反应的通路涉及p53、过氧化物酶体增殖激活受体(peroxisome proliferator-activated receptor, PPAR)或ERK(见第11章)。

5.3.1 受体激活机制

5.3.1.1 促黑素肽

MC1R是参与黑素正常生物合成的几种蛋白之一。α-MSH通过结合MC1R激活腺苷酸环化酶上调酪氨酸酶活性和黑素细胞增殖，刺激真黑素生成。尽管α-MSH刺激了天然的皮肤保护，但这一过程需要紫外线照射，而紫外线是有害的，并且α-MSH极易发生蛋白降解。因此，研究者根据这个特点，人工合成了一种α-MSH类似物作为助黑剂，它可以刺激真黑素生成实现保护作用而不需要紫外线刺激，并且能长时间持续作用，此物质即[Nle4-*D*-Phe7]-α-MSH，也称为NDP-MSH或Melanotan，是α-MSH的几种有效的类似物之一，它是将第4位的甲硫氨酸用正亮氨酸取代、将第7位的苯丙氨酸外消旋成*D*-异构体而成的。NDP-MSH比内源性α-MSH分子的活性增加了10至100倍，可增加人黑素细胞中的黑素生成和酪氨酸酶活性，并且更针对性地诱导黑素细胞中真黑素含量的增加，但同时对褐黑素水平的影响更小且变化大。皮下注射NDP-MSH可增加皮肤色素沉着并激活真黑素表达，而褐黑素表达没有任何显著变化，因此可再现体外研究的结果。在人体试验中，尽管受试者尽量减少阳光照射且使用了防晒剂，但皮肤色素沉着仍会增加，在日光暴露部位比非暴露部位更明显[284]。然而，这项研究仅在Ⅲ或Ⅳ型皮肤的受试者中进行，因此无法结论能否增加Ⅰ或Ⅱ型皮肤中的真黑素，而Ⅰ或Ⅱ型皮肤中褐黑素水平高，对紫外线伤害更加敏感。在一项纳入 65 位受试者的随机双盲对照试验中，受试者每日分别接受高或低剂量的最小红斑剂量（minimal erythemal dose，MED）紫外线照射①，以 3 个月为一周期，每周期中有 10 天皮下注射 NDP-MSH，发现 NDP-MSH 偏向性地增加了黑素本底值最低的受试者皮肤黑素密度，减少了低 MED 组 50% 的表皮晒伤细胞和 59% 的胸腺嘧啶二聚体形成[285]。考虑到在人和其他动物中，MC1R 都是色素沉着表型调节的关键点，而 MC1R 的基因变异与晒黑反应不良有关，故研究 MC1R 等位基因变异导致其功能减弱是否会影响到 NDP-MSH 的结合亲和力和疗效是一个重要的课题。早期研究涉及 α-MSH-MC1R 结合的关键受体残基的研究发现，虽然保守氨基酸的突变降低了 α-MSH 的结合亲和力，但 NDP-MSH 的结合亲和力保持不变或仅略有降低。最近发现，与野生型受体相比，包括减弱的功能变异体 Arg142His、Arg151His 和 Leu93Arg 的几种等位基因的纯合或杂合培养物对正常 α-MSH 和（超强效的）NDP-MSH 的应答显著降低。Fitzgerald 等[286]首次研究了 NDP-MSH 在带有变异 MC1R 基因型的人皮肤中的作用。他们的数据表明，NDP-MSH 在 MC1R 变异基因携带者（即与白皙皮肤和红发相关的等位基因）中使皮肤黑素密度最大程度地增加，这表明患皮肤癌风险高的个体也可以受益于可能只与野生型 MC1R 个体反应的药物。其他研究已经证实，尽管 UVB 辐射或阳光似乎对晒黑反应具有协同作用，但不管是否存在紫外辐射，NDP-MSH 都可以诱导皮肤色素沉着[287]。

5.3.1.2　细胞因子和生长因子

许多研究表明黑素细胞的生长和存活受角质形成细胞来源因子的调控，如 bFGF、SCF 和 ET（内皮素）。特别是 SCF 激活跨膜酪氨酸激酶受体 c-kit，促进特定酪氨酸残基处几种底物的二聚化、自磷酸化和转磷酸化。活化的 c-kit 与衔接蛋白 Grb2 结合后，诱导酪氨酸酶磷酸化磷脂酶 C-γ，从而介导二酰甘油的产生并激活 PKC 通路。SCF/c-kit 和 ET-1/B 型 ET 受体（ET-1/type B ET receptor，ETBR）通路不仅在神经嵴形成和早期黑素细胞发育过程中至关重要，而且对婴儿出生后黑素细胞的功能也至关重要[36]。人类皮肤异种移植实验，皮内注射 SCF 或 c-kit 中和抗体可调节 Ki67 阳性黑素细胞的数量。SCF/c-kit 和 ET-1/ETBR 通路在提高 DNA 合成水平和激活 MAPK 通路方面的协同作用此前已通过体外评估，在体外评估中，这两种细胞因子一起被添加到培养的人黑素细胞中。据报道，白癜风角质形成细胞中 SCF 的下调与角质形成细胞和黑素细胞的凋亡有关。在培养细胞实验中发现用 SCF 或 ET-1 处理会影响细胞黏附和黑素细胞迁移，这意味着这两种细胞因子在白癜风中有调节黑素细胞功能的潜在作用[36]。此外，有人推测这些细胞因子可能影响从白癜风皮损毛囊中迁移出的黑素细胞招募和聚集，从而诱导色素的再沉积。用新鲜白人尸体皮肤移植到小鼠身上形成异种移植模型，利用此模型评价 SCF 和 ET-1 在活体完整皮肤中的作用：皮内注射这两种促黑素细胞的旁分泌因子，证明可诱导黑素细胞的增殖、黑素生成和树突状细胞生成，这表明局部联合使用 SCF 与 ET-1 可能对黑素细胞减少性疾病具有潜在的治疗效果[288]。栀子苷（geniposide）是一种中药提取物，用于治疗全身性白癜风，通过 SCF/c-kit 促进正常人黑素细胞的色素沉着[289]。

由于在白癜风中存在靶向黑素细胞抗原的细胞毒性 T 细胞，还存在细胞因子网络的不平衡，据此研究了能够抵抗免疫应答介质的治疗方法。近年来，维生素 D 类似物，特别是卡泊三醇和他卡西醇已被用作白癜风的外用治疗。维生素 D 配体主要靶向白癜风的局部免疫应答，并且作用于特异性 T 细胞活化，其机制主要是抑制 T 细胞从早期 G_1 期向晚期的转变，以及抑制一些促炎细胞因子基因的表达，如编码 TNF-α 和 γ 干扰素的基因。所以目前已确定维生素 D_3 化合物影响黑素细胞的成熟和分化，并通过激活特定配体受体（如 ET 受体和 c-kit）上调黑素生成的通路[290]。

骨形成蛋白（bone morphogenetic protein，BMP）是外泌信号分子，属于 TGF-β 超家族。除了作为骨

---

① 译者注：人的不同肤色对日光的反应不同，因此每个人的 MED 值不同，通常肤色越浅，则 MED 越低，反之越高。因此，给予受试者的 MED 是高剂量还是低剂量，是根据受试者个体而定的。

形成的促进剂外，BMP 还影响其他组织，诱导多种效应，比如增殖以对抗分化和凋亡。迄今为止，已经鉴定出 20 多种不同的 BMP，均具有结构同源性，并与特定的 BMP 受体相互作用。BMP 的作用取决于许多因素，包括组织浓度、BMP 类型、拮抗剂的存在、靶组织的胚胎期以及靶细胞表达的受体类型。据报道，BMP-2 可刺激黑素生成，但对黑素细胞分化无直接影响。BMP-2 诱导酪氨酸酶 mRNA 增加，但不影响 MITF、TRP-1 或 TRP-2 mRNA，表明 BMP-2 信号选择性地靶向酪氨酸酶基因的转录[291]。noggin 蛋白是一种分泌型 BMP 拮抗剂，可以与 BMP 受体竞争结合。据报道，在毛囊上皮中过度表达 noggin 的小鼠比野生型小鼠的毛色更暗，这表明 BMP 信号影响小鼠体内的黑素生成[292]。据 Yaar 等报道，正常新生儿的黑素细胞和角质形成细胞表达 BMP 受体并产生 BMP-4，这表明 BMP 拮抗剂可以增强皮肤色素沉着[293]。

人类胎盘提取物被称为“生黑素”（“melagenin”），报道称可在体外刺激黑素细胞的增殖和黑素合成。有一项前瞻性试验评估了外用“生黑素”治疗小儿白癜风的疗效：试验共纳入 366 名 4 岁至 15 岁的儿童受试者，其中有 62 人为全身皮肤 70% 以上的面积脱色，随访 1 年。作者报道，“生黑素”治疗白癜风的有效性达 83%[294]。目前在古巴会使用胎盘提取物——虽然该方案缺乏外部验证。研究表明，该提取物的作用机制可能与胎盘中存在黑素细胞生长因子有关（包括 ET）。

5.3.2 非受体介导的激活

5.3.2.1 毛喉素和 cAMP

α-MSH 类似物虽能使皮肤黑化但障碍在于给人体使用肽有技术困难，以及需要有正常功能的 MC1R 以激活真黑素生成。与人类直接相似的是，小鼠的 MC1R 突变会导致黄色的表皮颜色和皮肤无法黑化。MC1R 用于诱导色素沉着的主要细胞内信使是 cAMP。毛喉素直接激活腺苷酸环化酶，从而增加 cAMP 水平并刺激 MITF 活性，复制由 MC1R 激活的细胞内信号转导通路。由于毛喉素可以绕过 MC1R 的能力，研究人员假设不管 MC1R 基因型如何，毛喉素都可以增强色素沉着。据研究报道，在表达非功能性 MC1R 的小鼠中，每天局部应用毛喉素可刺激黑化反应，能够抵消紫外线诱导的损伤和致癌作用[295]。有研究还发现毛喉素可以促进清除 UVB 处理过的人角质形成细胞中的环丁基嘧啶二聚体（cyclobutane pyrimidine dimers）和 6,4-光产物（6,4-photoproducts）[296]。这些数据证实毛喉素能够再现表皮对紫外线的自然反应，即使在功能丧失的 MC1R 变异体中，毛喉素也可以增加皮肤色素沉着和修复 DNA 光损伤的能力，而不需要紫外线照射。

5.3.2.2 寡聚核苷酸与 p53 的激活

小 DNA 片段胸苷二核苷酸 pTpT 可在培养的细胞和完整的皮肤中诱导黑素生成，从而产生光保护效应，并增强 DNA 修复和 TNF-α 的诱导能力。p53 肿瘤抑制因子和转录因子的诱导和激活是关键的信号通路。较大的寡聚核苷酸比 pTpT 更有效地诱导色素沉着反应。这些寡聚核苷酸刺激色素沉着的能力高度依赖于 5’-磷酸基[297]。

5.3.2.3 胡椒碱哌啶

黑胡椒（*Piper nigrum*）的水提取物（0.1mg/mL）及胡椒碱（piperine）已被证明可能通过激活 PKC 而具有体外黑素细胞促增殖活性，在一些小鼠观察的实验中得到了有效的体外数据[298]。

5.3.2.4 脂质类（鞘脂和前列腺素）

眼科个案报道，使用滴眼液后出现前列腺素 E_2 诱导的色素沉着过度，这提示其可用于局部治疗白癜风病变。已经有体外试验报告前列腺素 E_2 可诱导 bFGF 的 mRNA 表达，并且氧化应激导致谷胱甘肽消耗可降低白癜风表皮中的前列腺素 E_2 水平。最近的一项试验表明，局部使用含有前列腺素 E_2 的凝胶在治疗 6 个月后引起以面部为主的色素沉着，其中节段性和局灶性白癜风的色素改善情况最好[299]。

5.3.2.5 磷脂酶 A_2

磷脂酶 A_2 是蜂毒的一种成分，已被考虑用于白癜风以恢复色素沉着[300]。在体外试验时，蜂毒能够促进黑素细胞增殖、树突生长和迁移，对酪氨酸酶活性具有上调效应。其分子机制是通过激活细胞内信号转导机制，特别是 PKA、ERK 和 PI3K/Akt 介导的。

5.3.2.6 PPAR 激活剂

PPAR 在细胞反应中起重要作用。据报道，PPAR 的 3 种亚型在人黑素细胞中都有表达。PPAR-γ 激动剂西格列酮通过影响酪氨酸酶/MITF 刺激细胞和培养皮肤中的黑素含量。西格列酮治疗后黑素细胞的迁移会随之增加[301]。

5.3.2.7 补骨脂素和光敏剂

补骨脂素加 UVA（psoralens plus UV-A，PUVA）光化学疗法可诱导色素沉着，但不会导致临床明显可见的红斑。PUVA 用于治疗白癜风和预防性治疗光皮肤病。在正常皮肤中，PUVA 诱导的色素沉着在 UVA 照射后约 7 天达到峰值，色沉可持续数周至数月。部分患者 PUVA 治疗后比多次暴露于日光照射可产生更深的棕褐色。补骨脂素属于呋喃环与香豆素融合的呋喃香豆素类物质，存在于大量植物中，也有几种合成的补骨脂素化合物。8-甲氧基补骨脂素（8-methoxypsoralen，8-MOP）是植物来源的，但此药物也可以人工合成，主要用于口服和局部（涂抹）PUVA。合成的 4,5′,8-三甲基补骨脂素（4,5′,8-trimethylpsoralen，或称三甲沙林，trioxsalen，TMP）口服给药后光毒性较小，但通过水浴给药光毒性较大。5-MOP（佛手内酯，bergapten）仅在一些欧洲国家使用，较少引起红斑和胃肠道不耐受。在没有紫外辐射的条件下，补骨脂素会插入 DNA 双链，吸收 UVA 光子后，会与天然 DNA 嘧啶碱基形成 3,4-或 4′,5′-环丁烷单加合物。有一些补骨脂素（例如 8-MOP、5-MOP 和 TMP）可以吸收第 2 个光子，导致形成双功能加合物，从而抑制 DNA 复制并引起细胞周期停滞。补骨脂素还会刺激黑素生成，这个过程涉及补骨脂素与黑素细胞中 DNA 的光结合作用，继而引起黑素细胞的有丝分裂和随后的增殖、促进黑素小体的形成和黑化、黑素小体向角质形成细胞的传输增加以及激活 cAMP 活性和促进酪氨酸酶的合成[302]。

（王菲 译，王一鸣 审校）

参考文献

1 Sejii, M., Shimao, K., Birbeck, M.S., and Fitzpatrick, T.B. (1963) Subcellular localization of melanin biosynthesis. *Ann. NY Acad. Sci.*, **100**, 497–533.

2 Kushimoto, T., Basrur, V., Valencia, J., Matsunaga, J., Vieira, W.D., Ferrans, V.J., Muller, J., Appella, E., and Hearing, V.J. (2001) A model for melanosome biogenesis based on the purification and analysis of early melanosomes. *Proc. Natl. Acad. Sci. USA*, **98**, 10698–10703.

3 Raposo, G. and Marks, M.S. (2007) Melanosomes–dark organelles enlighten endosomal membrane transport. *Nat. Rev. Mol. Cell Biol.*, **8**, 786–797.

4 Choi, W., Wolber, R., Gerwat, W., Mann, T., Batzer, J., Smuda, C., Liu, H., Kolbe, L., and Hearing, V.J. (2010) The fibroblast-derived paracrine factor neuregulin-1 has a novel role in regulating the constitutive color and melanocyte function in human skin. *J. Cell Sci.*, **123**, 3102–3111.

5 Cario-André, M., Pain, C., Gauthier, Y., Casoli, V., and Taieb, A. (2006) *In vivo* and *in vitro* evidence of dermal fibroblasts influence on human epidermal pigmentation. *Pigment Cell Res.*, **19**, 434–442.

6 Szabó, G. (1954) The number of melanocytes in human epidermis. *Br. Med. J.*, **1**, 1016–1017.

7 Tobin, D., Quinn, A.G., Ito, S., and Thody, A.J. (1994) The presence of tyrosinase and related proteins in human epidermis and their relationship to melanin type. *Pigment Cell Res.*, **7**, 204–209.

8 Hunt, G., Kyne, S., Ito, S., Wakamatsu, K., Todd, C., and Thody, A. (1995) Eumelanin and phaeomelanin contents of human epidermis and cultured melanocytes. *Pigment Cell Res.*, **8**, 202–208.

9 Maeda, K., Yokokawa, Y., Hatao, M., Naganuma, M., and Tomita, Y. (1997) Comparison of the melanogenesis in human black and light brown melanocytes. *J. Dermatol. Sci.*, **14**, 199–206.

10 Szabó, G., Gerald, A.B., Pathak, M.A., and Fitzpatrick, T.B. (1969) Racial differences in the fate of melanosomes in human epidermis. *Nature*, **222**, 1081–1082.

11 Urabe, K., Nakayama, J., and Hori, Y. (1998) Mixed epidermal and dermal hypermelanoses, in *The Pigmentary System: Physiology and Pathophysiology* (eds J.J. Norlund, R.E. Boissy, V.J. Hearing, R.A. King, and J.P. Ortonne), Oxford University Press, New York, pp. 909–911.

12 Virador, V., Matsunaga, N., Matsunaga, J., Valencia, J., Oldham, R.J., Kameyama, K., Peck, G.L., Ferrans, V.J., Vieira, W.D., Abdel-Malek, Z.A., and Hearing, V.J. (2001) Production of melanocyte-specific antibodies to human melanosomal proteins: expression patterns in normal human skin and in cutaneous pigmented lesions. *Pigment Cell Res.*, **14**, 289–297.

13 Sanchez-Ferrer, A., Rodriguez-Lopez, J.N., Garcia-Canovas, F., and Garcia-Carmona, F. (1995) Tyrosinase: a comprehensive review of its mechanism. *Biochim. Biophys. Acta*, **1247**, 1–11.

14 Halaouli, S., Asther, M., Sigoillot, J.C., Hamdi, M., and Lomascolo, A. (2006) Fungal tyrosinases: new prospects in molecular characteristics, bioengineering and biotechnological applications. *J. Appl. Microbiol.*, **100**, 219–232.

15 Toyofuku, K., Wada, I., Valencia, J.C., Kushimoto, T.O., Ferrana, V.J., and Hearing, V.J. (2001) Oculocutaneous albinism types 1 and 3 are ER retention diseases: mutation of tyrosinase or Tyrp1 can affect the processing of both mutant and wild-type proteins. *FASEB J.*, **15**, 2149–2161.

16 Hearing, V.J. (2000) The melanosome: the perfect model for cellular responses to the environment. *Pigment Cell Res.*, **13**, 23–34.

17 Sarangarajan, R. and Boissy, R.E. (2001) Tyrp1 and oculocutaneous albinism type 3. *Pigment Cell Res.*, **14**, 437–444.

18 Urabe, K., Aroca, P., Tsukamoto, K., Mascagna, D., Palumbo, A., Prota, G., and Hearing, V.J. (1994) The inherent cytotoxicity of melanin precursors: a revision. *Biochim. Biophys. Acta*, **1221**, 272–278.

19 Hennessy, A., Oh, C., Diffey, B., Wakamatsu, K., Ito, S., and Rees, J.

(2005) Eumelanin and pheomelanin concentrations in human epidermis before and after UV-B irradiation. *Pigment Cell Res.*, **18**, 220–223.

20 Liu, Y., Hong, L., Wakamatsu, K., Ito, S., Adhyaru, B., Cheng, C.Y., Bowers, C.R., and Simon, J.D. (2005) Comparison of structural and chemical properties of black and red human hair melanosomes. *Photochem. Photobiol.*, **81**, 135–144.

21 Branza-Nichita, N., Petrescu, A., Negroiu, G., Dwek, R., and Petrescu, S. (2000) *N*-Glycosylation processing and glycoprotein folding – lessons from the tyrosinase-related proteins. *Chem. Rev.*, **100**, 4697–4711.

22 Imokawa, G. and Mishima, Y. (1984) Functional analysis of tyrosinase isozymes of cultured malignant melanoma cells during the recovery period following interrupted melanogenesis induced by glycosylation inhibitors. *J. Invest. Dermatol.*, **83**, 196–201.

23 Halaban, R., Cheng, E., Zhang, Y., Moellmann, G., Hanlon, D., Michalak, M., Setaluri, V., and Hebert, D.N. (1997) Aberrant retention of tyrosinase in the endoplasmic reticulum mediates accelerated degradation of the enzyme and contributes to the dedifferentiated phenotype of amelanotic melanoma cells. *Proc. Natl. Acad. Sci. USA*, **94**, 6210–6215.

24 Hiller, M.M., Finger, A., Schweiger, M., and Wolf, D.H. (1996) ER degradation of a misfolded luminal protein by the cytosolic ubiquitin–proteasome pathway. *Science*, **273**, 1725–1728.

25 Hochstrasser, M. (1996) Protein degradation or regulation: Ub the judge. *Cell*, **22**, 813–815.

26 Hershko, A. and Ciechanover, A. (1998) The ubiquitin system. *Annu. Rev. Biochem.*, **67**, 425–479.

27 Ando, H., Ichihashi, M., and Hearing, V.J. (2009) Role of the ubiquitin proteasome system in regulating skin pigmentation. *Int. J. Mol. Sci.*, **10**, 4428–4434.

28 Jackson, I.J., Budd, P., Horn, J.M., Johnson, R., Raymond, S., and Steel, K. (1994) Genetics and molecular biology of mouse pigmentation. *Pigment Cell Res.*, **7**, 73–80.

29 García-Borrón, J.C., and Solano, F. (2002) Molecular anatomy of tyrosinase and its related proteins: beyond the histidine-bound metal catalytic center. *Pigment Cell Res.*, **15**, 162–173.

30 Kwon, B.S. (1993) Pigmentation genes: the tyrosinase gene family and the pmel 17 gene family. *J. Invest. Dermatol.*, **100**, 134S–140S.

31 Kwon, B.S., Haq, A.K., Pomerantz, S., and Halaban, R. (1987) Isolation and sequence of a cDNA clone for human tyrosinase that maps at the mouse c-albino locus. *Proc. Natl Acad. Sci. USA*, **84**, 7473–7477.

32 Shibahara, S., Tomita, Y., Tagami, H., Muller, R.M., and Cohen, T. (1988) Molecular basis for the heterogeneity of human tyrosinase. *Tohoku J. Exp. Med.*, **156**, 403–414.

33 Riley, P.A. (2000) Tyrosinase kinetics: a semi-quantitative model of the mechanism of oxidation of monohydric and dihydric phenolic substrates. *J. Theor. Biol.*, **203**, 1–12.

34 Olivares, C. and Solano, F. (2009) New insights into the active site structure and catalytic mechanism of tyrosinase and its related proteins. *Pigment Cell Melanoma Res.*, **22**, 750–760.

35 Inoue, T., Shiota, Y., and Yoshizawa, K. (2008) Quantum chemical approach to the mechanism for the biological conversion of tyrosine to dopaquinone. *J. Am. Chem. Soc.*, **130**, 16890–16897.

36 Imokawa, G. (2004) Autocrine and paracrine regulation of melanocytes in human skin and in pigmentary disorders. *Pigment Cell Res.*, **17**, 96–110.

37 Miyamura, Y., Coelho, S.G., Wolber, R., Miller, S.A., Wakamatsu, K., Zmudzka, B.Z., Ito, S., Smuda, C., Passeron, T., Choi, W., *et al.* (2007) Regulation of human skin pigmentation and responses to ultraviolet radiation. *Pigment Cell Res.*, **20**, 2–13.

38 Yamaguchi, Y., Brenner, M., and Hearing, V.J. (2007) The regulation of skin pigmentation. *J. Biol. Chem.*, **282**, 27557–27561.

39 Shibahara, S., Takeda, K., Yasumoto, K., Udono, T., Watanabe, K., Saito, H., and Takahashi, K. (2001) Microphthalmia-associated transcription factor (MITF): multiplicity in structure, function, and regulation. *J. Investig. Dermatol. Symp. Proc.*, **6**, 99–104.

40 Cheli, Y., Ohanna, M., Ballotti, R., and Bertolotto, C. (2010) Fifteen-year quest for microphthalmia-associated transcription factor target genes. *Pigment Cell Melanoma Res.*, **23**, 27–40.

41 Bertolotto, C., Abbe, P., Hemesath, T.J., Bille, K., Fisher, D.E., Ortonne, J.P., and Ballotti, R. (1998) Microphthalmia gene product as a signal transducer in cAMP-induced differentiation of melanocytes. *J. Cell Biol.*, **142**, 827–835.

42 Kamaraju, A.K., Bertolotto, C., Chebath, J., and Revel, M. (2002) Pax3 down-regulation and shut-off of melanogenesis in melanoma B16/F10.9 by interleukin-6 receptor signaling. *J. Biol. Chem.*, **277**, 15132–15141.

43 Yamaguchi, Y., Morita, A., Maeda, A., and Hearing, V.J. (2009) Regulation of skin pigmentation and thickness by Dickkopf 1 (DKK1). *J. Investig. Dermatol. Symp. Proc*, **14**, 73–75.

44 Schepsky, A., Bruser, K., Gunnarsson, G.J., Goodall, J., Hallsson, J.H., Goding, C.R., Steingrimsson, E., and Hecht, A. (2006) The microphthalmia-associated transcription factor Mitf interacts with beta-catenin to determine target gene expression. *Mol. Cell Biol.*, **26**, 8914–8927.

45 Levy, C., Khaled, M., and Fisher, D. (2006) MITF: master regulator of melanocyte development and melanoma oncogene. *Trends Mol. Med.*, **12**, 406–414.

46 Lin, C., Babiarz, L., Liebel, F., Roydon Price, E., Kizoulis, M., Gendimenico, G., Fisher, D., and Seiberg, M. (2002) Modulation of microphthalmia-associated transcription factor gene expression alters skin pigmentation. *J. Invest. Dermatol.*, **119**, 1330–1340.

47 Saha, B., Sing, S., Sarkar, C., Bera, R., Ratha, J., Tobin, D., and Bhadra, R. (2006) Activation of the Mitf promoter by lipid-stimulated activation of p38-stress signalling to CREB. *Pigment Cell Res.*, **19**, 595–605.

48 Imokawa, G., Yada, Y., and Miyagishi, M. (1992) Endothelins secreted from human keratinocytes are intrinsic mitogens for human melanocytes. *J. Biol. Chem.*, **267**, 24675–24680.

49 Morita, E., Lee, D.G., Sugiyama, M., and Yamamoto, S. (1994) Expression of c-kit ligand in human keratinocytes. *Arch. Dermatol. Res.*, **286**, 273–277.

50 Halaban, R., Ghosh, S., and Baird, A. (1987) bFGF is the putative natural growth factor for human melanocytes. *In Vitro Cell. Dev. Biol.*, **23**, 47–52.

51 Schauer, E., Trautinger, F., Köck, A., Schwarz, A., Bhardwaj, R., Simon, M., Ansel, J.C., Schwarz, T., and Luger, T.A. (1994) Proopiomelanocortin-derived peptides are synthesized and released by human keratinocytes. *J. Clin. Invest.*, **93**, 2258–2262.

52 Kang, H.Y., Hwang, J.S., Lee, J.Y., Ahn, J.H., Kim, J.Y., Lee, E.S., and Kang, W.H. (2006) The dermal stem cell factor and c-kit are overexpressed in melasma. *Br. J. Dermatol.*, **154**, 1094–1099.

53 Virador, V.M., Kobayashi, N., Matsunaga, J., and Hearing, V.J. (1999) A standardized protocol for assessing regulators of pigmentation. *Anal. Biochem.*, **270**, 207–219.

54 Solano, F., Briganti, S., Picardo, M., and Ghanem, G. (2006) Hypopigmenting agents: an updated review on biological, chemical and clinical aspects. *Pigment Cell Res.*, **90**, 550–571.

55 Yoon, T.J., Lei, T.C., Yamaguchi, Y., Batzer, J., Wolber, R., and Hearing, V.J. (2003) Reconstituted 3-dimensional human skin of various ethnic origins as an *in vitro* model for studies of pigmentation. *Anal. Biochem.*, **318**, 260–269.

56 Ni-Komatsu, L., Leung, J.K., Williams, D., Min, J., Khersonsky, S.M., Chang, Y.T., and Orlow, S.J. (2005) Triazine-based tyrosinase inhibitors identified by chemical genetic screening. *Pigment Cell Res.*, **18**, 447–453.

57 Ni-Komatsu, L. and Orlow, S.J. (2007) Identification of novel pigmentation modulators by chemical genetic screening. *J. Invest. Dermatol.*, **127**, 1585–1592.

58 Maldonado, E., Hernandez, F., Lozano,

C., Castro, M.E., and Navarro, R.E. (2006) The zebrafish mutant vps18 as a model for vesicle-traffic related hypopigmentation diseases. *Pigment Cell Res.*, **19**, 315–326.

59 Choi, T.Y., Kim, J.H., Ko, D.H., Kim, C.H., Hwang, J.S., Ahn, S., Kim, S.Y., Kim, C.D., Lee, J.H., and Yoon, T.J. (2007) Zebrafish as a new model for phenotype-based screening of melanogenic regulatory compounds. *Pigment Cell Res.*, **20**, 120–127.

60 Gupta, A.K., Gover, M.D., Nouri, K., and Taylor, S. (2006) The treatment of melasma: a review of clinical trials. *J. Am. Acad. Dermatol.*, **55**, 1048–1065.

61 Rajaratnam, R., Halpern, J., Salim, A., and Emmett, C. (2010) Interventions for melasma. *Cochrane Database Syst. Rev.*, (**7**), CD003583.

62 Khemis, A., Kaiafa, A., Queille-Roussel, C., Duteil, L., and Ortonne, J.P. (2007) Evaluation of efficacy and safety of rucinol serum in patients with melasma: a randomized controlled trial. *Br. J. Dermatol.*, **156**, 997–1004.

63 Huh, S.Y., Shin, J.W., Na, J.I., Huh, C.H., Youn, S.W., and Park, K.C. (2010) The efficacy and safety of 4-*n*-butylresorcinol 0.1% cream for the treatment of melasma: a randomized controlled split-face trial. *Ann. Dermatol.*, **22**, 21–25.

64 Boissy, R., Visscher, M., and DeLong, M.A. (2005) A novel reversible tyrosinase inhibitor with effective *in vivo* skin lightening potency. *Exp. Dermatol.*, **14**, 601–608.

65 Hamed, S., Sriwiriyanont, P., deLong, M., Visscher, M., Wickett, R., and Boissy, R. (2006) Comparative efficacy and safety of deoxyarbutin, a new tyrosinase-inhibiting agent. *J. Cosmet. Sci.*, **57**, 291–308.

66 Ertam, I., Mutlu, B., Unal, I., Alper, S., Kivçak, B., and Ozer, O. (2008) Efficiency of ellagic acid and arbutin in melasma: a randomized, prospective, open-label study. *J. Dermatol.*, **35**, 570–574.

67 Jin, Y., Lee, S., Chung, M., Park, J., Park, Y.I., Cho, T., and Lee, S. (1999) Aloesin and arbutin inhibit tyrosinase activity in a synergistic manner via a different action mechanism. *Arch. Pharm. Res.*, **22**, 232–236.

68 Battaini, G., Monzani, E., Casella, L., Santagostini, L., and Pagliarin, R. (2000) Inhibition of the catecholase activity of biomimetic dinuclear copper complexes by kojic acid. *J. Biol. Inorg. Chem.*, **5**, 262–268.

69 Choi, Y.K., Rho, Y.K., Yoo, K.H., Lim, Y.Y., Li, K., Kim, B.J., Seo, S.J., Kim, M.N., Hong, C.K., and Kim, D.S. (2010) Effects of vitamin C vs. multivitamin on melanogenesis: comparative study *in vitro* and *in vivo*. *Int. J. Dermatol.*, **49**, 218–226.

70 Kasraee, B., Handjani, F., Parhizgar, A., Omrani, G.R., Fallahi, M.R., Amini, M., Nikbakhsh, M., Tran, C., Hügin, A., Sorg, O., and Saurat, J.H. (2005) Topical methimazole as a new treatment for postinflammatory hyperpigmentation: report of the first case. *Dermatology*, **211**, 360–362.

71 Kasraee, B., Safaee Ardekani, G.H., Parhizgar, A., Handjani, F., Omrani, G.R., Samani, M., Nikbakhsh, M., Tanideh, N., Eshraghian, A., Sorg, O., and Saurat, J.H. (2008) Safety of topical methimazole for the treatment of melasma. Transdermal absorption, the effect on thyroid function and cutaneous adverse effects. *Skin Pharmacol. Physiol.*, **21**, 300–305.

72 Grimes, P.E. (2009) Management of hyperpigmentation in darker racial ethnic groups. *Semin. Cutan. Med. Surg.*, **28**, 77–85.

73 Hakozaki, T., Minwalla, L., Zhuang, J., Chhoa, M., Matsubara, A., Miyamoto, K., Greatens, A., Hillebrand, G., Bissett, D., and Boissy, R. (2002) The effect of niacinamide on reducing cutaneous pigmentation and suppression of melanosome transfer. *Br. J. Dermatol.*, **147**, 20–31.

74 Kang, H.Y., Valerio, L., Bahadoran, P., and Ortonne, J.P. (2009) The role of topical retinoids in the treatment of pigmentary disorders: an evidence-based review. *Am. J. Clin. Dermatol.*, **10**, 251–260.

75 Ortonne, J.P. (2006) Retinoid therapy of pigmentary disorders. *Dermatol. Ther.*, **19**, 28028–28028.

76 Sefton, J., Kligman, A.M., Kopper, S.C., Lue, J.C., and Gibson, J.R. (2000) Photodamage pilot study: a double-blind, vehicle-controlled study to assess the efficacy and safety of tarazotene 0.1% gel. *J. Am. Acad. Dermatol.*, **43**, 656–663.

77 Gordon, P.R. and Gilchrest, B.A. (1989) Human melanogenesis is stimulated by diacylglycerol. *J. Invest. Dermatol.*, **93**, 700–702.

78 Kar, H.K. (2002) Efficacy of β-carotene topical application in melasma: an open clinical trial. *Indian J. Dermatol. Venereol. Leprol.*, **68**, 320–322.

79 Grimes, P.E. (1999) The safety and efficacy of salicylic acid chemical peels in darker racial-ethnic groups. *Dermatol. Surg.*, **25**, 18–22.

80 Lee, J., Jung, K., Kim, Y.S., and Park, D. (2007) Diosgenin inhibits melanogenesis through the activation of phosphatidylinositol-3-kinase pathway (PI3K) signaling. *Life Sci.*, **81**, 249–254.

81 Amer, M. and Metwalli, M. (2000) Topical liquiritin improves melasma. *Int. J. Dermatol.*, **39**, 299–301.

82 Fang, D., Tsuji, Y., and Setaluri, V. (2002) Selective down-regulation of tyrosinase family gene TYRP1 by inhibition of the activity of melanocyte transcription factor, MITF. *Nucleic Acids Res.*, **30**, 3096–3106.

83 Kim, D.S., Kim, S.Y., Chung, J.H., Kim, K.H., Eun, H.C., and Park, K.C. (2002) Delayed ERK activation by ceramide reduces melanin synthesis in human melanocytes. *Cell Signal.*, **14**, 779–785.

84 Watabe, H., Soma, Y., Ito, M., Kawa, Y., and Mizoguchi, M. (2002) All-*trans* retinoic acid induces differentiation and apoptosis of murine melanocyte precursors with induction of the microphthalmia-associated transcription factor. *J. Invest. Dermatol.*, **118**, 35–42.

85 Fernandes, S.S., Arcuri, R., Morgado-Díaz, J.A., and Benchimol, M. (2004) Increase of melanogenesis by retinoic acid: an ultrastructural and morphometric study. *Tissue Cell*, **36**, 95–105.

86 Yoshimura, K., Tsukamoto, K., Okazaki, M., Virador, V.M., Lei, T.C., Suzuki, Y., Uchida, G., Kitano, Y., and Harii, K. (2001) Effects of all-*trans* retinoic acid on melanogenesis in pigmented skin equivalents and monolayer culture of melanocytes. *J. Dermatol. Sci.*, **27** (Suppl. 1), S68–S75.

87 Welsh, B.M., Mason, R.S., and Halliday, G.M. (1999) Topical all-*trans* retinoic acid augments ultraviolet radiation-induced increases in activated melanocyte numbers in mice. *J. Invest. Dermatol.*, **112**, 271–278.

88 Ortonne, J.P. (1992) Retinoic acid and pigment cells: a review of *in vitro* and *in vivo* studies. *Br. J. Dermatol.*, **127** (Suppl. 41), 43–47.

89 Cario-André, M., Lepreux, S., Pain, C., Nizard, C., Noblesse, E., and Taïeb, A. (2004) Perilesional vs. lesional skin changes in senile lentigo. *J. Cutan. Pathol.*, **31**, 441–447.

90 Sato, K., Morita, M., Ichikawa, C., Takahashi, H., and Toriyama, M. (2008) Depigmenting mechanisms of all-*trans* retinoic acid and retinol on B16 melanoma cells. *Biosci. Biotechnol. Biochem.*, **72**, 2589–2597.

91 Park, H.Y., Wu, C., Yonemoto, L., Murphy-Smith, M., Wu, H., Stachur, C.M., and Gilchrest, B.A. (2006) MITF mediates cAMP-induced protein kinase C-beta expression in human melanocytes. *Biochem. J.*, **395**, 571–578.

92 Park, H.Y., Lee, J., González, S., Middelkamp-Hup, M.A., Kapasi, S., Peterson, S., and Gilchrest, B.A. (2004) Topical application of a protein kinase C inhibitor reduces skin and hair pigmentation. *J. Invest. Dermatol.*, **122**, 159–166.

93 Kim, D., Park, S., Kwon, S., Youn, S., and Park, K. (2004) Effects of lysophosphatidic acid on melanogenesis. *Chem. Phys. Lipids*, **127**, 199–206.

94 Geilen, C.C., Bektas, M., Wieder, T., and Orfanos, C.E. (1996) The vitamin D_3 analogue, calcipotriol, induces sphingomyelin hydrolysis in human keratinocytes. *FEBS Lett.*, **378**, 88–92.

95 Han, W.S., Yoo, J.Y., Youn, S.W., Kim, D.S., Park, K.C., Kim, S.Y., and Kim, K.H. (2002) Effects of C2-ceramide on the Malme-3M melanoma cell line. *J. Dermatol. Sci.*, **30**, 10–19.

96 Kim, D.S., Kim, S.Y., Moon, S.J.,

Chung, J.H., Kim, K.H., Cho, K.H., and Park, K.C. (2001) Ceramide inhibits cell proliferation through Akt/PKB inactivation and decreases melanin synthesis in Mel-Ab cells. *Pigment Cell Res.*, **14**, 110–115.

97 Shin, Y.J., Han, C.S., Lee, C.S., Kim, H.S., Ko, S.H., Hwang, S.K., Ko, S.G., Shin, J.W., Ye, S.K., and Chung, M.H. (2010) Zeolite 4A, a synthetic silicate, suppresses melanogenesis through the degradation of microphthalmia-associated transcription factor by extracellular signal-regulated kinase activation in B16F10 melanoma cells. *Biol. Pharm. Bull.*, **33**, 72–76.

98 Shimoda, N., Mutou, Y., Shimura, N., Tsukimoto, M., Awaya, A., and Kojima, S. (2010) Effect of heterocyclic pyrimidine compounds on UVB-induced cell damage in human keratinocytes and on melanogenesis in mouse B16 cells. *Biol. Pharm. Bull.*, **33**, 862–868.

99 Cohen, P. and Frame, S. (2001) The renaissance of GSK3. *Nat. Rev. Mol. Cell Biol.*, **2**, 769–776.

100 Martínez-Esparza, M., Jiménez-Cervantes, C., Beermann, F., Aparicio, P., Lozano, J.A., and García-Borrón, J.C. (1997) Transforming growth factor-beta1 inhibits basal melanogenesis in B16/F10 mouse melanoma cells by increasing the rate of degradation of tyrosinase and tyrosinase-related protein-1. *J. Biol. Chem.*, **272**, 3967–3972.

101 Martínez-Esparza, M., Solano, F., and García-Borrón, J.C. (1999) Independent regulation of tyrosinase by the hypopigmenting cytokines TGF beta1 and TNF alpha and the melanogenic hormone alpha-MSH in B16 mouse melanocytes. *Cell. Mol. Biol.*, **45**, 991–1000.

102 Kim, D.S., Park, S.H., and Park, K.C. (2004) Transforming growth factor-beta1 decreases melanin synthesis via delayed extracellular signal-regulated kinase activation. *Int. J. Biochem. Cell Biol.*, **36**, 1482–1491.

103 Swope, V.B., Abdel-Malek, Z., Kassem, L.M., and Nordlund, J.J. (1991) Interleukins 1 alpha and 6 and tumor necrosis factor-alpha are paracrine inhibitors of human melanocyte proliferation and melanogenesis. *J. Invest. Dermatol.*, **96**, 180–185.

104 Martinez-Esparza, M., Jimenez-Cervantes, C., Solano, F., Lozano, J.A., and Garcia-Borron, J.C. (1998) Mechanisms of melanogenesis inhibition by tumor necrosis factor-alpha in B16/F10 mouse melanoma cells. *Eur. J. Biochem.*, **255**, 139–146.

105 Choi, H., Ahn, S., Lee, B.G., Chang, I., and Hwang, J.S. (2005) Inhibition of skin pigmentation by an extract of *Lepidium apetalum* and its possible implication in IL-6 mediated signaling. *Pigment Cell Res.*, **18**, 439–446.

106 Vachtenheim, J. and Borovanský, J. (2010) "Transcription physiology" of pigment formation in melanocytes: central role of MITF. *Exp. Dermatol.*, **19**, 617–627.

107 Hornyak, T.J., Jiang, S., Guzmán, E.A., Scissors, B.N., Tuchinda, C., He, H., Neville, J.D., and Strickland, F.M. (2009) Mitf dosage as a primary determinant of melanocyte survival after ultraviolet irradiation. *Pigment Cell Melanoma Res.*, **22**, 307–318.

108 Wang, N. and Hebert, D.N. (2006) Tyrosinase maturation through the mammalian secretory pathway: bringing color to life. *Pigment Cell Res.*, **19**, 3–18.

109 Negroiu, G., Dwek, R.A., and Petrescu, S.M. (2005) Tyrosinase-related protein-2 and -1 are trafficked on distinct routes in B16 melanoma cells. *Biochem. Biophys. Res. Commun.*, **328**, 914–921.

110 Negroiu, G., Dwek, R.A., and Petrescu, S.M. (2003) The inhibition of early *N*-glycan processing targets TRP-2 to degradation in B16 melanoma cells. *J. Biol. Chem.*, **278**, 27035–27042.

111 Ando, H., Kondoh, H., Ichihashi, M., and Hearing, V.J. (2007) Approaches to identify inhibitors of melanin biosynthesis via the quality control of tyrosinase. *J. Invest. Dermatol.*, **127**, 751–761.

112 Takahashi, H. and Parsons, P.G. (1992) Rapid and reversible inhibition of tyrosinase activity by glucosidase inhibitors in human melanoma cells. *J. Invest. Dermatol.*, **98**, 481–487.

113 Mileo, A.M., Mattei, E., Fanuele, M., Delpino, A., and Ferrini, U. (1989) Differential radiosensitivity in cultured B-16 melanoma cells following interrupted melanogenesis induced by glucosamine. *Pigment Cell Res.*, **2**, 167–170.

114 Negroiu, G., Branza-Nichita, N., Petrescu, A.J., Dwek, R.A., and Petrescu, S.M. (1999) Protein specific *N*-glycosylation of tyrosinase and tyrosinase-related protein-1 in B16 mouse melanoma cells. *Biochem. J.*, **344**, 659–665.

115 Park, J.Y., Choi, H., Hwang, J.S., Kim, J., and Chang, I.S. (2008) Enhanced depigmenting effects of *N*-glycosylation inhibitors delivered by pH-sensitive liposomes into HM3KO melanoma cells. *J. Cosmet. Sci.*, **59**, 139–150.

116 Choi, H., Ahn, S., Chang, H., Cho, N., Joo, K., Lee, B., Chang, I., and Hwang, J. (2006) Influence of *N*-glycan processing disruption on tyrosinase and melanin synthesis in HM3KO melanoma cells. *Exp. Dermatol.*, **16**, 110–117.

117 Terao, M., Tomita, K., Oki, T., Tabe, L., Gianni, M., and Garattini, E. (1992) Inhibition of melanogenesis by BMY-28565, a novel compound depressing tyrosinase activity in B16 melanoma cells. *Biochem. Pharmacol.*, **43**, 183–189.

118 Franchi, J., Coutadeur, M., Marteau, C., Mersel, M., and Kupferberg, A. (2000) Depigmenting effects of calcium D-pantetheine-*S*-sulfonate on human melanocytes. *Pigment Cell Res.*, **35**, 165–171.

119 Maresca, V., Flori, E., Cardinali, G., Briganti, S., Lombardi, D., Mileo, A., Paggi, M., and Picardo, M. (2006) Ferritin light chain down-modulation generates depigmentation in human metastatic melanoma cells by influencing tyrosinase maturation. *J. Cell. Physiol.*, **206**, 843–848.

120 Imokawa, G. (1989) Analysis of initial melanogenesis including tyrosinase transfer and melanosome differentiation through interrupted melanization by glutathione. *J. Invest. Dermatol.*, **93**, 100–107.

121 Glick, B.S. and Rothman, J.E. (1987) Possible role for fatty acyl coenzyme A in intracellular protein transport. *Nature*, **326**, 309–312.

122 Newton, R.A., Cook, A.L., Roberts, D.W., Leonard, J.H., and Sturm, R.A. (2007) Post-transcriptional regulation of melanin biosynthetic enzymes by cAMP and resveratrol in human melanocytes. *J. Invest. Dermatol.*, **127**, 2216–2227.

123 Ancans, J., Tobin, D.J., Hoogduijn, M.J., Smit, N.P., Wakamatsu, K., and Thody, A.J. (2010) Melanosomal pH controls rate of melanogenesis, eumelanin/phaeomelanin ratio and melanosome maturation in melanocytes and melanoma cells. *Exp. Cell Res.*, **268**, 26–35.

124 Watabe, H., Valencia, J.C., Yasumoto, K., Kushimoto, T., Ando, H., Muller, J., Vieira, W.D., Mizoguchi, M., Appella, E., and Hearing, V.J. (2004) Regulation of tyrosinase processing and trafficking by organellar pH and by proteasome activity. *J. Biol. Chem.*, **279**, 7971–7981.

125 Ni-Komatsu, L., Tong, C., Chen, G., Brindzei, N., and Orlow, S.J. (2008) Identification of quinolines that inhibit melanogenesis by altering tyrosinase family trafficking. *Mol. Pharmacol.*, **74**, 1576–1586.

126 Dahlmann, B., Becher, B., Sobek, A., Ehlers, C., Kopp, F., and Kuehn, L. (1993) *In vitro* activation of the 20S proteasome. *Enzyme Protein*, **47**, 274–284.

127 Rivett, A.J. (1993) Proteasomes: multicatalytic proteinase complexes. *Biochem. J.*, **291**, 1–10.

128 Ando, H., Watabe, H., Valencia, J.C., Yasumoto, K., Furumura, M., Funasaka, Y., Oka, M., Ichihashi, M., and Hearing, V.J. (2004) Fatty acids regulate pigmentation via proteasomal degradation of tyrosinase: a new aspect of ubiquitin–proteasome function. *J. Biol. Chem.*, **279**, 15427–15433.

129 Ando, H., Funasaka, Y., Oka, M., Ohashi, A., Furumura, M., Matsunaga, J., Matsunaga, N., Hearing, V.J., and Ichihashi, M. (1999) Possible involvement of proteolytic degradation of tyrosinase in the regulatory effect of fatty acids on melanogenesis. *J. Lipid Res.*, **40**, 1312–1316.

130 Ando, H., Itoh, A., Mishima, Y., and Ichihashi, M. (1995) Correlation

between the number of melanosomes, tyrosinase mRNA levels, and tyrosinase activity in cultured murine melanoma cells in response to various melanogenesis regulatory agents. *J. Cell Physiol.*, **163**, 608–614.

131 Ando, H., Ryu, A., Hashimoto, A., Oka, M., and Ichihashi, M. (1998) Linoleic acid and alpha-linolenic acid lightens ultraviolet-induced hyperpigmentation of the skin. *Arch. Dermatol. Res.*, **290**, 375–381.

132 Kageyama, A., Oka, M., Okada, T., Nakamura, S., Ueyama, T., Saito, N., Hearing, V.J., Ichihashi, M., and Nishigori, C. (2004) Downregulation of melanogenesis by phospholipase D_2 through the ubiquitin proteasome-mediated degradation of tyrosinase. *J. Biol. Chem.*, **279**, 27774–27780.

133 Maeda, K., Tomita, Y., Naganuma, M., and Tagami, H. (1996) Phospholipases induce melanogenesis in organ-cultured skin. *Photochem. Photobiol.*, **64**, 220–223.

134 Menter, J.M., Etemadi, A.A., Chapman, W., Hollins, T.D., and Willis, I. (1993) *In vivo* depigmentation by hydroxybenzene derivatives. *Melanoma Res.*, **3**, 443–449.

135 Passi, S. and Nazzaro-Porro, M. (1981) Molecular basis of substrate and inhibitory specificity of tyrosinase: phenolic compounds. *Br. J. Dermatol.*, **104**, 659–665.

136 Palumbo, A., d'Ischia, M., Misuraca, G., and Prota, G. (1991) Mechanism of inhibition of melanogenesis by hydroquinone. *Biochim. Biophys. Acta*, **1073**, 85–90.

137 Verallo-Rowell, V.M., Verallo, V., Graupe, K., Lopez-Villafuerte, L., and Garcia-Lopez, M. (1989) Double-blind comparison of azelaic acid and hydroquinone in the treatment of melasma. *Acta Derm. Venereol. Suppl.*, **143**, 58–61.

138 Yang, F. and Boissy, R.E. (1999) Effects of 4-tertiary butylphenol on the tyrosinase activity in human melanocytes. *Pigment Cell Res.*, **12**, 237–245.

139 Penney, K.B., Smith, C.J., and Allen, J.C. (1984) Depigmenting action of hydroquinone depends on disruption of fundamental cell processes. *J. Invest. Dermatol.*, **82**, 308–310.

140 Briganti, S., Camera, E., and Picardo, M. (2003) Chemical and instrumental approaches to treat hyperpigmentation. *Pigment Cell Res.*, **16**, 101–110.

141 Draelos, Z. (2007) Skin lightening preparations and the hydroquinone controversy. *Dermatol. Ther.*, **20**, 308–313.

142 Picardo, M. and Carrera, M. (2007) New and experimental treatments of cloasma and other hypermelanoses. *Dermatol. Clin.*, **25**, 353–362.

143 Ennes, S.B.P., Paschoalick, R.C., and Mota de Avelar, A.M. (2000) A double-blind, comparative, placebo-controlled study of the efficacy and tolerability of 4% hydroquinone as a depigmenting agent in melasma. *J. Dermatol. Treat.*, **11**, 173–179.

144 Kamau, P. and Jordan, R.B. (2002) Kinetic study of the oxidation of catechol by aqueous copper (II). *Inorg. Chem.*, **41**, 3076–3083.

145 Kim, Y.J., Woo, H.D., Kim, B.M., Lee, Y.J., Kang, S.J., Cho, Y.H., and Chung, H.W. (2009) Risk assessment of hydroquinone: differential responses of cell growth and lethality correlated to hydroquinone concentration. *J. Toxicol. Environ. Health A*, **72**, 1272–1278.

146 Ortonne, J.P. and Passeron, T. (2005) Melanin pigmentary disorders: treatment update. *Dermatol. Clin.*, **23**, 209–226.

147 Bolognia, J.L., Sodi, S.A., Osber, M.P., and Pawelek, J.M. (1995) Enhancement of the depigmenting effect of hydroquinone by cystamine and buthionine sulfoximine. *Br. J. Dermatol.*, **133**, 349–357.

148 Guevara, I.L. and Pandya, A.G. (2001) Melasma treated with hydroquinone, tretinoin, and a fluorinated steroid. *Int. J. Dermatol.*, **40**, 212–215.

149 Gaskell, M., McLuckie, K.I., and Farmer, P.B. (2005) Genotoxicity of the benzene metabolites *para*-benzoquinone and hydroquinone. *Chem. Biol. Interact.*, **153–154**, 267–270.

150 Fenoll, L.G., Rodríguez-López, J.N., Varón, R., García-Ruiz, P.A., García-Cánovas, F., and Tudela, J. (2000) Action mechanism of tyrosinase on *meta*- and *para*-hydroxylated monophenols. *Biol. Chem.*, **381**, 313–320.

151 Thörneby-Andersson, K., Sterner, O., and Hansson, C. (2000) Tyrosinase-mediated formation of a reactive quinone from the depigmenting agents, 4-*tert*-butylphenol and 4-*tert*-butylcatechol. *Pigment Cell Res.*, **13**, 33–38.

152 Yang, F., Sarangarajan, R., Le Poole, I.C., Medrano, E.E., and Boissy, R.E. (2000) The cytotoxicity and apoptosis induced by 4-tertiary butylphenol in human melanocytes are independent of tyrosinase activity. *J. Invest. Dermatol.*, **114**, 157–164.

153 Jimbow, K. (1991) *N*-Acetyl-4-*S*-cysteaminylphenol as a new type of depigmenting agent for the melanoderma of patients with melasma. *Arch. Dermatol.*, **127**, 1528–1534.

154 Ferguson, J., Rogers, P.M., Kelland, L.R., and Robins, D.J. (2005) Synthesis and antimelanoma activity of sterically congested tertiary amide analogues of *N*-acetyl-4-*S*-cysteaminylphenol. *Oncol. Res.*, **15**, 87– 94.

155 Moridani, M.Y. (2006) Biochemical basis of 4-hydroxyanisole induced cell toxicity towards B16-F0 melanoma cells. *Cancer Lett.*, **243**, 235–245.

156 Espín, J.C., Varón, R., Tudela, J., and García-Cánovas, F. (1997) Kinetic study of the oxidation of 4-hydroxyanisole catalyzed by tyrosinase. *Biochem. Mol. Biol. Int.*, **41**, 1265–1276.

157 Rodriguez-Vicente, J., Vicente-Ortega, V., Canteras-Jordana, M., and Calderon-Rubiales, F. (1997) Relationship between 4-hydroxyanisole toxicity and dopa oxidase activity for three melanoma cell lines. *Melanoma Res.*, **7**, 373–381.

158 Fleischer, A.B., Jr, Schwartzel, E.H., Colby, S.I., and Altman, D.J. (2000) The combination of 2% 4-hydroxyanisole (Mequinol) and 0.01% tretinoin is effective in improving the appearance of solar lentigines and related hyperpigmented lesions in two double-blind multicenter clinical studies. *J. Am. Acad. Dermatol.*, **42**, 459–467.

159 Jimbow, M., Marusyk, H., and Jimbow, K. (1995) The *in vivo* melanocytotoxicity and depigmenting potency of *N*-2,4-acetoxyphenyl thioethyl acetamide in the skin and hair. *Br. J. Dermatol.*, **133**, 526–536.

160 Gili, A., Thomas, P.D., Ota, M., and Jimbow, K. (2000) Comparison of *in vitro* cytotoxicity of *N*-acetyl and *N*-propionyl derivatives of phenolic thioether amines in melanoma and neuroblastoma cells and the relationship to tyrosinase and tyrosine hydroxylase enzyme activity. *Melanoma Res.*, **10**, 9–15.

161 Njoo, M.D. and Westerhof, W. (2001) Vitiligo. Pathogenesis and treatment. *Am. J. Clin.Dermatol.*, **2**, 167–181.

162 Fukuda, Y., Nagano, M., Tsukamoto, K., and Futatsuka, M. (1998) *In vitro* studies on the depigmenting activity of 4-(*p*-hydroxyphenyl)-2-butanone. *J. Occup. Health*, **40**, 137–142.

163 Kim, D.S., Kim, S.Y., Park, S.H., Choi, Y.G., Kwon, S.B., Kim, M.K., Na, J.I., Youn, S.W., and Park, K.C. (2005) Inhibitory effects of 4-*n*-butylresorcinol on tyrosinase activity and melanin synthesis. *Biol. Pharm. Bull.*, **28**, 2216–2219.

164 Kim, Y.J., No, J.K., Lee, J.H., and Chung, H.Y. (2006) 3,4-dihydroxyacetophenone: inhibition of tyrosinase and MITF. *Biosci. Biotechnol. Biochem.*, **70**, 532–534.

165 Huh, S.Y., Shin, J.W., Na, J.I., Huh, C.H., Youn, S.W., and Park, K.C. (2010) Efficacy and safety of liposome-encapsulated 4-*n*-butylresorcinol 0.1% cream for the treatment of melasma: a randomized controlled split-face trial. *J. Dermatol.*, **37**, 311–315.

166 Kurosu, J., Sato, T., Yoshida, K., Tsugane, T., Shimura, S., Kirimura, K., Kino, K., and Usami, S. (2002) Enzymatic synthesis of alpha-arbutin by alpha-anomer-selective glucosylation of hydroquinone using lyophilized cells of *Xanthomonas campestris* WU-9701. *J. Biosci. Bioeng.*, **93**, 328–330.

167 Sugimoto, K., Nomura, K., Nishimura, T., Kiso, T., Sugimoto, K., and Kuriki, T. (2005) Syntheses of alpha-arbutin-alpha-glycosides and their inhibitory effects on human tyrosinase. *J. Biosci. Bioeng.*, **99**, 272–276.

168 Nakajima, M., Shinoda, I., Fukuwatari, Y., and Hayasawa, H. (1998) Arbutin increases the pigmentation of cultured human melanocytes through mechanisms other than the induction of tyrosinase activity. *Pigment Cell Res.*, **11**, 12–17.

169 Funayama, M., Arakawa, H., Yamamoto, R., Nishino, T., Shin, T., and Murao, S. (1995) Effects of alpha- and beta-arbutin on activity of tyrosinases from mushroom and mouse melanoma. *Biosci. Biotechnol. Biochem.*, **59**, 143–144.

170 Sugimoto, K., Nishimura, T., Nomura, K., Sugimoto, K., and Kuriki, T. (2004) Inhibitory effects of alpha-arbutin on melanin synthesis in cultured human melanoma cells and a three-dimensional human skin model. *Biol. Pharm. Bull.*, **27**, 510–514.

171 Parvez, S., Kang, M., Chung, H.-S., Cho, C., Hong, M.-C., Shin, M.-K., and Bae, H. (2006) Survey and mechanism of skin depigmentation and lightening agents. *Phytother. Res.*, **20**, 921–934.

172 Chakraborty, A., Funasaka, Y., Komoto, M., and Ichihashi, M. (1998) Effect of arbutin on melanogenic proteins in human melanocytes. *Pigment Cell Res.*, **11**, 206–212.

173 Curto, E.V., Kwong, C., Hermersdörfer, H., Glatt, H., Santis, C., Virador, V., Hearing, V.J., Jr, and Dooley, T.P. (1999) Inhibitors of mammalian melanocyte tyrosinase: *in vitro* comparisons of alkyl esters of gentisic acid with other putative inhibitors. *Biochem. Pharmacol.*, **57**, 663–672.

174 Sugimoto, K., Nishimura, T., Nomura, K., Sugimoto, K., and Kuriki, T. (2003) Syntheses of arbutin-alpha-glycosides and a comparison of their inhibitory effects with those of alpha-arbutin and arbutin on human tyrosinase. *Chem. Pharm. Bull.*, **51**, 798–801.

175 Chawla, S., deLong, M., Visscher, M., Wickett, R., Manga, P., and Boissy, R. (2008) Mechanism of tyrosinase inhibition by deoxyArbutin and its second-generation derivatives. *Br. J. Dermatol.*, **159**, 1267–1274.

176 Ebanks, J.P., Wickett, R.R., and Boissy, R.E. (2009) Mechanisms regulating skin pigmentation: the rise and fall of complexion coloration. *Int. J. Mol. Sci.*, **10**, 4066–4087.

177 Nakagawa, M. and Kawai, K. (1995) Contact allergy to kojic acid in skin care products. *Contact Dermatitis*, **32**, 9–13.

178 Takizawa, T., Mitsumori, K., Tamura, T., Nasu, M., Ueda, M., Imai, T., and Hirose, M. (2003) Hepatocellular tumor induction in heterozygous p53-deficient CBA mice by a 26-week dietary administration of kojic acid. *Toxicol. Sci.*, **73**, 287–293.

179 Chang, T.S. (2009) An updated review of tyrosinase inhibitors. *Int. J. Mol. Sci.*, **10**, 2440–2475.

180 Moon, K.Y., Ahn, K.S., Lee, J., and Kim, Y.S. (2001) Kojic acid, a potential inhibitor of NF-kappaB activation in transfectant human HaCaT and SCC-13 cells. *Arch. Pharm. Res.*, **24**, 307–311.

181 Draelos, Z.D., Yatskayer, M., Bhushan, P., Pillai, S., and Oresajo, C. (2010) Evaluation of a kojic acid, emblica extract, and glycolic acid formulation compared with hydroquinone 4% for skin lightening. *Cutis*, **86**, 153–158.

182 Rho, H.S., Ahn, S.M., Yoo, D.S., Kim, M.K., Cho, D.H., and Cho, J.Y. (2010) Kojyl thioether derivatives having both tyrosinase inhibitory and anti-inflammatory properties. *Bioorg. Med. Chem. Lett.*, **20**, 6569–6571.

183 Noh, J.M., Kwak, S.Y., Seo, H.S., Seo, J.H., Kim, B.G., and Lee, Y.S. (2009) Kojic acid–amino acid conjugates as tyrosinase inhibitors. *Bioorg. Med. Chem. Lett.*, **19**, 5586–5589.

184 Noh, J.M., Kwak, S.Y., Kim, D.H., and Lee, Y.S. (2007) Kojic acid–tripeptide amide as a new tyrosinase inhibitor. *Biopolymers*, **88**, 300–307.

185 Lee, Y.S., Park, J.H., Kim, M.H., Seo, S.H., and Kim, H.J. (2006) Synthesis of tyrosinase inhibitory kojic acid derivative. *Arch. Pharm. Chem. Life Sci.*, **339**, 111–114.

186 Kim, D.H., Hwang, J.S., Baek, H.S., Kim, K.J., Lee, B.G., Chang, I., Kang, H.H., and Lee, O.S. (2003) 5-[(3-Aminopropyl)phosphinooxy]-2-(hydroxymethyl)-4H-1-pyran-4-on as a novel whitening agent. *Chem. Pharm. Bull. (Tokyo)*, **51**, 113–116.

187 Dooley, T.P., Gadwood, R.C., Kilgore, K., and Thomasco, L.M. (1994) Development of an *in vitro* primary screen for skin depigmentation and antimelanoma agents. *Skin Pharmacol.*, **7**, 188–200.

188 Kim, Y.J. and Uyama, H. (2005) Tyrosinase inhibitors from natural and synthetic sources: structure, inhibition mechanism and perspective for the future. *Cell. Mol. Life Sci.*, **62**, 1707–1723.

189 Parvez, S., Kang, M., Chung, H., and Bae, H. (2007) Naturally occuring tyrosinase inhibitors: mechanism and application in skin health, cosmetics and agriculture industries. *Phytother. Res.*, **21**, 805–816.

190 Nazzaro-Porro, M., Passi, S., Zina, G., and Breathnach, A.S. (1990) The depigmenting effect of azelaic acid. *Arch Dermatol.*, **126**, 1649–1651.

191 Passi, S., Picardo, M., Mingrone, G., Breathnach, A.S., and Nazzaro-Porro, M. (1989) Azelaic acid–biochemistry and metabolism. *Acta Derm. Venereol. Suppl.*, **143**, 8–13.

192 Nazzaro-Porro, M. (1987) Azelaic acid. *J. Am. Acad. Dermatol.*, **17**, 1033–1041.

193 Breathnach, A.S. (1996) Melanin hyperpigmentation of skin: melasma, topical treatment with azelaic acid, and other therapies. *Cutis*, **57**, 36–45.

194 Hermanns, J.F., Petit, L., Piérard-Franchimont, C., Paquet, P., and Piérard, G.E. (2002) Assessment of topical hypopigmenting agents on solar lentigines of Asian women. *Dermatology*, **204**, 281–286.

195 Nazzaro-Porro, M., Passi, S., Zina, G., and Breathnach, A.S. (1989) Ten year's experience of treating lentigo maligna with topical azelaic acid. *Acta Derm. Venereol. Suppl.*, **143**, 49–57.

196 Sarkar, R., Bhalla, M., and Kanwar, A.J. (2002) A comparative study of 20% azelaic acid cream monotherapy versus a sequential therapy in the treatment of melasma in dark-skinned patients. *Dermatology*, **205**, 249–254.

197 Fitton, A. and Goa, K.L. (1991) Azelaic acid. A review of its pharmacological properties and therapeutic efficacy in acne and hyperpigmentary skin disorders. *Drugs*, **41**, 780–798.

198 Yu, J., Wang, L., Walzem, R.L., Miller, E.G., Pike, L.M., and Patil, B.S. (2005) Antioxidant activity of citrus limonoids, flavonoids and coumarins. *J. Agric. Food Chem.*, **53**, 2009–2014.

199 Kubo, I., Kinst-Hori, I., Kubo, Y., Yamagiwa, Y., Kamikawa, T., and Haraguchi, H. (2000) Molecular design of antibrowning agents. *J. Agric. Food Chem.*, **48**, 1393–1399.

200 Jones, K., Hughes, J., Hong, M., Jia, Q., and Orndorff, S. (2002) Modulation of melanogenesis by aloesin: a competitive inhibitor of tyrosinase. *Pigment Cell Res.*, **15**, 335–340.

201 Zhu, W. and Gao, J. (2008) The use of botanical extracts as topical skin-lightening agents for the improvement of skin pigmentation disorders. *J. Investig. Dermatol. Symp. Proc.*, **13**, 20–24.

202 Wang, Z., Li, X., Yang, Z., He, X., Tu, J., and Zhang, T. (2008) Effects of aloesin on melanogenesis in pigmented skin equivalents. *Int. J. Cosmet. Sci.*, **30**, 121–130.

203 Shimogaki, H., Tanaka, Y., Tamai, H., and Masuda, M. (2000) *In vitro* and *in vivo* evaluation of ellagic acid on melanogenesis inhibition. *Int. J. Cosmet. Sci.*, **22**, 291–303.

204 Yoshimura, M., Watanabe, Y., Kasai, K., Yamakoshi, J., and Koga, T. (2005) Inhibitory effect of an ellagic acid-rich pomegranate extract on tyrosinase activity and ultraviolet-induced pigmentation. *Biosci. Biotechnol. Biochem.*, **69**, 2368–2373.

205 Kasai, K., Yoshimura, M., Koga, T., Arii, M., and Kawasaki, S. (2006) Effects of oral administration of ellagic acid-rich pomegranate extract on ultraviolet-induced pigmentation in the human skin. *J. Nutr. Sci. Vitaminol.*, **52**, 383–388.

206 Kim, Y.M., Yun, J., Lee, C.K., Lee, H., Min, K.R., and Kim, Y. (2002) Oxyresveratrol and hydroxystilbene compounds. *J. Biol. Chem.*, **277**, 16340–16344.

207 Ohguchi, K., Tanaka, T., Ilyya, I., Ito, T., Iinuma, M., Matsumoto, K., Asao, Y., and Nozawa, Y. (2003) Gnetol as a

potent tyrosinase inhibitor from genus *Gnetum*. *Biosci. Biotechnol. Biochem.*, **67**, 663–665.

208 Ohguchi, K., Tanaka, T., Kido, T., Baba, K., Iinuma, M., Matsumoto, K., Akao, Y., and Nozawa, Y. (2000) Effects of hydroxystilbene derivatives on tyrosinase activity. *Biochem. Biophys. Res. Commun.*, **307**, 861–863.

209 Lee, K.T., Lee, K.S., Jeong, J.H., Jo, B.K., Heo, M.Y., and Kim, H.P. (2003) Inhibitory effects of *Ramulus mori* extracts on melanogenesis. *J. Cosmet. Sci.*, **54**, 133–142.

210 Barber, J., Townsend, D., David, P., Olds, M.S., and King, R.A. (1984) Dopachrome oxidoreductase: a new enzyme in the pigment pathway. *J. Invest. Dermatol.*, **83**, 145–149.

211 Fang, J., Han, Q., Johnson, J.K., Christensen, B.M., and Li, J. (2002) Functional expression and characterization of *Aceds aegypi* dopachrome conversion enzyme. *Biochem. Biophys. Res. Commun.*, **290**, 287–293.

212 Choi, S.Y., Kim, S., Hwang, J.S., Lee, B.G., Kim, H., and Kim, S.Y. (2004) Benzylamide derivative compound attenuates the ultraviolet B-induced hyperpigmentation in the brownish guinea pig skin. *Biochem. Pharmacol.*, **67**, 707–715.

213 Choi, S.Y., Hwang, J.S., Kim, S., and Kim, S.Y. (2006) Synthesis, discovery and mechanism of 2,6-dimethoxy-*N*-(4-methoxyphenyl)benzamide as potent depigmenting agent in the skin. *Biochem. Biophys. Res. Commun.*, **349**, 39–49.

214 Sato, K. and Toriyama, M. (2009) Effect of pyrroloquinoline quinone (PQQ) on melanogenic protein expression in murine B16 melanoma. *J. Dermatol. Sci.*, **53**, 140–145.

215 Karg, E., Odh, G., Wittbjer, A., Rosengren, E., and Rorsman, H. (1993) Hydrogen peroxide as inducer of elevated tyrosinase level in melanoma cells. *J. Invest. Dermatol.*, **100**, 209s–213s.

216 Elmore, A.R. (2005) Final report of the safety assessment of L-ascorbic acid, calcium ascorbate, magnesium ascorbate, magnesium ascorbyl phosphate, sodium ascorbate, and sodium ascorbyl phosphate as used in cosmetics. *Int. J. Toxicol.*, **24**, 51–111.

217 Kameyama, K., Sakai, C., Kondoh, S., Yonemoto, K., Nishiyama, S., Tagawa, M., Murata, T., Ohnuma, T., Quigley, J., Dorsky, A., Bucks, D., and Blanock, K. (1996) Inhibitory effect of magnesium L-ascorbyl-2-phosphate on melanogenesis *in vitro* and *in vivo*. *J. Am. Acad. Dermatol.*, **34**, 29–33.

218 Kobayashi, S., Takehana, M., and Itoh, S. (1996) Protective effect of magnesium-L-ascorbyl-2 phosphate against skin damage induced by UV-B irradiation. *Photochem. Photobiol.*, **64**, 224–228.

219 Matsuda, S., Shibayama, H., Hisama, M., Ohtsuki, M., and Iwaki, M. (2008) Inhibitory effects of a novel ascorbic derivative, disodium isostearyl 2-*O*-L-ascorbyl phosphate on melanogenesis. *Chem. Pharm. Bull.*, **56**, 292–297.

220 Funasaka, Y., Chakraborty, A.K., Komoto, M., Ohashi, A., and Ichihashi, M. (1999) The depigmenting effect of α-tocopheryl ferulate on human melanoma cells. *Br. J. Dermatol.*, **141**, 20–29.

221 Funasaka, Y., Komoto, M., and Ichihashi, M. (2000) Depigmenting effect of α-tocopheryl ferulate on normal melanocytes. *Pigment Cell Res.*, **13** (Suppl. 8), 170–174.

222 Shimizu, K., Kondo, R., Sakai, K., Takeda, N., Nagahata, T., and Oniki, T. (2001) Novel vitamin E derivative with 4-substituted resorcinol moiety has both antioxidant and tyrosinase inhibitory properties. *Lipids*, **36**, 1321–1326.

223 Nishiyama, T., Ohnishi, J., and Hashiguchi, Y. (2001) Fused heterocyclic antioxidants: antioxidative activities of hydrocumarins in a homogeneous solution. *Biosci. Biotechnol. Biochem.*, **65**, 1127–1133.

224 Yamamura, T., Onishi, J., and Nishiyama, T. (2002) Antimelanogenic activity of hydrocumarins in cultured normal human melanocytes by stimulating intracellular glutathione synthesis. *Arch. Dermatol. Res.*, **294**, 349–354.

225 Fujimori, H., Hisama, M., Shibayama, H., Kawase, A., and Iwaki, M. (2010) Inhibitory effects of phytoncide solution on melanin biosynthesis. *Biosci. Biotechnol. Biochem.*, **74**, 918–922.

226 Yokozawa, T. and Kim, Y.J. (2007) Piceatannol inhibits melanogenesis by its antioxidative actions. *Biol. Pharm. Bull.*, **30**, 2007–2011.

227 Kim, Y.J., Kang, K.S., and Yokozawa, T. (2008) The anti-melanogenic effect of pycnogenol by its anti-oxidative actions. *Food Chem. Toxicol.*, **46**, 2466–2471.

228 Kim, Y.J. (2007) Antimelanogenic and antioxidant properties of gallic acid. *Biol. Pharm. Bull.*, **30**, 1052–1055.

229 Roy, S. and Packer, L. (1998) Redox regulation of cell functions by alpha-lipoate: biochemical and molecular aspects. *Biofactors*, **8**, 17–21.

230 Podda, M., Zollner, T.M., Grundmann-Kollmann, M., Thiele, J.J., Packer, L., and Kaufmann, R. (2001) Activity of alpha-lipoic acid in the protection against oxidative stress in skin. *Curr. Probl. Dermatol.*, **29**, 43–51.

231 Saliou, C., Kitazawa, M., McLaughlin, L., Yang, J.P., Lodge, J.K., Tetsuka, T., Iwasaki, K., Cillard, J., Okamoto, T., and Packer, L. (1999) Antioxidants modulate acute solar ultraviolet radiation-induced NF-kappa-B activation in a human keratinocyte cell line. *Free Radic. Biol. Med.*, **26**, 174–183.

232 Kim, J.H., Sim, G.S., Bae, J.T., Oh, J.Y., Lee, G.S., Lee, D.H., Lee, B.C., and Pyo, H.B. (2008) Synthesis and anti-melanogenic effects of lipoic acid-polyethylene glycol ester. *J. Pharm. Pharmacol.*, **60**, 863–870.

233 Ito, S. and Prota, G. (1977) A facile one-step synthesis of cysteinyldopas using mushroom tyrosinase. *Experentia*, **33**, 118–119.

234 Benedetto, J.P., Ortonne, J.P., Voulot, C., Khatchadourian, C., Prota, G., and Thivolet, J. (1982) Role of thiol compounds in mammalian melanin pigmentation. II. Glutathione and related enzymatic activities. *J. Invest. Dermatol.*, **79**, 422–424.

235 Qiu, L., Zhang, M., Sturm, R.A., Gardiner, B., Tonks, I., Kay, G., and Parsons, P.G. (2000) Inhibition of melanin synthesis by cystamine in human melanoma cells. *J. Invest. Dermatol.*, **114**, 21–27.

236 Hwang, J.S., Choi, H., Rho, H.S., Shin, H.J., Kim, D.H., Lee, J., Lee, B.G., and Chang, I. (2004) Pigment-lightening effect of *N,N'*-dilinoleylcystamine on human melanoma cells. *Br. J. Dermatol.*, **150**, 39–46.

237 Okun, M.R. (1967) Peroxidase activity in normal and neoplastic melanocytes. *J. Invest. Dermatol.*, **48**, 461–465.

238 Okun, M.R., Edelstein, L.M., Or, N., Hamada, G., and Donnellan, B. (1970) The role of peroxidase vs. the role of tyrosinase in enzymatic conversion of tyrosine to melanin in melanocytes, mast cells and eosinophils. *J. Invest. Dermatol.*, **55**, 1–12.

239 d'Ischia, M., Napolitano, A., and Prota, G. (1991) Peroxidase as an alternative to tyrosinase in the oxidative polymerization of 5,6-dihydroxyindoles to melanin(s). *Biochim. Biophys. Acta*, **1073**, 423–430.

240 Nappi, A.J. and Vass, E. (1996) Hydrogen peroxide generation associated with the oxidations of the eumelanin precursors 5,6-dihydroxyindole and 5,6-dihydroxyindole-2-carboxylic acid. *Melanoma Res.*, **6**, 341–349.

241 Chaubal, V.A., Nair, S.S., Ito, S., Wakamatsu, K., and Mojamdar, M.V. (2002) Gamma-glutamyl transpeptidase and its role in melanogenesis: redox reactions and regulation of tyrosinase. *Pigment Cell Res.*, **15**, 420–425.

242 Schallreuter, K.U. and Wood, J.M. (1989) Free radical reduction in the human epidermis. *Free Radic. Biol. Med.*, **6**, 519–532.

243 Lo, Y.Y., Wong, J.M., and Cruz, T.F. (1996) Reactive oxygen species mediate cytokine activation of c-Jun NH_2-terminal kinases. *J. Biol. Chem.*, **271**, 15703–15707.

244 Meier, B., Radeke, H.H., Selle, S., Younes, M., Sies, H., Resch, K., and Habermehl, G.G. (1989) Human fibroblasts release reactive oxygen species in response to interleukin-1 or tumour necrosis factor-alpha. *Biochem.*

J., **263**, 539–545.

245 Thannickal, V.J. and Fanburg, B.L. (1995) Activation of an H_2O_2-generating NADH oxidase in human lung fibroblasts by transforming growth factor beta 1. *J. Biol. Chem.*, **270**, 30334–30338.

246 Jiménez-Cervantes, C., Martínez-Esparza, M., Pérez, C., Daum, N., Solano, F., and García-Borrón, J.C. (2001) Inhibition of melanogenesis in response to oxidative stress: transient downregulation of melanocyte differentiation markers and possible involvement of microphthalmia transcription factor. *J. Cell Sci.*, **114**, 2335–2344.

247 Mastore, M., Kohler, L., and Nappi, A.J. (2005) Production and utilization of hydrogen peroxide associated with melanogenesis and tyrosinase-mediated oxidations of DOPA and dopamine. *FEBS J.*, **272**, 2407–2415.

248 Kasraee, B. (2002) Peroxidase-mediated mechanisms are involved in the melanocytotoxic and melanogenesis-inhibiting effects of chemical agents. *Dermatology*, **205**, 329–339.

249 Kasraee, B. (2002) Depigmentation of brown Guinea pig skin by topical application of thimazole. *J. Invest. Dermatol.*, **118**, 205–207.

250 Minwalla, L., Zhao, Y., Cornelius, J., Babcock, G., Wickett, R., Le Poole, I., and Boissy, R. (2001) Inhibition of melanosome transfer from melanocytes to keratinocytes by lectins and neoglycoproteins in an *in vitro* model system. *Pigment Cell Res.*, **14**, 185–194.

251 Ito, Y., Kanamaru, A., and Tada, A. (2006) Centaureidin promotes dendrite retraction of melanocytes by activating Rho. *Biochim. Biophys. Acta*, **1760**, 487–494.

252 Ito, Y., Kanamaru, A., and Tada, A. (2006) Effects of methylophiopogonanone B on melanosome transfer and dendrite retraction. *J. Dermatol. Sci.*, **42**, 68–70.

253 Lin, J., Chiang, H., Lin, Y., and Wen, K. (2008) Natural products with skin-whitening effects. *J. Food Drug Anal.*, **16**, 1–10.

254 Greatens, A., Hakozaki, T., Koshoffer, A., Epstein, H., Schwemberger, S., Babcock, G., Bissett, D., Takiwaki, H., Arase, S., Wickett, R., and Boissy, R. (2005) Effective inhibition of melanosome transfer to keratinocytes by lectins and niacinamide is reversible. *Exp. Dermatol.*, **14**, 498–508.

255 Bissett, D., Oblong, J., and Berge, C. (2005) Niacinamide: a B vitamin that improves aging facial skin appearance. *Dermatol. Surg.*, **31**, 860–865.

256 Bissett, D., Miyamoto, K., Sun, P., Li, J., and Berge, C. (2004) Topical niacinamide reduces yellowing, wrinkling, red blotchiness, and hyperpigmented spots in aging facial skin. *Int. J. Cosmet. Sci.*, **26**, 231–238.

257 Bissett, D., Oblong, J., Saud, A., Berge, C., Trejo, A., and Biedermann, K. (2003) Topical niacinamide provides skin aging appearance benefits while enhancing barrier function. *J. Clin. Dermatol.*, **32S**, 9–18.

258 Van Den Bossche, K., Naeyaert, J., and Lambert, J. (2006) The quest for the mechanism of melanin transfer. *Traffic*, **7**, 769–778.

259 Seiberg, M., Paine, C., Sharlow, E., Andrade-Gordon, P., Costanzo, M., Eisinger, M., and Shapiro, S. (2000) The protease-activated receptor 2 regulates pigmentation via keratinocyte–melanocyte interactions. *Exp. Cell Res.*, **254**, 25–32.

260 Lin, C., Chen, N., Scarpa, R., Guan, F., Babiarz-Magee, L., Liebel, F., Li, W., Kizoulis, M., Shapiro, S., and Seiberg, M. (2008) LIGR, a protease-activated receptor-2-derived peptide, enhances skin pigmentation without inducing inflammatory processes. *Pigment Cell Melanoma Res.*, **21**, 172–183.

261 Derian, C., Eckardt, A., and Andrade-Gordon, P. (1997) Differential regulation of human keratinocyte growth and differentiation by a novel family of protease-activated receptors. *Cell Growth Differ.*, **8**, 743–749.

262 Marthinuss, J., Andrade-Gordon, P., and Seiberg, M. (1995) A secreted serine protease can induce apoptosis in Pam212 keratinocytes. *Cell Growth Differ.*, **6**, 807–816.

263 Seiberg, M., Paine, C., Sharlow, E., Andrade-Gordon, P., Constanzo, M., Eisinger, M., and Shapiro, S. (2000) Inhibition of melanosome transfer results in skin lightening. *J. Invest. Dermatol.*, **115**, 162–167.

264 Babiarz-Magee, L., Chen, N., Seiberg, M., and Lin, C. (2004) The expression and activation of protease-activated receptor-2 correlate with skin color. *Pigment Cell Res.*, **17**, 241–251.

265 Paine, C., Sharlow, E., Liebel, F., Eisinger, M., Shapiro, S., and Seiberg, M. (2001) An alternative approach to depigmentation by soybean extracts via the inhibition of the PAR-2 pathway. *J. Invest. Dermatol.*, **116**, 587–595.

266 Zhu, W. and Zhang, R. (2006) Skin lightening agents, in *Cosmetic Formulation of Skin Care Products* (eds Z.D. Draelos and L.A. Thaman), Cosmetic Science and Technology Series, vol. 30, Taylor & Francis, New York, pp. 205–218.

267 Nair, X., Parah, P., Suhr, L., and Tramposch, K.M. (1993) Combination of 4-hydroxyanisole and all *trans* retinoic acid produces synergistic skin depigmentation in swine. *J. Invest. Dermatol.*, **101**, 145–149.

268 Lei, T., Virador, V., Vieira, W., and Hearing, V. (2002) A melanocyte–keratinocyte coculture model to assess regulators of pigmentation *in vitro*. *Anal. Biochem.*, **305**, 260–268.

269 Berardesca, E., Ardigò, M., Berardesca, M., and Cameli, N. (2008) Melasma: current and future treatments. *Expert Rev. Dermatol.*, **3**, 187–193.

270 Kimbrough-Green, C.K., Griffiths, C.E., Finkel, L.J., Hamilton, T.A., Bulengo-Ransby, S.M., Ellis, C.N., and Voorhees, J.J. (1994) Topical retinoic acid (tretinoin) for melasma in black patients. A vehicle-controlled clinical trial. *Arch. Dermatol.*, **30**, 727–733.

271 Griffiths, C.E., Finkel, L.J., Ditre, C.M., Hamilton, T.A., Ellis, C.N., and Voorhees, J.J. (1993) Topical tretinoin (retinoic acid) improves melasma. A vehicle-controlled, clinical trial. *Br. J. Dermatol.*, **129**, 415–421.

272 Leenutaphong, V., Nettakul, A., and Rattanasuwon, P. (1999) Topical isotretinoin for melasma in Thai patients: a vehicle-controlled clinical trial. *J. Med. Assoc. Thai.*, **82**, 868–875.

273 Dogra, S., Kanwar, A.J., and Parsad, D. (2002) Adapalene in the treatment of melasma: a preliminary report. *J. Dermatol.*, **29**, 539–540.

274 Kasraee, B., Fallahi, M.R., Ardekani, G.S., Ebrahimi, S., Doroudchi, G., Omrani, G.R., Handjani, F., Amini, M., Tanideh, N., Haddadi, M., Nikbakhsh, M., Jahanbani, S., Tran, C., Sorg, O., and Saurat, J.H. (2006) Retinoic acid synergistically enhances the melanocytotoxic and depigmenting effects of monobenzylether of hydroquinone in black guinea pig skin. *Exp. Dermatol*, **15**, 509–514.

275 Kasraee, B., Tran, C., Sorg, O., and Saurat, J.H. (2005) The depigmenting effect of RALGA in C57BL/6 mice. *Dermatology*, **210** (Suppl. 1), 30–34.

276 Badreshia-Bansal, S. and Draelos, Z. (2007) Insight into skin lightening cosmeceuticals for women of color. *J. Drugs Dermatol.*, **6**, 32–39.

277 Cotelessa, C., Peris, K., Onorati, M.T., Fargnoli, M.C., and Chimenti, S. (1999) The use of chemical agents in the treatment of different cutaneous hyperpigmentations. *J. Dermatol. Surg.*, **25**, 450–454.

278 Smith, W. (1999) The effect of topical L(+)-lactic acid and ascorbic acid on skin whitening. *Int. J. Cosmet. Sci.*, **21**, 33–40.

279 Kubo, I., Kinst-Hori, I., and Yokokawa, Y. (1994) Tyrosinase inhibitors from *Anacardium occidentale* fruits. *J. Nat. Prod.*, **57**, 545–551.

280 Khunger, N., Sarkar, R., and Jain, R.K. (2004) Tretinoin peel versus glycolic peels in the treatment of melasma in dark-skinned patients. *Dermatol. Surg.*, **30**, 756–760.

281 Kligman, D.E. (2004) Tretinoin peels versus glycolic peels. *Dermatol. Surg.*, **30**, 1609.

282 Halder, R. and Nordlund, J. (2006) Topical treatment of pigmentary disorders, in *The Pigmentary System: Physiology and Pathophysiology*, 2nd edn (eds J.J. Nordlund, R.E. Boissy, V.J. Hearing, R.A. King, W.S. Oetting, and

J.P. Ortonne), Blackwell, Malden, MA, pp. 1165–1174.

283 Yokota, T., Nishio, H., Kubota, Y., and Mizoguchi, M. (1998) The inhibitory effect of glabridin from liquorice extracts on melanogenesis and inflammation. *Pigment Cell. Res.*, **11**, 355–361.

284 Dorr, R.T., Dvorakova, K., Brooks, C., Lines, R., Levine, N., Schram, K., Miketova, P., Hruby, V., and Alberts, D.S. (2000) Increased eumelanin expression and tanning is induced by a superpotent melanotropin [Nle4-D-Phe7]-alpha-MSH in humans. *Photochem. Photobiol.*, **72**, 526–532.

285 Barnetson, R.S., Ooi, T.K., Zhuang, L., Halliday, G.M., Reid, C.M., Walker, P.C., Humphrey, S.M., and Kleinig, M.J. (2006) [Nle4-D-Phe7]-alpha-melanocyte-stimulating hormone significantly increased pigmentation and decreased UV damage in fair-skinned Caucasian volunteers. *J. Invest. Dermatol.*, **126**, 1869–1878.

286 Fitzgerald, L.M., Fryer, J.L., Dwyer, T., and Humphrey, S.M. (2006) Effect of MELANOTAN, [Nle(4), D-Phe(7)]-alpha-MSH, on melanin synthesis in humans with MC1R variant alleles. *Peptides*, **27**, 388–394.

287 Dorr, R.T., Ertl, G., Levine, N., Brooks, C., Bangert, J.L., Powell, M.B., Humphrey, S., and Alberts, D.S. (2004) Effects of a superpotent melanotropic peptide in combination with solar UV radiation on tanning of the skin in human volunteers. *Arch. Dermatol.*, **140**, 827–835.

288 Sriwiriyanont, P., Ohuchi, A., Hachiya, A., Visscher, M.O., and Boissy, R.E. (2006) Interaction between stem cell factor and endothelin-1: effects on melanogenesis in human skin xenografts. *Lab. Invest.*, **86**, 1115–1125.

289 Wen-Jun, L., Hai-Yan, W., Wei, L., Ke-Yu, W., and Rui-Ming, W. (2008) Evidence that geniposide abrogates norepinephrine-induced hypopigmentation by the activation of GLP-1R-dependent c-kit receptor signaling in melanocyte. *J. Ethnopharmacol.*, **118**, 154–158.

290 Birlea, S.A., Costin, G.E., and Norris, D.A. (2008) Cellular and molecular mechanisms involved in the action of vitamin D analogs targeting vitiligo depigmentation. *Curr. Drug Targets*, **9**, 345–359.

291 Bilodeau, M.L., Greulich, J.D., Hullinger, R.L., Bertolotto, C., Ballotti, R., and Andrisani, O.M. (2001) BMP-2 stimulates tyrosinase gene expression and melanogenesis in differentiated melanocytes. *Pigment Cell Res.*, **14**, 328–336.

292 Kawakami, T., Kimura, S., Kawa, Y., Kato, M., Mizoguchi, M., and Soma, Y. (2008) BMP-4 upregulates Kit expression in mouse melanoblasts prior to the Kit-dependent cycle of melanogenesis. *J. Invest. Dermatol.*, **128**, 1220–1226.

293 Yaar, M., Wu, C., Park, H.Y., Panova, I., Schutz, G., and Gilchrest, B.A. (2006) Bone morphogenetic protein-4, a novel modulator of melanogenesis. *J. Biol. Chem.*, **281**, 25307–25314.

294 Mal'tsev, V.I., Kaliuzhnaia, L.D., and Gubko, L.M. (1995) [Experience in introducing the method of placental therapy in vitiligo in Ukraine]. *Lik. Sprava*, **40**, 123–125.

295 Spry, M.L., Vanover, J.C., Scott, T., Abona-Ama, O., Wakamatsu, K., Ito, S., and D'Orazio, J.A. (2009) Prolonged treatment of fair-skinned mice with topical forskolin causes persistent tanning and UV protection. *Pigment Cell Melanoma Res.*, **22**, 219–229.

296 Passeron, T., Namiki, T., Passeron, H.J., Le Pape, E., and Hearing, V.J. (2009) Forskolin protects keratinocytes from UV-B-induced apoptosis and increases DNA repair independent of its effects on melanogenesis. *J. Invest. Dermatol.*, **129**, 162–166.

297 Hadshiew, I.M., Eller, M.S., Gasparro, F.P., and Gilchrest, B.A. (2001) Stimulation of melanogenesis by DNA oligonucleotides: effect of size, sequence and 5′ phosphorylation. *J. Dermatol. Sci.*, **25**, 127–138.

298 Faas, L., Venkatasamy, R., Hider, R.C., Young, A.R., and Soumyanath, A. (2008) *In vivo* evaluation of piperine and synthetic analogues as potential treatments for vitiligo using a sparsely pigmented mouse model. *Br. J. Dermatol.*, **158**, 941–950.

299 Kapoor, R., Phiske, M.M., and Jerajani, H.R. (2009) Evaluation of safety and efficacy of topical prostaglandin E_2 in treatment of vitiligo. *Br. J. Dermatol.*, **160**, 861–863.

300 Jeon, S., Kim, N.H., Koo, B.S., Lee, H.J., and Lee, A.Y. (2007) Bee venom stimulates human melanocyte proliferation, melanogenesis, dendricity and migration. *Exp. Mol. Med.*, **39**, 603–613.

301 Lee, J.S., Choi, Y.M., and Kang, H.Y. (2007) PPAR-gamma agonist, ciglitazone, increases pigmentation and migration of human melanocytes. *Exp. Dermatol.*, **16**, 118–123.

302 Burchill, S.A., Marks, J.M., and Thody, A.J. (1990) Tyrosinase synthesis in different skin types and the effects of alpha-melanocyte-stimulating hormone and cyclic AMP. *J. Invest. Dermatol.*, **95**, 558–561.

第6章　黑素的结构

Shosuke Ito, *Kazumasa Wakamatsu*, *Marco d'Ischia*, *Alessandra Napolitano*, *Alessandro Pezzella*

缩略词表

3-AHP　3-amino-4-hydroxyphenylalanine　3-氨基-4-羟基苯丙氨酸
4-AHP　4-amino-3-hydroxyphenylalanine　4-氨基-3-羟基苯丙氨酸
AFM　atomic force microscopy　原子力显微镜
AHP　aminohydroxyphenyla-lanine　氨基羟基苯丙氨酸
BTCA　benzothiazolecarboxylic acids　苯并噻唑羧酸
Dct　dopachrome tautomerase　多巴色素互变异构酶
DHI　5,6-dihydroxyindole　5,6-二羟基吲哚
DHICA　DHI-2-carboxylic acid　DHI-2-羧酸
EPR　electron paramagnetic resonance　电子顺磁共振
HI　hydriodic acid　氢碘酸
HOMO-LUMO　lowest unoccupied molecular orbital　最低未占据分子轨道
HPLC　high-performance liquid chromatography　高效液相色谱法
MALDI matrix-assisted laser desorption/ionization　基质辅助激光解吸电离
PDCA　pyrrole-2,3-dicarboxylic acid　吡咯-2,3-二羧酸
PTCA　pyrrole-2,3,5-tricarboxylic acid　吡咯-2,3,5-三羧酸
SAXS　small-angle X-ray scattering　小角度X射线散射
TDCA　thiazole-4,5-dicarboxylic acid　噻唑-4,5-二羧酸
TRP-2/Tyrp2　tyrosinase-related protein 2　酪氨酸酶相关蛋白2
TTCA　thiazole-2,4,5-tricarboxylic acid　噻唑-2,4,5-三羧酸

6.1　引言

黑素(melanin)(希腊语 μελαηος= 黑色)是一个描述性术语,指的是由酚类代谢物氧化而产生的各种黑色、棕色,甚至淡黄色和红色的天然生物聚合体,具有不同的性质和化学成分[1,2]。术语"黑素"是指细胞内含氮的两大类色素,即黑色/深棕色的真黑素(eumelanin, εν= 良好)和较浅的黄色/棕色含硫的褐黑素(pheomelanin, φαεος= 暗淡),产生于酪氨酸酶催化酪氨酸氧化的常见生物合成途径的分支。然而,常用的术语"黑素"与"真黑素"同义,或者更通常地,表示酚类来源的任何不溶性黑色色素,从这个范畴来看,高等植物、真菌和细菌中也都发现有黑素。但本章中我们只关注以酪氨酸为生物起源并在特化细胞内产生的那些色素。

一般认为黑素研究引人入胜,虽然有时也会令人沮丧。这是由于黑素分子系统的极端异质性和其他几种不利于研究的特性,例如:真黑素在所有溶剂中都几乎完全不溶、具有无定形性,以及缺乏明确的光谱特征。

其他的复杂性源于黑素所在的色素生物基质(黑素小体,melanosome)。因此,尽管进行了广泛的研究,黑素的基本结构(如果确实可以将术语"结构"应用于这种异质物质)仍然不确定,也就并不令人意外。除了广泛的物理化学研究之外,研究黑素结构的传统方法都是基于生物合成实验,模拟体外黑素生成及

化学降解的过程，形成了可变的、具有特有意义的结构片段。这些方法构成了本章的核心，旨在说明当下基于生物合成和降解方法研究得到的黑素结构特性的一些观点。此外，本章还述及适用于色素组织中黑素测定的主要分析方法。

6.2 黑素的分类和一般性质

有几篇关于黑素结构和化学的综述[2-4]可供感兴趣的读者参考，以便更深入地了解该色素。尽管真黑素和褐黑素有共同的主要生物生成前体酪氨酸，但二者的化学组成和物理性质差异很大。

典型的真黑素包括从人和哺乳动物的黑/棕色头发和虹膜中提取到的色素，以及在内耳和黑色素瘤中发现的色素。真黑素也存在于各种脊椎动物中，如鸟类、爬行动物、两栖动物和鱼类。在低等动物中，真黑素最具代表性的例子是头足类动物的墨汁，包括乌贼（*Sepia officinalis*）、普通章鱼（*Octopus vulgaris*）、欧洲乌贼（*Loligo vulgaris*）。

天然真黑素研究所需的色素主要从乌贼的墨汁、黑色的头发和黑色素瘤标本中分离。分离程序的主要目的是去除组织的蛋白质基质，同时避免对色素的氧化损伤。从黑色头发中分离真黑素的典型方法基本上是在二硫苏糖醇存在的情况下用蛋白酶、蛋白酶 K 和木瓜蛋白酶连续消化，最终收获蛋白质含量为 6%～14%（w/w）的色素[5,6]。

真黑素表现出一些独特的物理化学性质，被认为是真黑素的实际定义标准[7]。在凝聚相中或均匀分散于水性介质的条件下，大多数真黑素表现出无特征性的广谱吸收性，这是由于其黑色的外观造成的。真黑素广谱吸收性的形成归因于不同的因素，包括吸收和散射。区分真黑素和其他生物有机材料特性的是电导率和光导率。尽管研究者对此进行了深入研究，但对这些性质的起源以及电荷产生和传输的机制仍然知之甚少。

真黑素能够还原和氧化其他分子（这源自其单体单元的氧化还原特性），并显示出象征自由基中心的持久电子顺磁共振（electron paramagnetic resonance，EPR）信号。真黑素的另一特征是能结合各种金属离子（如文献[8]所述）。

真黑素在自然界中相对普遍，但褐黑素仅存在于哺乳动物的皮肤、头发和眼睛以及鸟类羽毛中[9,10]。在小鼠和其他哺乳动物中，典型的刺鼠花色条纹中的褐黑素会为动物提供伪装。天然的褐黑素很难从其生物基质中分离出来，并且通常蛋白质含量高[6]。褐黑素最明显的特征是高硫含量，在红色羽毛的色素样品中含硫量高达约 10%，这是由于半胱氨酸介入生物合成通路中造成的[4,11]。大多数关于褐黑素的研究都是用从母鸡羽毛（gallo pheomelanin）或人类红色头发和哺乳动物毛皮中获得的部分纯化样品上完成的。纯化方法应避免过度处理造成褐黑素降解，并要反复用酶消化优选[6,12]。与在大多数溶剂中完全不溶的真黑素不同，褐黑素在碱性水溶液中可有限地溶解。天然和合成的褐黑素显示出非常相似的吸收光谱，其最大吸收峰在 305nm 附近显现出平坦的走向，在 260nm 和 360nm 附近发生拐点，在 450～500nm 以上吸收有限[13]。褐黑素的特点来源于其明显不同的分子成分。褐黑素的光反应性发色团分子量低，在聚集状态下表现出相似的光物理性质，此类分子可能包括苯并噻嗪结构基序[14]，但可能还包括苯并噻唑和其他毛色素类型的结构单元[13,15]。

褐黑素表现出 EPR 信号，具有明显的固定化氮氧化物样特征，这是由于在邻半醌亚胺形式的 1,4-苯并噻嗪亚基氮原子部分位置出现未配对电子[16]。像真黑素一样，褐黑素也能结合金属阳离子，红色褐黑素小体中的 Fe^{3+} 含量是黑色真黑素小体的 4 倍[6]。

6.3 生物合成研究

6.3.1 黑素生成的早期阶段

真黑素和褐黑素的共同前体是酪氨酸酶氧化 *L*-酪氨酸而得的多巴醌（图示 6.1；亦可参见第 3 章

酪氨酸

酪氨酸酶 | O_2

多巴　O_2 酪氨酸酶　多巴醌　*Cys*　半胱氨酰多巴

多巴色素　环多巴

$-CO_2$　*tyrp-2*

DHI [O]　DHICA [O]

真黑素

[O]

褐黑素　毛色素

图示 6.1　黑素生成途径示意图：通过半胱氨酸的干预从真黑素转化为褐黑素

和第 4 章）。多巴醌是黑素生成初期的第一个中间体[17]。作为邻醌类，多巴醌具有高反应性，并且在巯基化合物缺失的情况下，会在分子内发生氨基的分子内加成以产生环多巴（也称为白色多巴色素，leucodopachrome）。第 3 章已详述了邻醌的化学性质，Ito 和 Wakamatsu[18]也总结了多巴醌在控制黑素生成中的关键作用。环多巴和多巴之间发生氧化还原交换然后产生橙色/红色的中间体多巴色素和 3,4-二羟基苯丙氨酸（多巴），通常认为这一步的反应是黑素生成过程中多巴的起源（见图示 6.1）。然后多巴色素逐渐重排，主要产生 5,6-二羟基吲哚（DHI），并在小范围程度上产生 DHI-2-羧酸（DHICA）[19]。在中性 pH 值条件下的自发反应中，DHI 和 DHICA 形成的比例是 70∶1[20]。然后这两种 DHI 被进一步氧化并聚合以产生真黑素。

除酪氨酸酶外，已证明两种酪氨酸酶相关蛋白可调节/加速真黑素生成（详见第 4 章）。多巴色素互变异构酶[Dct，也称为酪氨酸酶相关蛋白 2（TRP-2/Tyrp2）]催化多巴色素与 DHICA 的互变异构化[21,22]。某些二价金属离子，特别是 Cu^{2+}，也有此作用，但 Dct 似乎更有效[20,23]。

DHI 的氧化聚合亦由哺乳动物酪氨酸酶催化[24]。然而，最近一项利用脉冲辐射分解的分析研究表明，DHI 可以通过氧化还原交换被多巴醌高效氧化[25]。另外，DHICA 的氧化聚合似乎是由人类酪氨酸酶[26]或小鼠 Tyrp1 催化的[27,28]。因此，这些酪氨酸酶相关蛋白的活性会极大地影响真黑素产生的数量和质量（DHI 与 DHICA 的比例和聚合度）。

关于褐黑素的产生，巯基化合物（比如半胱氨酸）的介入仅增加多巴的半胱氨酰硫醇加合物产生。在过量半胱氨酸的存在下，酪氨酸酶氧化多巴可以形成高产量的 5-*S*- 半胱氨酰多巴（74%）、2-*S*- 半胱氨酰多巴（14%），以及少量的 6-*S*- 半胱氨酰多巴（1%）和双加合物 2,5-*S*, *S'*- 二胱氨酰多巴（5%）[29]。半胱氨酸加合物的进一步氧化形成苯并噻嗪中间体，再形成褐黑素[14]。

6.3.2　真黑素生成的后期阶段

基于元素分析、化学降解和同位素标记实验[19,30,31]可以得出的结论是：DHI 和 DHICA 衍生单位在真黑素中的比例因色素的来源（天然或合成）而有很明显的差别；完整的天然真黑素含有较高比例的 DHICA（高达 75%），特别是较酶法制备合成的真黑素（低于 10%）而言。

DHI 的氧化聚合研究已经被用于研究真黑素形成的模式以及开发一致性稳定的结构模型方法[32]。DHI 和 DHICA 暴露于氧化酶、紫外辐射、化学氧化剂或甚至在中性生理 pH 值条件下，能快速转化为黑色不溶性色素，这证明它们是真黑素的基本结构单位。

DHI 的氧化导致一系列二聚体和三聚体的集合，这说明吲哚单体主要通过 2,4′- 和 2,7′- 键的模式偶联（图示 6.2）。最近有研究者发现了一种用于制备 2,7′-、2,2′- 和 2,3′- 二聚体的通用合成方法[33]。吲哚二聚化的机制尚不确定，但基于产物结构、理论计算[34]和硫亲核试剂的醌捕获实验[35]，最有可能的通路是儿茶酚 - 醌相互作用。

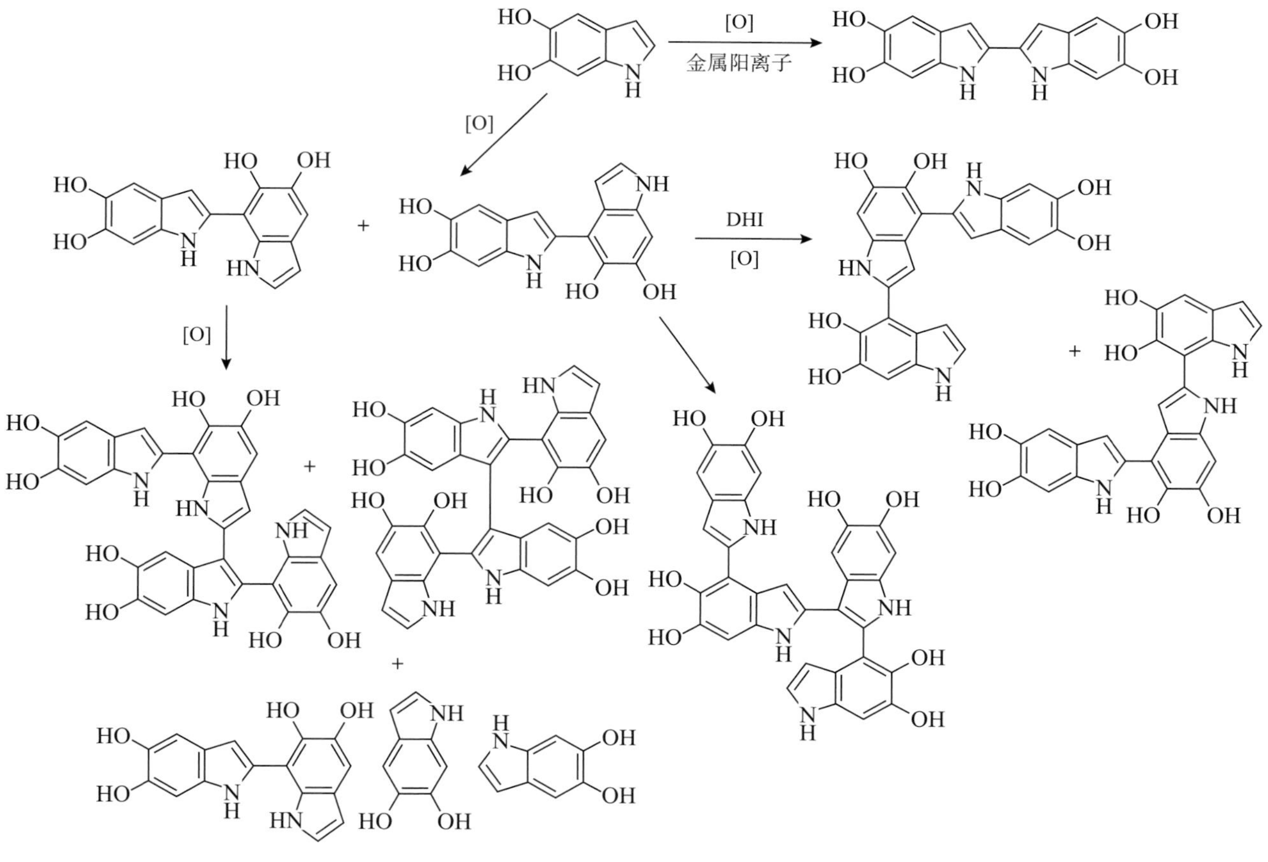

图示 6.2　DHI 氧化形成的主要低聚物

脉冲辐射分解实验表明，在 pH 值为 7.4 的水溶液中 DHI 的单电子通过氧化产生半醌，并通过次级过程衰减[25,36]。二聚体同样通过半醌和醌的中间体氧化偶联形成四聚体[37]，四聚体也形成其他类型的相互作用键（例如 2,3′, 4,4′ 和 7,7′- 键），而这一过程取决于反应底物[38,39]。这些模型研究揭示了 DHI 聚合的机制，其中单体单元通过 2- 和 4- 或 7- 位偶联。然而，随着低聚物偶联增多，其他键合模式也可能因此变得更重要，从而导致不断扩增的低聚物链弯曲。因此，不出意外地，真黑素生物合成过程中会出现高度的结构多样性，这很好地解释了显著的色素异质性现象。在这方面，有必要提及5,6-二羟基-1-甲基吲哚[40]的二聚体和三聚体共氧化形成环状五聚体，此过程可能增加了环状结构参与真黑素形成的可能性[41]。

DHICA的氧化是一个具有重要生物学意义的过程，不仅因为它普遍参与到天然真黑素[19]和眼部色素[例如海鲶(*Arius felis L.*)的棕色脉络膜层[42]]的生物合成过程中，还因为其可能是一种内源性抗氧化剂[43,44]。由于C2上的羧基限制了吲哚偶联的选择范围，研究者推测在不同的低聚物阶段补充的位置异构体数量较少。DHICA氧化偶联形成的主要低聚物包括4,4′-双吲哚基、4,7′-双吲哚基和其他次要二聚体、一系列三聚体和四聚体[32,45,46](图示6.3)。值得注意的是，DHICA的低聚物在环间键周围旋转受限，带负电荷的羧酸酯基团有助于保持结构单元之间的扭角。因此，真黑素组分中DHICA的低聚物/聚合物单元间有效共轭长度可能正是被这种受阻旋转的角度所控制，从而防止连续排列的吲哚单元平面化[47]。这可能为由两种关键结构单位(即DHI和DHICA)聚合成不同光吸收性的真黑素聚合物提供了解释。

尽管有上述的广泛研究，但DHI聚合物的详细结构特征在很大程度上是未知的。DHI和DHICA低聚物能在多大程度上模拟真黑素基本结构单元是最关键的问题，并且还需要注意DHI和DHICA在氧化时形成共聚物结构的可能性[48,49]。

早期的结构模型猜想认为不同DHI单元之间随机键合形成高分子量杂聚体系。后来基于扫描隧道显微镜和X射线研究[50-52]提出了真黑素结构的另一种观点，即真黑素不是大的长杂聚物，而是π堆叠的

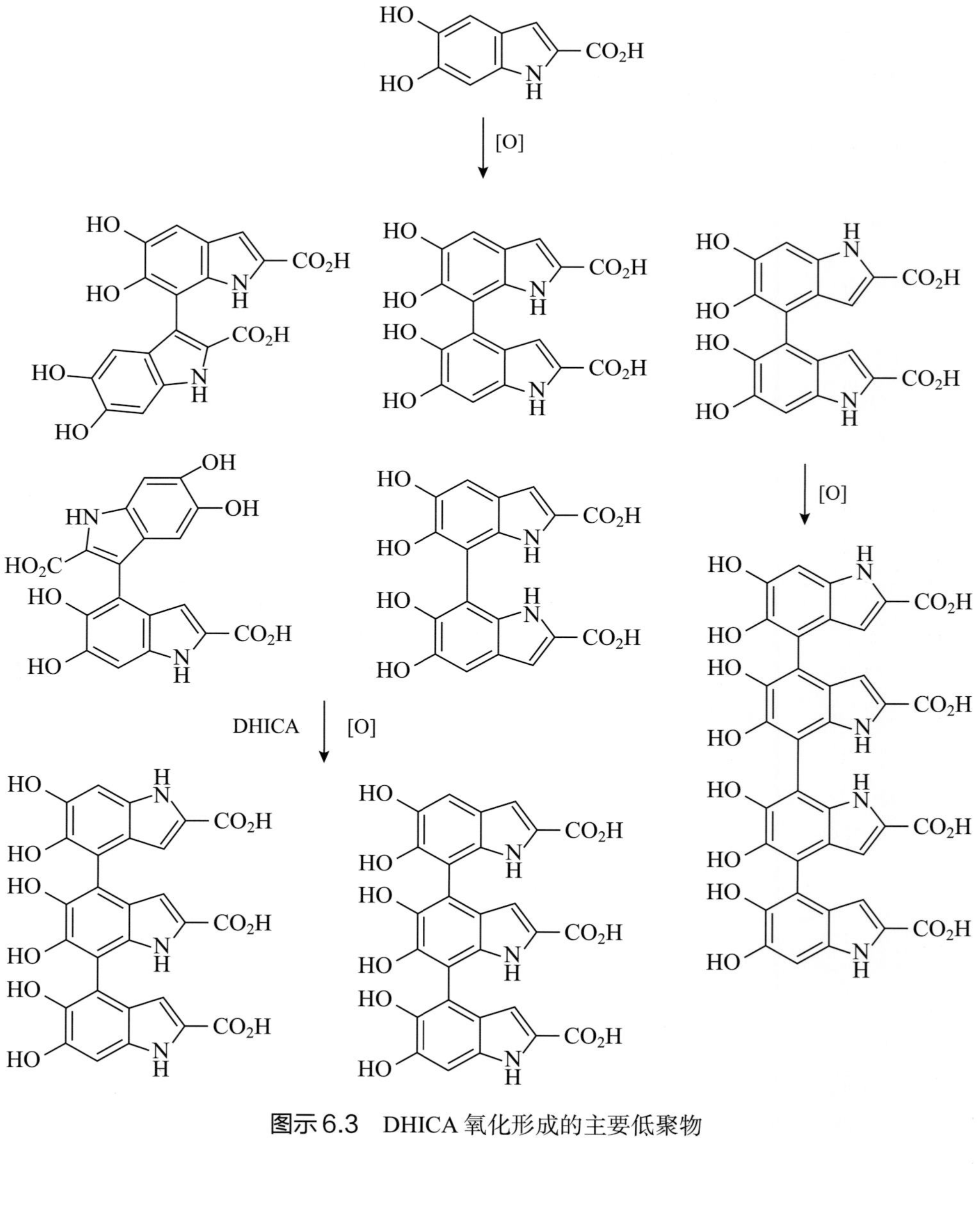

图示6.3 DHICA氧化形成的主要低聚物

低聚物“原分子(proto-molecule)”的混合物，“原分子”由不超过5个或6个吲哚单位的3个到4个平面层组成，大小为15～20Å。然而，应该强调的是，该模型仅适用于由DHI单元组成的平面低聚物片而不适用于弯曲的DHICA低聚物，并且这种假设结构缺乏实验支持。在这方面，关于乌贼真黑素[54]的小角度X射线散射(small-angle X-ray scattering, SAXS)数据[53]和原子力显微镜(atomic force microscopy, AFM)的研究倒是与“真黑素是低聚物的混合物”的观点一致。基质辅助激光解吸电离(matrix-assisted laser desorption/ionization, MALDI)的质谱研究还从乌贼黑素和合成真黑素中鉴定到了几种低聚物和部分降解的物质[55]。

通过理论方法研究那些推测在真黑素结构中存在的单体和低聚物结构以及电子性质，发现了不同的氧化态和互变异构形式可以具有显著不同的最高占据分子轨道到最低未占据分子轨道(lowest unoccupied molecular orbital, HOMO-LUMO)间隙(即能带间隙)，并且低聚物尺寸和π-堆积的增加会导致间隙被压缩，引起最大吸收的红移[56,57]。理论研究提出的概念似乎支持低聚物的结构理论，在这种结构理论中，分子大小和氧化还原状态有很大的变化范围，但是还需要进行进一步的研究工作明确真黑素的结构。

如前所述，关于真黑素的一个基本问题是：为什么它是黑色的？因为黑素实质上的不溶性、相关的散射效应，以及难以对黑素(作为由单体氧化聚合而成的非均相物质)的固有吸收性质进行表征，导致研究困难。在对可溶性类真黑素样物质的研究中，通过规避散射效应解析其基本组分的固有吸收性质，让我们对这个问题有了深入认识。这一研究目的最近被实现了，例如，有聚乙烯醇的存在下聚合DHI[58]和氧化DHI的糖化衍生物(5,6-二羟基-3-吲哚基-1-硫代-β-*D*-吡喃半乳糖苷)[59]，由此得到的深棕色可溶性聚合物在315nm附近显示出明显的紫外线吸收带和宽泛的可见光吸收带，类似于天然的真黑素。通过一系列系统的还原和稀释实验，确定了真黑素的黑色不仅在本质上由各个聚合物组分中π-电子共轭发色团的重叠所决定，而且正如大众通常认为的那样，也通过受到氧化态和聚集影响的发色团相互作用，引起π-电子体系的异质集合的扰动和整体光谱变宽而被决定。这些发现可能总体上为改进的真黑素结构和性质的解释模型奠定了基础，该模型中具有普遍的分子间和分子内氧化还原和电荷转移的相互作用。

6.3.3 褐黑素生成的后期阶段

多巴在半胱氨酸存在的情况下氧化无疑是色素细胞内褐黑素合成的最佳模拟过程。然而，5-*S*-半胱氨酰多巴的氧化很显然产生的是更均质(而非异质)的色素，这可能对结构研究更具有意义。该反应涉及邻醌的形成，邻醌迅速环化生成不稳定的邻醌亚胺中间体。中间体可能与半胱氨酰多巴进行氧化还原交换，产生二氢苯并噻嗪中间体，或者可以通过用(85%)或不用(15%)脱羧重排而转化为2H-1,4-苯并噻嗪类物质[11,60]。它们可能通过不同的过程被氧化成褐黑素，例如酚类二聚化[61]和亚胺-烯胺反应，在2-位偶联得到毛色素样二聚体[62,63]。值得注意的是，半胱氨酰多巴的氧化形成少量毛色素的过程缓慢，反应混合物酸化可引起反应加速[64]，但这种过程是否与色素组织中毛色素有确定关系仍有待评估。与3-氧代-2H-1,4-苯并噻嗪单元和苯并噻唑部分相关的氧化体系也可能参与色素的形成(图示6.4)。最近从多巴和半胱氨酸[14]起始的生物合成研究表明，二氢-1,4-苯并噻嗪类物质是褐黑素生成中最后一种可被分离出来的主要中间体，然后被氧化和聚合生成褐黑素，在此过程中苯并噻嗪类结构单元被逐渐转化为作为褐黑素聚合结构骨架的苯并噻嗪(benzothiazole)。除此之外，有关褐黑素生成的分子机制了解非常少。然而，应该强调的是，多巴醌与半胱氨酰多巴和二氢-1,4-苯并噻嗪发生氧化还原交换反应，生成相应的邻醌或邻醌亚胺，从而能够自发促进褐黑素生成[14]。这再次体现了多巴醌在促进(混合)黑素生成整个过程中的关键作用。

6.3.4 混合黑素生成的概念

使用脉冲辐射分解技术的动力学研究为混合黑素生成的动态过程提供了许多信息：黑素生成分为三个不同的阶段(更多细节参见[18])。只要半胱氨酸浓度高于0.13μmol/L，第一阶段就会产生半胱氨酰多巴。第二阶段是多巴醌氧化半胱氨酰多巴产生褐黑素，只要半胱氨酰多巴的浓度高于9μmol/L，反应就会继续进行。最后阶段是产生真黑素，只有在大多数半胱氨酰多巴(和半胱氨酸)耗尽后才能开始。因此，

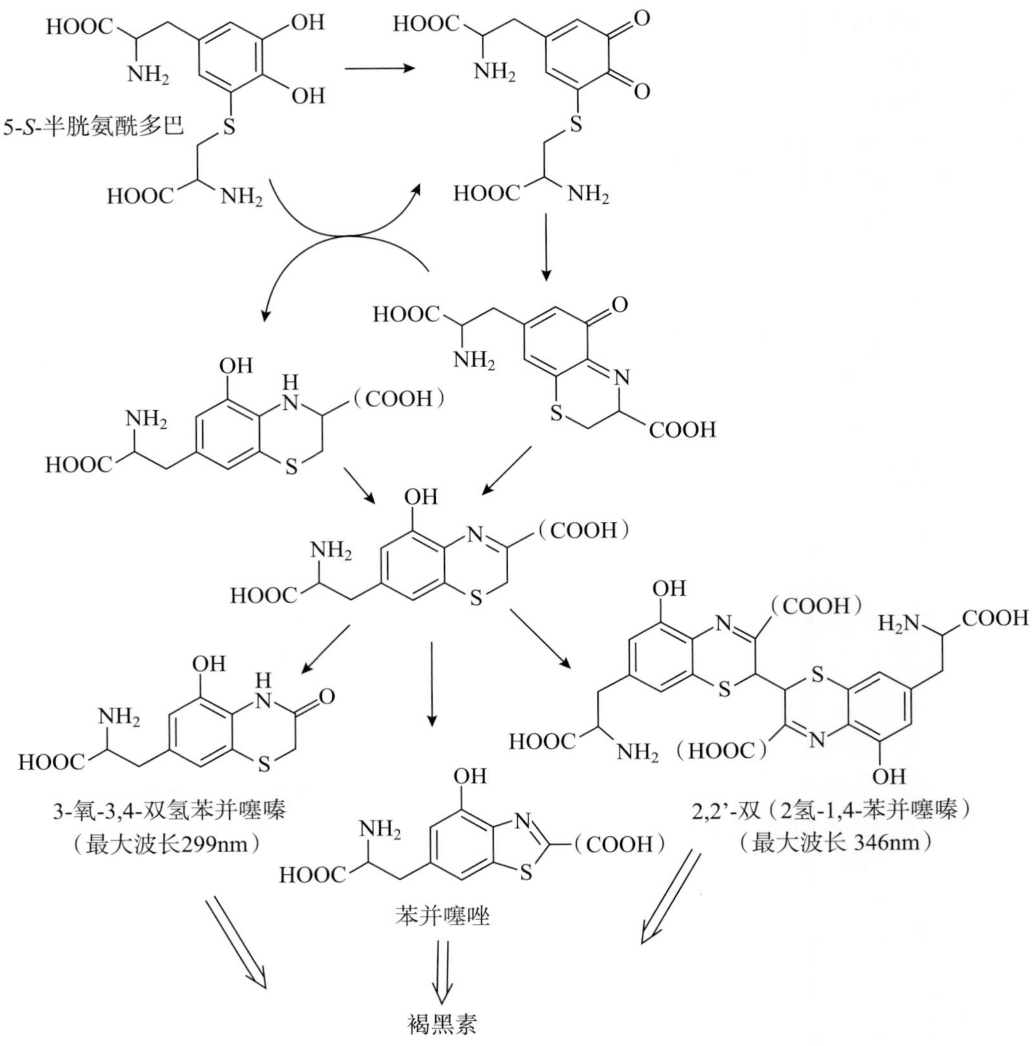

图示6.4 5-S-半胱氨酰多巴通过苯并噻嗪中间体氧化合成褐黑素的通路

真黑素与褐黑素的比例取决于酪氨酸酶活性以及黑素小体中酪氨酸和半胱氨酸的可用性[65]。

黑素生成的时间进程进一步说明了混合黑素生成的"套管模型(casing model)",即在混合黑素生成过程中,首先生成褐黑素作为核心,然后在外层沉积真黑素[18]。该模型最初由 Agrup 等[66]基于生物化学的发现而提出,然后 Bush 等[67]提供了支持该模型的直接的生物物理证据,表明神经黑素颗粒具有真黑素构成的外层和褐黑素构成的核心。套管模型还进一步支撑了在虹膜黑素细胞中产生混合黑素的理论[4,68]。尽管这些黑素颗粒中真黑素与褐黑素的比例不同,但都具有真黑素特有的表面氧化电位。

6.4 降解研究

6.4.1 真黑素

由于其化学的高度异质性,真黑素的元素分析缺乏可重复性。数据因样品性质、分离程序、储存方法和其他实验参数(包括水合作用)而显著不同[1]。然而,C/N 可提示 DHICA 与 DHI 单元之间的比例关系[19],但需要注意的是,在吲哚单元的苯环部分大量降解的情况下它提供的信息可能有限,并且主要适用于合成的真黑素。

附着在吲哚或吡咯环上的羧基不稳定,通过在 6mol/L HCl 中加热黑素悬浮液,很容易分解释放出

CO_2[2,19]。该方法已成功应用于估算天然和合成真黑素中羧基的含量[5,19,31,69]。

真黑素的化学分析是基于高锰酸钾[70,71]或碱性过氧化氢[72,73]的氧化降解，然后用高效液相色谱法(high-performance liquid chromatography，HPLC)检测吡咯-2,3,5-三羧酸(pyrrole-2,3,5-tricarboxylic acid，PTCA)和吡咯-2,3-二羧酸(pyrrole-2,3-dicarboxylic acid，PDCA)(图示6.5)。除这些主要降解产物外还产生相关的吡咯羧酸，如2-羧甲基吡咯-3,5-二羧酸(2-carboxymethylpyrrole-3,5-dicarboxylic acid)[74]。

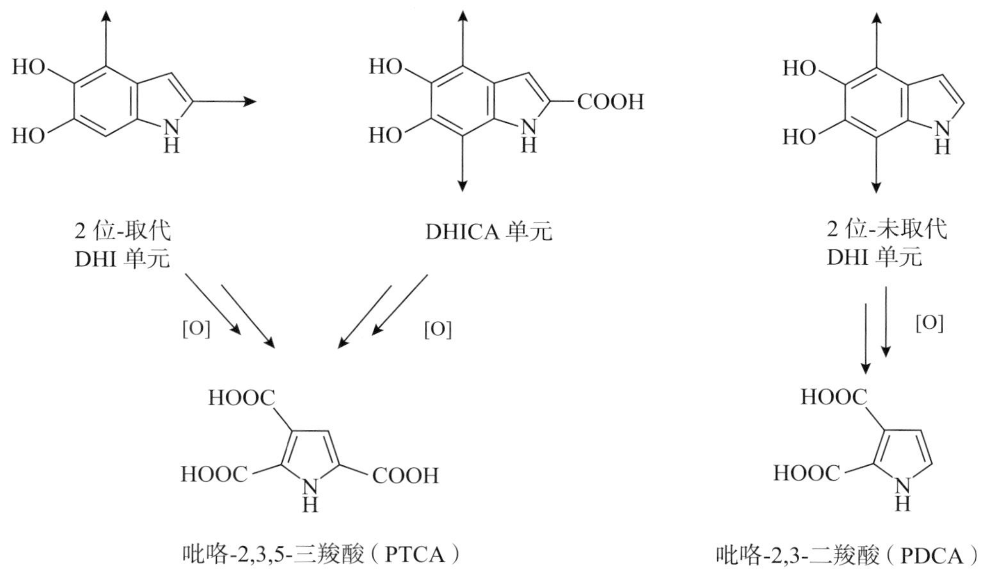

HO HO N H 2位-取代 DHI单元
HO HO N H COOH DHICA单元
HO HO N H 2位-未取代 DHI单元
[O] [O] [O]
HOOC HOOC N H COOH 吡咯-2,3,5-三羧酸(PTCA)
HOOC HOOC N H 吡咯-2,3-二羧酸(PDCA)

图示6.5 真黑素氧化降解吡咯羧酸的来源

尽管吡咯羧酸的形成量通常很小(低于6%～7%)，但它是真黑素的标志物，可能是真黑素骨架中存在吲哚结构单元的最有力证据。与DHI聚合物相比，富含DHICA的聚合物能提供更高的PTCA产率，进而提供更多的PDCA[71]。位于2,3位上的DHI单元在真黑素中未被替代从而产生PDCA[75]。因此，PTCA与PDCA的比值可以反映真黑素中DHICA衍生单元与DHI衍生单元的比值。

氧化反应后得到的吡咯羧酸不仅来自吲哚的组成部分，也来自降解的吡咯组成部分。(二羟基)吲哚单元能为真黑素提供氧化还原性质，而吡咯单元不能。因此，吲哚单元与吡咯单元的比值对于确定真黑素的氧化还原性质程度很重要。在这方面，乌贼黑素可以高度降解为吡咯结构，因此与合成DHI或DHICA黑素的高氧化还原性相比，它意味着乌贼黑素的氧化还原性很弱[31]。吡咯羧酸PTCA和PDCA也以游离的、可提取的形式存在于从乌贼墨、人黑发和牛眼睛获得的黑素小体中[76]。以过氧化氢氧化之，游离态占比可高达20%，意味着天然真黑素中吲哚单元已普遍氧化分解，这很可能通过过氧化裂解进行，由此提示我们应注意UVA照射导致色素的漂白时引起的荧光反应现象[77]。由于PTCA和PDCA是荧光化合物，这提供了光氧化降解的证据。

6.4.2 褐黑素

氢碘酸(hydriodic acid，HI)处理褐黑素获得氨基羟基苯丙氨酸(aminohydroxyphenyla-lanine，AHP)异构体是通过苯并噻嗪部分的还原水解实现的(图示6.6)。HI水解的一个优点是AHP异构体的产率相当高(约20%)[70,71,78]。AHP异构体、4-氨基-3-羟基苯丙氨酸(4-amino-3-hydroxyphenylalanine，4-AHP)和3-氨基-4-羟基苯丙氨酸(3-amino-4-hydroxyphenylalanine，3-AHP)，分别来自褐黑素中5-*S*-半胱氨酸-多巴-和2-*S*-半胱氨酸-多巴-衍生的苯并噻嗪单元[78]。需要注意的是，AHP异构体并非源自褐黑素结构中的苯并噻唑单元[14]。3-AHP也可能产生于体内一氧化氮硝化酪氨酸产生的3-硝基酪氨酸。

另一种方法是用碱性过氧化氢进行氧化降解并产生许多诊断性结构片段，包括噻唑-2,4,5-三羧酸(thiazole-2,4,5-tricarboxylic acid，TTCA)和噻唑-4,5-二羧酸(thiazole-4,5-dicarboxylic acid，TDCA)[79]。而

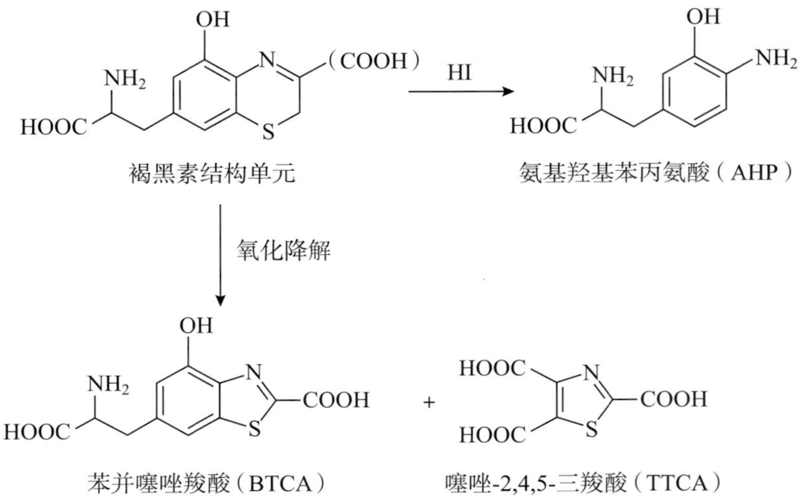

图示6.6　褐黑素的主要降解产物

用碱性高锰酸盐产生一系列含吡啶的聚羧酸，包括吡啶-2,3,4,6-四羧酸和2-［2′-（4′,5′-二羧基噻唑基）］-3,4,6-吡啶三羧酸[80]。

最近对人类红发中褐黑素的研究发现了另外两种降解产物：异构苯丙噻唑羧酸（benzothiazolecarboxylic acids，BTCA），来自5-*S*-半胱氨酰多巴，和BTCA-2（来自2-*S*-半胱氨酰多巴）[81]。用改进的双标记方法分析不同的红色头发分段（4～20cm），发现5-*S*-半胱氨酰多巴衍生物在从靠近头皮附近的根部区域（或非常短的头发）传递到尖端时显著降解，而2-*S*-半胱氨酰多巴相关单位不会根据头发长度发生改变。致死黄色突变、隐性黄色的鼠毛和红色鸡羽毛中BTCA和BTCA-2值与根部附近红色毛发区域相似，这较好地反映了典型的5-*S*-半胱氨酰多巴/2-*S*-半胱氨酰多巴的形成率。长时间暴露在强烈阳光下会导致BTCA产量略有下降，但不会导致BTCA-2的产量下降。红色头发的褐黑素由稳定的2-*S*-半胱氨酰多巴衍生单元组成，与可降解的5-*S*-半胱氨酰多巴衍生物有关。毛发生长过程中可能的降解部分（但不完全）与阳光照射的氧化过程有关。BTCA和BTCA-2的异构体结构起源似乎是苯并噻嗪单元，尽管二者也都有苯并噻唑结构[80]。

总体来说，这些数据结果都指向了一个假说，即褐黑素由苯并噻嗪、苯并噻唑和异喹啉单元组成，这些单元通过不同的键在不同的水平上相连。然而，尽管苯并噻嗪和苯并噻唑单元已在所有天然和合成的褐黑素中得到确定，并已通过化学分离和降解研究得到证实，且可直接合成[82]，但仍需证明异喹啉单元是实际存在的。苯并噻唑片段的起源显然是通过苯并噻唑环前体的收缩，但是否如最近的研究所提示的那样仅发生在生物合成过程中[14]还是部分与合成后氧化降解过程有关，目前仍无法确定，需要进一步阐述。具体来说，应该阐明在选择性（光）降解（来自5-*S*-半胱氨酰多巴）苯并噻嗪单元的过程中发生了什么类型的化学修饰，是苯并噻嗪的环收缩到苯并噻唑结构还是整个褐黑素骨架进行了更复杂的修饰。关于苯并噻唑单元的环收缩可能发生的一个思路是1,4-二氢苯并噻嗪-3-羧酸在UVA辐射下容易转化为2-甲基苯并噻唑[83]。Fe^{3+}离子的存在也显著促进了环的收缩[84]。

6.5　针对真黑素和褐黑素的分析

调节黑素生成一直是被广泛研究的主题。在大多数此类研究中，对色素组织（例如头发、皮肤、黑素细胞和黑色素瘤）中黑素的定量至关重要。然而，先前用于在色素组织中鉴定黑素的方法需要分离黑素。此外，这些方法都不足以区分真黑素和褐黑素[2]。仅有的一个例外是EPR谱：真黑素产生单峰，而褐黑素会产生两个特征峰[16]。在这种情况下，Ito和Fujita[70]引入了一种快速且灵敏的方法，利用降解研究定量分析组织样品中的真黑素和褐黑素。该方法是基于真黑素的酸性高锰酸盐氧化形成PTCA和通过HI水解褐黑素形成 AHP 异构体(见图示 6.5)。这些特定的降解产物可分别用 HPLC 和电化学法进行测定。

高锰酸盐氧化 PTCA 作为真黑素标志物的优点之一是它对真黑素具有高度特异性[70,85]。然而,高锰酸盐氧化法相当烦琐,不适合作为常规分析,目前逐渐被更容易操作的碱性过氧化氢氧化法取代(因为省略了乙醚萃取过程且是直接注入 HPLC),并得到了更高产量的 PTCA 和 PDCA[72,73,86]。PTCA 与 PDCA 的比率可用于评估真黑素中 DHICA 衍生单元与 DHI 衍生单元的比率(Ito 和 Wakamatsu 未发表的结果)。小鼠毛发中 DHICA 与 DHI 的比值远高于人类毛发中 DHICA 与 DHI 的比值。以前,通过 PTCA 与整体黑素的比率间接评估真黑素中 DHICA 的相对含量[85,87]。关于 DHICA 和 DHI 作为真黑素结构单元的不同作用,应该关注的是 DHICA 黑素清除羟自由基的能力很强,而 DHI 黑素不行[44]。但是,DHICA 单元在真黑素中的这种有利特性能否在体内发挥生理作用还有待阐明。

6.6　结论

我们对两种黑素(即真黑素和褐黑素)如今的理解是具有不同化学结构和性质的分子的集合,因此有不同程度的化学异质性。这可归因于许多因素,包括不同单体单元的范围(几种前体物质可参与聚合过程)、单元间偶联的不同模式、分子量的差异(由聚合度的不同引起)、氧化还原状态,以及聚合的程度和方式。在此基础上应当明确的是:即使"结构"一词可以用于这种复杂而异质的生物物质,黑素的结构也是一个具有挑战性的问题,只能通过综合的光谱、化学和降解方法进行探究。

(王菲 译,王一鸣 审校)

参考文献

1 Prota, G. (1992) *Melanins and Melanogenesis*, Academic Press, San Diego, CA.

2 Ito, S. and Wakamatsu, K. (2006) Chemistry of melanins, in *The Pigmentary Systems: Physiology and Pathophysiology* (eds J.J. Nordlund, R.E. Boissy, V.J. Hearing, R.A. King, W.S. Oetting, and J.P. Ortonne), 2nd edn, Blackwell, Malden, MA, pp. 282–310.

3 Simon, J.D., Hong, L., and Peles, D.N. (2008) Insights into melanosomes and melanin from some interesting spatial and temporal properties. *J. Phys. Chem. B*, **112**, 13201–13217.

4 Simon, J.D., Peles, D.N., Wakamatsu, K., and Ito, S. (2009) Current challenges in understanding melanogenesis: bridging chemistry, biological control, morphology, and function. *Pigment Cell Melanoma Res.*, **22**, 563–579.

5 Novellino, L., Napolitano, A., and Prota, G. (2000) Isolation and characterization of mammalian eumelanins from hair and irides. *Biochim. Biophys. Acta*, **1475**, 295–306.

6 Liu, Y., Hong, L., Wakamatsu, K., Ito, S., Adhyaru, B., Cheng, C.Y., Bowers, C.R., and Simon, J.D. (2005) Comparison of structural and chemical properties of black and red human hair melanosomes. *Photochem. Photobiol.*, **81**, 135–144.

7 Meredith, P. and Sarna, T. (2006) The physical and chemical properties of eumelanin. *Pigment Cell Res.*, **19**, 572–594.

8 Liu, Y. and Simon, J.D. (2005) Metal-ion interactions and the structural organization of *Sepia* eumelanin. *Pigment Cell Res.*, **18**, 42–48.

9 Ito, S. and Wakamatsu, K. (2003) Quantitative analysis of eumelanin and pheomelanin in humans, mice, and other animals: a comparative review. *Pigment Cell Res.*, **16**, 523–531.

10 McGraw, K. (2008) An update on the honesty of melanin-based color signals in birds. *Pigment Cell Melanoma Res*, **21**, 133–138.

11 Di Donato, P. and Napolitano, A. (2003) 1,4-Benzothiazines as key intermediates in the biosynthesis of red hair pigment pheomelanins. *Pigment Cell Res.*, **16**, 532–539.

12 Panzella, L., Manini, P., Monfrecola, G., d'Ischia, M., and Napolitano, A. (2007) An easy-to-run method for routine analysis of eumelanin and pheomelanin in pigmented tissues. *Pigment Cell Res.*, **20**, 128–133.

13 Napolitano, A., De Lucia, M., Panzella, L., and d'Ischia, M. (2008) The "benzothiazine" chromophore of pheomelanins: a reassessment. *Photochem. Photobiol.*, **84**, 593–599.

14 Wakamatsu, K., Ohtara, K., and Ito, S. (2009) Chemical analysis of late stages of phaeomelanogenesis: conversion of dihydrobenzothiazine to a benzothiazine structure. *Pigment Cell Melanoma Res.*, **22**, 474–486.

15 Ye, T., Pawlak, A., Sarna, T., and Simon, J.D. (2008) Different molecular constituents in pheomelanin are responsible for emission, transient absorption and oxygen photoconsumption. *Photochem. Photobiol.*, **84**, 437–443.

16 Sealy, R.C., Hyde, J.S., Felix, C.C., Menon, I.A., Prota, G., Swartz, H.M., Persad, S., and Haberman, H.F. (1982) Novel free radicals in synthetic and natural pheomelanins: distinction between dopa melanins and cysteinyldopa melanins by ESR spectroscopy. *Proc. Natl. Acad. Sci. USA*, **79**, 2885–2889.

17 Cooksey, C.J., Garratt, P.J., Land, E.J., Pavel, S., C.A. Ramsden, Riley, P.A., and Smit, N.P. (1997) Evidence of the indirect formation of the catecholic intermediate substrate responsible for the autoactivation kinetics of tyrosinase. *J. Biol. Chem.*, **272**, 26226–26235.

18 Ito, S. and Wakamatsu, K. (2008) Chemistry of mixed melanogenesis – pivotal roles of dopaquinone. *Photochem. Photobiol.*, **84**, 582–592.

19 Ito, S. (1986) Reexamination of the structure of eumelanin. *Biochim. Biophys. Acta*, **883**, 155–161.

20 Palumbo, A., d'Ischia, M., Misuraca, G., and Prota, G. (1987) Effect of metal ions on the rearrangement of dopachrome. *Biochim. Biophys. Acta*, **925**, 203–209.

21 Pawelek, J., Körner, A., Bergstrom, A., and Bologna, J. (1980) New regulators of melanin biosynthesis and the autodestruction of melanoma cells. *Nature*, **286**, 617–619.

22 Tsukamoto, K., Jackson, I.J., Urabe, K., Montague, P.M., and Hearing, V.J. (1992) A second tyrosinase-related protein, TRP-2, is a melanogenic enzyme termed DOPAchrome tautomerase. *EMBO J.*, **11**, 519–526.

23 Palumbo, A., Solano, F., Misuraca, G., Aroca, P., García-Borròn, J.C., Lozano, J.A., and Prota, G. (1991) Comparative action of dopachrome tautomerase and metal ions on the rearrangement of dopachrome. *Biochim. Biophys. Acta*, **1115**, 1–5.

24 Tripathi, R.K., Hearing, V.J., Urabe, K., Aroca, P., and Spritz, R.A. (1992) Mutational mapping of the catalytic activities of human tyrosinase. *J. Biol. Chem.*, **267**, 23707–23712.

25 Edge, R., d'Ischia, M., Land, E.J., Napolitano, A., Navaratnam, S., Panzella, L., Pezzella, A., Ramsden, C.A., and Riley, P.A. (2006) Dopaquinone redox exchange with dihydroxyindole and dihydroxyindole carboxylic acid. *Pigment Cell Res.*, **19**, 443–450.

26 Olivares, C., Jiménez-Cervantes, C., Lozano, J.A., Solano, F., and García-Borrón, J.C. (2001) The 5,6-dihydroxyindole-2-carboxylic acid (DHICA) oxidase activity of human tyrosinase. *Biochem. J.*, **354**, 131–139.

27 Jiménez-Cervantes, C., Solano, F., Kobayashi, T., Urabe, K., Hearing, V.J., Lozano, J.A., and García-Borrón, J.C. (1994) A new enzymatic function in the melanogenic pathway. The 5,6-dihydroxyindole-2-carboxylic acid oxidase activity of tyrosinase-related protein-1. *J. Biol. Chem.*, **269**, 17993–18000.

28 Kobayashi, T., Urabe, K., Winder, A.J., Jiménez-Cervantes, C., Imokawa, G., Brewington, T., Solano, F., García-Borrón, J.C., and Hearing, V.J. (1994) Tyrosinase related protein 1 (TRP1) functions as a DHICA oxidase in melanin biosynthesis. *EMBO J.*, **13**, 5818–5825.

29 Ito, S. and Prota, G. (1977) A facile one-step synthesis of cysteinyldopas using mushroom tyrosinase. *Experientia*, **33**, 1118–1119.

30 Tsukamoto, K., Palumbo, A., d'Ischia, M., Hearing, V.J., and Prota, G. (1992) 5,6-Dihydroxyindole-2-carboxylic acid is incorporated in mammalian melanin. *Biochem. J.*, **286**, 491–495.

31 Pezzella, A., d'Ischia, M., Napolitano, A., Palumbo, A., and Prota, G. (1997) An integrated approach to the structure of *Sepia* melanin. Evidence for a high proportion of degraded 5,6-dihydroxyindole-2-carboxylic acid units in the pigment backbone. *Tetrahedron*, **53**, 8281–8286.

32 d'Ischia, M., Napolitano, A., Pezzella, A., Land, E.J., Ramsden, C.A., and Riley, P.A. (2005) 5,6-Dihydroxyindoles and indole-5,6-diones. *Adv. Heterocycl. Chem.*, **89**, 1–63.

33 Capelli, L., Manini, P., Pezzella, A., Napolitano, A., and d'Ischia, M. (2009) Efficient synthesis of 5,6-dihydroxyindole dimers, key eumelanin building blocks, by a unified *o*-ethynylaniline-based strategy for the construction of 2-linked biindolyl scaffolds. *J. Org. Chem.*, **74**, 7191–7194.

34 Okuda, H., Wakamatsu, K., Ito, S., and Sota, T. (2008) Possible oxidative polymerization mechanism of 5,6-dihydroxyindole from *ab initio* calculations. *J. Phys. Chem. A*, **112**, 11213–11222.

35 d'Ischia, M., Napolitano, A., and Prota, G. (1987) Sulfhydryl compounds in melanogenesis. Part I. Reaction of cysteine and glutathione with 5,6-dihydroxyindoles. *Tetrahedron*, **43**, 5351–5356.

36 Lambert, C., Chacon, J.N., Chedekel, M.R., Land, E.J., Riley, P.A., Thompson, A., and Truscott, T.G. (1989) A pulse radiolysis investigation of the oxidation of indolic melanin precursors: evidence for indolequinones and subsequent intermediates. *Biochim. Biophys. Acta*, **993**, 12–20.

37 Pezzella, A., Panzella, L., Crescenzi, O., Napolitano, A., Navaratman, S., Edge, R., Land, E.J., Barone, V., and d'Ischia, M. (2006) Short-lived quinonoid species from 5,6-dihydroxyindole dimers en route to eumelanin polymers: integrated chemical, pulse radiolytic, and quantum mechanical investigation. *J. Am. Chem. Soc.*, **128**, 15490–15498.

38 Panzella, L., Pezzella, A., Napolitano, A., and d'Ischia, M. (2007) The first 5,6-dihydroxyindole tetramer by oxidation of 5,5′,6,6′-tetrahydroxy- 2,4′-biindolyl and an unexpected issue of positional reactivity en route to eumelanin-related polymers. *Org. Lett.*, **9**, 1411–1414.

39 Pezzella, A., Panzella, L., Natangelo, A.M., Arzillo, A.N., and d'Ischia, M. (2007) 5,6-Dihydroxyindole tetramers with "anomalous" interunit bonding patterns by oxidative coupling of 5,5′,6,6′-tetrahydroxy-2,7′-biindolyl: emerging complexities on the way toward an improved model of eumelanin buildup. *J. Org. Chem.*, **72**, 9225–9230.

40 Arzillo, M., Pezzella, A., Crescenzi, O., Napolitano, A., Land, E.J., Barone, V., and d'Ischia, M. (2010) Cyclic structure motifs in 5,6-dihydroxyindole polymerization uncovered: biomimetic modular buildup of a unique five-membered macrocycle. *Org. Lett.*, **12**, 3250–3253.

41 Kaxiras, E., Tsolakidis, A., Zonios, G., and Meng, S. (2006) Structural model of eumelanin. *Phys. Rev. Lett.*, **97**, 218102.

42 Ito, S. and Nicol, J.A. (1974) Isolation of oligomers of 5,6-dihydroxyindole-2-carboxylic acid from the eye of the catfish. *Biochem. J.*, **143**, 207–217.

43 Memoli, S., Napolitano, A., d'Ischia, M., Misuraca, G., Palumbo, A., and Prota, G. (1997) Diffusible melanin-related metabolites are potent inhibitors of lipid peroxidation. *Biochim. Biophys. Acta*, **1346**, 61–68.

44 Jiang, S., Liu, X.M., Dai, X., Zhou, Q., Lei, T.C., Beermann, F., Wakamatsu, K., and Xu, S.Z. (2010) Regulation of DHICA-mediated antioxidation by dopachrome tautomerase: implication for skin photoprotection against UVA radiation. *Free Radic. Biol. Med.*, **48**, 1144–1151.

45 Pezzella, A., Vogna, D., and Prota, G. (2002) Atropoisomeric melanin intermediates by oxidation of the melanogenic precursor 5,6-dihydroxyindole-2-carboxylic acid under biomimetic conditions. *Tetrahedron*, **58**, 3681–3687.

46 Pezzella, A., Vogna, D., and Prota, G. (2003) Synthesis of optically active tetrameric melanin intermediates by oxidation of the melanogenic precursor 5,6-dihydroxyindole-2-carboxylic acid under biomimetic conditions. *Tetrahedron Asymmetry*, **14**, 1133–1140.

47 Pezzella, A., Panzella, L., Crescenzi, O., Napolitano, A., Navaratnam, S., Edge, R., Land, E.J., Barone, V., and d'Ischia, M. (2009) Lack of visible chromophore development in the pulse radiolysis oxidation of 5,6-dihydroxyindole-2-carboxylic acid oligomers: DFT investigation and implications for eumelanin absorption properties. *J. Org. Chem.*, **74**, 3727–3734.

48 Napolitano, A., Crescenzi, O., and Prota, G. (1993) Copolymerization of 5,6-dihydroxyindole and 5,6-dihydroxyindole-2-carboxylic acid in melanogenesis: isolation of a cross-coupling product. *Tetrahedron Lett.*, **34**, 885–888.

49 Okuda, H., Wakamatsu, K., Ito, S., and Sota, T. (2010) Regioselectivity on the cooxidation of 5,6-dihydroxyindole and its 2-carboxy derivative from the quantum chemical calculations. *Chem. Phys. Lett.*, **490**, 226–229.

50 Zajac, G.W., Gallas, J.M., Cheng, J., Eisner, M., Moss, S.C., and Alvarado-Swaisgood, A.E. (1994) The fundamental unit of synthetic melanin: a verification by tunneling microscopy of X-ray scattering results. *Biochim. Biophys. Acta*, **1199**, 271–278.

51 Cheng, J., Moss, S.C., Eisner, M., and Zschack, P. (1994) X-ray characterization of melanins–I. *Pigment Cell Res.*, **7**, 255–262.

52 Cheng, J., Moss, S.C., and Eisner, M. (1994) X-ray characterization of melanins–II. *Pigment Cell Res.*, **7**, 263–273.

53 Gallas, J.M., Zajac, G.W., Sarna, T., and Stotter, P.L. (2000) Structural differences in unbleached and mildly-bleached synthetic tyrosine-derived melanins identified by scanning probe microscopies. *Pigment Cell Res.*, **13**, 99–108.

54 Clancy, C.M. and Simon, J.D. (2001) Ultrastructural organization of eumelanin from *Sepia officinalis* measured by atomic force microscopy. *Biochemistry*, **40**, 13353–13360.

55 Pezzella, A., Napolitano, A., d'Ischia, M., Prota, G., Seraglia, R., and Traldi, P. (1997) Identification of partially degraded oligomers of 5,6-dihydroxyindole-2-carboxylic acid in *Sepia* melanin by matrix-assisted laser desorption/ ionization mass spectrometry. *Rapid Commun. Mass Spectrom.*, **11**, 368–372.

56 Stark, K.B., Gallas, J.M., Zajac, G.W., Eisner, M., and Golab, J.T. (2003) Spectroscopic study and simulation from recent structural models for eumelanin: I. Monomers, dimers. *J. Phys. Chem. B*, **107**, 3061–3067.

57 Stark, K.B., Gallas, J.M., Zajac, G.W., Golab, J.T., Gidanian, S., McIntire, T., and Farmer, P.J. (2005) Effect of stacking and redox state on optical absorption spectra of melanins–comparison of theoretical and experimental results. *J. Phys. Chem. B*, **109**, 1970–1977.

58 Pezzella, A., Ambrogi, V., Arzillo, M., Napolitano, A., Carfagna, C., and d'Ischia, M. (2010) 5,6-Dihydroxyindole oxidation in phosphate buffer/polyvinyl alcohol: a new model system for studies of visible chromophore development in synthetic eumelanin polymers. *Photochem. Photobiol.*, **86**, 533–537.

59 Pezzella, A., Iadonisi, A., Valerio, S., Panzella, L., Napolitano, A., Adinolfi, M., and d'Ischia, M. (2009) Disentangling eumelanin "black chromophore": visible absorption changes as signatures of oxidation state- and aggregation-dependent dynamic interactions in a model water-soluble 5,6-dihydroxyindole polymer. *J. Am. Chem. Soc.*, **131**, 15270–15275.

60 Napolitano, A., Memoli, S., and Prota, G. (1999) A new insight in the biosynthesis of pheomelanin: characterization of a labile 1,4-benzothiazine intermediate. *J. Org. Chem.*, **64**, 3009–3011.

61 Napolitano, A., Memoli, S., Crescenzi, O., and Prota, G. (1996) Oxidative polymerization of the pheomelanin precursor 5-hydroxy-1,4-benzothiazinylalanine: a new hint to the pigment structure. *J. Org. Chem.*, **61**, 598–604.

62 Costantini, C., Crescenzi, O., Prota, G., and Palumbo, A. (1990) New intermediates of phaeomelanogenesis in vitro beyond the 1,4-benzothiazine stage. *Tetrahedron*, **46**, 6831–6838.

63 Thomson, R.H. (1974) The pigments of reddish hair and feathers. *Angew. Chem. Int. Ed. Engl.*, **13**, 305–312.

64 Napolitano, A., Di Donato, P., and Prota, G. (2001) Zinc-catalyzed oxidation of 5-*S*-cysteinyldopa to 2,2′-bi(2*H*-1,4-benzothiazine): tracking the biosynthetic pathway of trichochromes, the characteristic pigments of red hair. *J. Org. Chem.*, **66**, 6958–6966.

65 Land, E.J., Ito, S., Wakamatsu, K., and Riley, P.A. (2003) Rate constants for the first two chemical steps of eumelanogenesis. *Pigment Cell Res.*, **16**, 487–493.

66 Agrup, G., Hansson, C., Rorsman, H., and Rosengren, E. (1982) The effect of cysteine on oxidation of tyrosine, dopa, and cysteinyldopas. *Arch. Dermatol. Res.*, **272**, 103–115.

67 Bush, W.D., Garguilo, J., Zucca, F.A., Albertini, A., Zecca, L., Edwards, G.S., Nemanich, R.J., and Simon, J.D. (2006) The surface oxidation potential of human neuromelanin reveals a spherical architecture with a pheomelanin core and a eumelanin surface. *Proc. Natl. Acad. Sci. USA*, **103**, 14785–14789.

68 Peles, D.N., Hong, L., Hu, D.N., Ito, S., Nemanich, R.J., and Simon, J.D. (2009) Human iridal stroma melanosomes of varying pheomelanin content possess a common eumelanic outer surface. *J. Phys. Chem. B*, **113**, 11346–11351.

69 Palumbo, A., d'Ischia, M., Misuraca, G., Prota, G., and Schultz, T. (1988) Structural modifications in biosynthetic melanins induced by metal ions. *Biochim. Biophys. Acta*, **964**, 193–199.

70 Ito, S. and Fujita, K. (1985) Microanalysis of eumelanin and pheomelanin in hair and melanomas by chemical degradation and liquid chromatography. *Anal. Biochem.*, **144**, 527–536.

71 Wakamatsu, K. and Ito, S. (2002) Advanced chemical methods in melanin determination. *Pigment Cell Res.*, **15**, 174–183.

72 Ito, S. and Wakamatsu, K. (1998) Chemical degradation of melanins: application to identification of dopamine-melanin. *Pigment Cell Res.*, **11**, 120–126.

73 Napolitano, A., Vincensi, M.R., Di Donato, P., Monfrecola, G., and Prota, G. (2000) Microanalysis of melanins in mammalian hair by alkaline hydrogen peroxide degradation: identification of a new structural marker of pheomelanins. *J. Invest. Dermatol.*, **114**, 1141–1147.

74 Napolitano, A., Pezzella, A., d'Ischia, M., and Prota, G. (1996) New pyrrole acids by oxidative degradation of eumelanins with hydrogen peroxide. Further hints to the mechanism of pigment breakdown. *Tetrahedron*, **52**, 8775–8780.

75 Napolitano, A., Pezzella, A., Vincensi, M.R., and Prota, G. (1995) Oxidative degradation of melanins to pyrrole acids: a model study. *Tetrahedron*, **51**, 5913–5920.

76 Ward, W.C., Lamb, E.C., Cooden, D., Chen, X., Burinsky, D.J., and Simon, J.D. (2008) Quantification of naturally occurring pyrrole acids in melanosomes. *Photochem. Photobiol.*, **84**, 700–705.

77 Borovansky, J. and Elleder, M. (2003) Melanosome degradation: fact and fiction. *Pigment Cell Res.*, **16**, 280–286.

78 Wakamatsu, K., Ito, S., and Rees, J.L. (2002) The usefulness of 4-amino-3-hydroxyphenylalanine as a specific marker of pheomelanin. *Pigment Cell Res.*, **3**, 225–232.

79 Napolitano, A., Vincensi, M.R., d'Ischia, M., and Prota, G. (1996) A new benzothiazole derivative by degradation of pheomelanins with alkaline hydrogen peroxide. *Tetrahedron Lett.*, **37**, 6799–6802.

80 Fattorusso, E., Minale, L., Cimino, G., Stefano, S.D., and Nicolaous, R.A. (1969) Struttura e biogenesi delle feomelanine. Nota VI. Sulla struttura della gallofeomelanina-1. *Gazz. Chim. Ital.*, **99**, 29–45.

81 Greco, G., Wakamatsu, K., Panzella, L., Ito, S., Napolitano, A., and d'Ischia, M. (2009) Isomeric cysteinyldopas provide a (photo)degradable bulk component and a robust structural element in red human hair pheomelanin. *Pigment Cell Melanoma Res.*, **22**, 319–327.

82 Greco, G., Panzella, L., Napolitano, A., and d'Ischia, M. (2009) Biologically inspired one-pot access routes to 4-hydroxybenzothiazole amino acids, red hair-specific markers of UV susceptibility and skin cancer risk. *Tetrahedron Lett.*, **50**, 3095–3097.

83 Costantini, C., Testa, G., Crescenzi, O., and d'Ischia, M. (1994) Photochemical ring contraction of dihydro-1,4-benzothiazines. *Tetrahedron Lett.*, **35**, 3365–3366.

84 Di Donato, P., Napolitano, A., and Prota, G. (2002) Metal ions as potential regulatory factors in the biosynthesis of red hair pigments: a new benzothiazole intermediate in the iron or copper assisted oxidation of 5-*S*-cysteinyldopa. *Biochim. Biophys. Acta*, **1571**, 157–166.

85 Ozeki, H., Ito, S., Wakamatsu, K., and Hirobe, T. (1995) Chemical characterization of hair melanins in various coat-color mutants of mice. *J. Invest. Dermatol.*, **105**, 361–366.

86 Wakamatsu, K., Fujikawa, K., Zucca, F., Zecca, L., and Ito, S. (2003) The structure of neuromelanin as studied by chemical degradative methods. *J. Neurochem.*, **86**, 1015–1023.

87 Lamoreux, M.L., Wakamatsu, K., and Ito, S. (2001) Interaction of major coat color gene functions in mice as studied by chemical analysis of eumelanin and pheomelanin. *Pigment Cell Res.*, **14**, 23–31.

第 7 章　眼部黑素和黑素小体的性质与功能

Małgorzata Różanowska

缩略词表

AMD　age-related macular degeneration　老年性黄斑变性
ER　endoplasmic reticulum　内质网
NHE　normal hydrogen electrode　标准氢电极
IPE　iris pigment epithelial　虹膜色素上皮细胞
PEEM　photoemission electron microscopy　光发射电子显微术
RNS　reactive nitrogen species　活性氮
RPE　retinal pigment epithelium　视网膜色素上皮

7.1　引言

人眼的颜色很大程度上取决于虹膜中黑素（也称为黑色素）的含量、类型和分布[1,2]。然而，虹膜并不是人眼葡萄膜中唯一含有黑素的结构（图 7.1）。血管分布丰富的葡萄膜（脉络膜和睫状体）中也存在黑素。在脉络膜中，黑素位于黑素细胞中，而在虹膜和睫状体中黑素位于两种类型的细胞中：基质中的黑素细胞和上皮细胞。眼睛中另一种含有黑素的上皮细胞是视网膜色素上皮细胞，这是一种重要的单层细胞，其将神经视网膜和血管脉络膜血管层隔开。本章重点介绍哺乳动物（特别是人）眼中黑素的性质与功能。

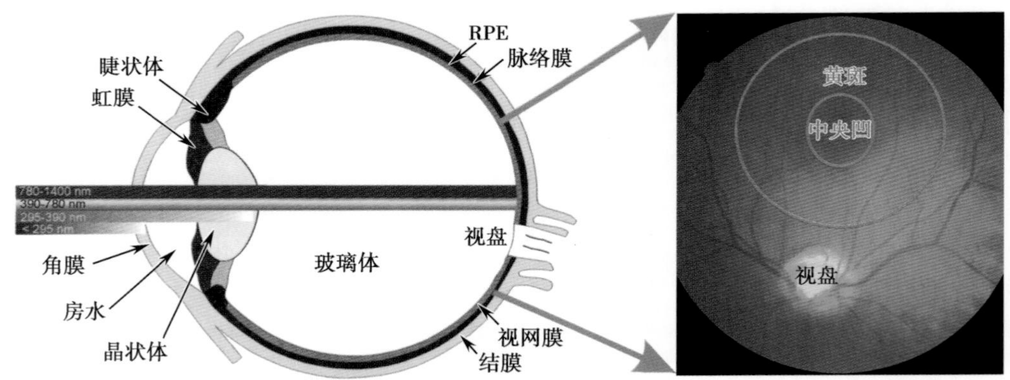

图 7.1　含有黑素结构的人眼横截面图：RPE 和葡萄膜（由脉络膜、睫状体和虹膜组成）（左图）。人类眼底的照片显示了其特征区域：黄斑和中央凹 - 光感受器（负责敏锐视力）密度最高的区域（右图）（Modified from［3］.）

7.2　眼部黑素小体和黑素生成的生物发生

眼部的黑素，像大多数其他天然黑素一样，是棕色/黑色的真黑素和红色/棕色褐黑素的混合物，在黑素小体中合成。黑素小体存在于葡萄膜黑素细胞或者葡萄膜和视网膜的特殊色素上皮细胞中。在视网膜色素上皮中，黑素小体和黑素生成的生物发生被分为几个阶段[4-6]。第一阶段为从卵形、膜结合细胞器的滑面内质网中出芽，称为前黑素小体。在胎儿发育的早期，RPE 中的前黑素小体开始形成，在几周内停止。前黑素小体发展为Ⅰ期黑素小体，在这个阶段蛋白质基质被固定，纤丝从一极延伸到另一极，颗粒变得更嗜锇。尽管其他一些蛋白也可能参与眼部的黑素生成，如酪氨酸酶相关蛋白 1、酪氨酸酶相关蛋白 2[8,9]、p 位点蛋白[10]，以及溶酶体膜表面蛋白，但是必须在有活性的酪氨酸酶存在时黑素才能生成[7]。被囊泡包被的酪氨酸酶传递给前黑素小体和Ⅰ期黑素小体。眼睛中的黑素生成过程早在胎儿发育时期就已经开始。RPE 的色素沉着在妊娠的第 4 周已经存在。在人类，RPE 黑素小体中黑素的聚合作用会持续到大约 2 岁，此后色素的更新速度非常缓慢[5,6]。一旦黑素小体完全黑化，标志着黑素小体达到最终的Ⅳ期阶段，此时不再有酪氨酸酶的活动。

在白人眼睛中，虹膜基质黑素细胞中的黑素小体只在出生后开始色素沉着[4]。这很容易在白人婴儿身上得到验证，刚出生时虹膜是蓝色的，在出生几个月后虹膜的颜色可能会变成棕色。

最近，Simon、Ito 和同事们回顾了目前对真黑素和褐黑素生物合成路径的认识。简而言之，两种黑素均来自酪氨酸酶催化氧化的 *L*- 酪氨酸，氧化为共同的前体，即多巴醌（3,4- 二羟基苯丙氨酸邻醌）。在没有巯基化合物存在时，多巴醌经过分子内环化形成环多巴，然后环多巴通过与多巴醌的氧化还原反应迅速氧化，生成多巴色素（以及多巴）。然后，多巴色素逐渐重排形成 5,6- 二羟基吲哚（DHI）和少量的 2- 羧基 -5,6- 二羟基吲哚（DHICA）。多巴色素互变异构酶（Dct，也就是 TRP-2）决定 DHI/DHICA 的比例。二羟基吲哚的氧化以及随后的聚合反应产生真黑素。在半胱氨酸的作用下，多巴醌产生半胱氨酰多巴异构体。半胱氨酰多巴随后与多巴醌反应生成半胱氨酰多巴醌，最终生成褐黑素。黑素总产量与酪氨酸酶活性成正比。

天然黑素是真黑素和褐黑素的混合物，它的合成分为 3 个不同阶段。在第 1 阶段，当半胱氨酸的浓度高于 0.13μmol/L 时，半胱氨酰多巴异构体开始产生。当半胱氨酸浓度降低但仍大于 9μmol/L 时，半胱氨酰多巴被氧化生成褐黑素。只有在大多数半胱氨酰多巴和半胱氨酸耗尽后，在黑素生成的第 3 阶段真黑素才会产生。真黑素和褐黑素的比值是由酪氨酸酶活性、酪氨酸和半胱氨酸在黑素小体中的量决定的。

黑素生成 3 个阶段的理论在体外培养的人类葡萄膜和表皮黑素细胞中得到证实[12,13]。在这些细胞中，无论色素沉着程度如何，褐黑素的产量都是恒定的，而真黑素的产量则与色素沉着程度成正比。

另外一个影响黑素合成的因素是黑素小体 pH 值[12,13]。酪氨酸酶活性在黑素小体 pH=7.3 时最高，在酸性条件下几乎无活性。已有研究表明，从白人皮肤分离出的黑素小体呈酸性，然而从黑人皮肤分离出的黑素小体 pH 值呈中性。黑素小体 pH 值的差异与黑素小体内的酪氨酸酶活性和黑素的产生相对应[14,15]。通过药物中和黑素小体内的 pH 值，可以提高酪氨酸酶活性和增加黑素含量[14-16]。考虑到在较低的 pH 值下，多巴醌环化导致真黑素的生成速度较慢，而半胱氨酰多巴醌环化导致褐黑素的生成速度较快，有人认为中性黑素小体有利于真黑素的合成，而酸性黑素小体更可能产生褐黑素[12]。

成年人类的 RPE 中仅有成熟的黑素小体[6]。同样地，成年牛的 RPE 酪氨酸酶活性非常低（约为脉络膜中酪氨酸酶活性的 1/20）[17,18]。相反地，成年牛的葡萄膜中的酪氨酸酶活性非常高，特别是在睫状体内的酪氨酸酶活性，是脉络膜或虹膜内的 2 倍[18]。在成年人眼的睫状体中酪氨酸酶同样具有活性[19]。

人类脉络膜中的黑素含量随着年龄的增加大致保持不变，而在衰老的眼睛中，人体 RPE 中的黑素含量显著下降[20-23]，该现象表明，成人 RPE 中要么不存在黑素生成，要么黑素生成的速度非常慢。有趣的是，在酪氨酸酶转染的 RPE 细胞系 ARPE-19 中，没有前黑素小体的情况下黑素也可以生成[24]。在转染的细胞中，尽管发生黑素生成的多囊泡和多层的细胞器中无法检测到典型的前黑素小体蛋白，如结构蛋白 PMEL17 或 TRP-1，但是酪氨酸酶与其相关。这些发现表明黑素生成的经典途径（黑素小体中的 4 个阶段）对黑素合成并不是必需的，在成熟的 RPE 内有可能通过另外一种途径合成黑素。

7.3　眼睛色素结构中的黑素

在眼睛中含黑素的各部位，总黑素含量以及真黑素与褐黑素的相对含量各不相同。以下几节将讨论 RPE、脉络膜和虹膜中的黑素组成，以及不同种族和年龄对黑素组成的影响。

7.3.1 RPE中的黑素

RPE中的黑素主要由真黑素组成[2]。Weiter等通过测量不同年龄段19名白人和16名黑人的RPE光密度和形态分析，研究了人眼RPE中的黑素含量[21]。为了计算RPE的光密度，Weiter等测量了500～600nm处从30μm×3μm的矩形孔径发出、通过RPE的顶端或基部8μm厚的切片的光强度，计算出了RPE的基部和顶端的光吸收系数。RPE的高度与顶端和基部吸收系数平均值的乘积即是RPE单层的总光密度。尽管RPE细胞含有的脂褐素可能有助于吸收和散射500～600nm的入射光，但光密度还是取决于黑素。然而，测量显示光密度与黑素颗粒数量呈正相关。

光密度的测试结果表明，在黄斑旁RPE的光密度有一段宽且平的最小值，在视网膜黄斑方向和赤道方向上几乎增加2倍，在这些位置的光密度约为0.3±0.1[21,25]（图7.2）。RPE中黑素密度最高的是在锯状口近端1mm处形成的环，RPE在此处终止并与睫状体相连[5]。

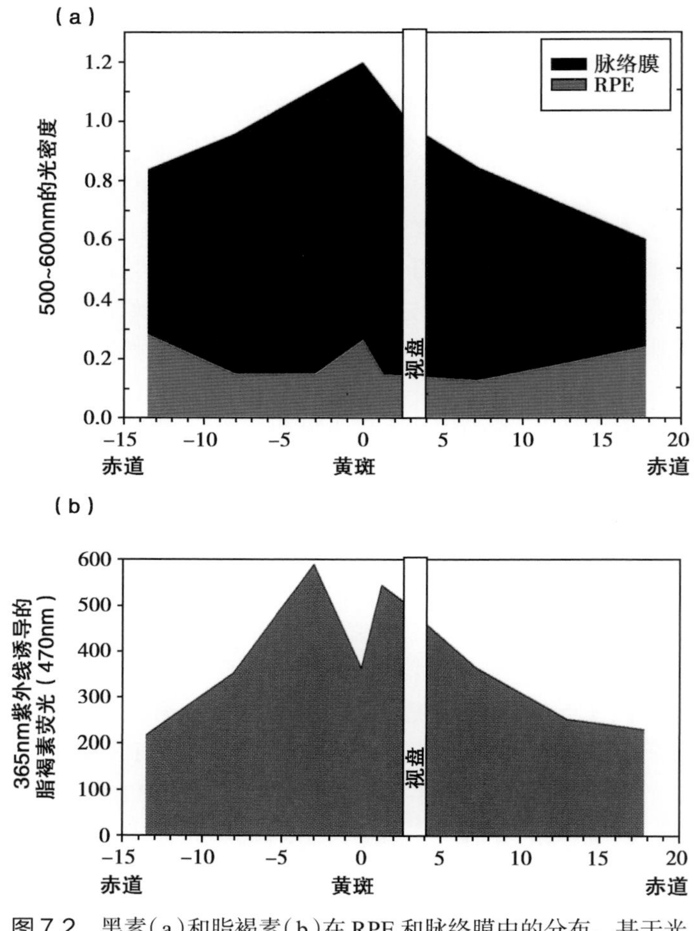

图7.2　黑素（a）和脂褐素（b）在RPE和脉络膜中的分布。基于光密度（a）和荧光（b）的测量数据。（Based on data from [21].）

形态学测量表明，黑素在RPE细胞内呈高度极化分布，特别是在年轻的捐赠者中，大多数黑素存在于细胞的顶端[21]。

有研究表明，白人和黑人的RPE中黑素含量在统计学上没有显著差异[21]。

在白人和黑人的RPE中，黑素浓度随着年龄增加而下降[20,21]。Feeney-Burns等使用50个白人尸体的眼睛（每10岁年龄区间纳入5只眼睛）研究了年龄对RPE的黑素颗粒形态和黑素颗粒含量的影响[20]。测量结果表明，“纯”黑素小体随年龄的增加显著减少（有统计学意义），同时脂褐素和复合颗粒（黑素溶酶体和黑素脂褐素）增加。在小于20岁的年龄组中，黑素小体大约占细胞面积的8%；在41～90岁年龄组中，所占细胞面积逐渐下降到 3.5%。在小于 10 岁的年龄组中，每个 RPE 细胞切片上的黑素脂褐素和黑素溶酶体的数量非常多(每个细胞切片 6.9 个色素颗粒)；在年龄超过 61 岁的捐赠者中，每个细胞切片上的复合颗粒数量增加到近 15 个(图 7.3)。20 岁之前，复合颗粒占细胞面积的 3.3%；在 61 岁以上的捐赠者中复合颗粒占 RPE 细胞面积的 8%～10%；在 90～101 岁捐赠者的黄斑中，大多数 RPE 黑素以黑素脂褐素的形式存在[26]。

在眼球赤道区域，年龄对黑素小体及其数量所占 RPE 细胞面积百分比的影响不如黄斑区域 RPE 明显(图 7.3)[20]。黑素小体所占细胞的面积从小于 20 岁的 8% 降低至老年中的 5%～6%。在 10 岁以下复合颗粒相当稀少(每个细胞切片 0.8 个颗粒)。在 61 岁以上的捐赠者中，色素颗粒占细胞的面积从 20 岁以下的 0.7% 增加到 61 岁以上的 4%。

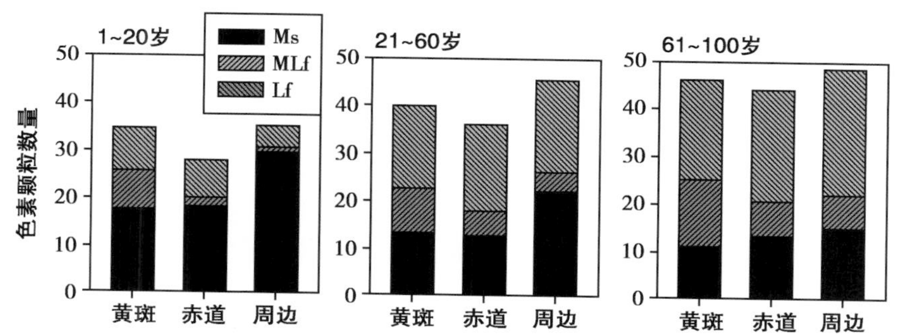

图 7.3　随着年龄增加，人 RPE 中色素颗粒：黑素小体(Ms)、黑素脂褐素(MLf)和脂褐素(Lf)含量的变化。年龄 1～20 岁、21～60 岁和 61～100 岁的捐赠者视网膜黄斑、眼球赤道和周边区域每个 RPE 细胞切片色素颗粒的平均数目。(Based on data from[20].)

在最边缘处(视网膜锯状缘前的最后 4mm)，黑素小体的浓度在最年轻的 RPE 中最高，平均每个细胞切片有 34 个色素颗粒(图 7.3)[20]。在该区域，黑素小体占 RPE 面积的百分比从 20 岁以下的 15% 下降到 61 岁以上的 4%。该处复合颗粒数量最少，但也随年龄增加而明显增加。黑素脂褐素和黑素溶酶体所占的面积从 0～20 岁组的 0.5% 增加到 61～100 岁组的 3.6%。

上述形态学研究发现人体 RPE 黑素含量随着年龄增长而下降，这与其他两种方法的结果总体一致[22, 23]。用硼氢化钠溶解 RPE 细胞，然后离心，将可溶部分从不溶的细胞碎片中分离出来，得到的溶液吸收光谱与合成真黑素的吸收光谱相同[22]。正如作者所指出的，离心过程导致脂褐素、黑素溶酶体和黑素脂褐素成球形，因此，复合颗粒中的黑素被排除在测量之外。根据溶解组分在 260nm 处的最大吸收值，计算出 61 个来自 14～97 岁捐赠者的眼睛中的 RPE 黑素含量，用线性回归拟合数据表明，在生命的 80 年内，可溶性黑素的含量减少了约 30%。

在另一种黑素定量方法中，在液氮温度下，用电子自旋共振(ESR)测定黑素自由基(测试条件为：pH=1)已被用作检测黑素含量的方法，测量了 105 例捐赠者的全眼中刮取的 RPE 细胞中的黑素含量[23]。用线性回归拟合得到的数据表明，总细胞蛋白中的黑素含量在 10 岁到 90 岁之间降低了 64%。

7.3.2　脉络膜中的黑素

脉络膜的光密度在中央凹处最大，光密度沿着赤道方向逐渐减少了近 60%(图 7.2)[21]。脉络膜外侧(靠近巩膜)的黑素浓度平均比内侧(靠近 RPE)高(2.4±1.0)倍。

白人和黑人的脉络膜光密度有非常显著的差异[21]。在 500～600nm 光下，白人和黑人的脉络膜光密度在中央凹处分别为 0.7±0.5 和 1.4±0.7，在赤道处分别为 0.4±0.3 和 0.7±0.4。

总脉络膜光密度随年龄的变化无统计学意义；然而，外/内脉络膜黑素密度的比例有随着年龄增加的趋势[21]。

捐赠者 RPE 和脉络膜的黑素密度测试结果与使用反射光谱法测量在体的光密度结果保持一致。通过测量从包含黄斑的眼底 7°×7° 区域反射的 675nm 光，计算得出 RPE- 脉络膜复合体的光密度：16 个白人平均光密度为 0.79±0.17，一个黑人的光密度为 1.36，一个白化病患者的光密度为 0.06[27]。对 10 名受试者眼底较小区域 500nm 光线的反射率测量表明，在中央凹处 RPE- 脉络膜复合体的光密度范围为 0.79～8.5，中心凹周围光密度范围为 0.72～6.90[28-30]。

7.3.3 虹膜中的黑素

虹膜是葡萄膜最靠前的部分，也是最明显的部分。它由 3 部分组成：前界膜、基质层和色素上皮层。如前所述，虹膜的黑素小体存在于基质层的黑素细胞和虹膜色素上皮细胞（iris pigment epithelial，IPE）中。在不同颜色眼睛中 IPE 合成的黑素是相似的，主要是真黑素[31]。虹膜基质的组成因总黑素含量和真黑素 / 褐黑素的比值而异[31,32]。蓝色虹膜的基质层黑素含量非常少，真黑素无法被检出，褐黑素含量仅为 0.03μg/ 虹膜。绿色虹膜的基质层黑素含量为 4.7μg/ 虹膜，真黑素 / 褐黑素的比例为 0.88。绿色 / 蓝色混合的虹膜基质中含有大量真黑素（17.8μg/ 虹膜），并且，真黑素 / 褐黑素的比例很高，达 44.5。有趣的是，绿色 / 棕色混合和棕色虹膜基质中的褐黑素 / 真黑素比值为 3.7，介于绿色和绿色 / 蓝色混合的虹膜之间。棕色虹膜基质中总黑素含量最高，为 32.2μg/ 虹膜。

虽然虹膜的颜色在很大程度上取决于虹膜基质层色素沉着的变化，但是值得注意的是，透过角膜可以看见的虹膜颜色是由不同的光学现象造成的，包括不同的发色团、黑素小体和其他结缔组织成分形成的基质对光的吸收和多光散射[2]。在白化病中，色素上皮中的黑素含量明显减少甚至消失，虹膜的颜色可能从黄色到粉红色不等。利用光学显微镜和电子显微镜对正常人供体眼睛的研究发现，不同颜色的虹膜中黑素细胞的量和分布没有显著差异。虹膜颜色的不同主要由虹膜黑素细胞中黑素小体的结构和分布所决定。颜色较深的虹膜中黑素颗粒较大，颗粒密度也较大。

另外一项关于虹膜中黑素含量的定量研究是将来自不同年龄捐赠者的完整虹膜进行匀浆[33]。测量显示淡蓝色虹膜中黑素自由基的 ESR 信号参数或黑素含量不会随着年龄变化而发生显著改变。考虑到虹膜中的大部分黑素来自于 IPE[31]，可以认为 IPE 黑素的含量不会随着年龄的变化而变化。

成人眼虹膜变黑可能是局部应用前列腺素类似物（如治疗青光眼时用来降低眼压的拉坦前列素）的副作用[34]。形态学研究表明，拉坦前列腺素会引起虹膜间质层中的黑素小体体积增大（这是唯一的变化），这足以解释虹膜变黑。

对经拉坦前列素处理 25～38 周的食蟹猴虹膜基质的黑素成分分析表明，处理后虹膜基质中真黑素的含量增加了 3～7 倍，而褐黑素的含量几乎与未经处理的虹膜相同[35]。因此，与对照组虹膜相比，拉坦前列素可使真黑素 / 褐黑素的比值增加 3～5 倍。有意思的是，拉坦前列素并不影响虹膜上皮的色素沉着。

7.4 眼部黑素小体的结构

多年来一直将眼部黑素小体的结构作为课题进行研究。已有研究探讨不同眼部组织中黑素小体内的黑素组成。早期使用透射电子显微镜的研究表明：与其他黑素小体相似，眼部黑素小体中黑素是在蛋白质基质上合成的，整个颗粒被脂质双分子层包围。这一节将回顾眼部黑素小体的形态及其脂质和蛋白质的组成。

7.4.1 眼部黑素小体的形态

眼睛不同区域的黑素小体的形状、大小各不相同，同时随着年龄的变化而变化。幼年恒河猴的虹膜基质黑素小体呈圆柱形，长轴通常超过 2μm，短轴约为 0.2μm[36]。随着猴子年龄的增长，黑素小体逐渐融合，形成最初由 2～4 个黑素小体组成的聚集体，在年老的猴子中达到 15～20 个黑素小体组成的聚集体；最初大量的长形黑素小体似乎被较短的卵形颗粒所取代。从 30～67 岁的捐赠者中分离出的人类虹膜基质中的黑素小体大小相当一致；小的卵形细胞器宽度为（0.25±0.05）μm，长度为（0.64±0.10）μm[37]。相比之下，人类虹膜上皮的黑素小体呈球形，平均直径为 1.02μm[38]。从整个虹膜 - 纤毛复合体中分离出来的成年牛黑素小体体积似乎位于这两者之间，长轴约为 0.68～0.96μm，短轴约为 0.59～0.71μm。

成年牛的脉络膜黑素小体也呈卵形，长轴约为 0.74～0.98μm[39]。大鼠脉络膜黑素小体体积较小，呈球形，直径接近 0.4μm[40]。利用透射电子显微镜研究恒河猴脉络膜黑素小体的年龄相关变化，发现年轻的恒河猴黑素小体的大小和电子密度是相同的，但是随着年龄的增长，形态发生改变的黑素小体数量越来越多[41]。在年老的猴子身上，几乎所有的黑素小体看起来都有一个电子密度很高的“核心”，周围环绕着电子密度极低的物质。人类还没有出现过类似的变化。67 岁以上成人的脉络膜黑素小体与虹膜基质的黑素小体相似，宽度和长度分别为 0.25μm 和 0.64μm[37]。

在许多物种（包括人、牛和老鼠）的 RPE 中，都有许多椭圆形或雪茄状的黑素小体[20,39,40]。大鼠 RPE 黑素小体的长轴接近 0.8μm，短轴接近 0.4μm[40]。成年牛 RPE 黑素小体的长轴约为 0.6～2.9μm，短轴约为 0.5～0.8μm[39]。新生牛 RPE 中圆柱形的黑素小体明显多于成年 RPE。如前所述，含黑素的颗粒在形态学上与年龄相关的最显著变化是在人类 RPE 中：新生儿 RPE 中占主导的圆柱形黑素小体似乎随着年龄增加而消失，因此在成人 RPE 中，黑素小体更呈球形，似乎逐渐被黑素溶酶体和黑素脂褐素复合颗粒所取代（图 7.3）[20,26,42]。

有趣的是，在扫描电子显微镜下观察用氯仿 - 甲醇法提取黑素小体脂质，似乎不会影响牛眼黑素小体形态和大小[43]。使用该方法提取老年人的黑素小体，特别是黑素脂褐素 / 黑素溶酶体颗粒，再观察其形态，将会非常有趣。

使用原子力显微镜观察分离自人和牛虹膜基质和 RPE 的眼部黑素小体，结果表明这些黑素小体在某种程度上类似于从乌贼的墨汁囊中分离得到的黑素小体，似乎由更小的亚结构组成[44]。其亚结构表现为无孔球体，横向尺寸为几十纳米，与前黑素小体的结构一致，前黑素小体每 20nm 形成曲折的纵向链交联，在这些链周围发生黑素沉积[45]。

基于黑素组成，混合黑素生成模型以及使用光发射电子显微术（photoemission electron microscopy，PEEM）从深棕色和蓝色 / 绿色虹膜和黑色 / 红色头发中分离出的黑素小体的表面光电离阈值的比较，研究者推导出了有关黑素小体亚结构的其他信息[44]。用 PEEM 分别对来自富含真黑素的黑色头发以及富含褐黑素的红色头发的黑素小体分析，结果表明它们的电离阈值有很大的不同[44]。黑色头发的真黑素小体电离阈值为（4.6±0.2）eV（与标准氢电极相比，相当于氧化电位为 −0.2V）[46,47]。红色头发的褐黑素小体有两个电离阈值，一个与真黑素小体相同（4.6 ± 0.2）eV，另外一个电离阈值较低，为（3.9 ± 0.2）eV（与标准氢电极相比，相当于氧化电位为 −0.2V）。其他来源的真黑素小体，如乌贼、牛和人类 RPE，也同样具有单一电离阈值，在［4.4～4.8（±0.2）］eV 范围内。从蓝色 / 绿色和深棕色虹膜中分离出的黑素小体中真黑素 / 褐黑素比值分别为 1.3 和 14.8[32]。然而，来自深棕色和蓝色 / 绿色虹膜的黑素小体均表现出相同的单一电离阈值（4.9±0.2）eV[44]。这些结果可以用混合黑素生成模型来解释，在该模型中，褐黑素最先被合成，真黑素在外部覆盖由褐黑素构成的核心。考虑到黑素小体亚结构为一个直径 30nm 的球体，深棕色和蓝色 / 绿色的虹膜黑素小体的真黑素外部厚度分别为 0～9nm 和 3.6nm。

7.4.2　眼部黑素小体的分子组成

除去以上已经被讨论过的真黑素和褐黑素外，黑素小体还包括相当一部分的蛋白质和脂质，将在下文进行讨论。

7.4.2.1　黑素小体的蛋白质

因为许多黑素小体内的蛋白质可能与黑素共价结合而不可溶，所以研究成熟黑素小体的蛋白质组学具有挑战性[48]。然而，已有研究对产生大量蛋白质的猪成熟黑素小体和人 RPE 黑素脂褐素进行了蛋白质组学分析[48,49]。迄今为止，在 RPE 黑素小体中已鉴定出 100 多种蛋白质，它们参与黑素生成、细胞器酸化、细胞器运动、细胞骨架以及蛋白水解酶、通道和转运等功能。通过蛋白质组学方法在 RPE 黑素小体中鉴定出 102 种蛋白，其中只有 12 种蛋白与从人类黑色素瘤细胞系 MNT1 中分离出的早期黑素小体的蛋白质组相同。RPE 黑素小体蛋白质组中的大多数蛋白质与其他细胞器的蛋白质组相同，如 ER 微粒体、线粒体、高尔基体、吞噬小体、溶酶体、过氧化物酶体、细胞骨架和细胞核。由于黑素小体在准备过程中受到线粒体和其他细胞器的少量污染，不能排除其中一些蛋白来自其他细胞器或者线粒体。对固定的 RPE

组织使用蛋白酶 D 进行免疫标记并通过透射电子显微镜检测，结果证实溶酶体酶之一的组织蛋白酶 D 存在于 RPE 中，定位于 RPE 黑素小体表面。

如前所述，人 RPE 的衰老伴随着复合颗粒（黑素溶酶体和黑素脂褐素）的积累。人 RPE 黑素脂褐素蛋白组学鉴定出 110 种蛋白，其中 23 种与猪 RPE 黑素小体中的蛋白相同，18 种与巨噬细胞吞噬小体中的蛋白相同[49]。有趣的是，同一课题组研究发现只有 14 种蛋白被鉴定为黑素脂褐素和脂褐素的常见蛋白。另一项关于脂褐素的蛋白组学研究中，分别鉴定出 38 种人黑素脂褐素蛋白和 17 种猪 RPE 黑素小体蛋白[50]。用十二烷基硫酸钠（SDS）和/或蛋白酶 K 处理脂褐素颗粒，可以去除所有可识别的蛋白，并使其氨基酸含量为原来的 20%[50]。考察黑素脂褐素或黑素小体经 SDS/蛋白酶 K 处理后还有哪些蛋白质残留将会很有趣。

7.4.2.2　黑素小体脂质

黑素小体中心区域富含黑素，被脂质膜包围。通过密度梯度分离纯化黑素小体后，脂质膜趋于消失[48]，因此提取脂质需要大量的黑素小体。对牛眼黑素小体中提取的脂质（来自 3 个结构：虹膜-睫状体复合体、脉络膜、RPE）进行串联质谱分析[43]，发现脉络膜和虹膜睫状体黑素小体的脂质组成与鞘磷脂相似，分别占脉络膜和虹膜磷脂的 54% 和 41%。脂质组成还包括甘油磷酰胆碱、溶酶甘油磷酰胆碱、溶酶甘油磷酸乙醇胺和磷脂酰甘油。脉络膜和虹膜中这些磷脂的脂肪酸组成也类似。RPE 黑素小体中含有上述所有脂类；然而，与葡萄膜黑素小体相比，RPE 黑素小体磷脂中的脂肪酸组成差异显著。在 RPE 中，黑素小体磷脂似乎比葡萄膜中含有更多的不饱和脂肪酰基链。例如，在 RPE 黑素小体中，93% 的甘油磷酸乙醇胺和 66% 的甘油磷酰胆碱含有长链不饱和脂肪酸。在虹膜黑素小体和脉络膜黑素小体中，甘油磷酰胆碱最多分别含有 43% 和 31% 的不饱和脂类。哺乳动物体内最不饱和的脂肪酸是二十二碳六烯酸，在 RPE 黑素小体内被酯化为 26.7% 的甘油磷酸乙醇胺和 9.6% 的甘油磷酰胆碱。与葡萄膜黑素小体相比，RPE 黑素小体内可以检测出甘油磷酸丝氨酸和甘油磷酸盐。

7.5　眼部黑素的广谱滤光作用

吸收光线是眼睛中的黑素最重要的功能之一[4,6]。黑素具有宽带吸收光谱，从红外光谱、可见光谱到紫外光谱。这些光谱是光吸收和光散射共同作用的结果。

使用 PEEM 可直接计算出单个完全的黑素小体的吸收系数 ε 和在 244nm 产生吸收的发色团浓度 c 的乘积[51]。出生一周的小牛，其 RPE 黑素小体 ε 与 c 的乘积为（3 895 ± 880）cm^{-1}，然而成年牛的 RPE 黑素小体 ε 和 c 的乘积为（3 515 ± 900）cm^{-1}。与新生牛相比，成年黑素小体的 εc 值降低了约 10%，这与真黑素前体 DHI 和 DHICA 的比例增加一致。新生儿黑素小体中的[DHI]/[DHICA]的比值从 0.77 增加到成人黑素小体中的 1.25。DHICA 在 244nm 处的吸收系数约为 DHI 的 3.8 倍，因此可以计算出，由于[DHI]/[DHICA]比值的增加，在 DHICA 含量和黑素小体大小保持不变的情况下，εc 的比值降低了约 10%。除了黑素外，黑素小体蛋白及其氧化产物也可能在 244nm 处有吸收。

黑素（特别是真黑素）吸收的大部分光能都以热量的形式消散，只有一小部分以荧光、磷光的形式释放，或者用于化学变化，如黑素自由基的形成和电子转移到分子氧[52]。

7.5.1　虹膜作为滤光器的作用

人类的眼角膜吸收 UVC 和部分 UVB，最长波长可达 295nm，因此只有高于 295nm 的光可以抵达虹膜和晶状体[53]。虹膜吸收一部分剩余的 UVB、UVA、可见光以及红外线，因此很少有光线可以到达晶状体和由玻璃体、视网膜组成的眼球后区。

虹膜调节瞳孔孔径的大小，光线通过该瞳孔进入眼睛后部区域。虹膜间质与虹膜括约肌、扩张肌相连。当光线到达视网膜时，不是括约肌就是扩张肌会收缩，从而调节虹膜中心圆形开口即瞳孔的直径。人的瞳孔直径取决于年龄。在明亮的光线下收缩时，瞳孔直径为 2～7mm，在黑暗中完全扩张时，瞳孔直径约为 9mm。光照射通常有 11 个数量级，瞳孔的反射对于眼睛的光适应起着重要的作用。通过改变瞳孔的大小，有色素的虹膜调节瞳孔通光量范围可达20倍之多。

当光线通过瞳孔进入眼睛后部，有些光线可以透过虹膜本身[55]。虹膜因颜色的不同，透光率有很大的差别[55]。新鲜提取的兔子蓝色虹膜平均透光率约为4.2%±1.7%，至少比棕色虹膜高出4.2倍。可透过白化的虹膜光量的是蓝色虹膜的7倍。

从人类尸体上分离出来的蓝色和棕色虹膜的透光率仅为2.5，因此在人类身上，蓝色和棕色虹膜的透光性能差异似乎不明显[55]。扁平形虹膜的透光率相当可观：棕色虹膜为5.5%±2.8%，蓝色虹膜为14%±6.3%。考虑到虹膜的表面和完全收缩的瞳孔，通过虹膜以及通过瞳孔的光量可以被估算出并用于区分蓝色和棕色的虹膜。根据光进入虹膜的开口直径（11.7mm）[56]和收缩的瞳孔直径（2mm）[54]，可以计算出虹膜表面可比瞳孔面积大34倍。结合以上所述人类蓝色和棕色虹膜的透光率[55]，可以估算出经棕色和蓝色虹膜进入眼睛的光强度分别是经瞳孔进入眼睛的光强度的1.9倍和4.8倍。需要说明的是，这些测试是在摘除人类虹膜后的2～3天进行的。在测试时IPE可能由于存放时间过长而脱离虹膜[55]。然而，研究表明，蓝色虹膜比棕色虹膜透过的光多2.5～4.2倍，占到达晶状体和眼后段光线中的相当大部分。对提取的虹膜进行透光率测试，结果与最近对健康志愿者的杂散光的精神物理学测量结果一致[57,58]。

对白内障（晶状体浑浊）的流行病学研究表明，虹膜中的黑素细胞具有光保护作用[59]。结果还显示核性白内障和后囊下白内障与虹膜的颜色有很大关系。与深棕色虹膜相比，中棕色、浅棕色和黄色/绿色的虹膜患白内障概率更高。

虽然，虹膜的色素沉着可以阻挡部分光线到达眼后段这一点毋庸置疑，但也可以认为虹膜黑素小体通过对光线的吸收从而起到遮光作用，从而防止紫外线和可见光引起的氧化应激和硝化应激（nitrative stress）。虹膜内存在不同类型的细胞，包括内皮细胞、红细胞以及色素细胞本身[60-64]。虹膜黑色素瘤的流行病学研究证实了虹膜基质黑素小体的这种保护功能。波长295nm以上的紫外光可以透过角膜照射到虹膜黑素细胞（见图7.1）。虹膜黑色素瘤往往起源于虹膜的下半部分，虹膜的下半部分被太阳辐射的程度最高[2,65]。浅色的虹膜（蓝色、淡褐色、灰色）、个体白皙皮肤、晒黑反应缺失和电弧焊都是葡萄膜黑色素瘤的诱因。

有研究表明，深色虹膜中丰富的真黑素小体可能是有效的光过滤器，从而对光氧化应激和诱变效应提供保护作用。另外，浅色虹膜基质没有高密度的色素沉着。此外，蓝色/绿色和淡褐色虹膜中含有高比例的褐黑素/真黑素，因此在活性的褐黑素核心上覆盖一层较薄的真黑素。也有人认为，暴露在阳光下可能导致真黑素的光降解，并暴露出更具活性的褐黑素，从而增加了虹膜中黑素细胞的氧化应激。

7.5.2　黑素在RPE和脉络膜光透射中的作用

到达成人眼睛后段的光大部分是可见光以及红外线（IR），波长范围从390nm到1 400nm（见图7.1）[3]。295～390nm范围的紫外光穿过角膜时几乎完全被晶状体吸收，但幼儿晶状体有一个透射窗口，在320nm处最大透射率约为8%。随着晶状体年龄的增长，其在可见光光谱范围内的透射率逐渐下降，且波长越短，这种影响越明显。因此，入射到RPE和脉络膜上的辐射光谱特性很大程度上受年龄和晶状体的影响。在白内障手术中，晶状体被人工晶状体取代。人工晶状体可以是透明的，可以穿透390nm以上的所有可见光，也可以是黄色的，模拟老年人旧晶状体吸收光线的情况。

年轻RPE中的黑素小体位于RPE的顶端，黑素小体的微绒毛同样位于RPE的顶端。微绒毛延伸至视网膜层，视网膜层含有高浓度眼色素的光感受器外节。在RPE的顶端部分，黑素可以吸收通过光感受器的光，从而减少光反射，提高图像质量。根据Weiter等人对尸体眼睛标本的RPE的光密度测量[21]，可以估计RPE在中央凹处吸收约34%～60%的入射光，在黄斑旁约21%～40%，在赤道部位约26%～57%。

如前所述，脉络膜黑素的光密度在个体之间有很大的差异，例如白人和黑人之间有很大的差异[21]。在视网膜中央凹下方的区域，白人和黑人的脉络膜分别吸收了37%～94%和80%～99%的入射光。在黑素密度最小的赤道，白人和黑人脉络膜分别吸收21%～80%和50%～92%的入射光。

总之，在中央凹区域，白人和黑人的RPE和脉络膜分别吸收了58%～97%和87%～100%的入射光；在赤道，则分别是41%～91%和62%～97%。

除了光线通过角膜进入眼球外，一些光线可以通过靠近角膜的巩膜暴露部分透射进入眼内。对有不同程度眼部色素沉着的志愿者进行精神物理学测试表明，蓝色虹膜的人巩膜-视网膜-脉络膜复合体的透光性比深棕色虹膜高两个数量级[58]。

7.6 眼部黑素的抗氧化特性

眼睛中的黑素存在于光线暴露结构中，含有大量的氧气和光敏成分，是产生活性氧的理想环境。如上所述，黑素可以作为一种有效的天然防晒剂，保护眼部组织免受光线引起的不良反应。此外，悬浮液中合成黑素的性质表明，它能有效清除自由基，淬灭光敏剂和单态氧的电子激发态。对合成黑素和眼部黑素小体的研究表明，两者都能结合具有氧化还原活性的金属离子，如铁或铜，并抑制这些离子催化的芬顿反应。下面将讨论黑素在眼睛中的潜在功能。

7.6.1 清除自由基

黑素清除自由基和氧化还原其他分子的能力与它的氧化还原特性有关。电子转移的关键作用是由于黑素中存在的功能亚基：DHI、DHICA 及其在真黑素中完全氧化（醌）和半氧化（半醌）的形式，还有邻氨基酚，如 1,4-苯并噻嗪及其在褐黑素中相应的完全氧化产物：邻醌亚胺和半氧化邻半醌亚胺形式[52,66]。然而，与非常活泼的游离邻醌和邻半醌相比，存在于黑素聚合物中的这些亚基反应活性小得多。

通过脉冲辐射分解测量人工合成黑素与一些氧化和还原自由基的相互作用，真黑素的合成模型似乎比褐黑素的合成模型需要更强的还原自由基[67]。与 NHE 相比，真黑素模型的单电子还原电位约为 0.52V；而对于褐黑素模型，与 NHE 相比，还原电位接近 0.35V。假设真黑素的所有单体单元均可用于氧化还原反应，则估计约 25% 的真黑素位点可用于还原，75% 的位点可用于氧化。

通过电化学研究了真黑素的合成模型，在双电子氧化实验中，相对于饱和甘汞电极（saturated calomel electrode，SCE），测得 +460mV 和 +525mV 电势，在双电子还原实验中，相对于 SCE 测得 +20mV 和 −355mV 电势[68]。

合成黑素能大量清除眼睛中形成的自由基，如羟自由基、超氧自由基、亚硝基自由基、类胡萝卜素阳离子自由基等[67,69]。

过氧化氢被氧化还原活性金属离子（如铁或铜）分解的过程中可以形成羟自由基[70]。在细胞环境中存在大量与·OH 反应的分子，反应过程中双分子速率常数接近扩散控制极限。由于细胞中羟自由基反应性极高，黑素清除·OH 的能力只有在黑素小体内部或附近产生·OH 时才可能发挥作用。

超氧自由基作为线粒体呼吸作用的产物，所有细胞中都会产生。此外，在 RPE 中，超氧化物是在光感受器外节吞噬作用时形成的，或通过光激发黑素小体或脂褐素形成的[71,72]。与黑素结合的金属离子，如 Fe^{2+} 或 Cu^{+} 被氧分子氧化时也会产生超氧化物[66]。黑素与超氧自由基的相互作用导致后者要么被还原为过氧化氢，要么被氧化为氧分子。因此，黑素可以被看作是一种类歧化酶。

一氧化氮与氧气作用或亚硝酸盐氧化可以产生 NO_2[73]。一氧化氮产生于视网膜和脉络膜，在组织中有较长的寿命，因此它可能扩散到黑素小体附近。可以认为：在接近黑素小体时，一氧化氮可能遇到超氧化物形成另一种活性氮（RNS）过氧亚硝酸盐。虽然过氧亚硝酸盐不是一种自由基，但它与蛋白质和脂类反应剧烈，导致蛋白质和脂类发生硝化。神经黑素的合成模型可以清除过氧亚硝酸盐[74,75]。考虑到蛋白质硝化发生在视网膜中，并由于光照或视网膜疾病而显著增加[76]，研究眼部黑素和黑素小体与 RNS 的相互作用具有重要意义。

黑素清除类胡萝卜素阳离子自由基的能力对人类的 RPE 可能很重要。在 RPE 中存在叶黄素、玉米黄质和 β-胡萝卜素[77]。这些类胡萝卜素在 RPE 中发挥保护作用；然而，它们在氧化后可能成为促氧化剂和具有细胞毒性的物质。所有这些类胡萝卜素的半氧化形式可以被真黑素和褐黑素的合成模型清除[69]，我们推测作用机制电子/氢转移，从而再生母体化合物。RPE 黑素小体是否也能防止类胡萝卜素降解还有待证实。

一个重要的问题是黑素是否能够清除过氧自由基(该自由基促进脂质过氧化)。虽然黑素与源于脂质的过氧自由基之间的相互作用尚未有直接研究,但真黑素和褐黑素合成模型对甲醇衍生过氧自由基的有效清除说明有这种可能[78]。如前所述,RPE 黑素小体含有多不饱和脂质。这些脂质的氧化会导致大量有害物质的形成,包括一些可以扩散到颗粒外的小分子极性醛类物质。因此,黑素抑制 RPE 黑素小体内脂质过氧化的能力将是一个令人期待的功能。

黑素的结构看起来非常复杂且难以解释,但黑素小体的结构更为复杂。如前所述,整个黑素小体的氧化还原特性已经用 PEEM 进行了研究[44]。PEEM 本质上是一种表面技术,其电子来自黑素小体表面几纳米之内的区域。这可以被看作是一个优势,因为黑素小体与许多颗粒外分子的相互作用可能是在表面进行的。

如前所述,迄今为止得到研究的所有眼部黑素小体(牛和人类 RPE 黑素小体,以及从深棕色和蓝色/绿色虹膜中分离出来的人类虹膜基质黑素小体)PEEM 结果显示:眼部黑素小体均表现出类似的单一光电离化阈值,范围为(4.4±0.2)eV 到(4.9±0.2)eV(与 253～282nm 波长的光一致,以及与 NHE 相比氧化电位约为 -0.2V)。这种单一的光电离阈值似乎是真黑素小体的典型特征。红色头发中的褐黑素小体的光电离阈值为(3.8±0.2)eV,对应于 326nm 波长的光,与 NHE 相比氧化电位为 +0.5V[44, 46, 47]。

7.6.2　光敏剂和单线态氧电子激发态的淬灭

合成黑素与电子激发态的光敏剂或与激发态[称为单线态氧($^1\Delta_g$)]的分子氧相互作用可导致多余能量向黑素转移[66]。这一效应表明,黑素不仅可以作为光的被动吸收剂,还可以通过防止光敏氧化来提供光保护作用。

电子激发态的能量转移对于带正电荷的光敏剂特别有效,例如与黑素结合的卟啉阳离子衍生物。当与黑素结合的光敏剂吸收光时,能量在飞秒级时间内从光敏剂的激发单线态转移到黑素[79]。结果,光敏剂分子返回到基态,不能进行系间跨越①以形成激发的三线态——这通常是随后与氧气相互作用并形成有害 ROS 的罪魁祸首[3]。

已有研究证明,人类 RPE 黑素小体具有与合成黑素类似的能力,例如能够结合阳离子光敏剂,并强烈抑制其光敏特性(图 7.4)[80, 81]。

在体内的外源性和内源性光敏性分子存在的情况下,黑素小体对光敏剂激发态的淬灭可能是重要的。具有光敏性和与黑素高亲和力的外源性物质包括用于抗疟疾药物的氯醌衍生物[82-84]。这些抗疟药物在皮肤和眼睛中产生光毒性作用,下文将讨论它们与黑素结合并在眼睛中积聚对眼部的影响。

其他值得考虑的与黑素相互作用的药物是用于光疗的药物,它们的光敏特性正是光疗非常需要的。当光疗药物的目标是无黑素的组织时,它们与黑素的结合以及其激发态的淬灭可能被视为对色素细胞的保护。例如,脉络膜新生血管的光动力治疗是指在“湿”型老年性黄斑变性(age-related macular degeneration, AMD)过程中破坏生长在视网膜上的病变血管。然而,用于该疗法的光敏药物——维替泊芬(Visudyne)往往会进入 RPE,在某些情况下,特别是多次治疗后,会对有丝分裂后的单层细胞造成间接损伤,而该细胞对视力极其重要[85]。研究 RPE 黑素小体/黑素脂褐素与维替泊芬(或其他新开发的光敏剂)结合并调节其光敏作用的可能性很有意义。这可能提

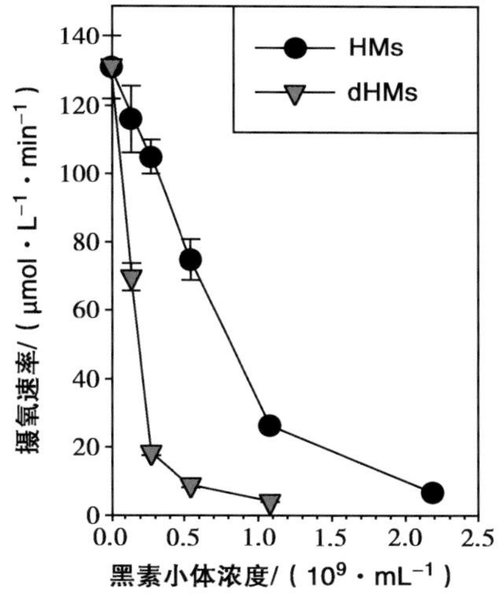

图 7.4　从 60～90 岁捐赠者中分离的天然人 RPE 黑素小体(HMs)和光降解的人 RPE 黑素小体(dHMs)对卟啉阳离子衍生物介导的组氨酸光敏氧化的影响。特定的浓度样品(88μmol/L 卟啉、2mmol/L 组氨酸和 0.1mmol/L ESR 血氧饱和度自旋探针)中含有黑素小体。人 RPE 黑素小体在 5.54kJ/cm²(390～490nm)蓝光照射下发生光降解。(Modified from [80])

① 译者注:激发单线态与三线态之间的无辐射跃迁。

示，在最初的治疗过程中，这种结合确实发挥了保护作用。然而，如果光敏剂仍然与黑素结合，黑素的结合能力可能会在后续治疗中过剩。此外，虽然光敏剂与黑素小体的结合可能具有保护作用，但尚不清楚光敏剂与黑素脂褐素结合的作用。了解含黑素的颗粒与光敏药物之间的相互作用有助于更好地设计光动力疗法。

黑素脂褐素所含的光敏剂与脂褐素颗粒中所含的光敏剂相似[86]。可以认为，由于黑素与脂褐素颗粒中的这些光敏剂距离接近，黑素可以使它们的光激发态淬灭，从而降低了黑素脂褐素的光反应性。这种能量转移是否发生在黑素脂褐素中还有待实验证实。

脂褐素中存在的另一个分子是双视黄酸吡啶（pyridinium bisretinoi，A2E），由于其带正电荷，应该也会与黑素结合。尽管 A2E 对整个脂褐素的光敏性的贡献几乎可以忽略[3,86]，但黑素将其激发态淬灭可能有利于防止 A2E 的光降解，从而减少有害降解产物的形成。至于 A2E 在黑素脂褐素中的光降解速度是否比脂褐素慢，也需要进行实验测试。

有趣的是，已有研究证明，人 RPE 黑素小体对光敏氧化的抑制作用在光降解黑素小体存在的情况下显著增强（图 7.4）[80]。光降解是由一定剂量的蓝光引起的，该剂量相当于人类眼睛每天暴露在环境光线下达 4.4 年。当未降解的黑素小体对阳离子卟啉介导的组氨酸光敏氧化的抑制率约为 42% 时，降解的黑素小体悬浮液对组氨酸光敏氧化的抑制率大于 90%。需要强调的是，在实验中，蓝光诱导较多的黑素小体光降解，导致黑素的内在自由基信号减少了 57%。因此，令人好奇的是为什么尽管黑素聚合物被大量降解，但是黑素小体抑制光敏氧化的能力却增强了。一种可能是黑素小体的光降解促进了黑素结合位点的接触，这需要进一步的研究。

已经证明，在 pH=12 时发生溶解（因此很可能被氧化）的合成黑素和 RPE 黑素小体可以淬灭分子氧的激发态，而分子氧是由光激发的光敏剂向分子氧转移能量而形成的[3,66,87]。与基态氧相反，单线态氧很容易氧化蛋白质、核酸和不饱和脂类。然而，细胞对单线态氧的防御似乎相当有限。与其他 ROS（如超氧阴离子自由基、过氧化氢或脂质过氧化氢）相比，还没有酶能使单线态氧失活。因此，黑素作为一种单线态氧淬灭剂对光暴露色素组织都具有潜在的重要意义。但是，可以认为由于单线态氧的寿命相对较短（在水中仅约 3～4μs），并且在细胞环境中存在大量的氧化底物，因此只有当单线态氧在含黑素的颗粒附近或内部产生单线态氧时，黑素才会淬灭单线态氧。黑素脂褐素可能也满足这些条件，但仍缺乏实验证据。

7.6.3 氧化还原活性金属离子的螯合作用

黑素能结合和积累许多金属离子，包括氧化还原活性金属，如铁和铜[4,52,88]。铁和铜的有害作用是催化过氧化氢和脂质过氧化氢的分解，从而形成高活性的游离羟自由基和/或引发脂质过氧化反应链[70]。

研究表明，铁离子和铜离子与黑素的结合降低了它们催化自由基生成和脂质过氧化的能力[4,52]。虽然黑素与 Fe^{2+} 的配合物很容易被过氧化氢与氧气氧化，但产生的羟自由基大多被黑素清除，很少从黑素聚合物中释放出来。一旦铁离子被氧化，与游离 Fe^{3+}/ADP 或柠檬酸结合的 Fe^{3+} 相比，与黑素结合的 Fe^{3+} 更难以被温和的生物还原剂［NAD（P）H 或抗坏血酸］还原。因此，黑素可以阻止铁离子的氧化还原循环及其作为芬顿反应的催化剂。

研究表明，从人、猪和牛的 RPE 中分离出来的眼黑素小体也能结合铁离子，并表现出与合成黑素类似的保护作用[80,81,89,90]。通过比较从牛眼底色素部分和非色素部分分离到的 RPE 匀浆中铁的催化氧化作用，得出了一个非常有说服力的观点：黑素对铁催化氧化具有保护作用（图 7.5）[80]。为了测试色素细胞中黑素的存在是否导致了抑制作用，向非色素 RPE 细胞中添加牛黑素小体或合成真黑素，牛黑素小体的加入使非色素细胞悬浮液中的氧化速率减慢到与色素细胞中相同的水平。从 60～90 岁捐赠者中分离出的 RPE 黑素小体也能有效抑制铁催化氧化（见图 7.5）。

RPE 细胞为血 - 视网膜提供屏障，以及在脉络膜血供和光感受器之间的铁的持续运输中起着重要作用，这些发现都尤为重要[91,92]。从血液输送到 RPE 的部分铁在此用作线粒体和其他酶（例如视觉色素再生所必需的酶）的辅因子。一部分铁通过 RPE 输送到光感受器，并与光感受器外节结合。光感受器外节

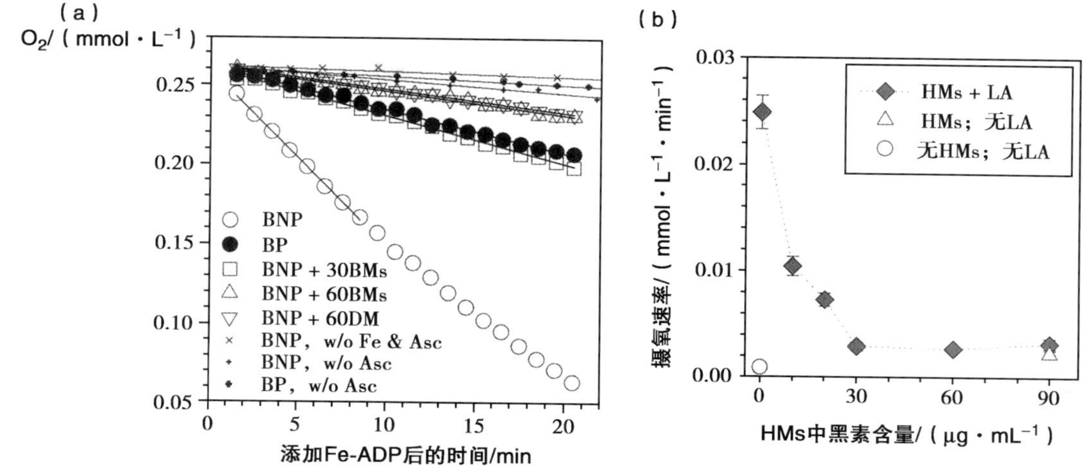

图7.5　牛(a)和人(b)RPE黑素小体对铁离子氧化催化的影响。用Fe-ADP/抗坏血酸(0.05mmol/L/0.20mmol/L)在从牛眼底色素(BP)和无色素(BNP)部分分离的牛RPE匀浆中诱导氧化(a)。为了测试牛眼底色素部分中黑素的存在是否导致了抑制作用，将牛黑素小体(BMs)或合成真黑素(DM)添加到无色素牛RPE中(浓度相当于30μg/mL或60μg/mL的黑素)。在10mmol/L亚油酸酯(LA)、0.2mmol/L抗坏血酸盐(Asc)和0.05mmol/L Fe-ADP(b)悬浮液中，测试人RPE黑素小体(HMs)对铁离子催化的脂质氧化的抑制作用。(Modified from[80].)

的末梢每天被RPE吞噬，成为铁的另外一个来源。由于铁的促氧化特性，通过有效的自我平衡机制(分区控制、调节其释放和运输)，细胞内的游离铁离子浓度被有效地维持在非常低的水平。然而，可以认为的是铁离子从铁结合蛋白中不断逃逸，由于其生理功能的关系，RPE有持续暴露于铁离子的风险。随着年龄的增长，RPE和脉络膜中的铁含量显著增加[93]。在几种视网膜变性中，铁含量进一步增加。例如，AMD患者RPE中的铁含量是同龄人健康RPE的5倍[94]。老化的RPE中，另一个可能导致芬顿型患病率增加的因素是与年龄相关的过氧化氢酶(负责分解过氧化氢的主要酶)的活性降低[95]。RPE细胞中何种结构内铁会产生积累，以及黑素小体是否可以保护RPE细胞免受铁的有害作用，仍有待研究。

7.6.4　培养细胞中眼部黑素的保护作用的检测

以上所讨论的抗氧化特性表明，黑素小体可能在体内对眼睛起保护作用。然而，在眼部色素沉着程度不同的动物身上提供实验证据来支持这一观点非常困难，且结果相互矛盾[96]。此外，迄今为止，试图在培养细胞体系中证明RPE黑素小体的保护作用也并不成功[97,98]。

Seagle等研究了不同色素沉着程度的胎儿人源性RPE原代培养细胞对凋亡的敏感性[97]。采用分光光度法测定黑素含量，用ESR法检测黑素自由基在黑暗和355nm激光照射下的强度。为了评估黑素潜在的光保护作用，将细胞持续暴露于蓝光下(440nm，4.55mW/cm^2)7天，同时设置对照组(将细胞置于黑暗环境中)。用膜联蛋白V(annexin V)对暴露的磷脂酰丝氨酸染色来检测细胞凋亡。研究结果表明，虽然黑素的ESR信号强度相对较高，但对凋亡不敏感的RPE细胞的吸收光谱相对较低[97]。数据图表明所用的培养细胞显示了相当大的离散性，数据的线性回归分析得到的相关系数较低(图7.6)。可以认为，在某些RPE细胞中，黑素自由基含量较高，可以反映黑素结合铁的含量较低和/或还原剂(如抗坏血酸盐)的浓度较高[98,99]，这两种物质也可以保护细胞免受光诱导的凋亡。总之，内源性黑素小体保护RPE免受光损伤的作用需要进一步研究。

Zareba等深入研究了外源性黑素小体对人RPE细胞系(ARPE-19)的影响[98]。用牛或猪的黑素小体喂养细胞，使每细胞内黑素小体颗粒超过20个，然后将细胞暴露于可见光或氧化剂，对以下几个终点进行了评估，包括质膜的完整性、线粒体活性、细胞黏附性和溶酶体完整性，并与给予黑素小体、木炭、二氧化硅颗粒的细胞和对照组细胞进行了比较。结果表明，细胞内的黑素小体既不能阻止也不能加重过氧化氢、叔丁基过氧化氢和可见光的细胞毒性作用。然而，可以认为黑素小体作用的缺失可能是由于大多数

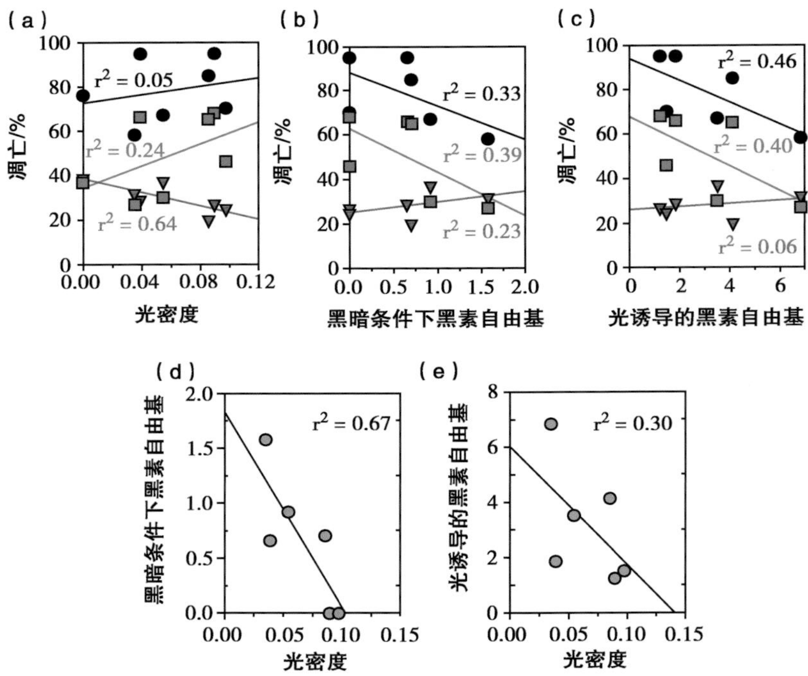

图7.6 原代培养的胎儿RPE细胞暴露于蓝光（圆形）或黑暗中（三角形），7天后对凋亡的敏感性以及暴露于光和黑暗中的细胞的凋亡值之间的算术差异（矩形）与（a）RPE细胞在500nm处测得的光密度的函数关系；（b）在黑暗条件下的黑素自由基；（c）激光（250mW；355nm）诱导的黑素自由基数量之间的函数关系。（d）在黑暗中或（e）暴露于激光时黑素自由基的数量与RPE细胞光密度之间的函数关系。图中包括线性回归线及其对应的相关系数。（Based on data from [97].）

氧化剂是在细胞外培养基中形成的。培养基中含有铁离子，因此，叔丁基过氧化氢和过氧化氢的分解可能主要发生在细胞外。在培养基中使用的维生素 B_2 也是细胞外光毒性的一个来源，在暴露于UVA或蓝光的培养细胞可以得到证实[100]。此外，被吞噬的黑素小体可能被脂质膜包围，从而阻碍了它们与ROS的相互作用。

在生理条件下，RPE细胞可能由于脂褐素的积累而处于氧化应激中[3,86]。研究黑素小体对光激发脂褐素诱导的RPE细胞内氧化应激的影响很有意义。

7.7 眼部黑素小体的促氧化性能

眼部黑素小体具有几种促氧化特性，故可以是活性氧的来源，消耗重要的细胞还原剂，并促进芬顿反应。这可能是很难在培养的细胞或体内观察黑素小体保护作用的另一原因，因为在体内的抗氧化作用可以被促氧化作用抵消。接下来，将讨论眼部黑素小体的促氧化性能及其与年龄相关的变化。

7.7.1 活性氧的产生和细胞还原剂的氧化

用紫外光或可见光照射眼部黑素小体，会产生与合成黑素类似的效果：产生光诱导的黑素自由基，以及形成ROS，如超氧自由基和过氧化氢[66,71]。对于合成真黑素来说，在可见光照射下消耗的大部分氧都转化为过氧化氢，而对于从33岁以下捐赠者中分离出来的RPE黑素小体来说，只有大约35%转化为过氧化氢。过氧化氢的产生与总耗氧量的比例随捐赠者年龄的增加而降低。对于78岁以上的捐赠者，在RPE光辐射过程中，只有13%的氧转化为过氧化氢。这表明RPE黑素小体易受颗粒内组分光氧化的影响。同样，在用可见光照射人RPE黑素小体时，可以检测到脂质过氧化产物的积累。

光诱导的氧化主要取决于照射波长。人或牛RPE黑素小体悬浮液对光诱导的氧吸收速率随波长

（300～600nm）的减小而增加（图 7.7）[101]。而在紫外和短波长的蓝光下，人 RPE 黑素的光氧化速率比脂褐素慢一个数量级，在较长的波长下，这种差异变小。在波长大于 550nm 时，人 RPE 黑素小体比脂褐素更具有光反应性。

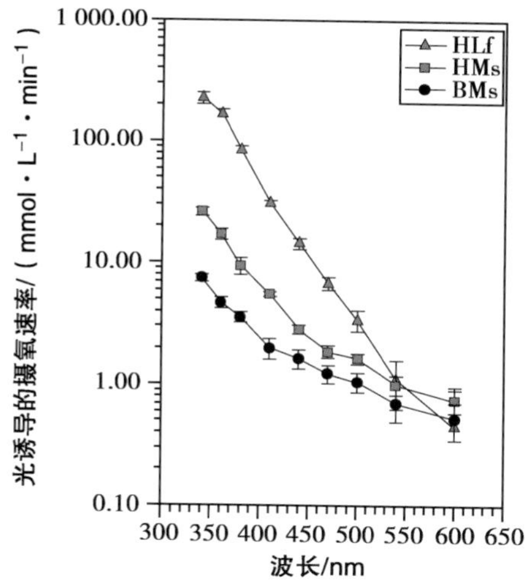

图 7.7　牛（BMs）和人（HMs）RPE 黑素小体光氧化敏感性对波长的依赖性及其与人 RPE 脂褐素（HLf）的比较。人的黑素颗粒分离自 60 岁以上的捐赠者。氧摄取的初始速率已归一化为入射光子的数目当量。（Modified from［102］）

有趣的是，人类 RPE 黑素小体对光氧化和光诱导产生超氧自由基的敏感性随着捐赠者年龄的增加而显著增加（图 7.8）[71]。用蓝光照射来自 80 岁以上捐赠者的 RPE 黑素小体悬浮液后，其氧吸收比来自 40 岁以下捐赠者的黑素小体快 2.4 倍。尽管与年轻的黑素小体相比，老年的黑素小体产生的超氧化物增加了 40%，但是超氧化物歧化酶、过氧化氢的积累无显著差异。这表明，随着年龄的增长，黑素小体可能会失去减少超氧化物的能力和/或获得分解 H_2O_2 的能力。

研究表明，光照射的人 RPE 黑素小体可以氧化颗粒外不饱和脂质（图 7.9）[71, 103]。当抗坏血酸或 NADH 等生理还原剂存在时，来自 RPE 或虹膜的黑素小体受到光线辐射后，过氧化氢大量产生，而还原剂被消耗（图 7.9，图 7.10）[71, 99, 104-107]。

总之，分离的黑素小体的特性表明，它们可能通过产生活性氧簇和消耗细胞内还原剂来促进 RPE 中的氧化应激。

7.7.2　黑素小体与金属离子相互作用的促氧化作用

虽然黑素可以有效抑制细胞还原剂对金属离子的氧化还原循环以及金属离子催化过氧化氢、脂质过氧化物的分解，但是当 Fe^{3+} 或 Cu^{2+} 与强螯合剂络合和/或超过黑素结合位点数量时，黑素本身就能还原 Fe^{3+} 或 Cu^{2+}[108]。衰老 RPE 中的黑素小体有多大程度的铁饱和尚待研究，特别是在受 AMD 影响的情况下。

光照射黑素/黑素小体产生的超氧自由基也能还原铁离子和铜离子。与黑素结合的 Fe^{2+} 或 Cu^{+} 被过氧化氢或氧分子氧化后，分别形成羟自由基和超氧自由基。由于这两种自由基都是在黑素颗粒内产生的，因此很可能被黑素清除。然而，在像 RPE 这样的细胞中，黑素终生暴露于可见光，以及一直清除自由基，最终很可能导致黑素降解。

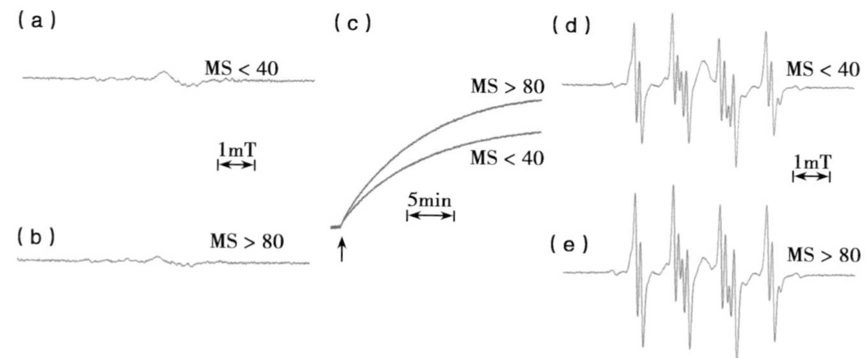

图 7.8　从年龄小于 40 岁（MS＜40）或大于 80 岁（MS＞80）的捐赠者中分离的人 RPE 黑素小体光作用生成的超氧化物。样品为二甲基亚砜中含黑素小体（0.9×10^9/mL）和 0.2mol/L 自旋阱 5,5-二甲基吡啶-*N*-氧化物（DMPO）在宽谱蓝光照射前（a，b）和（d，e）22min 后的 ESR 光谱记录。（c）照射过程中形成的 DMPO-OOH 自旋加合物的幅度变化动力学。箭头：照射开始。黑素小体与 DMPO 在黑暗中孵育，不会产生自旋加合物的 ESR 信号。仪器设置：时间常数 328ms；扫描时间 160s；微波功率 10mW；调制振幅 1.0G。（Modified from［71］.）

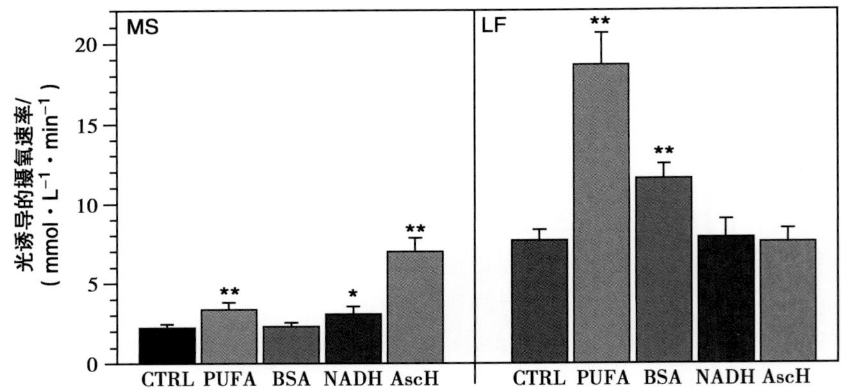

图7.9 含多不饱和脂肪酸（PUFA）、牛血清白蛋白（BSA）、NADH 或浓度为毫摩尔每升的抗坏血酸（AscH）脂质体对人 RPE 黑素小体（MS）或脂褐素（LF）悬浮液中宽谱蓝光诱导的摄氧速率的影响。对照样品为无额外氧化底物（CTRL）的黑素小体或脂褐素。对所有研究的样本来说，在黑暗中摄氧的速率可以忽略不计。显著性差异判断是相对于对照组的统计结果。$*P<0.05$，$**P<0.01$。（Modified from [71].）

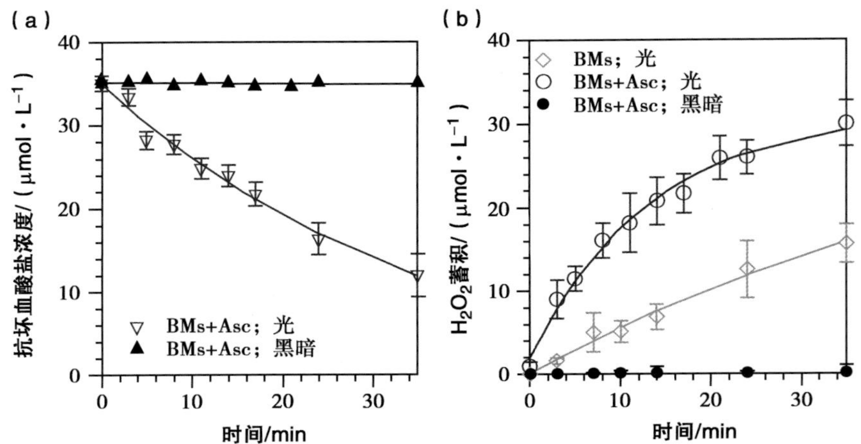

图7.10 在抗坏血酸盐（Asc）存在的情况下，用蓝光对牛 RPE 黑素小体（BMs）进行有氧照射时，抗坏血酸的消耗（a）和过氧化氢（H_2O_2）的形成（b）。对照显示，在黑暗环境中，与牛 RPE 黑素小体孵育期间抗坏血酸盐的水平（a）；在黑暗环境中，抗坏血酸盐与牛 RPE 黑素小体孵育期间过氧化氢的生成量，以及在没有抗坏血酸盐的情况下，照射牛 RPE 黑素小体期间过氧化氢的生成量（b）。（Modified from [99].）

将分离的 RPE 黑素小体暴露在可见光下，可以很容易地将其降解[80,89,90]。从 60～90 岁捐赠者中分离出来的 RPE 黑素小体，可见光同样导致黑素自由基减少 57%，所需要的蓝光剂量相当于每天暴露在环境光下 4.4 年的可见光剂量[80]。黑素小体是否在体内发生降解，细胞抗氧化剂是否能够防止或减少黑素小体降解，这仍然是一个待解决的问题。

随着年龄的增长，RPE 黑素小体在形态、黑素含量、光物理和光化学性质等方面发生了很大的变化。先前的研究表明，黑素小体的光降解与人类 RPE 黑素小体衰老过程中观察到的变化有几处相似，例如①荧光强度增加[23,109]；②黑素内的自由基减少[80,90,110]；③光诱导产生的超氧化物量增加[71,89,90]。首先，黑素小体的降解伴随着其结合铁离子能力下降，并对铁离子介导的过氧化氢分解和脂质过氧化提供保护（图 7.11）。黑素小体的进一步降解将导致对金属离子催化氧化的抑制作用完全丧失。相反地，被降解的黑素小体成为促氧化剂，并介导金属离子诱导的氧化。至于黑素结构的何种变化使其由抗氧化剂转变为促氧化剂有待进一步研究。

人们普遍认为，在体内的 RPE 黑素小体由于长期暴露于光线和氧化剂可能会发生降解。黑素小体

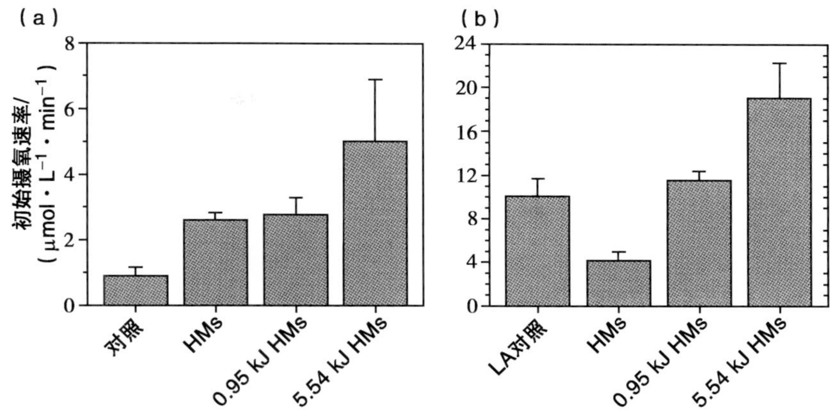

图 7.11　添加(a)和不添加(b)10mmol/L 亚油酸酯(LA)时，人 RPE 黑素小体的光降解对 Fe-ADP/抗坏血酸盐(0.05mmol/L/0.2mmol/L)诱导的摄氧速率的影响。为了诱导降解，黑素小体暴露在 0.95kJ/cm^2 或 5.54kJ/cm^2 的蓝光中，蓝光光源为配有宽带滤光器的紧凑型弧形高压汞灯，可发出 390～490nm 的蓝光。(Modified from[80].)

的降解使其失去对细胞免受金属离子催化氧化的保护能力，甚至成为促氧化剂以及介导金属离子诱导氧化。对铁的运输和代谢能力受损，且过量的铁积累会导致视网膜变性，从而对视网膜产生很大的影响[91,92]。

在衰老的 RPE 中，由于黑素与脂褐素形成复合颗粒(在蓝光刺激下可产生 ROS)，从而增加了黑素的氧化[3,86]。此外，从同一供体中分离出的黑素脂褐素复合颗粒对铁离子氧化的敏感性分别是黑素小体和脂褐素的 2.8 倍和 2.1 倍(图 7.12)。

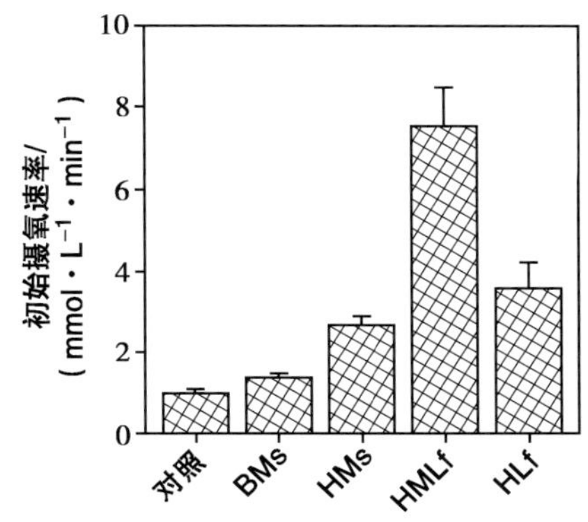

图 7.12　以 Fe-ADP/抗坏血酸(0.05mmol/L/0.2mmol/L)诱导牛(BMs)、人(HMs)RPE 黑素小体、黑素脂褐素(HMLf)和脂褐素(HLf)悬浮液的摄氧率比较。(Modified from[80].)

7.7.3　衰老 RPE 黑素颗粒的细胞毒性及其对视网膜衰老和 AMD 的潜在影响

在蓝/绿光照射下培养的细胞系 ARPE-19 RPE 中，已证实老年人的黑素小体和黑素脂褐素的有害作用(图 7.13)[49,110]。在培养中给予细胞更多的牛、人 RPE 黑素小体和人黑素脂褐素。由于两项研究中所采用的实验条件不同，所以只能间接比较黑素小体和黑脂褐素对光诱导毒性的敏感性。给予牛黑素小体的细胞暴露于光下会导致线粒体活性轻微下降(11%)。从 60～90 岁的捐赠者中分离出的人类黑素小体可导致约 44% 的细胞死亡，而在相同条件下，暴露于脂褐素的细胞可导致约 70% 的细胞死亡。蓝/绿光照射含黑素脂褐素的细胞可导致约 58% 的细胞死亡，而同样条件下含脂褐素的细胞可导致 80% 的细胞死亡。这些数据表明，衰老的黑素小体和黑素脂褐素表现出很大的光毒性。考虑到在老年人中的黑素脂褐素是 RPE 中主要的色素颗粒，其与光活性和氧化还原活性金属离子的相互作用特性需要进一步研究。

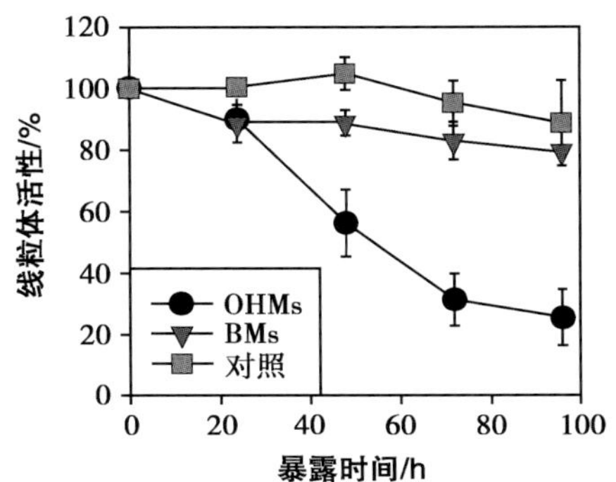

图 7.13　ARPE-19 细胞摄入或未摄入(对照)人 RPE 黑素小体(OHMs)或牛黑素小体(BMs)的线粒体活性随蓝/绿光照射时间的变化(390～550nm；2.8mW/cm^2)。人 RPE 黑素小体分离自 60～90 岁的捐赠者。(Modified from[110].)

RPE 黑素小体的特性及其随年龄发生的变化提示：RPE 黑素小体可能在视网膜衰老和疾病(如 AMD)中发挥作用。RPE 的衰老伴随着部分黑素丧失，以及黑素脂褐素和铁的积累。可以认为，随着年龄的增长，RPE 黑素小体的促氧化性逐渐超过抗氧化性。由于这些促氧化性，RPE 黑素小体可能在铁稳态的损害和 RPE 氧化应激的增加中起到一定的作用。越来越多的证据表明 RPE 是导致 AMD 的主要损伤部位。AMD 的特征包括 RPE 中铁和一些氧化损伤标志物的积累增加。在视网膜中氧化损伤的几种产物可以触发恶性循环，涉及促炎症和促血管生成信号通路，从而导致视网膜中更严重的氧化应激和进一步的损伤。因此，了解与年龄相关的 RPE 黑素小体结构和性质的变化，可能有助于理解由 RPE 功能障碍继而发展为 AMD 的作用机制。

7.8　眼部黑素小体的其他特性及其意义

除了上述讨论的抗氧化和促氧化特性外，眼部黑素小体从胚胎早期开始还表现出对眼睛很重要的其他几个特性。黑素小体的适当成熟是视觉系统正常发育所必需的[6]。由于眼内黑素合成的先天性减少或缺失，不仅眼睛结构会发生色素减退，而且视网膜也会发育不全（无中央凹），视叉产生错误的神经元。与眼白化病相关的缺陷在临床上表现为视力不够敏锐、眼球震颤和斜视。

除了前面提到的抗疟药物外，还有许多与黑素具有高亲和力的外源性物质，包括类风湿性关节炎药物、局部麻醉剂、氨基糖苷类抗生素以及抗精神病药物（氯丙嗪等吩噻嗪类）[84, 111]。此外，一些环境污染物，如除草剂、染料和生物碱也会与黑素结合。虽然，黑素与外源性物质之间结合的化学键是离子键，很容易可逆反应，但是黑素与氯喹和氯丙嗪发生的反应是不可逆的（[^{14}C]氯喹和[^{35}S]氯丙嗪的放射自显影研究表明，[^{14}C]氯喹和[^{35}S]氯丙嗪着色结构的放射性分别持续 90 天和 1 年）。

当有毒化学物质迅速与黑素结合并以低的无毒浓度缓慢释放时，这种结合可能具有保护作用[112]。这种结合可能对视网膜特别重要，因为 RPE 提供了血 - 视网膜屏障，因此潜在的有毒物质可能会与 RPE 黑素结合，从而无法到达光感受器。

药物与黑素结合的副作用包括药物在色素组织中积累，最终导致退行性病变和毒性，诸如在 RPE 中观察到的那样。药物与黑素的结合也会影响眼部药物输送[113]。

眼黑素小体积累了大量的金属，如钙和锌[84, 114, 115]。有研究表明，钙与黑素的结合可能在钙调控和缓冲中发挥作用，这似乎对细胞黏附和严格调控钙水平的视网膜光感受器特别重要。有趣的是，眼色素组织中的钙浓度非常高，甚至超过了钙以矿物质形式沉积的骨头[116-118]。对 8 个月大的大鼠、2 岁的食蟹猴和 68 岁的人类的脉络膜和 RPE 黑素小体的元素组成进行 X 射线微量分析表明，钙占 0.04% 到 0.78%（摩尔分数）。对各种眼组织固定切片的 X 射线微分析表明，睫状体、虹膜、RPE 和脉络膜的黑素小体中钙的含量是相邻的非色素细胞细胞器的 2～10 倍[40, 118]。大鼠、兔子、猪和猴子的脉络膜黑素小体所含的钙浓度比 RPE 黑素小体高 7 倍[40]。

RPE 黑素小体含有组织蛋白酶 D，它是水解被吞噬的来自光感受器外节视蛋白的主要酶[48]。RPE 黑素小体表面存在组织蛋白酶 D，以及 RPE 黑素小体与吞噬小体之间的融合提示黑素小体可能参与了光感受器外节的降解。利用培养的 RPE 细胞证实了该假设：每天用光感受器外节与 RPE 细胞共培养长达 4 周[119]，从白化兔和牛眼底绒毡层分离的非色素 RPE 细胞比兔和牛的色素 RPE 细胞积累了更多的未消化光感受器外节。

RPE 和脉络膜黑素小体对光线的吸收及其红外荧光已被用于开发视网膜 - 脉络膜复合体成像诊断工具[120]。黑素小体对光的吸收，以及有效的热失活途径也被治疗眼组织的光凝固技术利用[121]。

7.9　结论

毋庸置疑，眼黑素小体在眼睛中起着多种作用，其广谱光学过滤器作用的证据最明显和充分。就虹膜而言，黑素小体可以通过限制到达视网膜、晶状体以及虹膜黑素细胞核的光强度来发挥保护作用。RPE 和脉络膜黑素小体潜在的光保护作用还有待实验证明。RPE 黑素小体的老化导致其促氧化性能增加，这可能抵消甚至超过其抗氧化性，从而可能增加老年 RPE 的氧化应激，并促进年龄相关的视网膜功能障碍和 AMD 的发展。在分子水平上，RPE 黑素/黑素小体的哪些结构变化导致了其形态学和理化性质的变化仍有待确定。

（王培宇 译，权强华 审校）

参考文献

1 Imesch, P.D., Bindley, C.D., Khademian, Z., Ladd, B., Gangnon, R., Albert, D.M., and Wallow, I.H. (1996) Melanocytes and iris color. Electron microscopic findings. *Arch. Ophthalmol.*, **114**, 443–447.

2 Hu, D.N., Simon, J.D., and Sarna, T. (2008) Role of ocular melanin in ophthalmic physiology and pathology. *Photochem. Photobiol.*, **84**, 639–644.

3 Rozanowska, M., Rozanowski, B., and Boulton, M. (2009) Photobiology of the retina: light-induced damage to the retina, in *Photobiological Sciences Online* (ed. K.C. Smith), American Society for Photobiology, Lawrence, KS, http://www.photobiology.info/Rozanowska.html.

4 Sarna, T. (1992) Properties and function of the ocular melanin – a photobiophysical view. *J. Photochem. Photobiol. B*, **12**, 215–258.

5 Schraermeyer, U. and Heimann, K. (1999) Current understanding on the role of retinal pigment epithelium and its pigmentation. *Pigment Cell Res.*, **12**, 219–236.

6 Boulton, M. (1998) Melanin and the retinal pigment epithelium, in *The Retinal Pigment Epithelium: Function and Disease* (eds M.F. Marmor and T.J. Wolfensberger), Oxford University Press, New York, pp. 68–85.

7 Giebel, L.B. and Spritz, R.A. (1992) The molecular basis of type I (tyrosinase-deficient) human oculocutaneous albinism. *Pigment Cell Res.*, (Suppl. 2), 101–106.

8 Jackson, I.J., Chambers, D.M., Tsukamoto, K., Copeland, N.G., Gilbert, D.J., Jenkins, N.A., and Hearing, V. (1992) A second tyrosinase-related protein, TRP-2, maps to and is mutated at the mouse *slaty* locus. *EMBO J.*, **11**, 527–535.

9 Shibahara, S. (1993) Functional analysis of the tyrosinase gene and *brown*-locus protein gene promoters. *J. Invest. Dermatol.*, **100**, 146S–149S.

10 Spritz, R.A. (1993) Molecular genetics of oculocutaneous albinism. *Semin. Dermatol.*, **12**, 167–172.

11 Jimbow, K., Hara, H., Vinayagamoorthy, T., Luo, D., Dakour, J., Yamada, K., Dixon, W., and Chen, H. (1994) Molecular control of melanogenesis in malignant melanoma: functional assessment of tyrosinase and lamp gene families by UV exposure and gene co-transfection, and cloning of a cDNA encoding calnexin, a possible melanogenesis "chaperone". *J. Dermatol.*, **21**, 894–906.

12 Simon, J.D., Peles, D., Wakamatsu, K., and Ito, S. (2009) Current challenges in understanding melanogenesis: bridging chemistry, biological control, morphology, and function. *Pigment Cell Melanoma Res.*, **22**, 563–579.

13 Ito, S. and Wakamatsu, K. (2008) Chemistry of mixed melanogenesis – pivotal roles of dopaquinone. *Photochem. Photobiol.*, **84**, 582–592.

14 Fuller, B.B., Spaulding, D.T., and Smith, D.R. (2001) Regulation of the catalytic activity of preexisting tyrosinase in black and Caucasian human melanocyte cell cultures. *Exp. Cell Res.*, **262**, 197–208.

15 Smith, D.R., Spaulding, D.T., Glenn, H.M., and Fuller, B.B. (2004) The relationship between Na^+/H^+ exchanger expression and tyrosinase activity in human melanocytes. *Exp Cell Res*, **298**, 521–534.

16 Cheli, Y., Luciani, F., Khaled, M., Beuret, L., Bille, K., Gounon, P., Ortonne, J.P., Bertolotto, C., and Ballotti, R. (2009) αMSH and cyclic AMP elevating agents control melanosome pH through a protein kinase A-independent mechanism. *J. Biol. Chem.*, **284**, 18699–18706.

17 Dryja, T.P., O'Neil-Dryja, M., Pawelek, J.M., and Albert, D.M. (1978) Demonstration of tyrosinase in the adult bovine uveal tract and retinal pigment epithelium. *Invest. Ophthalmol. Vis. Sci.*, **17**, 511–514.

18 Nakazawa, M., Tsuchiya, M., Hayasaka, S., and Mizuno, K. (1985) Tyrosinase activity in the uveal tissue of the adult bovine eye. *Exp. Eye Res.*, **41**, 249–258.

19 Hayasaka, S., Nakazawa, M., Ishiguro, S., and Mizuno, K. (1986) Presence of tyrosinase activity in human ciliary body. *Jpn. J. Ophthalmol.*, **30**, 32–35.

20 Feeney-Burns, L., Hilderbrand, E.S., and Eldridge, S. (1984) Aging human RPE: morphometric analysis of macular, equatorial, and peripheral cells. *Invest. Ophthalmol. Vis. Sci.*, **25**, 195–200.

21 Weiter, J.J., Delori, F.C., Wing, G.L., and Fitch, K.A. (1986) Retinal pigment epithelial lipofuscin and melanin and choroidal melanin in human eyes. *Invest. Ophthalmol. Vis. Sci.*, **27**, 145–152.

22 Schmidt, S.Y. and Peisch, R.D. (1986) Melanin concentration in normal human retinal pigment epithelium. Regional variation and age-related reduction. *Invest. Ophthalmol. Vis. Sci.*, **27**, 1063–1067.

23 Sarna, T., Burke, J.M., Korytowski, W., Rozanowska, M., Skumatz, C.M., Zareba, A., and Zareba, M. (2003) Loss of melanin from human RPE with aging: possible role of melanin photooxidation. *Exp. Eye Res.*, **76**, 89–98.

24 Biesemeier, A., Kreppel, F., Kochanek, S., and Schraermeyer, U. (2010) The classical pathway of melanogenesis is not essential for melanin synthesis in the adult retinal pigment epithelium. *Cell Tissue Res.*, **339**, 551–560.

25 Hayasaka, S. (1989) Aging changes in lipofuscin, lysosomes and melanin in the macular area of human retina and choroid. *Jpn. J. Ophthalmol.*, **33**, 36–42.

26 Feeney-Burns, L., Burns, R.P., and Gao, C.L. (1990) Age-related macular changes in humans over 90 years old. *Am. J. Ophthalmol.*, **109**, 265–278.

27 Hunold, W. and Malessa, P. (1974) Spectrophotometric determination of the melanin pigmentation of the human ocular fundus *in vivo*. *Ophthalmic Res.*, **6**, 355–362.

28 Van Norren, D. and Tiemeijer, L.F. (1986) Spectral reflectance of the human eye. *Vision Res.*, **26**, 313–320.

29 Delori, F.C. and Pflibsen, K.P. (1989) Spectral reflectance of the human ocular fundus. *Appl. Opt.*, **28**, 1061–1077.

30 van de Kraats, J., Berendschot, T.T., and van Norren, D. (1996) The pathways of light measured in fundus reflectometry. *Vision Res.*, **36**, 2229–2247.

31 Prota, G., Hu, D.N., Vincensi, M.R., McCormick, S.A., and Napolitano, A. (1998) Characterization of melanins in human irides and cultured uveal melanocytes from eyes of different colors. *Exp. Eye Res.*, **67**, 293–299.

32 Wakamatsu, K., Hu, D.N., McCormick, S.A., and Ito, S. (2008) Characterization of melanin in human iridal and choroidal melanocytes from eyes with various colored irides. *Pigment Cell Melanoma Res.*, **21**, 97–105.

33 Wielgus, A.R. and Sarna, T. (2005) Melanin in human irides of different color and age of donors. *Pigment Cell Res.*, **18**, 454–464.

34 Cracknell, K.P. and Grierson, I. (2009) Prostaglandin analogues in the anterior eye: their pressure lowering action and side effects. *Exp. Eye Res.*, **88**, 786–791.

35 Prota, G., Vincensi, M.R., Napolitano, A., Selen, G., and Stjernschantz, J. (2000) Latanoprost stimulates eumelanogenesis in iridial melanocytes of cynomolgus monkeys. *Pigment Cell Res.*, **13**, 147–150.

36 Hu, F. and Mah, K. (1983) Changes in melanosomes with age in iridial stromal melanocytes of rhesus macaques. *Mech. Ageing Dev.*, **23**, 95–102.

37 Hu, D.N., McCormick, S.A., Ritch, R., and Pelton-Henrion, K. (1993) Studies of human uveal melanocytes *in vitro*: isolation, purification and cultivation of

human uveal melanocytes. *Invest. Ophthalmol. Vis. Sci.*, **34**, 2210–2219.

38 Hu, D.N., Ritch, R., McCormick, S.A., and Pelton-Henrion, K. (1992) Isolation and cultivation of human iris pigment epithelium. *Invest. Ophthalmol. Vis. Sci.*, **33**, 2443–2453.

39 Liu, Y., Hong, L., Wakamatsu, K., Ito, S., Adhyaru, B.B., Cheng, C.Y., Bowers, C.R., and Simon, J.D. (2005) Comparisons of the structural and chemical properties of melanosomes isolated from retinal pigment epithelium, iris and choroid of newborn and mature bovine eyes. *Photochem. Photobiol.*, **81**, 510–516.

40 Eibl, O., Schultheiss, S., Blitgen-Heinecke, P., and Schraermeyer, U. (2006) Quantitative chemical analysis of ocular melanosomes in the TEM. *Micron*, **37**, 262–276.

41 Hu, F. and Mah, K. (1979) Choroidal melanocytes – a model for studying the aging process in nonreplicative differentiated cells. *Mech. Ageing Dev.*, **11**, 227–235.

42 Feeney, L. (1978) Lipofuscin and melanin of human retinal pigment epithelium. Fluorescence, enzyme cytochemical, and ultrastructural studies. *Invest. Ophthalmol. Vis. Sci.*, **17**, 583–600.

43 Ward, W.C. and Simon, J.D. (2007) The differing embryonic origins of retinal and uveal (iris/ciliary body and choroid) melanosomes are mirrored by their phospholipid composition. *Pigment Cell Res.*, **20**, 61–69.

44 Peles, D.N., Hong, L., Hu, D.N., Ito, S., Nemanich, R.J., and Simon, J.D. (2009) Human iridal stroma melanosomes of varying pheomelanin contents possess a common eumelanic outer surface. *J. Phys. Chem. B*, **113**, 11346–11351.

45 Brumbaugh, J.A. (1968) Ultrastructural differences between forming eumelanin and pheomelanin as revealed by the pink-eye mutation in the fowl. *Dev. Biol.*, **18**, 375–390.

46 Samokhvalov, A., Hong, L., Liu, Y., Garguilo, J., Nemanich, R.J., Edwards, G.S., and Simon, J.D. (2005) Oxidation potentials of human eumelanosomes and pheomelanosomes. *Photochem. Photobiol.*, **81**, 145–148.

47 Ye, T., Hong, L., Garguilo, J., Pawlak, A., Edwards, G.S., Nemanich, R.J., Sarna, T., and Simon, J.D. (2006) Photoionization thresholds of melanins obtained from free electron laser-photoelectron emission microscopy, femtosecond transient absorption spectroscopy and electron paramagnetic resonance measurements of oxygen photoconsumption. *Photochem. Photobiol.*, **82**, 733–737.

48 Azarian, S.M., McLeod, I., Lillo, C., Gibbs, D., Yates, J.R., and Williams, D.S. (2006) Proteomic analysis of mature melanosomes from the retinal pigmented epithelium. *J. Proteome Res.*, **5**, 521–529.

49 Warburton, S., Davis, W.E., Southwick, K., Xin, H., Woolley, A.T., Burton, G.F., and Thulin, C.D. (2007) Proteomic and phototoxic characterization of melanolipofuscin: correlation to disease and model for its origin. *Mol. Vis.*, **13**, 318–329.

50 Ng, K.P., Gugiu, B., Renganathan, K., Davies, M.W., Gu, X., Crabb, J.S., Kim, S.R., Rozanowska, M.B., Bonilha, V.L., Rayborn, M.E., Salomon, R.G., Sparrow, J.R., Boulton, M.E., Hollyfield, J.G., and Crabb, J.W. (2008) Retinal pigment epithelium lipofuscin proteomics. *Mol. Cell Proteomics*, **7**, 1397–1405.

51 Peles, D.N. and Simon, J.D. (2010) Direct measurement of the ultraviolet absorption coefficient of single retinal melanosomes. *Photochem. Photobiol.*, **86**, 279–281.

52 Meredith, P. and Sarna, T. (2006) The physical and chemical properties of eumelanin. *Pigment Cell Res.*, **19**, 572–594.

53 Sarna, T. and Rozanowska, M. (1994) Phototoxicity to the eye, in *Photobiology in Medicine* (eds G. Jori, R.H. Pottier, M.A.J. Rodgers, and T.G. Truscott), Plenum Press, New York, pp. 125–142.

54 Hashemi, H., Yazdani, K., Khabazkhoob, M., Mehravaran, S., Mohammad, K., and Fotouhi, A. (2009) Distribution of photopic pupil diameter in the Tehran Eye Study. *Curr. Eye Res.*, **34**, 378–385.

55 Watts, G.K. (1971) Retinal hazards during laser irradiation of the iris. *Br. J. Ophthalmol.*, **55**, 60–67.

56 Hashemi, H., KhabazKhoob, M., Yazdani, K., Mehravaran, S., Mohammad, K., and Fotouhi, A. (2010) White-to-white corneal diameter in the Tehran Eye Study. *Cornea*, **29**, 9–12.

57 IJspeert, J.K., de Waard, P.W., van den Berg, T.J., and de Jong, P.T. (1990) The intraocular straylight function in 129 healthy volunteers; dependence on angle, age and pigmentation. *Vision Res.*, **30**, 699–707.

58 van den Berg, T.J., IJspeert, J.K., and de Waard, P.W. (1991) Dependence of intraocular straylight on pigmentation and light transmission through the ocular wall. *Vision Res.*, **31**, 1361–1367.

59 Hashemi, H., KhabazKhoob, M., Yekta, A., Mohammad, K., and Fotouhi, A. (2010) Distribution of iris colors and its association with ocular disorder in the Tehran Eye Study. *Iranian J. Ophthalmol.*, **22**, 7–14.

60 Hetherington, A.M. and Johnson, B.E. (1984) Photohemolysis. *Photodermatology*, **1**, 255–260.

61 Misra, R.B., Ray, R.S., and Hans, R.K. (2005) Effect of UVB radiation on human erythrocytes *in vitro*. *Toxicol. In Vitro*, **19**, 433–438.

62 Wu, X., Pan, L., Wang, Z., Liu, X., Zhao, D., Zhang, X., Rupp, R.A., and Xu, J. (2010) Ultraviolet irradiation induces autofluorescence enhancement via production of reactive oxygen species and photodecomposition in erythrocytes. *Biochem. Biophys. Res. Commun.*, **396**, 999–1005.

63 Ankri, R., Friedman, H., Savion, N., Kotev-Emeth, S., Breitbart, H., and Lubart, R. (2010) Visible light induces nitric oxide (NO) formation in sperm and endothelial cells. *Lasers Surg. Med.*, **42**, 348–352.

64 Lavi, R., Shainberg, A., Shneyvays, V., Hochauser, E., Isaac, A., Zinman, T., Friedmann, H., and Lubart, R. (2010) Detailed analysis of reactive oxygen species induced by visible light in various cell types. *Lasers Surg. Med.*, **42**, 473–480.

65 Hu, D.N. (2005) Photobiology of ocular melanocytes and melanoma. *Photochem. Photobiol.*, **81**, 506–509.

66 Sarna, T. and Swartz, H.M. (2006) The physical properties of melanins, in *The Pigmentary System: Physiology and Pathophysiology* (eds J.J. Nordlund, R.E. Boissy, V.J. Hearing, R.A. King, and J.-P. Ortonne), Blackwell, Malden, MA, pp. 305–335.

67 Rozanowska, M., Sarna, T., Land, E.J., and Truscott, T.G. (1999) Free radical scavenging properties of melanin interaction of eu- and pheo-melanin models with reducing and oxidising radicals. *Free Radic. Biol. Med.*, **26**, 518–525.

68 Serpentini, C.L., Gauchet, C., de Montauzon, D., Comtat, M., Ginestar, J., and Paillous, N. (2000) First electrochemical investigation of the redox properties of DOPA-melanins by means of a carbon paste electrode. *Electrochim. Acta*, **45**, 1663–1668.

69 Edge, R., Land, E.J., Rozanowska, M., Sarna, T., and Truscott, T.G. (2000) Carotenoid radical–melanin interactions. *J. Phys. Chem. B*, **104**, 7193–7196.

70 Halliwell, B. and Gutteridge, J.M.C. (1998) *Free Radicals in Biology and Medicine*, Oxford University Press, New York.

71 Rozanowska, M., Korytowski, W., Rozanowski, B., Skumatz, C., Boulton, M.E., Burke, J.M., and Sarna, T. (2002) Photoreactivity of aged human RPE melanosomes: a comparison with lipofuscin. *Invest. Ophthalmol. Vis. Sci.*, **43**, 2088–2096.

72 Miceli, M.V., Liles, M.R., and Newsome, D.A. (1994) Evaluation of oxidative processes in human pigment epithelial cells associated with retinal outer segment phagocytosis. *Exp. Cell Res.*, **214**, 242–249.

73 Augusto, O., Bonini, M.G., Amanso, A.M., Linares, E., Santos, C.C., and De Menezes, S.L. (2002) Nitrogen dioxide and carbonate radical anion: two emerging radicals in biology. *Free Radic. Biol. Med.*, **32**, 841–859.

74 Stepien, K., Wilczok, A., Zajdel, A., Dzierzega-Lecznar, A., and Wilczok, T. (2000) Peroxynitrite mediated linoleic acid oxidation and tyrosine nitration in the presence of synthetic neuromelanins.

Acta Biochim. Pol., **47**, 931–940.

75 Stepien, K., Zajdel, A., Wilczok, A., Wilczok, T., Grzelak, A., Mateja, A., Soszynski, M., and Bartosz, G. (2000) Dopamine-melanin protects against tyrosine nitration, tryptophan oxidation and Ca^{2+}-ATPase inactivation induced by peroxynitrite. *Biochim. Biophys. Acta*, **1523**, 189–195.

76 Miyagi, M., Sakaguchi, H., Darrow, R.M., Yan, L., West, K.A., Aulak, K.S., Stuehr, D.J., Hollyfield, J.G., Organisciak, D.T., and Crabb, J.W. (2002) Evidence that light modulates protein nitration in rat retina. *Mol. Cell Proteomics*, **1**, 293–303.

77 Rózanowska, M. and Rózanowski, B. (2010) Uptake and photoprotection in cultured RPE cells, in *Carotenoids: Physical, Chemical, and Biological Functions and Properties* (ed. J.T. Landrum), CRC Press, Boca Raton, FL, pp. 309–364.

78 Dunford, R., Land, E.J., Rozanowska, M., Sarna, T., and Truscott, T.G. (1995) Interaction of melanin with carbon- and oxygen-centered radicals from methanol and ethanol. *Free Radic. Biol. Med.*, **19**, 735–740.

79 Ye, T., Simon, J.D., and Sarna, T. (2003) Ultrafast energy transfer from bound tetra(4-*N,N,N,N*-trimethylanilinium) porphyrin to synthetic dopa and cysteinyldopa melanins. *Photochem. Photobiol.*, **77**, 1–4.

80 Rozanowski, B., Burke, J.M., Boulton, M.E., Sarna, T., and Rozanowska, M. (2008) Human RPE melanosomes protect from photosensitized and iron-mediated oxidation but become pro-oxidant in the presence of iron upon photodegradation. *Invest. Ophthalmol. Vis. Sci.*, **49**, 2838–2847.

81 Sarna, T., Rozanowska, M., Zareba, M., Korytowski, W., and Boulton, M. (1998) Retinal melanin and lipofuscin: possible role in photoprotection and phototoxicity of the human RPE. *12th International Congress on Photobiology, Vienna*.

82 Spikes, J.D. (1998) Photosensitizing properties of quinine and synthetic antimalarials. *J. Photochem. Photobiol. B*, **42**, 1–11.

83 Motten, A.G., Martinez, L.J., Holt, N., Sik, R.H., Reszka, K., Chignell, C.F., Tonnesen, H.H., and Roberts, J.E. (1999) Photophysical studies on antimalarial drugs. *Photochem. Photobiol.*, **69**, 282–287.

84 Larsson, B.S. (1993) Interaction between chemicals and melanin. *Pigment Cell Res.*, **6**, 127–133.

85 Dewi, N.A., Yuzawa, M., Tochigi, K., Kawamura, A., and Mori, R. (2008) Effects of photodynamic therapy on the choriocapillaris and retinal pigment epithelium in the irradiated area. *Jpn. J. Ophthalmol.*, **52**, 277–281.

86 Rozanowska, M. and Rozanowski, B. (2008) Visual transduction and age-related changes in lipofuscin, in *Visual Transduction and Non-Visual Perception* (eds J. Tombran-Tink and C.J. Barnstable), Humana Press, Totowa, NJ, pp. 405–446.

87 Wang, A., Marino, A.R., Gasyna, Z., Gasyna, E., and Norris, J., Jr (2008) Photoprotection by porcine eumelanin against singlet oxygen production. *Photochem. Photobiol.*, **84**, 679–682.

88 Hong, L. and Simon, J.D. (2007) Current understanding of the binding sites, capacity, affinity, and biological significance of metals in melanin. *J. Phys. Chem. B*, **111**, 7938–7947.

89 Zadlo, A., Rozanowska, M.B., Burke, J.M., and Sarna, T.J. (2007) Photobleaching of retinal pigment epithelium melanosomes reduces their ability to inhibit iron-induced peroxidation of lipids. *Pigment Cell Res.*, **20**, 52–60.

90 Zareba, M., Szewczyk, G., Sarna, T., Hong, L., Simon, J.D., Henry, M.M., and Burke, J.M. (2006) Effects of photodegradation on the physical and antioxidant properties of melanosomes isolated from retinal pigment epithelium. *Photochem. Photobiol.*, **82**, 1024–1029.

91 Wong, R.W., Richa, D.C., Hahn, P., Green, W.R., and Dunaief, J.L. (2007) Iron toxicity as a potential factor in AMD. *Retina*, **27**, 997–1003.

92 He, X., Hahn, P., Iacovelli, J., Wong, R., King, C., Bhisitkul, R., Massaro-Giordano, M., and Dunaief, J. (2007) Iron homeostasis and toxicity in retinal degeneration. *Prog. Retin. Eye Res.*, **26**, 649–673.

93 Hahn, P., Ying, G.S., Beard, J., and Dunaief, J.L. (2006) Iron levels in human retina: sex difference and increase with age. *Neuroreport*, **17**, 1803–1806.

94 Hahn, P., Milam, A.H., and Dunaief, J.L. (2003) Maculas affected by age-related macular degeneration contain increased chelatable iron in the retinal pigment epithelium and Bruch's membrane. *Arch. Ophthalmol.*, **121**, 1099–1105.

95 Liles, M.R., Newsome, D.A., and Oliver, P.D. (1991) Antioxidant enzymes in the aging human retinal pigment epithelium. *Arch. Ophthalmol.*, **109**, 1285–1288.

96 Boulton, M., Rozanowska, M., and Rozanowski, B. (2001) Retinal photodamage. *J. Photochem. Photobiol. B*, **64**, 144–161.

97 Seagle, B.L., Rezai, K.A., Kobori, Y., Gasyna, E.M., Rezaei, K.A., and Norris, J.R., Jr (2005) Melanin photoprotection in the human retinal pigment epithelium and its correlation with light-induced cell apoptosis. *Proc. Natl. Acad. Sci. USA*, **102**, 8978–8983.

98 Zareba, M., Raciti, M.W., Henry, M.M., Sarna, T., and Burke, J.M. (2006) Oxidative stress in ARPE-19 cultures: do melanosomes confer cytoprotection? *Free Radic. Biol. Med.*, **40**, 87–100.

99 Rozanowska, M., Bober, A., Burke, J.M., and Sarna, T. (1997) The role of retinal pigment epithelium melanin in photoinduced oxidation of ascorbate. *Photochem. Photobiol.*, **65**, 472–479.

100 Grzelak, A., Rychlik, B., and Bartosz, G. (2001) Light-dependent generation of reactive oxygen species in cell culture media. *Free Radic. Biol. Med.*, **30**, 1418–1425.

101 Rozanowska, M., Jarvisevans, J., Korytowski, W., Boulton, M.E., Burke, J.M., and Sarna, T. (1995) Blue light-induced reactivity of retinal age pigment–in-vitro generation of oxygen-reactive species. *J. Biol. Chem.*, **270**, 18825–18830.

102 Rózanowska, M. (1998) Badania fotoreaktywności *in vitro* komórek nabłonka upigmentowanego siatkówki. PhD thesis. Department of Biophysics, Institute of Molecular Biology, Jagiellonian University, Kraków, Poland.

103 Dontsov, A.E., Glickman, R.D., and Ostrovsky, M.A. (1999) Retinal pigment epithelium pigment granules stimulate the photo-oxidation of unsaturated fatty acids. *Free Radic. Biol. Med.*, **26**, 1436–1446.

104 Wielgus, A.R. and Sarna, T. (2008) Ascorbate enhances photogeneration of hydrogen peroxide mediated by the iris melanin. *Photochem. Photobiol.*, **84**, 683–691.

105 Rozanowski, B., Burke, J., Sarna, T., and Rozanowska, M. (2008) The pro-oxidant effects of interactions of ascorbate with photoexcited melanin fade away with aging of the retina. *Photochem. Photobiol.*, **84**, 658–670.

106 Glickman, R.D. and Lam, K.W. (1992) Oxidation of ascorbic acid as an indicator of photooxidative stress in the eye. *Photochem. Photobiol.*, **55**, 191–196.

107 Glickman, R.D., Sowell, R., and Lam, K.W. (1993) Kinetic properties of light-dependent ascorbic acid oxidation by melanin. *Free Radic. Biol. Med.*, **15**, 453–457.

108 Sarna, T. and Swartz, H.M. (1998) The physical properties of melanins, in *Pigmentary System and its Disorders* (eds J.J. Nordlund, R.E. Boissy, V.J. Hearing, R.A. King, and J. Ortonne), Oxford University Press, New York, pp. 333–357.

109 Kayatz, P., Thumann, G., Luther, T.T., Jordan, J.F., Bartz-Schmidt, K.U., Esser, P.J., and Schraermeyer, U. (2001) Oxidation causes melanin fluorescence. *Invest. Ophthalmol. Vis. Sci.*, **42**, 241–246.

110 Rozanowski, B., Cuenco, J., Davies, S., Shamsi, F.A., Zadlo, A., Dayhaw-Barker, P., Rozanowska, M., Sarna, T., and Boulton, M. (2008) The phototoxicity of aged human retinal melanosomes. *Photochem. Photobiol.*, **84**, 650–657.

111 Buszman, E., Beberok, A., Rozanska, R., and Orzechowska, A. (2008) Interaction of chlorpromazine, fluphenazine and trifluoperazine with ocular and synthetic

melanin *in vitro. Pharmazie*, **63**, 372–376.

112 Zemel, E., Loewenstein, A., Lei, B., Lazar, M., and Perlman, I. (1995) Ocular pigmentation protects the rabbit retina from gentamicin-induced toxicity. *Invest. Ophthalmol. Vis. Sci.*, **36**, 1875–1884.

113 Gaudana, R., Ananthula, H.K., Parenky, A., and Mitra, A.K. (2010) Ocular drug delivery. *AAPS J.*, **12**, 348–360.

114 Kokkinou, D., Kasper, H.U., Bartz-Schmidt, K.U., and Schraermeyer, U. (2004) The pigmentation of human iris influences the uptake and storing of zinc. *Pigment Cell Res.*, **17**, 515–518.

115 Kokkinou, D., Kasper, H.U., Schwarz, T., Bartz-Schmidt, K.U., and Schraermeyer, U. (2005) Zinc uptake and storage: the role of fundus pigmentation. *Graefes Arch. Clin. Exp. Ophthalmol.*, **243**, 1050–1055.

116 Drager, U.C. (1985) Calcium binding in pigmented and albino eyes. *Proc. Natl. Acad. Sci. USA*, **82**, 6716–6720.

117 Drager, U.C. and Balkema, G.W. (1987) Does melanin do more than protect from light? *Neurosci. Res. Suppl.*, **6**, S75–S86.

118 Panessa, B.J. and Zadunaisky, J.A. (1981) Pigment granules: a calcium reservoir in the vertebrate eye. *Exp. Eye Res.*, **32**, 593–604.

119 Sundelin, S.P., Nilsson, S.E., and Brunk, U.T. (2001) Lipofuscin formation in cultured retinal pigment epithelial cells is related to their melanin content. *Free Radic. Biol. Med.*, **30**, 74–81.

120 Keilhauer, C.N. and Delori, F.C. (2006) Near-infrared autofluorescence imaging of the fundus: visualization of ocular melanin. *Invest. Ophthalmol. Vis. Sci.*, **47**, 3556–3564.

121 Stefansson, E. (2001) The therapeutic effects of retinal laser treatment and vitrectomy. A theory based on oxygen and vascular physiology. *Acta Ophthalmol. Scand.*, **79**, 435–440.

第 8 章　神经黑素在人脑中的生物学作用及在帕金森病中的重要性

Kay L. Double, Wakako Maruyama, Makoko Naoi, Manfred Gerlach, Peter Riederer

缩略词表

CysDA-M　*L*-cysteinyl-DA-M　*L*-半胱氨酰-多巴胺黑素
DA-M　dopamine melanin　多巴胺黑素
DYm　Reduction of membrane potential　降低膜电位
GSH　reduced glutathione　还原型谷胱甘肽
Pr-*S*-SG　*S*-glutathionylation　*S*-谷胱甘肽化
RNS　reactive nitrogen species　活性氮
ROS　reactive oxygen species　活性氧
TH^+　tyrosine hydroxylase-positive　酪氨酸羟化酶阳性
UPS　ubiquitin-proteasome system　泛素-蛋白酶体系统
UV　ultraviolet rays　紫外线

8.1　什么是神经黑素?

神经黑素是人脑中两种主要的色素分子之一，另一种是被称为“老年色素”的脂褐素。目前，尚无正式统一的标准来定义神经黑素，但其通常被认为由大脑中深色的、高度不溶的胞内色素颗粒组成。人脑中的神经黑素颗粒没有固定形状，大小在 0.5～2.5μm，为特有的深棕色，可以很容易地用肉眼和光学显微镜观察到，无须借助组织化学染色或免疫组织化学手段辅助观察（图 8.1a 和图 8.5a）。与容易产生荧光的脂褐素不同的是，神经黑素在紫外线（ultraviolet rays，UV）照射时不会立即发出荧光，但是在长时间暴露后可能会发出荧光[1]。在健康人脑中，神经黑素主要集中在神经元的细胞质内[2]，但有时也会参与到其他细胞生物学过程中（图 8.1a）。神经黑素虽不形成于神经胶质细胞，但是在脑神经疾病患者死后的大脑神经胶质细胞中有时会发现神经黑素。由于衰竭细胞释放出的色素被吞噬，这些患者大脑内色素化神经元发生退化。与其他黑素不同的是，在电子显微镜下，神经黑素颗粒呈现出由 3 种不同电子密度组分构成的独特结构（图 8.1b）：高电子密度的黑素聚合物、中等电子密度组分，以及未在外周黑素或其他非色素中枢神经系统细胞中发现的低电子密度脂质成分[3]。单个色素颗粒在大小和 3 种黑素成分的比例上会存在差异（图 8.1b）。此外，我们在黑质神经元中观察到了高电子密度的神经黑素大颗粒，但这些颗粒的功能尚属未知。尽管有报道称体外合成的神经黑素颗粒表面为双层膜结构[4]，但没有明确的证据表明人脑内自然形成的神经黑素颗粒表面也有膜[3,5]，该结果提示神经黑素与其他大多数黑素不同，即其可能与细胞质中的其他分子直接发生相互作用。

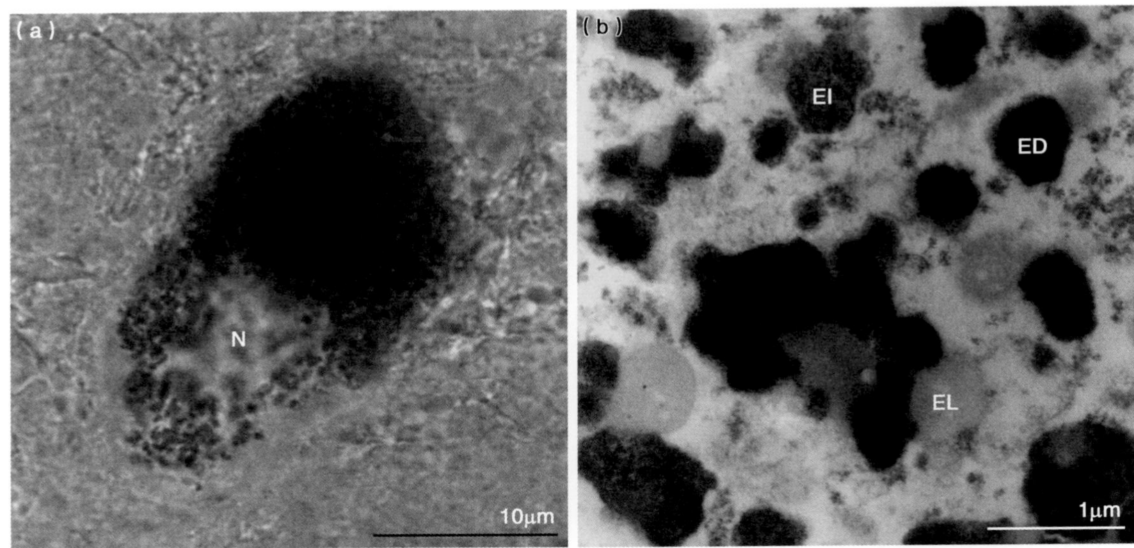

图 8.1　(a)神经黑素——来自人脑黑质的着色神经元。在光镜下色素呈深色并充满了大部分的细胞质。N,细胞核。(b)电镜下神经黑素颗粒的形态。该色素由 3 种不同电子密度的组分组成:ED,高电子密度组分;EI,中等电子密度组分;EL,低电子密度脂质成分。(Reproduced from [3].)

8.2　神经黑素的系统发育

虽然目前还没有专门针对这一问题的研究,但大脑中神经黑素的存在似乎与大脑的系统发育有关。对常见的实验动物和农业动物中脑的研究结果表明,小鼠、大鼠和绵羊等低等物种的黑质中没有这种神经黑素。神经黑素最早出现在高级灵长类动物的大脑中。尽管尚未对灵长类动物大脑的黑素化开展全面的对比性研究,但在灵长类动物,如狒狒(*Papio Papio*)(图 8.2)的酪氨酸羟化酶阳性(tyrosine hydroxylase-positive, TH^+)的大脑黑质神经元中发现有少量色素。

神经黑素在人脑中的含量最高,其比例占 TH^+ 黑质神经元细胞质的 50%[2](图 8.1,图 8.2),这使得该脑部区域具有名副其实的典型深色外观(图 8.5a)。在蓝斑神经元也有大量的神经黑素,在延髓的腹外侧网状结构和孤束核中也发现了神经黑素(图 8.3)。神经黑素似乎由三种儿茶酚胺中的两种构成,即多巴胺和去甲肾上腺素,而与肾上腺素无关[6,7]。近期的研究发现神经黑素还存在于人脑的其他区域,如壳核(putamen)、运动前区皮质(premotor cortex)和小脑(cerebellum)[8],然而,由于这些大脑区域在宏观或微

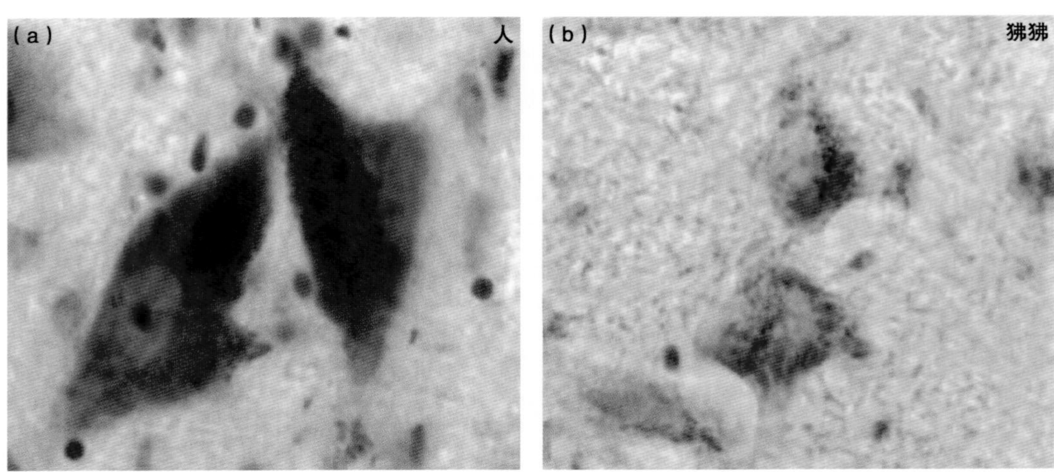

图 8.2　人(a)、狒狒(b)和大鼠(c)脑黑质甲酚紫染色切片。人多巴胺神经元中神经黑素的含量最多,狒狒神经元中色素相对较少,大鼠神经元则没有色素。(Reproduced from [18].)

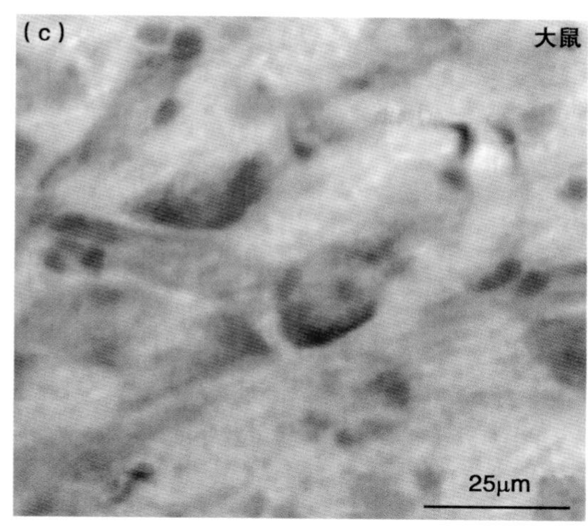

图 8.2(续)

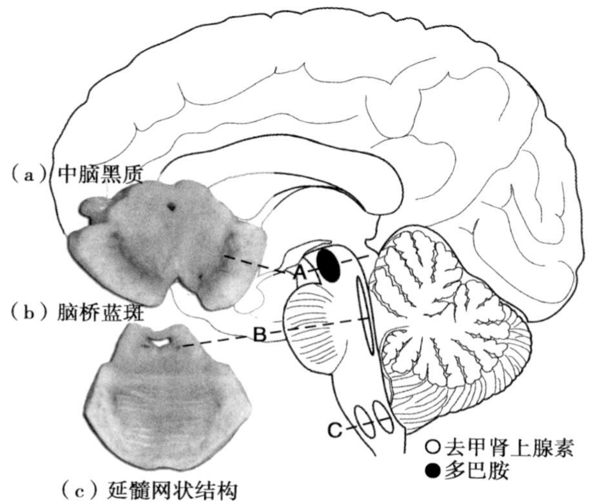

图 8.3　人脑中 3 个含产神经黑素细胞的主要区域:(a)中脑黑质;(b)脑桥内的蓝斑;(c)延髓内的腹外侧网状结构和孤束核。其中,只有黑质(a)和蓝斑(b)含有大量色素化神经元,即肉眼可见的深色区域。(Reproduced from [18].)

观上观察不到黑色的色素,因此这些潜在神经黑素的性质尚不清楚。

8.3　神经黑素的发育和代谢

虽然成年人中脑的神经黑素含量最高,但有意思的是,色素发育及后续呈现的状态与年龄有关。事实上,在产前或婴儿期的人脑黑质中根本不存在深色的神经黑素。人脑黑质中神经黑素的发育可分为 3 个不同阶段[9]。最早大约 3 岁时开始,色素首次出现,为浅色小颗粒,此后颗粒大小和数量持续增长,到 20 岁时,数量已与成人相当[9](图 8.4)。在 20 岁以后,神经黑素在神经元中的占比保持不变[9],但通过生化手段对色素的定量分析发现色素含量随着年龄的增长而增加[10],这表明随年龄增长出现的色素加深现象可能是因为色素颗粒在衰老的大脑中结合得更为紧密[9]。有趣的是,人脑中存在第 2 种常见的色素——脂褐素,有时也被称为“老年色素”,目前为止观察到的神经黑素随年龄增长而发生的特征变化,说明“老年色素”这个术语也适用于神经黑素[3]。

关于人脑黑质中神经黑素发育的表观特征虽然已有详细描述,但对调控色素生物合成的途径知之甚少。体内大部分黑素受酶促反应调控,但是与调控神经黑素合成相关的酶尚待鉴定。在其他人体组织中,酪氨酸酶调控以 *L*- 酪氨酸为底物的黑素合成,而黑质中却没有酪氨酸酶。尽管围绕此问题展开了很多研究,但迄今为止并未发现其他酶促调控途径[9,11]。由于缺少已知的调控系统,人们普遍认为神经黑素是其底物儿茶酚胺不受控地进行自发氧化形成的。果真如此的话,那么在同一类型的含儿茶酚胺的神经元中,色素应该有近似相等的数量。然而情况并非这样。例如,黑质里中 95% 的 TH^+ 神经元含有色素,

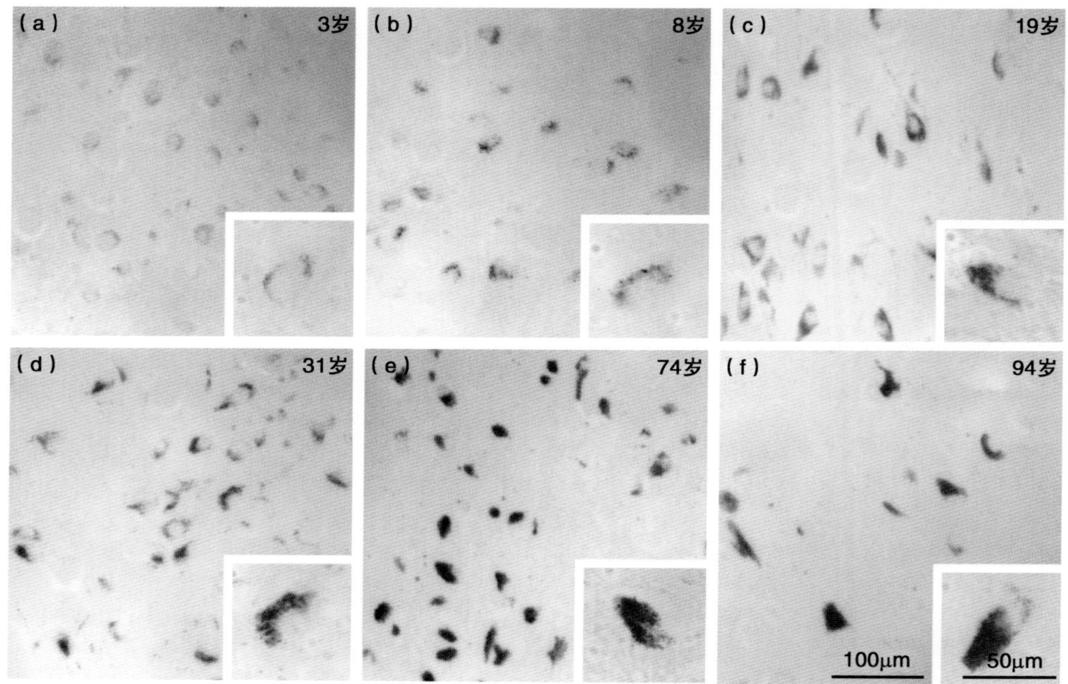

图8.4 中倍镜和高倍镜(子图)下未经染色的代表性神经黑素显微照片。色素化神经元来自不同年龄人的黑质腹侧区。(f)中的比例尺与所有显微图片一致。神经黑素首次出现的时间是在3岁(a)。神经黑素的光密度随着年龄的增长而增加(a～f),而神经黑素所占的平均细胞体积随年龄增加到20岁(a～c)。20岁后,神经黑素占据的平均细胞体积不会显著增加(d～f)。(Reproduced from[9].)

而在相邻的腹侧被覆区只有50%的TH^+神经元有色素生成[2]。此外,根据上述观点,当个体接受大量多巴胺的前体*L*-多巴的治疗时,理应表现出多巴胺能神经元的色素含量随自然氧化作用增加而上升,但事实并不是这样[2]。以下观察结果支持了神经黑素生成是一个受控过程的观点:在帕金森病治疗研究中,把来自胎儿的无色素多巴胺能细胞植入大脑纹状体区域后,仅需3年该细胞内的色素沉着量就达到了成人水平[12],这表明有尚未确定的因素或成人大脑中存在的因素参与该过程。

同样地,我们对神经黑素的分解代谢途径知之甚少。外周色素细胞分裂速度快且更替率高,而大脑中色素化的神经元并不进行分裂。目前尚不知晓神经黑素的分解代谢途径。鉴于色素的高度不溶性,人们普遍猜测神经色素一旦形成不会发生分解代谢。外周的黑素可以通过氧化降解来实现分解代谢,有趣的是,神经黑素在体外高度氧化的条件下可被降解。近期,从离体色素中获得的生物物理学数据表明,色素中高度氧化的硫基化合物存在与年龄相关的变化,这说明氧化降解可能会修饰健康人脑中的成熟色素[13]。在以黑质色素神经元死亡为特征的疾病中(例如帕金森病和相关疾病以及毒素诱导的黑质细胞死亡),可以在胶质细胞内看到由衰竭的神经元释放出来的色素,而胶质细胞被认为可以去除和降解脑中的色素[14,15]。据报道,人脑黑质中神经黑素的外观会随年龄发生变化,但通过设计严谨的形态学研究发现,大脑该区域的色素化多巴胺能神经元的数量并不会随着年龄增长而减少[16],但与年轻人相比,在老年人的神经胶质细胞中更易观察到神经黑素[17]。

8.4 神经黑素的结构

如上所述,神经黑素在合成部分(而非全部)类型的儿茶酚胺的神经元中形成,这些神经递质被认为是色素合成的主要底物。因此,黑质的神经黑素被认为是基于多巴胺形成的黑素,而蓝斑、网状结构和延髓的神经黑素被认为是基于去甲肾上腺素形成的黑素。迄今为止,由去甲肾上腺素合成的神经黑素的化学结构尚不清楚,主要是因为这类黑素在人脑中的含量较少。人黑质中由多巴胺合成的黑素相对较丰富,但由于几乎只存在于人脑中,其可获得性非常有限。尽管如此,通过对人工合成黑素和天然的人神经黑素的研究，已阐明了这种色素的部分结构特征。神经黑素被认为是黑色不溶性真黑素和棕色碱溶性褐黑素的共聚物，兼具这两类黑素的结构特征[18]。在结构方面，神经黑素具有以 *L*-多巴聚合物为主形成的主链，同时聚合物上还带有还原型多巴胺和多巴胺代谢物[19]，以及多种还原型和氧化型的含硫物质。有趣的是，大鼠大脑只含有一种 TH 亚型（多巴胺合成限速酶），而人脑含有此类酶的 4 种不同调控亚型[20, 21]。这表明在细胞水平上，人中脑的多巴胺及其代谢产物可能更为多样。

与其他黑素不同，神经黑素含有大量的相关脂质，可达颗粒质量的 30%[22]（图 8.1b）。与黑素相关的脂质主要是少有人知的类异戊二烯多萜醇，还有少量疏水性化合物，如胆固醇、泛醌和 ω-生育酚[22, 23]。氨基酸分析表明色素中的蛋白成分可达 5%～15%[19, 24]。此外，蛋白组学分析鉴定出了 72 种蛋白质，其中的一些与溶酶体和溶酶体相关细胞器有关[5, 25]。神经黑素明显具有相对复杂的结构，这反驳了神经黑素仅通过简单的自氧化途径产生的观点。

8.5　神经黑素在人脑中的生物学作用

多年来，神经黑素一直被认为是与生理功能几乎无关的惰性分子，但最近的研究表明这种观点可能并不正确。在中枢神经系统以外的组织中，黑素被认为具有保护作用，其中最明显的是不同水平的黑素在人类皮肤、眼睛和头发中的光保护作用[18]。神经黑素可能代表了一种儿茶酚胺能神经元内进化出的细胞机制，用以保护这些细胞免受神经递质潜在毒性代谢产物的影响。例如，多巴胺的酶促和自氧化作用产生了高度氧化的醌和半醌类物质，这些物质可被整合到黑素聚合物上而后失活[26-28]。外周的黑素也因其自由基清除[29]和可结合金属的特性[18, 30]被认为具有保护作用。神经黑素的自由基清除能力对细胞而言可能是一种额外的有益功能。我们已证明，在受到氧化刺激的原代大鼠中脑培养物中，神经黑素的存在可以减少细胞死亡，这提示神经黑素可以减少氧化损伤。值得注意的是，多巴胺色素人工合成模型中并未见到这种保护作用，可能是因其聚合过程不完全。

神经黑素的另一作用是结合多种具有潜在危害的外源化合物，例如杀虫剂和毒素[32-34]。尤其是它作为金属结合剂的作用受到了关注。神经黑素可与有潜在毒性的阳离子[13, 35]在内的一系列金属结合，与聚合物相关的金属浓度随着年龄的增加而增加[13]。我们已经证明神经黑素中存在与铁元素结合的高亲和力与低亲和力位点[36]，这表明神经黑素与铁这种具有重要生理作用的金属元素之间的相互作用并不是随机的，而是受到高度调控的。黑质本身含铁量丰富，鉴于人黑质多巴胺能神经元中缺乏可结合铁的铁蛋白，神经黑素可能在这些色素细胞中发挥与铁元素结合的作用[37]。Mössbauer 的研究支持了这一观点，表明铁蛋白的铁核与神经黑素的铁簇在物理性质上有许多相似之处[38, 39]。与铁蛋白中的铁核类似，神经黑素也是通过羟基簇结合三价铁，尽管这些簇比铁蛋白中的更小且更不规则[36]。近期通过蛋白组学分析人类黑质分离出的神经黑素，鉴定出了定位在这些颗粒中的铁蛋白[40]。有人认为，神经黑素蛋白在体内的铁结合能力是不饱和的[27]，因此可能持续保持结合铁的能力。所以，色素神经元可能利用这一能力来阻止铁介导的自由基产生。通过合成多巴胺黑素（dopamine melanin, DA-M）的研究数据支持了这一假设：在铁含量低的条件下，大多数铁离子与聚合物结合，且自由基的生成量低[41]。这些数据都支持了神经黑素在健康人脑中的保护作用。

用蛋白组学研究人黑质分离出的神经黑素颗粒的结果提示：神经黑素可在蛋白质降解途径中进一步起到生物学作用[5, 25]。这些研究确定了溶酶体整合膜蛋白Ⅱ、组织蛋白酶 B 和组织蛋白酶 D、三肽基肽酶及溶酶体和溶酶体相关细胞器相关的蛋白。因此，可以假设神经黑素颗粒与溶酶体一样，也可能在降解聚集或错误折叠的蛋白质方面发挥作用。

8.6　神经黑素与神经系统疾病有关吗？

尽管有证据表明神经黑素在正常大脑中具有积极的、保护性的作用，但神经黑素与常见的神经退行性疾病——帕金森病的病因有关。帕金森病的病理特征是黑质色素化神经元相对选择性地大量死亡，进而使该区域呈现出特征性脱色外观，但不改变该区域体积（图 8.5）。

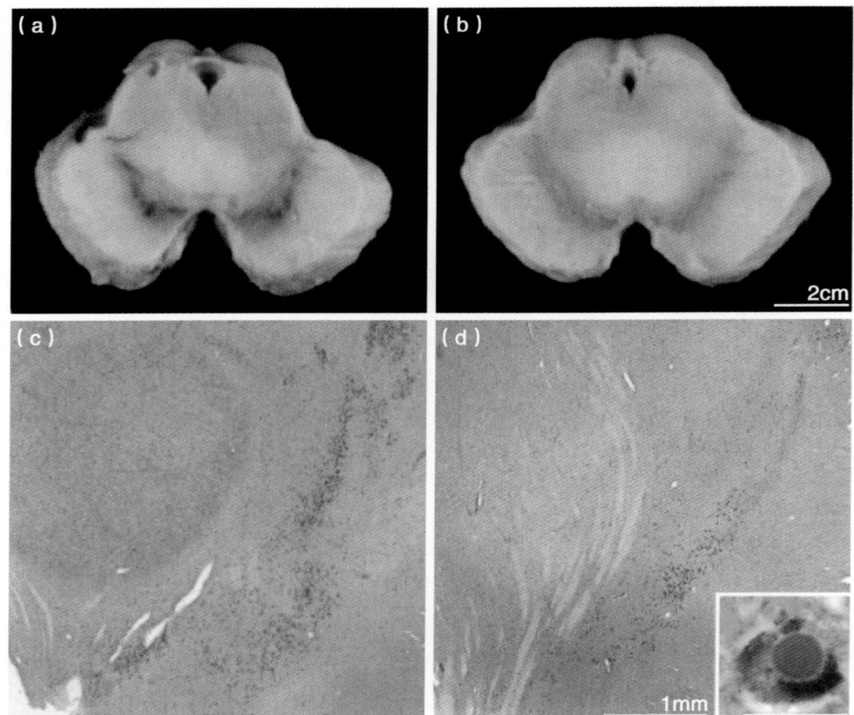

图 8.5 (a)健康人黑质中神经黑素的色素沉着;(b)帕金森病患者大脑中该区域肉眼可见的特征性脱色;(c)健康脑黑质;(d)显微水平,帕金森病患者黑质的色素细胞损失。与该区域大量色素化神经元死亡相关联的是在部分残存的神经元中形成的路易体(见图 c)。(Figure provided with kind permission from Professor Glenda Halliday, Neuroscience Research Australia.)

通过对帕金森病患者黑质神经元与其他色素沉着区域相对易损性的关联分析,发现区域性色素沉着程度与这种疾病中的细胞损失呈正相关[42,43]。然而,对构成黑质的不同细胞核内色素体积和色素化神经元相对易损性的定量分析结果并不支持帕金森病中细胞的易损性与色素沉着程度直接相关的假设,因为不同损伤程度细胞的细胞核含有相同数量的色素[2]。但这不能排除色素在帕金森病中起作用的可能性。大多数实验动物缺乏神经黑素,人脑中的色素含量也很低,特别是在帕金森病患者大脑中,由于这些细胞死亡导致色素明显减少[10,43],这使得对人脑开展该问题的实验研究很有限。但是,有限的可用数据结果显示帕金森病患者的色素含量发生了变化。据报道,帕金森病患者大脑内色素化神经元的色素含量低于健康大脑[43,44],但色素的光密度有所增加[2]。对从帕金森病患者大脑中分离出的神经黑素的生物物理学分析显示,帕金森病患者大脑含有一种可抵抗蛋白酶的脂蛋白类物质,这种物质在健康大脑中是看不到的[30,44],并且与色素相关的胆固醇也有所减少[2]。α-突触核蛋白(α-synuclein)是一种形成路易体(Lewy body)的突触蛋白,其在帕金森病患者大脑中表现为与神经黑素交联的异常包涵体[45]。此外,在疾病早期,这种蛋白特异性地聚集在黑质内易受损的色素化细胞上,提示色素在该疾病的神经退行性级联反应中起作用[2]。另据报道,帕金森病患者神经黑素结合铁的能力降低[46,47]。这可能是个很重要的发现,因为其他研究报道帕金森病患者黑质内的铁含量增加[48]。如果色素的铁螯合能力降低,这可能会刺激自由基的产生,导致神经内游离铁和氧化应激水平升高,从而引发可使神经元变脆弱的多种因素[16]。

8.7 神经黑素的体内和体外作用

虽然除黑素化之外的其他因素也会影响帕金森病黑质神经元个体的易损性[16],但神经元的色素化似乎对其最终命运起到了重要作用。因此，了解黑素的影响对于阐明该病的发病机制和进展非常重要。下文我们将综述关于神经黑素功能作用的体外和体内研究。

8.7.1 神经黑素的细胞毒性机制

体外研究表明神经黑素可以诱导线粒体引发的细胞死亡并抑制泛素-蛋白酶体系统（ubiquitin-proteasome system，UPS）[49-52]。反之，神经黑素也可能通过清除有毒的自由基、活性离子和有毒的多巴胺醌（多巴胺自氧化的代谢物）来保护神经元，从而起到抗氧化剂的作用[53,54]。这些相互矛盾的数据表明，神经黑素兼有神经保护和神经毒性作用，使用纯化后的神经黑素进行细胞和动物实验得到的数据需要结合人脑数据来谨慎解读。

神经黑素细胞毒性的体内和体外试验数量有限，总结见表8.1。这些研究数据存在矛盾，结果取决于使用的模型系统、神经黑素的数量和类型以及检测的时间点。研究显示，向大鼠黑质注射铁饱和神经黑素后，多巴胺神经元与对照组相比丢失了50%。相比于单独注射游离 Fe^{3+} 后95%的多巴胺神经元丢失，对照组中仅有少量神经元的减少[56,62,63]。另一项研究表明，将人神经黑素注射到大鼠黑质和大脑皮质中，会激活小胶质细胞，从而显著减少黑质多巴胺细胞的数量[57]。在大鼠原代培养的小胶质细胞中也证实了神经黑素对小胶质细胞的激活作用，这一作用可能由p38活化蛋白激酶介导[59]。这些数据可能与人类帕金森患者黑质中与神经元外神经黑素沉积相关的标志性小胶质反应有关。在体外系统中，神经黑素介导的细胞死亡似乎取决于细胞类型，因为铁饱和神经黑素和合成DA-M的吞噬作用都会刺激神经元样SK-N-SH细胞发生显著的细胞死亡，但胶质样U373细胞的吞噬作用不会造成该现象[31]。反之，SK-N-SH细胞噬入缺铁的神经黑素与细胞死亡无关，事实上，氧化刺激后的细胞存活率有所增加[31]。这些数据表明，在特定的细胞条件下，神经黑素通过清除细胞毒性铁、活性氧（reactive oxygen species，ROS）和活性氮（reactive nitrogen species，RNS）来发挥保护神经的作用。

表8.1 分离的神经黑素在体内和体外模型中的神经毒性

黑素	模型系统	细胞毒性	细胞毒性机制	参考文献
体内试验	处理部位			
神经黑素	大鼠黑质	多巴胺神经元的细胞损失	炎症	[55]
	大鼠黑质（含铁神经黑素）	多巴胺损失	铁诱导的氧化应激	[56]
	大鼠黑质	多巴胺神经元的细胞损失	胶质细胞介导的炎症	[57]
体外试验				
神经黑素	SH-SY5Y 细胞	细胞死亡	凋亡信号的激活	[52，58]
	SH-SY5Y 细胞	铁依赖性细胞死亡	氧化应激，UPS 抑制	[49-51]
	SK-N-SH 大鼠中脑细胞	无毒性	促炎信号通路	[31]
	大鼠小胶质细胞	激活	氧化应激	[59]
	中脑神经元	细胞死亡		[60]
	大鼠中脑神经元	无毒性		[61]

相反地，人多巴胺能SH-SY5Y细胞的神经黑素可诱导线粒体依赖性凋亡[52,64]。神经黑素导致线粒体膜通透化，允许大小约1.5kDa的分子进行跨膜运动，将细胞色素c释放到细胞质中，进而激活凋亡级联反应（图8.6）。有趣的是，蛋白酶K处理可以完全阻止这种凋亡的诱发，且合成的DA-M和*L*-半胱氨酰-多巴胺黑素（*L*-cysteinyl-DA-M，CysDA-M）的细胞毒性远低于人神经黑素，说明神经黑素的蛋白成分可能在诱导细胞凋亡中起作用。

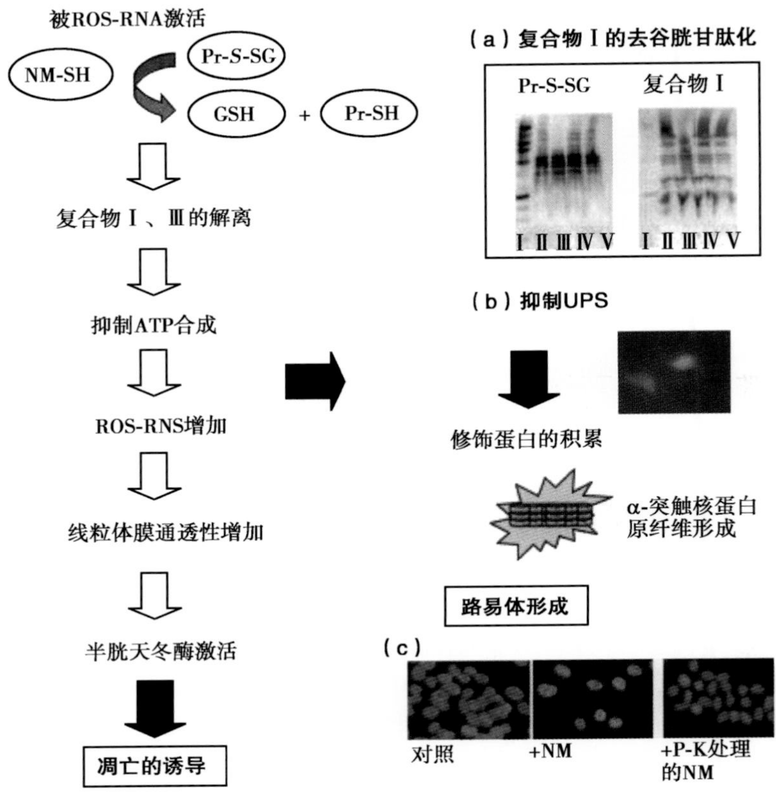

图 8.6 神经黑素神经毒性的作用机制。在细胞模型中，神经黑素使线粒体蛋白去谷胱甘肽化并影响复合物Ⅰ的组装（a）。泳道 1 代表分子量标志物，其余泳道分别为：与 10μg/ mL 神经黑素（Ⅲ）、蛋白酶 K 处理的神经黑素（Ⅳ）及蛋白酶 K 处理的 DA-M（Ⅴ）共培养的线粒体及未经黑素处理的线粒体（Ⅱ，对照）。经非还原性 SDS- 聚丙烯酰胺凝胶电泳分离后，Brennan 等人[65]检测到蛋白结合的 SH 残基。复合物Ⅰ用特异标记的多克隆抗体进行染色。线粒体诱导的甲基噻唑四唑中 ROS/RNS 和去谷胱甘肽化升高，且细胞色素 c 的释放符合反应时间的函数：在神经黑素处理前Ⅰ、Ⅱ、Ⅲ和Ⅴ，以及处理 1h、2h、4h 和 6h 后。半胱天冬酶-3 在神经黑素处理的 SH-SY5Y 细胞中被激活，而在对照组和蛋白酶 K 处理的细胞中没有被激活。UPS 活性同时受到氧化修饰的直接抑制和线粒体功能障碍的间接抑制。通过转染蛋白酶传感器载体 pZsProSensor-1（BD Biosciences）的 SH-SY5Y 细胞，可直接通过观察绿色荧光蛋白的积累水平来明确对 26S 蛋白酶体的抑制作用（b）。Hoechst 33342 细胞染色结果显示，神经黑素（而非蛋白酶 K 处理的神经黑素）诱导细胞凋亡（c）。NM，神经黑素；P-K，蛋白酶 K

8.7.2 神经黑素对线粒体功能的影响

有报道称，帕金森病患者的线粒体呼吸链复合体Ⅰ（NADH：泛醌氧化还原酶，EC 1.6.5.3）存在缺陷[66-68]。复合物Ⅰ是由 46 个亚基组成的大分子，其亚基组装受损可降低作用活性。神经黑素会干扰复合体Ⅰ的组装，而蛋白酶 K 处理后的神经黑素或 DA-M 不会产生干扰[52,58]。神经黑素的蛋白成分含有巯基，蛋白酶 K 的处理可使巯基数量减少到原来的 1/4，这表明与肽结合的巯基残基是神经黑素诱导线粒体功能障碍和细胞凋亡的原因。在正常生理条件或轻度氧化应激条件下，ROS 和 RNS 可对神经黑素、蛋白质和还原型谷胱甘肽（reduced glutathione，GSH）中的硫醇进行可逆修饰，进而使其转变为活性中间体［硫醇自由基、次磺酸（RSOH）和亚磺酸（RSO_2H）］。蛋白的活化巯基与谷胱甘肽和其他化合物的巯基反应形成混合二硫键（S-S），这种反应被称为 *S*-谷胱甘肽化（*S*-glutathionylation，Pr-*S*-SG）。利用同步加速 X 射线显微镜技术研究人脑组织，在离体神经黑素中检测到了这些氧化的活性硫化物[13]。长期或高强度地暴露于 ROS/RNS 中会使蛋白硫醇不可逆地氧化为半胱氨酸磺酸。据报道，磺酸盐存在于健康大脑的神经黑素中[69,70]，也存在于帕金森病和阿尔茨海默病患者[4]的大脑中。*S*-谷胱甘肽化可被谷氧还原蛋白（glutaredoxin）、其他硫氧还原蛋白（thioredoxin）和蛋白二硫键解异构酶（EC 5.3.4.1）逆转，进而增加来源于 Pr-*S*-SG 的游离蛋白巯基和谷胱甘肽。以 NADPH 为辅因子，硫氧还原蛋白还原酶（EC 1.6.4.5）或谷胱甘肽还原酶（EC 1.6.4.2）可以循环该反应。

S-谷胱甘肽化调控能量代谢、细胞骨架、信号修饰蛋白（激酶、磷酸酶）、钙离子稳态、蛋白折叠和凋亡级联反应相关的细胞功能等[71, 72]。*S*-谷胱甘肽化可以稳定复合物Ⅰ的组装，并保护其 51-kDa 亚基的 4Fe-4S 簇[72]。腺嘌呤核苷酸转运蛋白是线粒体通透转换孔（mitochondrial permeability transition pore）的一个组成部分，该蛋白在 Cys57 位点被 *S*-谷胱甘肽化，并且这里的巯基被一氧化氮氧化后会诱导线粒体膜通透性增加[73]。总之，谷胱甘肽化可能是与神经黑素功能相关的重要机制[52, 58]。

8.7.3　神经黑素对 UPS 的影响

早期的研究认为路易体和路易神经突参与了帕金森病和其他突触核蛋白疾病的神经元退行性变性机制[74, 75]，而最近的研究则认为这些包涵体具有保护作用[76]。氧化修饰的蛋白与多种泛素分子结合，被标记的蛋白将会被 26S 蛋白酶体复合物降解[77]。UPS 的功能障碍与家族性和散发性的帕金森病都有关[78, 79]。有趣的是，神经黑素可抑制 26S 蛋白酶体的原位活性[49]，增加线粒体中 ROS/RNS 的产生量，减少线粒体 ATP 的合成，并抑制 UPS 的 ATP 依赖性功能[80, 81]。ROS/RNS 的增加也促进了蛋白质的修饰，导致蛋白质也可以抑制 UPS 的活性[49, 51]。

8.7.4　神经黑素与合成 DA-M 的细胞毒性比较

人工合成的 DA-M 和 Cys-DA-M 都被用作天然神经黑素的模型，但其组成和生物学功能迥异。神经黑素主要由蛋白质和脂质构成[5, 19, 23, 24]，而色素中的黑素成分是基于吲哚形成的真黑素和基于苯并噻嗪形成的褐黑素的混合物，且具有不同的氧化电位[82, 83]。

如表 8.2 所示，DA-M 可持续地在动物和细胞模型中诱导细胞死亡，且主要是通过诱导由 ROS/RNS 主导的“凋亡样”细胞死亡[52, 58, 60, 84-86]。

如表 8.3 所示，我们最近研究了 DA-M 诱导细胞凋亡的细胞机制，并与文献报道的神经黑素诱导凋亡的机制进行了比较[58]。DA-M 氧化降低线粒体中谷胱甘肽和巯基的含量，而神经黑素通过解离复合物Ⅰ中混合型二硫键来增加谷胱甘肽的含量。神经黑素和 DA-M 诱导线粒体膜通透性增加，并促进细胞色素 c 的释放，而 Cys-DA-M 不作用于这些过程。DA-M 并不会引起明显的细胞凋亡，但以巯基为靶点的还原剂（如谷胱甘肽、二硫苏糖醇和 *N*-乙酰半胱氨酸）都能显著增加细胞毒性。

相反地，神经黑素可直接激活线粒体启动凋亡级联反应，而这种级联反应能被谷胱甘肽完全抑制。在 DA-M 处理的细胞中，还原性巯基试剂可激活半胱天冬酶-3（caspase-3），表现为可检测到分子量为 18kDa 的活化半胱天冬酶-3。这些结果提示，神经黑素和 DA-M 引发细胞死亡的途径不同[58, 64]，这取决于对细胞质和线粒体氧化还原状态的差异性调控。总之，神经黑素主要干扰线粒体中的 *S*-谷胱甘肽化，抑制其作为细胞死亡途径中初始事件的功能，而 DA-M 则是氧化修饰亚细胞蛋白成分（尤其是线粒体和 UPS）。这些结果强烈提示：神经黑素介导的细胞毒性不仅归因于其黑素组成，还与该分子的蛋白组分以及其他成分有关。

表 8.2　人工合成 DA-M 在体外模型中的神经毒性

细胞系统	细胞毒性	细胞毒性机制	参考文献
SK-N-SH 大鼠中脑细胞	细胞死亡	ROS 介导的细胞凋亡?	[31]
大鼠中脑神经元	细胞死亡	氧化应激	[52]
SH-SY5Y 细胞	谷胱甘肽依赖性细胞凋亡	线粒体膜通透性增加，GSH 依赖性半胱天冬酶激活	[64]
大鼠黑质共培养	细胞死亡	铁诱导氧化应激	[84]
PC12 细胞	凋亡样细胞死亡	铁?	[85]
小鼠中脑多巴胺细胞	细胞凋亡		[86]

表8.3 神经黑素和DA-M在体内和体外的作用比较

功能	神经黑素	DA-M	参考文献
诱导细胞凋亡	是	否；需要还原巯基	
线粒体凋亡级联反应的激活			[52，58，64]
线粒体膜通透性的诱导	是	是	
细胞色素c的释放	是	是	
降低膜电位（reduction of membrane potential，DYm）	是	是	
减少ATP合成	是	是	
增加ROS/RNS生成	是	是	
激活半胱天冬酶-3	是	否；需要谷胱甘肽	[52，64]
Bcl-2介导的保护作用	是	否	
对氧化还原状态的影响			
S-谷胱甘肽化，*S*-去谷胱甘肽化	在线粒体内	否	[52，58]
线粒体的氧化还原态	转变为还原态	转变为氧化态	
细胞质的氧化还原态	无显著影响	转变为氧化态	
对UPS的影响	抑制26S	无显著影响	[49-51]

8.8 结论

尽管近年来取得了一些研究进展，但神经黑素仍是色素家族中的神秘成员，与之相关的很多方面都有待发现。然而，已明确的是神经黑素并不像过去认为的那样只是神经元代谢的惰性废物，其在人脑的神经功能中起着重要作用。神经黑素在正常生理条件下可以保护神经元，但也可能在某些退行性条件下增加细胞毒性。具体而言，黑质的神经黑素可能参与了帕金森病和相关疾病中的一系列神经退行性级联反应相关通路。鉴定神经黑素在健康和患病大脑中的作用，将有助于增加我们对这种色素的理解，并加深对常见神经退行性疾病病因的了解。

（高思宇 杨杨 译，冰寒 审校）

参考文献

1 Elleder, M. and Borovansky, J. (2001) Autofluorescence of melanins induced by ultraviolet radiation and near ultraviolet light. A histochemical and biochemical study. *Histochem. J.*, **33**, 273–281.

2 Halliday, G.M., Ophof, A., Broe, M., Jensen, P.H., Kettle, E., Fedorow, H., Cartwright, M., Griffiths, F.M., Shepherd, C.E., and Double, K.L. (2005) α-Synuclein redistributes to neuromelanin lipid in the substantia nigra early in Parkinson's disease. *Brain*, **128**, 2654–2664.

3 Double, K.L., Dedov, V.N., Fedorow, H., Kettle, E., Halliday, G., Garner, B., and Brunk, U.T. (2008) The comparative biology of neuromelanin and lipofuscin in the human brain. *Cell. Mol. Life Sci.*, **65**, 1669–1682.

4 Sulzer, D., Bogulavsky, J., Larsen, K., Behr, G., Karatekin, E., Kleinman, M., Turro, N., Krantz, D., Edwards, R., Greene, L., *et al.* (2000) Neuromelanin biosynthesis is driven by excess cytosolic catecholamines not accumulated by synaptic vesicles. *Proc. Natl. Acad. Sci. USA*, **97**, 11869–11874.

5 Tribl, F., Gerlach, M., Marcus, K., Asan, E., Tatschner, T., Arzberger, T., Meyer, H.E., Bringmann, G., and Riederer, P. (2005) "Subcellular proteomics" of neuromelanin granules isolated from the human brain. *Mol. Cell Proteomics*, **4**, 945–947.

6 Bogerts, B. (1981) A brainstem atlas of catecholaminergic neurons in man, using melanin as a natural marker. *J Comp. Neurol.*, **197**, 63–80.

7 Saper, C.B. and Petito, C.K. (1982) Correspondence of melanin-pigmented neurons in human brain with A1–A14 catecholamine cell groups. *Brain*, **105**, 87–101.

8 Zecca, L., Bellei, C., Costi, P., Albertini, A., Monzani, E., Casella, L., Gallorini, M., Bergamaschi, L., Moscatelli, A., Turro, N.J., *et al.* (2008) New melanic pigments in the human brain that accumulate in aging and block environmental toxic metals. *Proc. Natl. Acad. Sci. USA*, **105**, 17567–17572.

9 Fedorow, H., Halliday, G.M., Rickert, C., Gerlach, M., Riederer, P., and Double, K.L. (2006) Evidence for specific phases in the development of human neuromelanin. *Neurobiol. Aging*, **27**, 506–512.

10 Zecca, L., Fariello, R., Riederer, P., Sulzer, D., Gatti, A., and Tampellini, D. (2002) The absolute concentration of nigral neuromelanin, assayed by a new sensitive method, increases throughout the life and is dramatically decreased in Parkinson's disease. *FEBS Lett.*, **510**, 216–220.

11 Tribl, F., Arzberger, T., Riederer, P., and Gerlach, M. (2007) Tyrosinase is not detected in human catecholaminergic neurons by immunohistochemistry and Western blot analysis. *J. Neural Transm. Suppl.*, (72), 51–55.

12 Check, E. (2002) Parkinson's disease patients show positive response to implants. *Nature*, **416**, 666.

13 Bohic, S., Murphy, K., Paulus, W., Cloetens, P., Salomé, M., Susini, J., and Double, K. (2008) Intracellular chemical imaging of the developmental phases of human neuromelanin using synchrotron X-ray microspectroscopy. *Anal. Chem.*, **80**, 9557–9566.

14 Forno, L.S. (1996) Neuropathology of Parkinson's disease. *J. Neuropathol. Exp. Neurol.*, **55**, 259–272.

15 Langston, J.W., Forno, L.S., Tetrud, J., Reeves, A.G., Kaplan, J.A., and Karluk, D. (1999) Evidence of active nerve cell degeneration in the substantia nigra of humans years after 1-methyl-4-phenyl-1,2,3,6-tetrahydropyridine exposure. *Ann. Neurol.*, **46**, 598–605.

16 Double, K.L., Reyes, S., Werry, E.L., and Halliday, G.M. (2010) Selective cell death in neurodegeneration: why are some neurons spared in vulnerable regions? *Prog. Neurobiol.*, **92**, 316–329.

17 Beach, T.G., Sue, L.I., Walker, D.G., Lue, L.F., Connor, D.J., Caviness, J.N., Sabbagh, M.N., and Adler, C.H. (2007) Marked microglial reaction in normal aging human substantia nigra: correlation with extraneuronal neuromelanin pigment deposits. *Acta Neuropathol.*, **114**, 419–424.

18 Fedorow, H., Tribl, F., Halliday, G., Gerlach, M., Riederer, P., and Double, K.L. (2005) Neuromelanin in human dopamine neurons: comparison with peripheral melanins and relevance to Parkinson's disease. *Prog. Neurobiol.*, **75**, 109–124.

19 Double, K., Zecca, L., Costo, P., Mauer, M., Greisinger, C., Ito, S., Ben-Shachar, D., Bringmann, G., Fariello, R.G., Riederer, P., *et al.* (2000) Structural characteristics of human substantia nigra neuromelanin and synthetic dopamine melanins. *J. Neurochem.*, **75**, 2583–2589.

20 Ichinose, H., Ohye, T., Fujita, K., Pantucek, F., Lange, K., Riederer, P., and Nagatsu, T. (1994) Quantification of mRNA of tyrosine hydroxylase and aromatic L-amino acid decarboxylase in the substantia nigra in Parkinson's disease and schizophrenia. *J. Neural Transm.*, **8**, 149–158.

21 Lehmann, I.T., Bobrovskaya, L., Gordon, S.L., Dunkley, P.R., and Dickson, P.W. (2006) Differential regulation of the human tyrosine hydroxylase isoforms via hierarchical phosphorylation. *Biol. Chem.*, **281**, 17644–17651.

22 Fedorow, H., Pickford, R., Hook, J.M., Double, K.L., Halliday, G.M., Gerlach, M., Riederer, P., and Garner, B. (2005) Dolichol is the major lipid component of human substantia nigra neuromelanin. *J. Neurochem.*, **92**, 990–995.

23 Dzierzega-Lecznar, A., Kurkiewicz, S., Stepien, K., Chodurek, E., Riederer, P., and Gerlach, M. (2006) Structural investigations of neuromelanin by pyrolysis-gas chromatography/mass spectrometry. *J. Neural Transm.*, **113**, 729–734.

24 Zecca, L., Costi, P., Mecacci, C., Ito, S., Terreni, M., and Sonnino, S. (2000) Interaction of human substantia nigra neuromelanin with lipids and peptides. *J. Neurochem.*, **74**, 1758–1765.

25 Tribl, F., Marcus, K., Meyer, H.E., Bringmann, G., Gerlach, M., and Riederer, P. (2006) Subcellular proteomics reveals neuromelanin granules to be a lysosome-related organelle. *J. Neural Transm.*, **113**, 741–749.

26 Shen, X., Zhang, F., and Dryhurst, G. (1997) Oxidation of dopamine in the presence of cysteine: characterization of new toxic products. *Chem. Res. Toxicol.*, **10**, 147–155.

27 Shima, T., Sarna, T., Swartz, H., Stroppolo, A., Gerbasi, R., and Zecca, L. (1997) Binding of iron to neuromelanin of human substantia nigra and synthetic melanin: an electron paramagnetic resonance spectroscopy study. *Free Radic. Biol. Med.*, **23**, 110–119.

28 Zecca, L., Zucca, F.A., Wilms, H., and Sulzer, D. (2003) Neuromelanin of the substantia nigra: a neuronal block hole with protective and toxic characteristics. *Trends Neurosci.*, **26**, 578–580.

29 Rozanowska, M., Sarna, T., Land, E., and Truscott, T. (1999) Free radical scavenging properties of melanin interaction of eu- and pheo-melanin models with reducing and oxidising radicals. *Free Radical. Biol. Med.*, **26**, 518–525.

30 Fasano, M., Bergamasco, B., and Lopiano, L. (2006) Is neuromelanin changed in Parkinson's disease? Investigations by magnetic spectroscopies. *J. Neural Transm.*, **113**, 769–774.

31 Li, J., Scheller, C., Koutsilieri, E., Griffiths, F., Beart, P.M., Mercer, L.D., Halliday, G., Kettle, E., Rowe, D., Riederer, P., *et al.* (2005) Differential effects of human neuromelanin and synthetic dopamine melanin on neuronal and glial cells. *J. Neurochem.*, **95**, 599–608.

32 D'Amato, R.J., Lipman, Z.P., and Snyder, S.H. (1986) Selectivity of the parkinsonian neurotoxin MPTP: toxic metabolite MPP^+ binds to neuromelanin. *Science*, **231**, 987–989.

33 Lindquist, N.G., Larsson, B.S., and Lyden-Sokolowski, A. (1988) Autoradiography of (^{14}C)paraquat or (^{14}C) diquat in frogs and mice: accumulation in neuromelanin. *Neurosci Lett.*, **93**, 1–6.

34 Ostergren, A., Annas, A., Skog, K., Lindquist, N.G., and Brittlebo, E.B. (2004) Long-term retention of neurotoxic beta-carbolines in brain neuromelanin. *J. Neural Transm.*, **111**, 141–157.

35 Zecca, L., Tampellini, D., Gatti, A., Crippa, R., Eisner, M., Sulzer, D., Ito, S., Fariello, R., and Gallorini, M. (2002) The neuromelanin of the human substantia nigra and its interaction with metals. *J. Neural Transm.*, **109**, 663–672.

36 Double, K.L., Gerlach, M., Schünemann, V., Trautwein, A.X., Zecca, L., Gallorini, M., Youdim, M.B.H., Riederer, P., and Ben-Shachar, D. (2003) Iron binding characteristics of neuromelanin of the human substantia nigra. *Biochem. Pharmacol.*, **66**, 489–494.

37 Ben-Shachar, D., Riederer, P., and Youdim, M.B.H. (1991) Iron–melanin interaction and lipid peroxidation: implications for Parkinson's disease. *J. Neurochem.*, **57**, 1609–1614.

38 Gerlach, M., Trautwein, A.X., Zecca, L., Youdim, M.B.H., and Riederer, P. (1995) Mössbauer spectroscopic studies of purified human neuromelanin isolated from the substantia nigra. *J. Neurochem.*, **65**, 923–926.

39 Galazka-Friedman, J., Bauminger, E.R., Friedman, A., Barcikowska, M., Hechel, D., and Nowik, I. (1996) Iron in parkinsonian and control substantia nigra – a Mossbauer spectroscopy study. *Mov. Disord.*, **11**, 8–16.

40 Tribl, F., Asan, E., Arzberger, T., Tatschner, T., Langenfeld, E., Meyer, H.E., Bringmann, G., Riederer, P., Gerlach, M., and Marcus, K. (2009) Identification of L-ferritin in neuromelanin granules of the human substantia nigra: a targeted proteomics approach. *Mol. Cell Proteomics*, **8**, 1832–1838.

41 Zareba, M., Bober, A., Korytowski, W., Zecca, L., and Sarna, T. (1995) The effect of a synthetic neuromelanin on yield of free hydroxyl radicals generated in model systems. *Biochem. Biophys. Acta*, **1271**, 343–348.

42 Hirsch, E., Graybiel, A., and Agid, Y. (1988) Melanized dopamine neurons are differentially susceptible to degeneration in Parkinson's disease. *Nature*, **28**, 345–348.

43 Kastner, A., Hirsch, E., Lejeune, O., Javoy-Agid, F., Rascol, O., and Agid, Y. (1992) Is the vulnerability of neurons in the substantia nigra of patients with Parkinson's disease related to their neuromelanin content? *J. Neurochem.*, **59**, 1080–1089.

44 Aime, S., Bergamasco, B., Casu, M., Digilio, G., Fasano, M., Giraudo, S., and Lopiano, L. (2000) Isolation and ^{13}C-NMR characterization of an insoluble proteinaceous fraction from substantia nigra of patients with Parkinson's disease. *Mov. Disord.*, **15**, 977–981.

45 Fasano, M., Giraudo, S., Coha, S., Bergamasco, B., and Lopiano, L. (2003) Residual substantia nigra neuromelanin in Parkinson's disease is cross-linked to alpha-synuclein. *Neurochem. Int.*, **42**, 603–606.

46 Bolzoni, F., Giraudo, S., Lopiano, L., Bergamasco, B., Fasano, M., and Crippa, P.R. (2002) Magnetic investigations of human mesencephalic neuromelanin. *Biochem. Biophys. Acta*, **1586**, 210–218.

47 Lopiano, L., Chiesa, M., Digilio, D., Giraudo, G., Bergamasco, B., and Fasano, M. (2000) Q-band EPR investigations of

neuromelanin in control and Parkinson's disease patients. *Biochem. Biophys. Acta*, **1500**, 306–312.

48 Lee, D.W. and Andersen, J.K. (2010) Iron elevations in the aging Parkinsonian brain: a consequence of impaired iron homeostasis? *J. Neurochem.*, **112**, 332–339.

49 Shamoto-Nagai, M., Maruyama, W., Akao, Y., Osawa, T., Tribl, F., Gerlach, M., Zucca, F.A., Zecca, L., Riederer, P., and Naoi, M. (2004) Neuromelanin inhibits enzymatic activity of 26S proteasome in human dopaminergic SH-SY5Y cells. *J. Neural Transm.*, **111**, 1253–1265.

50 Shamoto-Nagai, M., Maruyama, W., Yi, H., Akao, Y., Tribl, F., Gerlach, M., Osawa, T., Riederer, P., and Naoi, M. (2006) Neuromelanin induces oxidative stress in mitochondria through release of iron: mechanism behind the inhibition of 26S proteasome. *J. Neural Transm.*, **113**, 633–644.

51 Maruyama, W., Shamoto-Nagai, M., Akao, Y., Riederer, P., and Naoi, M. (2006) The effect of neuromelanin on the proteasome activity in human dopaminergic SH-SY5Y cells. *J. Neural Transm. Suppl.*, **70**, 125–132.

52 Naoi, M., Maruyama, W., Yi, H., Yamaoka, Y., Shamoto-Nagai, M., Akao, Y., Gerlach, M., Tanaka, M., and Riederer, P. (2008) Neuromelanin selectively induces apoptosis in dopaminergic SH-SY5Y cells by deglutathionylation in mitochondria: involvement of the protein and melanin component. *J. Neurochem.*, **105**, 2489–2500.

53 Double, K.L., Ben-Shachar, D., Youdim, M.B., Zecca, L., Riederer, P., and Gerlach, M. (2002) Influence of neuromelanin on oxidative pathways within the human substantia nigra. *Neurotoxicol. Teratol.*, **24**, 621–628.

54 Zecca, L., Casella, L., Albertini, A., Bellei, C., Zucca, F.A., Engelen, M., Zadlo, A., Szewczyk, G., Zareba, M., and Sarna, T. (2008) Neuromelanin can protect against iron-mediated oxidative damage in system modeling iron overload of brain aging and Parkinson's disease. *J. Neurochem.*, **106**, 1866–1875.

55 Gerlach, M. and Riederer, P. (1996) Animal models of Parkinson's disease: an empirical comparison with the phenomenology of the disease in man. *J. Neural Transm.*, **103**, 987–1041.

56 Double, K.L., Halliday, G.M., Henderson, J., Griffiths, F.M., Heinemann, T., Riederer, P., and Gerlach, M. (2003) The dopamine receptor agonist lisuride attenuates iron-mediated dopaminergic neurodegeneration. *Exp. Neurol.*, **184**, 530–535.

57 Zecca, L., Wilms, H., Geick, S., Claasen, J.H., Brandenburg, L.O., Holzknecht, C., Panizza, M.L., Zucca, F.A., Deuschl, G., Sievers, J., *et al.* (2008) Human neuromelanin induces neuroinflammation and neurodegeneration in the rat substantia nigra: implications for Parkinson's disease. *Acta Neuropathol.*, **116**, 47–55.

58 Naoi, M., Maruyama, W., Yi, H., Inaba, K., Akao, Y., and Shamoto-Nagai, M. (2009) Mitochondria in neurodegenerative disorders: regulation of the redox state and death signaling leading to neuronal death and survival. *J. Neural. Transm.*, **116**, 1371–1381.

59 Wilms, H., Rosenstiel, P., Sievers, J., Deuschl, G., Zecca, L., and Lucius, R. (2003) Activation of microglia by human neuromelanin is NF-κB-dependent and involves p38 mitogen-activated protein kinase: implications for Parkinson's disease. *FASEB J.*, **17**, 500–502.

60 Depboylu, C., Matusch, A., Tribl, F., Zoriy, M., Michel, P.P., Riederer, P., Gerlach, M., Becker, S., Oertel, W.H., and Hoglinger, G.U. (2007) Glia protects neurons against extracellular human neuromelanin. *Neurodegener. Dis.*, **4**, 218–226.

61 Double, K.L. (2006) Functional effects of neuromelanin and synthetic melanin in model systems. *J. Neural Transm.*, **113**, 751–756.

62 Gerlach, M., Desser, H., Youdim, M.B.H., and Riederer, P. (1996) New horizons in molecular mechanisms underlying Parkinson's disease and in our understanding of the neuroprotective effects of selegiline. *J. Neural Transm.*, **48**, 7–21.

63 Gerlach, M., Riederer, P., and Double, K.L. (2008) Neuromelanin-bound ferric iron as an experimental model of dopaminergic neurodegeneration in Parkinson's disease. *Parkinsonism Relat. Disord.*, **14** (Suppl. 2), S185–S188.

64 Naoi, M., Yi, H., Maruyama, W., Inaba, K., Shamoto-Nagai, M., Akao, Y., Gerlach, M., and Riederer, P. (2009) Glutathione redox status in mitochondria and cytoplasm differentially and sequentially activates apoptosis cascade in dopamine-melanin-treated SH-SY5Y cells. *Neurosci. Lett.*, **465**, 118–122.

65 Brennan, J.P., Wait, R., Begum, S., Bell, J.R., Dunn, M.J., and Eaton, P. (2004) Detection and mapping of widespread intermolecular protein disulfide formation during cardiac oxidative stress using proteomics with diagonal electrophoresis. *J. Biol. Chem.*, **279**, 41352–41360.

66 Reichmann, H. and Riederer, P. (1989) Biochemische Analyse der Atmungskettenkomplex verschiedener Hirnregionen von Patient mit M. Parkinson und andere Basalganglienerkrankungen. Symposium des BMFT "Morbus Parkinson und andere Basalganglienerkrankungen," Bad Kissingen.

67 Mizuno, Y., Ohta, S., Tanaka, M., Takamiya, S., Suzuki, K., Sato, T., Oya, H., Ozawa, T., and Kagawa, Y. (1989) Deficiencies in complex I subunits of the respiratory chain in Parkinson's disease. *Biochem. Biophys. Res. Commun.*, **163**, 1450–1455.

68 Schapira, A.H., Cooper, J.M., Dexter, D., Jenner, P., Clark, J.B., and Marsden, C.D. (1989) Mitochondrial complex I deficiency in Parkinson's disease. *Lancet*, **1**, 1269.

69 Barden, H. (1984) The oxidative generation of sulfonic acid groups in neuromelanin and lipofuscin in the human brain. *J. Histochem. Cytochem.*, **32**, 329–336.

70 Choi, J., Rees, H.D., Weintraub, S.T., Levey, A.I., Chin, L.S., and Li, L. (2005) Oxidative modifications and aggregation of Cu,Zn-superoxide dismutase associated with Alzheimer and Parkinson diseases. *J. Biol. Chem.*, **280**, 11648–11655.

71 Townsend, D.M. (2007) *S*-Glutathionylation: indicator of cell stress and regulator of the unfolded protein response. *Mol. Interv.*, **7**, 313–324.

72 Mieyal, J.J., Gallogly, M.M., Qanungo, S., Sabens, E.A., and Shelton, M.D. (2008) Molecular mechanisms and clinical implications of reversible protein *S*-glutathionylation. *Antioxid. Redox Signal.*, **10**, 1941–1988.

73 Costantini, P., Belzacq, A.S., Vieira, H.L., Larochette, N., de Pablo, M.A., Zamzami, N., Susin, S.A., Brenner, C., and Kroemer, G. (2000) Oxidation of a critical thiol residue of the adenine nucleotide translocator enforces Bcl-2-independent permeability transition pore opening and apoptosis. *Oncogene*, **19**, 307–314.

74 Ross, C.A. and Poirier, M.A. (2004) Protein aggregation and neurodegenerative disease. *Nat. Med.*, **10** (Suppl.), S10–S17.

75 McNaught, K.S., Olanow, C.W., Halliwell, B., Isacson, O., and Jenner, P. (2001) Failure of the ubiquitin–proteasome system in Parkinson's disease. *Nat. Rev. Neurosci.*, **2**, 589–594.

76 Halliday, G.M. and McCann, H. (2008) Human-based studies on alpha-synuclein deposition and relationship to Parkinson's disease symptoms. *Exp. Neurol.*, **209**, 12–21.

77 Glickman, M.H. and Ciechanover, A. (2002) The ubiquitin–proteasome proteolytic pathway: destruction for the sake of construction. *Physiol. Rev.*, **82**, 373–428.

78 Cook, C. and Petrucelli, L. (2009) A critical evaluation of the ubiquitin–proteasome system in Parkinson's disease. *Biochim. Biophys. Acta*, **1792**, 664–675.

79 McNaught, K.S., Belizaire, R., Isacson, O., Jenner, P., and Olanow, C.W. (2003) Altered proteasomal function in sporadic Parkinson's disease. *Exp. Neurol.*, **179**, 38–46.

80 Shamoto-Nagai, M., Maruyama, W., Kato, Y., Isobe, K., Tanaka, M., Naoi, M., and Osawa, T. (2003) An inhibitor of mitochondrial complex I, rotenone, inactivates proteasome by oxidative modification and induces aggregation of oxidized proteins in SH-SY5Y cells. *J. Neurosci. Res.*, **74**, 589–597.

81 Sawada, H., Kohno, R., Kihara, T., Izumi, Y., Sakka, N., Ibi, M., Nakanishi, M., Nakamizo, T., Yamakawa, K., Shibasaki, H., *et al.* (2004) Proteasome mediates dopaminergic neuronal degeneration, and its inhibition causes alpha-synuclein inclusions. *J. Biol. Chem.*, **279**, 10710–10719.

82 Odh, G., Carstam, R., Paulson, J., Wittbjer, A., Rosengren, E., and Rorsman, H. (1994) Neuromelanin of the human substantia nigra: a mixed-type melanin. *J. Neurochem.*, **62**, 2030–2036.

83 Samokhvalov, A., Hong, L., Liu, Y., Garguilo, J., Nemanich, R.J., Edwards, G.S., and Simon, J.D. (2005) Oxidation potentials of human eumelanosomes and pheomelanosomes. *Photochem. Photobiol.*, **81**, 145–148.

84 Mochizuki, H., Nishi, K., and Mizuno, Y. (1993) Iron–melanin complex is toxic to dopaminergic neurons in nigrostriatal co-culture. *Neurodegeneration*, **2**, 1–7.

85 Offen, D., Ziv, I., Barzilai, A., Gorodin, S., Glater, E., Hochman, A., and Melamed, E. (1997) Dopamine-melanin induces apoptosis in PC12 cells: possible implications for the etiology of Parkinson's disease. *Neurochem. Int.*, **31**, 207–216.

86 Nguyen, A., Gille, G., Moldzio, R., Hung, S.-T., and Rausch, W.-D. (2002) Synthetic neuromelanin is toxic to dopaminergic cell cultures. *J. Neural Transm.*, **109**, 651–661.

第 9 章　黑素小体的生物发生过程

Cédric Delevoye, Francesca Giordano, Michael S. Marks, Graça Raposo

9.1　引言

黑素由表皮内和眼部黑素细胞、视网膜色素上皮细胞中的特异细胞器——黑素小体合成。在这些细胞中，黑素的合成过程被局限在被膜的小体中，以防止大多数细胞成分暴露于合成过程产生的氧化物中，避免这些氧化物损伤细胞。皮肤中产生的黑素会被转移到角质形成细胞中，进而为细胞提供光保护，抵御紫外辐射的损伤，而且会导致皮肤和头发特有的色素沉着，以及动物的不同皮色[1]。在眼睛里，RPE 黑素小体中合成的黑素不会释放，而是保留在 RPE 细胞中，其作用是聚焦光和消除由被吞噬的光感受器外膜 e 片段释放的自由基带来的毒性[2]。黑素小体还存在于人眼脉络黑素细胞、虹膜和晶状体的色素上皮层。不同部位黑素小体的生成和黑素合成的时间是不同的。尽管皮肤黑素细胞在整个生命过程中都产生黑素小体，RPE 中的黑素合成主要发生在胚胎和婴儿早期[3]。

作为色素细胞中的黑素“工厂”，黑素小体具有独特的形态和结构特征。它们是有膜的细胞器，含有黑素细胞特异性蛋白质，参与黑素小体结构、黑素合成，并维持色素合成需要的离子、氧化还原反应和渗透环境。溶酶体是主要负责降解功能的细胞器，黑素小体具有许多与传统溶酶体相同的特性，因此被归为溶酶体相关细胞器（lysosome-related organelles，LRO）家族的成员。黑素小体内部 pH 值较低，并含有溶酶体水解酶和溶酶体膜蛋白[4]。尽管黑素细胞能产生棕色/黑色的真黑素和黄色/红色的褐黑素，但主要产生褐黑素的黑素小体在结构和组成上有所不同，对其生物发生的认知甚少。因此，本章重点讨论主要生成真黑素小体的黑素细胞。

真黑素小体的生物发生过程有多个步骤：先形成未成熟的无色素前体细胞器，然后成熟为完全色素化的结构。成熟过程需要内体中间体（endosomal intermediates）完成形态和结构修饰，并伴随着蛋白质转运体在细胞器间的转运。这些转运体主要组分为黑素小体结构和色素合成所需的黑素细胞特异性成分，包括黑素生成酶、转运蛋白和结构成分等。多数编码这些成分的基因突变会导致黑素小体成熟/功能的异常，从而引起眼皮肤白化病或眼白化病（ocular albinism，OA）。黑素小体的成熟还需要募集效应蛋白，使黑素小体转运到细胞周围（如第 10 章所述）。在过去的几年里，对皮肤黑素细胞和色素性黑色素瘤细胞的研究已经揭示了黑素细胞产生真黑素小体的主要途径和分子机制。这些研究着重揭示了真黑素小体是如何从主要的“传统”内溶酶体系统中分离的[5-7]。我们对黑素小体生物发生的新认识可以作为一个很好的模型，该模型可能也适用于其他不同细胞类型中 LRO 的形成。

与内吞系统的所有其他膜蛋白和内腔蛋白一样，黑素小体蛋白在内质网中合成，并在高尔基体的分泌转运过程中加工。这些装载物从高尔基体开始，通过特殊的后-高尔基体运输路线，汇总于内体系统，最终到达黑素小体。这些蛋白质转运的内体途径目前处于初步研究阶段，其受到一般和特异细胞类型的效应因子调控。普遍存在的转运效应因子包括识别转运蛋白上特定细胞质靶向信号的异源四聚体接头蛋白，从细胞质招募效应因子到内体中间体的 Rab 超家族的小 GTP 酶，影响膜融合的可溶性 *N*-乙基马来酰亚胺敏感因子附着蛋白受体（soluble *N*-ethylmaleimide-sensitive factor attachment protein receptor，SNARE），以及细胞骨架相关分子马达（详见第 9.4 节）。重要的是，在一些由于黑素小体功能不良，从而以低色素为部分特征的遗传综合征性疾病中，一些编码这些和其他必需分子的基因发生了突变。这些疾病包括白细胞异常色素减退综合征（Chediak-Higashi syndrome，CHS）和赫尔曼斯基-普德拉克综合征（Hermansky-Pudlak syndrome，HPS）的几种变体[8]。过去 10 年的许多发现已经开始逐渐揭示色素细胞如何借助共性分子机制使内体系统产生特定细胞类型的结构及其相关功能。这些研究不仅揭示了黑素小体和其他 LRO 的生物发生过程，而且还揭示了内吞系统中囊泡转运的一般过程和在遗传疾病中的主要功能障碍。

9.2　黑素小体：专门进行黑素合成的细胞内细胞器

9.2.1　黑素小体是经不同阶段发育而成的独特细胞器

由于黑素的电子密度高，表皮黑素细胞内的黑素小体是第一批通过电子显微镜观察到其特征的细胞器[9]。真黑素小体含有黑色和棕色的黑素，可根据其形态可分为 4 个阶段，即Ⅰ～Ⅳ期[10]（图 9.1）。早期阶段通常也被称为前黑素小体阶段。在该阶段，黑素小体缺乏色素，具有特征性的纤维状基质结构，黑素在后期沉积于其上。Ⅰ期黑素小体可被内吞示踪剂标记显示，并对应于早期的内体隔室[5]，含有一些不规则纤维和腔内膜泡。有趣的是，纤维生发于腔内膜，并随着细胞器的成熟而伸长[11]。Ⅱ期黑素小体具有发育成熟的、平行排列成同心片状的纤维结构[10,11]。正如电子显微镜所观察到的，在黑素合成开始时，黑素聚合物沉积在这些纤维层上，导致其增厚和变黑[5,10]。持续的黑素合成导致黑素沉积在整个黑素小体中，并遮盖了其下的成分。有色素沉着但仍可看到纤维层的真黑素小体被称为Ⅲ期黑素小体，而纤维基质被掩盖住的则被认为是Ⅳ期黑素小体[10]。在以合成褐黑素为主的细胞中，黑素小体内的黑素颜色较深，但缺少纤维结构[12]。

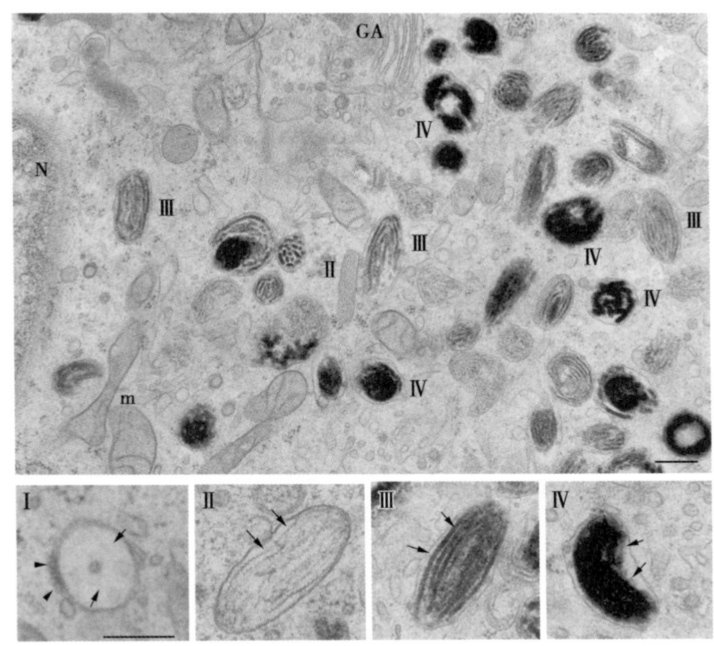

图 9.1　黑素小体的超微结构。高压冷冻固定 MNT-1 人黑色素瘤细胞电镜观。细胞样品未用环氧丙烷包埋且未进行冷冻替换。黑素小体发育的 4 个阶段如下方小图所示。注意Ⅰ期黑素小体的致密双层被膜（箭头）和腔内小泡（箭头），Ⅱ期的蛋白质原纤维（箭头），Ⅲ期和Ⅳ期的黑素沉积（黑色）。主图是 MNT-1 近细胞核的细胞质区域典型视野，含所有 4 个阶段的黑素小体。m，线粒体；N，细胞核；GA，高尔基体。比例尺：200nm

与皮肤黑素细胞相比，眼睛色素细胞中黑素小体的形成研究较少。对皮肤颜色缺陷小鼠和 OCA 患者[13]的遗传分析，以及对早期眼部黑素发生学的少量研究，发现眼部黑素与皮肤黑素细胞的生物发生机制相似。在 RPE 和脉络膜中，黑素小体也是从未成熟的未着色前体逐渐发展为成熟的、有色素的黑素小体[14]。然而，RPE 中的黑素生成主要发生在出生前，并且在出生后不久基本完成，因此成年人 RPE 黑素合成和黑素部分很少更新[15,16]。在某些实验条件下，可以诱导成年人的 RPE 生成黑素[17,18]，并且该过程可发生在没有特征性条纹结构的黑素前体[19]，但目前尚不清楚在正常生理条件下是否也能如此。

黑素小体在不同阶段的差异性结构是如何产生的？Ⅰ期和Ⅱ期黑素小体中的色素下纤维基质的形成以及Ⅲ期和Ⅳ期黑素小体中黑素合成/沉积都取决于特异作用于新生细胞器的色素细胞特异性蛋白。虽然黑素小体曾经因含有溶酶体膜蛋白和酶而被认为是经过修饰的溶酶体[4, 20-23]，但现在认为它们与溶酶体和晚期细胞内途径的其他细胞器共存[5]。具体而言，Ⅰ期和Ⅱ期黑素小体从早期内体隔室的液泡域（vacuolar domain）发育而来，这些液泡域富含色素细胞特异性蛋白 Pmel17（也被称 gp100 或 SILV）。目前的模型表明，在合成黑素之前，Ⅱ期黑素小体必须完全"成熟"，包括完全形成的纤维层。黑素合成发生在Ⅲ期和Ⅳ期黑素小体中。这个时间与成熟Ⅱ期的黑素生成酶和转运蛋白转运至细胞隔层后时期步调一致，这些酶和转运蛋白有助于形成利于黑素合成的细胞器微环境[7]。下面将介绍这些组成部分和途径。

9.2.2 黑素小体的构成

多数已知的黑素小体成分是仅在色素细胞中表达的整合膜蛋白，其编码基因突变会导致动物的毛色变淡或人类的白化病，表现为黑素小体的数量、结构和/或功能受损而引起的皮肤、头发和/或眼睛中的色素发生不同程度的缺失[24]（表 9.1）。

表 9.1 黑素小体主要成分及其功能

黑素小体蛋白	黑素小体形成阶段	功能	人类疾病/小鼠模型
酪氨酸酶	Ⅲ / Ⅳ	黑素合成 参与酪氨酸酶到多巴的氧化过程	OCA1（h）/Tyr ^{C} （白化）
Tyrp1	Ⅲ / Ⅳ	黑素合成 参与 DHICA 合成真黑素的氧化过程	OCA3 （h）/Tyrp1^{b}（棕色）
Tyrp2/Dct	Ⅲ / Ⅳ	黑素合成 参与多巴色素与 DHICA 的互变异构过程	未知 /Dct^{slt}（深灰色）
Pmel17/ gp100/ME20	Ⅰ～Ⅱ（表位在Ⅲ期和Ⅳ期被黑素遮盖）	淀粉样纤维片的成分	未知 /si（银白色）
P/OCA2	Ⅲ / Ⅳ	黑素小体酸化 阴离子转运体	OCA2（h）/p （粉眼淡化）
MATP/ SLC45A2	未知	膜转运体	OCA4（h）
SLC24A5	未知	膜转运体	未知 /OA
OA1/ GPR143	Ⅱ～Ⅲ～Ⅳ～溶酶体（大部分在Ⅱ期）	GPCR 控制黑素小体组成和大小	OA1/Oa1
MART-1	Ⅰ～Ⅱ	Pmel17 和 OA1 的辅助功能蛋白 人黑色素瘤抗原	未知

注：OCA1、OCA2、OCA3、OCA4 分别为眼皮肤白化病Ⅰ型、Ⅱ型、Ⅲ型和Ⅳ型，OA1 为眼白化病Ⅰ型。

Pmel17 是Ⅰ期、Ⅱ期黑素小体基质纤维的结构基础。Pmel17 以跨膜蛋白的形式合成，被加工成较小的腔内片段，再聚合形成腔内纤维层[25]。下文讨论了调控 Pmel17 成熟的机制。Pmel17 纤维的积累是目前唯一已知的Ⅱ期黑素小体的标志，尽管有研究表明，这些细胞器中也存在自噬标志物，如脂化的 LC3a[26]，提示前黑素小体的生成可能需要与自噬途径相同的分子机制。

黑素生物合成酶——酪氨酸酶、酪氨酸酶相关蛋白 1（tyrosinase-related protein 1, Tyrp1）和多巴色素互变异构酶（dopachrome tautomerase, Dct；也称为 Tyrp2）在Ⅲ期和Ⅳ期黑素小体中富集，这和Ⅱ期到Ⅲ期过渡过程中黑素小体开始合成黑素的步调一致[5, 27, 28]。酪氨酸酶是一种铜依赖的酶，它催化黑素合成的限速步骤，使 *L*-酪氨酸（*L*-tyrosine）羟基化为 *L*-3,4-二羟基苯丙氨酸（*L*-3,4-dihydroxyphenylalanine，即 *L*-多巴，*L*-dopa）、*L*-多巴氧化为多巴醌[29]，酪氨酸酶还催化下游 5,6-二羟基吲哚（5,6-dihydroxyindole，DHI）氧化为 5,6-吲哚醌[30]。Ⅰ型 OCA 患者的酪氨酸酶编码基因存在突变，大部分患者皮肤和眼睛的色素沉着完全消失[31]。顾名思义，Dct 催化多巴色素互变异构为 DHI[32]。小鼠 Tyrp1 同源蛋白被认为具有 DHI-2-羧酸（DHI-2-carboxylic acid，DHICA）氧化酶活性[33]，但人类 Tyrp1 同源蛋白的酶活性一直存在争议[34]；Tyrp1 也被认为可以稳定酪氨酸酶[35]。Ⅲ型 OCA 是由人类 Tyrp1 编码基因的失活突变导致的，其特征是红色和棕色色素的增多[34]。酪氨酸酶、Dct 和 Tyrp1 是Ⅰ型膜糖蛋白，三者氨基酸序列的同源性约为 40%[36]。这 3 种酶都含有一段 N 端信号序列以帮助新生蛋白锚定到内质网，该蛋白有一个较大的具有催化活性的腔内结构域、一个单一的跨膜结构域以及一个短的 C 端胞质结构域。酪氨酸酶和 Tyrp1 的胞质结构域对黑素小体的正确锚定至关重要[37-41]。

除了黑素生成酶外，黑素合成所需的其他一些蛋白质也被认为与黑素小体有关。蛋白质组学分析表明，来自黑素细胞的富含黑素小体的亚细胞组分中有许多与细胞器相关的蛋白质[42,43]，但只有少数的“点”受到越来越严格的分析验证。其中可能包括通道蛋白（channel protein）OCA2[44]和 G 蛋白偶联受体（G protein-coupled receptor，GPCR）GPR143，通常称为 OA1[45]。这些蛋白分别是Ⅱ型 OCA 和Ⅰ型 OA 患者基因突变的产物。OCA2 的分子功能尚不清楚。该蛋白是在粉眼淡化（pink-eyed dilute）小鼠中发生突变[46]，因此也被称为 P 蛋白。OCA2 缺乏的黑素细胞中，黑素小体色素严重减少[47,48]，酪氨酸酶完全缺失[49,50]。OCA2 也被认为可以调节黑素小体的 pH 值[51]，其作用可能是通过促进反阴离子（counteranion）转运实现的[52-54]。OA1 属于具有 7 个跨膜结构域的 GPCR 大家族[45,55]。最近的研究发现其配体是黑素中间体 *L*-多巴[56]。研究认为 OA1 可控制转运中间体的融合和分裂[57]（详见第 9.3.4 节）。其他黑素细胞特异性成分可能是黑素小体的固有成分，包括钾依赖钠/钙交换器 SLC24A5[58]和类转运蛋白 SLC45A2[59]。SLC24A5 的基因变异与人类的肤色变化有关[60]，SLC45A2[在小鼠中也称为膜相关转运蛋白（membrane-associated transporter protein，MATP 或 underwhite）]的突变会导致Ⅳ型 OCA[61]。蛋白质组学分析表明，此二者都存在于富含黑素小体的组分中，但其主要定位和分子功能尚不清楚。钙通道 TRPM1[62]和 TRPM7[63]的突变会导致黑素合成缺陷。因此，这些突变也可能与黑素小体有关。最后，已证明 MART-1 肿瘤相关抗原与其他黑素小体蛋白（如 Pmel17[64]和 OA1[57]）存在相互作用，并可能在黑素细胞内的转运中作为分子伴侣发挥重要作用。许多这些成分的特性和功能在他处已有详细论述，其缺陷导致了人类（眼或眼皮肤白化病）和/或模型生物的色素沉着障碍（见表 9.1）。

黑素小体中一些广泛表达的蛋白质也可能参与了黑素合成。然而，多数并不一定只在黑素小体中特异性富集，也可能存在于其他细胞器中。例如，酸性磷酸酶和组织蛋白酶等溶酶体酶[20,23]与 LAMP1 和 LAMP 2 等溶酶体膜蛋白（lysosomal membrane proteins，LAMP）[4]。蛋白质组学分析表明，其他溶酶体蛋白和内质网组分也可能存在于不同阶段的黑素小体中[27,42,43]，但这些发现值得通过其他方法进行验证。在黑素小体中起重要作用的一个成分是铜转运蛋白 ATP7A[65]。ATP7A 是 ABC 家族转运蛋白的一员。其作为 ATP 依赖性泵，将铜从胞质装载到外泌/内吞细胞器[66]。然而，ATP7A 在细胞中主要定位于反面高尔基网（trans-Golgi network，TGN）和内体。黑素细胞中有额外的 ATP7A 存在于黑素小体中，提供酪氨酸酶活性所需的铜辅因子。若 ATP7A 无法定位到黑素小体，会导致酪氨酸酶活性丧失，从而导致严重的色素减退[65]。ATP7A 的遗传缺陷会导致门克斯病（Menkes disease），它与严重的神经和发育异常有关[66]，对杂色和棕色条纹等带有 ATP7A 突变的门克斯病小鼠模型的研究，最早发现了 ATP7A 对色素沉着存在影响[13,67]。

9.3 内吞系统与黑素小体的形成

9.3.1 内吞途径的细胞器

大多数细胞中，内吞途径有诸如营养物质摄取、信号通路控制和大分子降解等基本作用[68]。这些功能是通过利用独立的膜隔室和高度流动性的特定子域来实现的[69,70]。通过受体介导的、依赖于或不依赖于网状蛋白（clathrin）途径，或者通过大流量内吞作用[71]，蛋白质或其他大分子在质膜被内吞，到达不同的隔室中，被分类为“早期”和“晚期”内体（图 9.2），分类依据是这些不同的隔室对游离的内吞示踪剂和与结合在内吞细胞表面受体的配体接触的先后顺序。

内吞示踪剂在内化后 5～15 分钟内进入早期内体。早期内体由不同形态的多种结构域组成。其

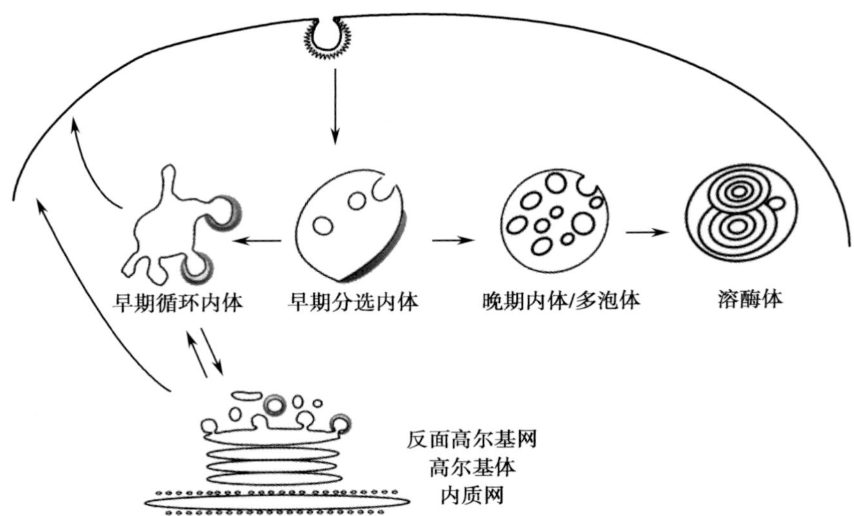

图 9.2 内吞途径。图示内体系统细胞器，特别是在所有细胞类型中研究最成熟的隔室。箭头示细胞器之间蛋白质和脂质运输的方向；灰色阴影示质膜内陷的网格蛋白包被和早期分选内体（包被内体）胞质侧的包被。小圆圈表示早期分选内体和晚期内体中出现的腔内小泡。溶酶体中通常是形状不规则的膜和小泡

分类依据包括特定效应因子的相对丰度，还有配体结合内化受体，如转铁蛋白（transferrin，TF）、低密度脂蛋白（low density lipoprotein，LDL）、表皮生长因子（epidermal growth factor，EGF）和去唾液酸糖蛋白（asialoglycoprotein，ASGP）的转运过程的动力学分析[72]。分选内体（sorting endosome）由连续的小管组成，小管与紧邻的电子透明性液泡相连，内膜很少，内吞的装载物在 5～15 分钟内就能到达内体[68]。这些膜通常与小的 GTP 酶（RAB5）、RAB5 的效应因子，即早期内体抗原 1（early endosomal antigen，EEA1），以及磷酸化的磷脂酰肌醇-3-磷酸结合在一起[73]。小管转运进出液泡的装载物，包括迅速循环到质膜的受体（例如 Tf 受体）。这种再循环受体的一部分积聚在与高尔基体相对的核周、管泡状分子中，并从这些分子中循环出来，称为循环内体（recycling endosome）[74]。小 GTP 酶 RAB4 和 RAB11 通常参与维持这些再循环结构域，以及其他 RAB GTP 酶（如 RAB14 和 RAB22A）及其效应因子[75]也有参与。循环内体能在内化后长达 30 分钟的时间里循环累积装载物[68]。从早期内体的液泡域伸出的小管被认为可以解除装载物与膜的结合，最终循环到质膜或者其他分泌和内体空间。随着这些物质的去除，液泡域成熟为晚期内体，富含可溶性的装载物，最终装载物在溶酶体中被降解。

另一分选过程发生在早期内体的液泡域，把溶酶体途径中的内膜装载物分离出来。此过程是由内膜向内萌芽，吞入装载物[76]。分选发生在液泡界膜的区域，该区域与内体胞质液面上的被膜区域（coated area）相邻[77]。双层被膜结构在黑素细胞中特别丰富[5]，其内含有的网状蛋白，但后者不同于质膜、TGN 和管状内体的膜芽上的网状蛋白被膜。被膜层还包含转运所需的内体分选复合体（endosomal sorting complex required for transport，ESCRT）的组分[78]。4 个 ESCRT 多亚单位复合体依次被募集到内体膜上，以隔离被泛素修饰的膜蛋白，并从富含这些物质的膜上形成和分离内囊[79]。当液泡内体成熟时，它们继续积累内部小泡，这种成熟的内体被称为多泡体（multivesicular body，MVB）[76]。完全“成熟”的 MVB 通常没有相关的膜小管，相当于晚期内体，含有新合成的溶酶体酶 LAMP1 和 LAMP2，并可在 30 分钟内被液相内吞装载物和配体受体复合物触达[80]。MVB 的生物发生、参与腔内小泡形成和装载物分类的机制在酵母中已被深入研究[76]，并且在哺乳动物细胞的配体刺激受体下调过程中较为保守，如：表皮生长因子受体（EGF receptor，EGFR）[78]。

并非所有 MVB 都相似[81]，形成不同类别 MVB 所涉及的机制可能比起初认为的更加复杂、多样。此外，并不是所有的 MVB 都注定要与溶酶体融合[82]。尤其是像黑素细胞这样拥有一组与 MVB 形态特征相似（但实际上异质性）隔室的特化细胞，这些隔室含有作为黑素小体合成中间体的黑素小体蛋白（例如 Pme17）。这些结构的内部小泡形成的方式似乎与 ESCRT 不同（见第 9.3.5.3 节）。装载物分选过程和这些

腔内小泡的形成所涉及的效应因子尚不清楚。

虽然这些对内吞系统的描述结合了多个实验室对多种细胞类型的研究，但要谨记：内体膜是高度动态化且在不断重构的。根据细胞类型、分化状态或对细胞外信号的反应，不同的内体结构域在流动率或含量上有所不同。如下所述，包括黑素细胞等特化细胞细分了广泛存在的内体系统，以便于调节装载物分选、产生黑素小体等特定细胞类型的细胞器。

9.3.2　黑素小体是与溶酶体不同的LRO

黑素小体的形态和构成独特，这对于黑素细胞和其他色素细胞内的细胞器生物发生过程来说并不容易。为了形成黑素小体，这些细胞必须要修饰通用的细胞器或者发展出新的机制，将特定的驻留蛋白从无处不在的细胞器中分选出来。早期免疫细胞化学和亚细胞分裂研究的一些观察结果表明黑素小体和晚期内体/溶酶体具有共同特征，包括具有溶酶体水解酶和整合膜蛋白、与吞噬颗粒有明显融合、酸性pH值[4]，以及存在像MVB中那样的内囊泡[83,84]。此外，与其他细胞类型的溶酶体蛋白一样，在黑素细胞TGN附近的网格蛋白包被的小泡中可检测到酪氨酸酶活性[20,85]。而在转染后的非色素细胞中，酪氨酸酶和Tyrp1异位表达并定位于晚期内体和溶酶体[38,39,41,86]。黑素小体的这些特征使其被归类为溶酶体相关细胞器家族（LROs），该家族还包括T细胞的溶细胞颗粒、血小板α和致密的巨核细胞颗粒、肥大细胞的嗜碱性细胞颗粒、抗原提呈细胞中的主要组织相容性复合体（major histocompatibility complex，MHC）Ⅱ类隔室、Ⅱ型肺泡上皮细胞中的板层小体、内皮细胞中的怀布尔-帕拉德小体（Weibel-Palade body）等[87]。

黑素小体和其他LRO一样，曾经被认为是转化后的溶酶体，是能执行专门和通用功能的双功能细胞器[4]。然而，已明确所有的LRO并不一定有共同的生物发生途径。一些LRO（例如细胞溶解颗粒[88]）可能是修饰后的溶酶体，其他LRO（包括黑素小体、血小板致密颗粒和板层小体）与真正的晚期内体/溶酶体共存，因此必须与其他胞吞作用的和生物合成作用的细胞器区分开。这一区别解释了为什么LRO在遗传性疾病（如HPS）中没有被统一破坏（见第9.4节）[89]。早期的组织化学观察结果表明黑素小体与常规溶酶体共存，因此，黑素小体很可能是独立的细胞器谱系。Seiji等的报道称，虽然在黑色素瘤细胞的黑素小体中检测到了溶酶体酸性磷酸酶活性，但与溶酶体相似的非黑素小体结构具有更高的活性[21]。此外，Boissy等的研究显示未转染的皮肤黑素细胞的黑素小体和前黑素小体不具有酸性磷酸酶活性[90]。我们小组使用定量免疫电镜技术对皮肤黑素细胞模型进行的研究进一步补充了早期的观察结果[5]。这些分析表明，只有约10%～20%的细胞LAMP1和组织蛋白酶D存在于黑素小体中，而这些蛋白的绝大多数存在于具有溶酶体形态和时域特征的独立结构中。弱碱性的3-（2,4-二硝基苯胺）-3′-氨基-*N*-甲基二丙基胺［3-（2,4-dinitroanilino）-3′-amino-*N*-methyldipropylamine，DAMP）］的积累使得这些隔室比成熟的黑素小体酸性更强，因此DAMP也常被用作探针来检测胞内隔室的酸性[91]。此外，我们利用金标记的牛血清白蛋白等内吞示踪剂，发现Ⅰ期黑素小体在内吞作用后不久进入内吞系统，而Ⅱ～Ⅳ期黑素小体则不能进入内吞系统。这些观察结果提示，黑素小体在Ⅰ期与内体系统发生分离。这些发现也得到了其他研究组的验证[92]，并获得了HPS等疾病模型中大量黑素细胞研究结果的支持（见第9.4.2节）。相反地，一项对培养的脉络膜黑素细胞的研究表明，黑素小体能被内吞示踪剂标记[93]，但这可能说明了细胞与示踪剂孵育时间的延长诱导了自噬过程。在其他研究中，酪氨酸酶或Tyrp1主要在具有溶酶体活性的亚细胞结构中被检测到[23,94,95]，但被认为是黑素小体的组分没有进行纯度评估，里面可能含有晚期内体和/或溶酶体。综上所述，真黑素小体不只是修饰后的溶酶体，色素细胞内的分选机制区分了溶酶体和黑素装载物（图9.3）。

除了蛋白质含量不同外，黑素小体和溶酶体的pH也不同。用DAMP作为低pH值的指标进行分析发现，前黑素小体酸性很强，其积累的DAMP量几乎和溶酶体积累的一样多，但从前黑素小体到成熟的黑素小体的发育过程中酸度会逐渐下降[5]。这种碱化可能是由黑素小体成熟过程中液泡ATP酶逐渐被去除或前黑素小体特异性质子泵（如OCA2转运体）的失活所驱动的[51]。酪氨酸酶在pH值低于5时不活跃[96,97]。因此，黑素小体发育过程中，从发育早期到晚期逐渐升高的pH值可能会阻止早期黑素小体中酪氨酸酶过早地活化，但有利于保证更高的活性，从而促进黑素小体成熟时黑素的生物合成。黑素小体

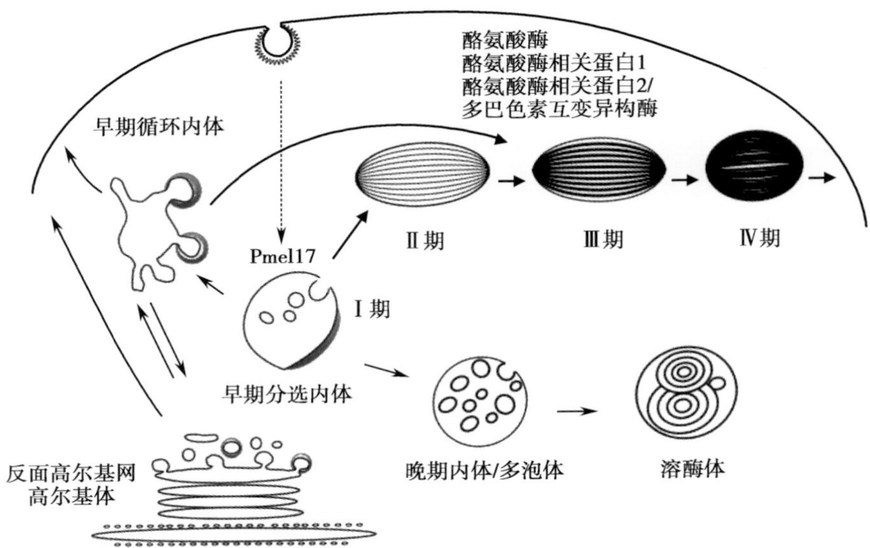

图 9.3 黑素小体起源于内体系统，但有别于溶酶体。图示内吞细胞器和黑素小体细胞器，以及分布在其间的蛋白质分选路径的作用模型。Pmel17 通过质膜的内吞作用或直接从 TGN 递送到早期分选内体。这些内体的结构域随后发育成熟，成为包被的内体/Ⅰ期黑素小体，具有特征性的内部小泡和短纤维，然后成熟为纤维组织呈片状的Ⅱ期黑素小体。相比之下，Tyrp1 从 TGN 直接靶向的内体中间体传递到成熟的黑素小体。酪氨酸酶也是从内体中间体直接靶向运输至黑素小体。黑素小体酶的传递导致Ⅱ期前黑素小体成熟为Ⅲ期和Ⅳ期黑素小体。在这些隔室中的黑素沉积以条纹顶部的粗线条（Ⅲ期）或整个细胞器中的黑色物质（Ⅳ期）来表示

和溶酶体蛋白的分离可能受黑素细胞分化和/或细胞类型、起源组织、不同色素沉着程度或类型调节。黑素小体蛋白如酪氨酸酶、Tyrp1、OCA2、OA1 和 Pmel17 在无色素细胞中表达时定位于晚期内体/溶酶体[38, 39, 41, 44, 86, 98, 99]，这支持了上述观点。此外，在黑素细胞合成黑素和真黑素的过程中[100, 101]，不同群体的黑素小体蛋白在黑素细胞中表达，但从色素减少的黑素细胞或棕色黑素细胞的溶酶体蛋白中分离出的黑素小体蛋白活性较低（来自 G.Raposo 和 M.S. Marks 未发表的数据）。RPE 细胞有形态不同的黑素小体[102]，可能更容易与溶酶体融合。溶酶体/黑素小体分离在形态上的差异可以解释为什么在 RPE 细胞和脉络膜黑素细胞的黑素小体中可以观察到被吞噬的乳胶颗粒[103]，而内吞示踪剂却不能进入皮肤来源的黑素细胞内的前黑素小体或黑素小体。

9.3.3 Pmel17 与早期黑素小体的产生

Ⅰ期和Ⅱ期黑素小体缺乏色素，因此富含一组不同于那些在黑素合成中起作用且富集于Ⅲ期和Ⅳ期黑素小体中的蛋白质。早期黑素小体最显著的特征是腔内纤维成熟时排列成平行的片状结构。这些纤维似乎主要由来自单一蛋白 Pmel17 的片段组成。Pmel17 从整合膜蛋白到纤维状的成熟过程，对于理解早期黑素小体如何形成具有重要的指导意义。如下所述，它还为功能性淀粉样物质的形成提供了出人意料的新见解。因此，这里有必要简要讨论一下 Pmel17 的成熟。

9.3.3.1 Pmel17 的结构

与其他黑素生物合成酶（如酪氨酸酶、Tyrp1 和 Dct）一样，Pmel17 是Ⅰ型跨膜蛋白结构，具有短的 N 端信号序列、大的腔内结构域、单一的跨膜结构域和短的胞质结构域[25]。在人体中，2 个独立的 mRNA 可变剪接反应产生了 4 个不同的 Pmel17 蛋白产物。这些蛋白产物在腔内结构域[104-107]上不同，但这些异构体在功能上的差异尚未确定。根据序列同源性，腔内结构域可以细分为 4 个不同的亚域：结构同源未知的 N 末端区域（N-terminal region，NTR）、与多囊肾病-1 蛋白中的重复元件同源的 PKD 结构域、由 10 个不完全的 13 个残基序列直接重复组成的富脯氨酸/丝氨酸/苏氨酸重复序列（proline/serine/threonine-rich repeat, RPT)结构域和膜近端富半胱氨酸的类 Kringle 结构域(Kringle-like domain, KLD)[25]。Hearing 等进一步细分了腔内结构域，以涵盖 NTR 和 PKD 之间、RPT 和 KLD 之间和 KLD 和跨膜结构域之间的间隙区域(GAP1、GAP2 和 GAP3)[108, 109]，这里我们将使用更简化的术语。Pmel17 的表达通常仅限于色素细胞。在人体中，Pmel17 在大多数黑色素瘤细胞中持续表达[110, 111]，但也可以在非常见的"clear cell"杂交肿瘤中诱导表达[112, 113]。因此，人类 Pmel17 作为一种肿瘤相关的抗原已经得到非常深入的研究，并且开发了许多包括抗体和 T 细胞克隆在内的试剂，可对该蛋白进行检测。这些抗体对于研究黑素细胞中成熟 Pmel17 在细胞内的转运细节，以及用免疫电子显微镜检测 Pmel17 非常有用。

9.3.3.2 Pmel17 形成黑素沉积的纤维基质

与前面讨论的其他黑素小体蛋白不同的是，运用针对腔内结构域的单克隆抗体非常容易检测到 Pmel17 蛋白。相比于Ⅲ期、Ⅳ期的黑素小体，Pmel17 在Ⅰ期、Ⅱ期黑素小体中更容易被检测到[5, 114]。Orlow 课题组基于 Pmel17 在非离子洗涤剂水溶液或 Triton X-114 洗涤剂相中不溶的结论，首先提出了 Pmel17 可能是黑素小体基质(即腔内纤维)的一部分[115, 116]。与之一致的是，对Ⅱ期黑素小体中 Pmel17 的免疫荧光标记结果与纤维有关[5]。此外，从黑素细胞中提纯的富含纤维的亚细胞片段中也含有 Pmel17 片段[117]。Pmel17 在显微镜下的免疫反应性随着黑素小体发育到Ⅲ期、Ⅳ期而降低[5]，且 Pmel17 的生化检测也会受到黑素化的抑制[118]。这些结果与 Pmel17 纤维受到黑素小体成熟聚合后黑素遮挡的观点一致。Pmel17 是脊椎动物细胞中产生纤维唯一需要的色素细胞特异性蛋白。通过电子显微镜在非黑素细胞 HeLa 细胞中异位表达 Pmel17 时，可在其内体中检测到类黑素小体的纤维阵列。该结果印证了上述观点[98]。Pmel17 对于黑素细胞中纤维的形成也是必需的。正如银鼠黑素细胞系的分析所显示的那样，在这些黑素细胞系中 Pmel17 的胞质结构域被截短[119]。最后，细菌表达系统中产生的重组片段和来自 Pmel17 腔内结构域的重组片段可以在体外形成类前黑素小体纤维[120, 121]。综上所述，这些研究表明，Pmel17 即使不是唯一的成分，也是前黑素小体纤维的主要成分。重要的是，这些纤维具有淀粉样物质的生物物理特征。淀粉样物质富含重复的 β 折叠蛋白质结构，通常与阿尔茨海默病和帕金森病等神经退行性疾病中错误折叠的蛋白质有关[122]。因此，Pmel17 代表了第一种哺乳动物"功能性淀粉样物质"，也是病理性淀粉样物质形成的模型[123]。

9.3.3.3 Pmel17 生物合成和淀粉样蛋白形成

像 Pmel17 这样的跨膜蛋白是如何仅在Ⅰ～Ⅱ期黑素小体的腔内形成淀粉样物质纤维的？理解这一变化的关键是明确 Pmel17 从内质网合成转运到Ⅰ期黑素小体的细胞内过程。许多研究[25, 124]的结果描绘了 Pmel17 成熟的过程。Pmel17 在内质网中以前体的形式合成，且带有 4 个核心的与 N 端连接的多糖结构。其中 3 个 N 连接的多糖在经过高尔基体后被加工为成熟的形式。此外，Pmel17 的 RPT 结构域只能被 O 连接的糖基化修饰，这些寡糖在高尔基体中被进一步修饰，其中包括末端唾液酸(至少在细胞培养中是这样)。唾液酸化的 O 连接寡糖对于单克隆抗体 HMB45[125-129]识别 Pmel17 至关重要，而 HMB45[125-129]也被广泛用作检测黑色素瘤的试剂[126]。Pmel17 的高尔基体成熟形式被称为前体 2(precursor 2, P2)形式[98]。在高尔基体中，至少部分 Pmel17 可穿过质膜被内化进入内体系统，此过程通过依赖于网格蛋白/AP-2 的内吞机制完成，该机制与 Pmel17 胞质结构域中的二亮氨酸内吞信号相互作用[119, 130, 131]。在银色小鼠，Pmel17 编码基因片段缺失形成的自然突变使其失去了这一信号，导致该蛋白在质膜上堆积，而在黑素细胞中缺失[119]。在内体或 TGN 中，Pmel17 在腔内结构域中的两个特定位点被 2 种蛋白酶切割(图 9.4)。首先，原蛋白转换酶(proprotein convertase)在(人)Pmel17 第 468～469 位残基处进行剪切，将 Pmel17 分成 2 个二硫键连接的片段，即被称为成熟多肽 α(mature polypeptide α, Mα)的腔内大片段和一个较小的被称为成熟多肽 β(mature polypeptide β, Mβ)的膜结合片段。其中，Mα 包含有 NTR、PKD 和 RPT 域，Mβ 包含 KLD、跨膜和胞质结构域[98, 117]。其次，"位点 2 蛋白酶"在腔内结构域的近膜区域剪切 Mβ，从膜上释放 Mα 和 Mβ 中与腔内部分相关的片段[132]。这种蛋白酶的特性尚不清楚，但 α 分泌酶"去整合素和金属蛋白酶结构域"家族("a disintegrin and metalloprotease domain", ADAM)的两种蛋白酶中的任何一种出现短缺，剪切和下游相关反应都会受到严重影响[132]。间接证据表明，剪切发生在早期内体的特定区域[119]，两者似乎都需要晚期分泌和内吞途径中的酸性环境[98](以及 B.Watt 和 M.S.Marks 未发表的结果)。小部分剪切后的 Pmel17 可被培养的细胞分泌出来[133,134]，其功能意义尚不清楚。位点 2 蛋白酶切割后剩下的 Mβ 的膜结合片段是 γ 分泌酶复合物进行膜内蛋白水解的底物，众所周知，γ 分泌酶复合物对阿尔茨海默病前体蛋白 Notch 和其他临床重要底物具有作用活性[135]。

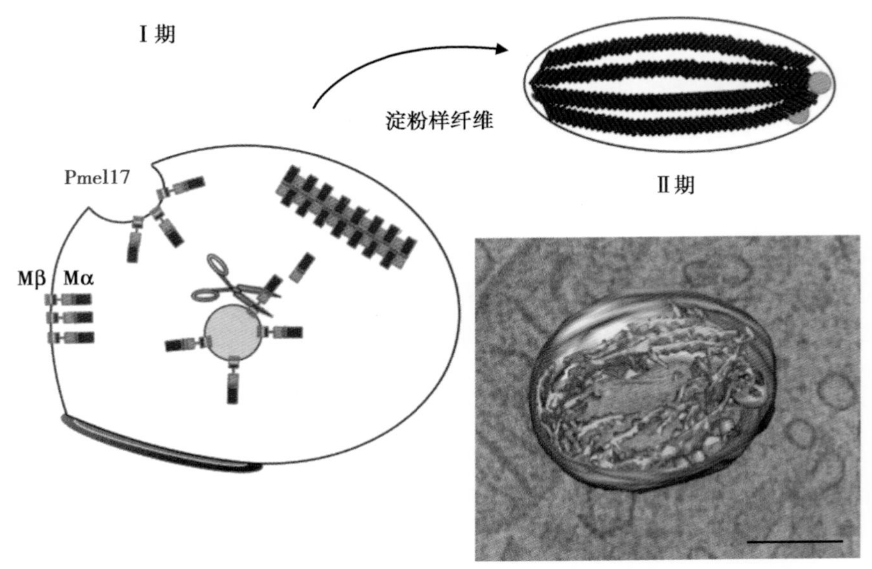

图 9.4　前黑素小体纤维的形成模型。黑素细胞特异性蛋白 Pmel17 存在于早期包被的内体（Ⅰ期黑素小体）的界膜和内部小泡上。在这些结构中，Pmel17 被原蛋白转换酶（以剪刀表示）剪切成 Mα（紫色/橙色腔内结构域）和 Mβ 片段（蓝色胞质结构域）。从膜上解离的 Mα 片段随后被未知的蛋白酶剪切，并开始组装成小而不规则的纤维，进一步在Ⅱ期黑素小体中完全组装。在Ⅱ期黑素小体中仅能检测到 Mα 及其衍生片段（右上角）。右下角是Ⅱ期黑素小体的三维模型。黑素小体是通过对高压冷冻保存的 MNT-1 黑色素瘤细胞质进行断层重建获得的。细胞样品未包埋于环氧丙烷且未进行冷冻替换。Ⅱ期前黑素小体（膜为粉红色）具有淀粉样纤维片（黄色/金色）和腔内小泡（绿色）。比例尺：200nm

Pmel17-Mα 一旦被切割并从内体的膜上释放出来，就以有序方式聚集成聚合纤维。正是 Mα（或由此衍生的片段）在体外聚合成淀粉样物质[120,121,136]，而从 Mβ 释放的 Mα 仅在不溶于非离子表面活性剂的黑素细胞碎片中能被检测到[117]。纤维的形成需要 Mα 的 3 个亚域共同参与[108,119]。然而，Mα 只是在这些组分中被检测到的一个次要产物，且被进一步消化成至少与 RPT 和部分 PKD 结构域相对应的较小片段[27,108,121,129]。Li 利用免疫细胞化学技术，发现这些片段可在Ⅱ期黑素小体中检测到，但很可能在Ⅲ期和Ⅳ期被黑素掩盖掉了。在黑素小体中没有检测到与 Pmel17 的 N 端和 C 端对应的抗原决定簇信号，这可能是由于蛋白水解的结果（实际上，C 端的抗体是结合在 Mβ 及其衍生的 C 端片段上，而非在Ⅱ～Ⅳ期黑素小体中）[5,98,129]。因此，Pmel17 分泌途径中的系列活动及其在酸性内体隔室内的受控剪切过程解释了为什么这种内源合成的蛋白质仅在内体途径的特定阶段具有组装成纤维的能力。

9.3.3.4　纤维状黑素小体功能的重要性

Pmel17 淀粉样物质纤维的功能目前并不完全清楚。事实上，Pmel17 纤维或者说任何淀粉样物质纤维都能加速体外黑素的聚合[106,114,120]。这表明 Pmel17 可能在黑化或吸收其他有毒的氧化性黑素中间体方面有动力学作用。Pmel17 是椭圆形黑素小体形成的原因，而银鼠有圆形的、膨大的黑素小体[119]。这种形状可能对黑素小体从黑素细胞向角质形成细胞的转移或黑素小体进入 RPE 顶端突起的转运能力非常重要[137]。最后，如果黑素通过分泌的方式从黑素细胞释放出来，聚合成由纤维状薄片组成的块状物质，而非较小的、分散的装载体，可能更助于黑素向角质形成细胞的转移。然而，应该注意的是，银鼠的黑素细胞是高度着色的，这些小鼠在毛色上的缺陷也是轻微的[13,67,138]。要阐明这些纤维的真正功能，还有待于开发一个实验模型，需要在一个易于控制的实验系统中完全敲除 Pmel17 基因。

9.3.4 OA Ⅰ型与黑素小体的生物发生

OA1 蛋白是 GPCR 亚家族中色素细胞特异的成员[55, 139, 140]。OA1 基因的突变是 OA Ⅰ型病症的基础。这种 X 连锁疾病不会损害黑素的产生，但会减少 RPE 和脉络膜中的黑素小体数量[141]。虽然 OA1 患者和小鼠模型的皮肤都有色素沉着，被称为“巨型黑素小体”的异常巨型黑素小体会在 RPE 和皮肤黑素细胞中积累，表明其黑素小体的生物发生存在缺陷[142]。像其他典型的 GPCR 一样，OA1 与阻滞素相互作用并激活异三聚体 G 蛋白[45, 55, 140]。缺失抑制 G 蛋白 $G_{\alpha i3}$ 的小鼠表现出与 OA Ⅰ型白化病相似的表型，提示 OA1 可能通过激活 G 蛋白 $G_{\alpha i3}$ 来控制黑素小体成熟[143]。与其他主要定位于细胞表面的 GPCR 不同的是，OA1 通过其胞质结构域中的特定分选信号定位于胞内的溶酶体和黑素小体[57, 99]。因此，虽然其他 GPCR 结合细胞外配体，但 OA1 配体很可能暴露在黑素小体或其他隔室。报告表明，黑素前体 *L*- 多巴是 OA1 配体[56]。配体结合触发了从细胞器腔室到细胞质的信号级联反应。虽然反应的具体过程尚不明确，但 OA1 突变细胞的表型预示了它在黑素小体生物发生过程中发出了细胞器内源的融合 / 分裂反应的信号，类似于在树突状细胞中吞噬小体对类 Toll 样受体信号介导的抗原处理的内源调节过程[144]。

OA1 调控的膜转运步骤仍然不明确。我们小组最近的研究表明，在缺乏 OA1 的黑素细胞中观察到的巨型黑素小体是黑素小体生物发生早期的异常融合 / 分裂反应的结果[57]。在真黑色素瘤细胞系中，OA1 的瞬时下调导致产生异常的前黑素小体，表现为积累了未成熟黑素小体（Pmel17）、晚期黑素小体（Tyrp1）和溶酶体（LAMP1）。该结果表明蛋白分选和 / 或包被内体下游细胞器的分离在某种程度上受到 OA1 的调节[57]。最近的另一项研究表明，OA1 可能不仅在黑素小体的生物发生中起调节作用，而且在黑素小体运动中也发挥作用。这项研究提示，OA1 基因缺失的小鼠皮肤黑素细胞和 RPE 中的黑素小体异常地分布在靠近细胞外围的区域[145]。这两种表型可能是互相关联的，如果是这样的话，黑素小体移动方向上的变化是其异常成熟的结果[146]。

9.3.5 黑素小体的起源

9.3.5.1 早期黑素小体起源于内吞途径

Pmel17 被确定为早期黑素小体发生所需的主要成分，这为探索黑素小体在分泌 / 内体系统中的起源提供了一条途径。现在有非常充分的证据支持Ⅰ期和Ⅱ期黑素小体起源于早期内体。虽然黑素小体从内体分化的过程细节还不完整，但到目前为止，我们的观察已经为 LRO 的生物发生提出了一个新的模式，并凸显了内吞系统的独特性及高度适应性，整合了多条分选途径进行黑素合成。

前黑素小体的早期内体起源最早的证据来自电子显微镜对 Pmel17 在真黑素细胞中分布的观察。在 EEA1（早期内体抗原）阳性的早期内体小管和液泡中检测到一组成熟的 Pmel17[5]。部分液泡的胞质侧有双层网状蛋白包被。这些隔室明显对应于基于 EEA1 的、平的双层包被、一些腔内膜，以及在短时孵育后结合内化的 TF 和金结合牛血清白蛋白的液泡分选内体域[5]。这些隔室在结构上等同于Ⅰ期前黑素小体[5, 10]，也是Ⅱ期前黑素小体的早期内吞体前体。相关结果基于以下几条证据，包括①EEA1 的渐进性丢失与 Pmel17 密度从管状早期内体到包被的内体、再到Ⅱ期前黑素小体的过程中的增加有关；②内吞示踪剂逐渐进入初级内体，然后是被包被的内体，但不存在于Ⅱ期前黑素小体中；③早期和包被内体（不含Ⅱ期前黑素小体）是由 Pmel17 的 C 末端抗体标记的，这些标记在被切割后从纤维蛋白原腔结构域分离出来[5, 117]。综上所述，这些观察结果提示，Pmel17 通过早期内体和被包被的内体在其作为纤维沉积在Ⅱ期前黑素小体之前是完整的。在包被的内体中，Pmel17 主要积聚在腔内膜上，与将被送至溶酶体降解的整合膜装载物相似[5]。事实上，在非色素细胞中表达的 Pmel17 主要聚集在 MVB 的管腔内膜上[98]。有几项研究结果认为 Pmel17 形成纤维与这些腔内小泡相关。首先，在被转染后可表达 Pmel17 的非色素细胞中，纤维在与腔内膜混合的 MVB 中形成[98, 117]。其次，通过突变 Pmel17 的 NTR 和 PKD 结构域可抑制其分选到管腔内纤维上，会破坏纤维的形成以及原蛋白转化酶裂解并释放原纤维形成相关的 Pmel17-Mα 片段的过程[147]。最后，也是最直接的一点，通过电子断层扫描对黑色素瘤细胞系的包被内体 / Ⅰ期黑素小体进行三维重建，可以看到纤维从腔内小泡发出[11]。使用冷冻保存而不是化学固定，可以观察到中间体，其范围从带有小原纤维的包被液泡内体到带有伸长纤维片的Ⅱ期黑素小体[11]。这些观察证实了在早期黑素小体的生物发生过程中，腔内膜有作为形成 Pmel17 淀粉样物质的“种子”的作用。多泡内体的腔内膜也与阿尔茨海默病 Aβ 肽和朊蛋白中致病性淀粉体的形成有关[148]，提示 Pmel17 和致病性淀粉样蛋白在转化为纤维的过程中有共同的机制。

9.3.5.2　黑素小体并非起源于内质网

有一种观点认为，早期黑素小体从内质网发育而来。这一观点已经被另一种观点质疑，即认为Ⅱ期黑素小体才在内质网出现。然而，这种观点所依据的先例是有缺陷的。这一想法起源于 Maul 的一项出色的早期研究。其使用电子显微镜对人类黑色素瘤连续切片分析，可以在高尔基体附近的光滑管膜上连续观察到具有Ⅱ期黑素小体形态特征的结构[149]。Maul 使用“滑面内质网”这一术语来描述这些膜，因为当时这是唯一已知的“光滑”管状膜系统，TGN 和内吞系统在当时还没有完成形态学鉴定。这些膜没有被进一步鉴定。事实上，它们很可能对应于内体小管，我们现在知道这些小管可以在成熟过程中与未成熟的黑素小体融合（见第 9.3.5.4 节）。

尽管如此，Hearing 等主要基于黑素细胞的亚细胞组分和免疫印迹分析，提出Ⅰ/Ⅱ期黑素小体起源于粗面内质网。经胞质结构域抗体免疫印迹证实：富含Ⅱ期黑素小体的人黑色素瘤细胞系的一种亚细胞组分含有全长、未加工的 P1 型 Pmel17。随着从Ⅱ期到Ⅲ期的成熟，这种情况逐渐减少，用单克隆抗体 HMB45 检测含 RPT 结构域的蛋白水解片段逐渐积累[27]。此外，对这一部分的蛋白质组学分析显示，除了已知的早期和晚期黑素小体、晚期内体/溶酶体、脂筏和分泌颗粒的成分外，还存在传统的内质网驻留蛋白[42]。虽然作者推测Ⅱ期黑素小体含有内质网蛋白并来源于内质网，但这些观察结果更可能是其中掺杂有内质网膜（有关讨论，请参见文献[25]）。这些研究和其他研究[27, 150, 151]用 Pmel17 蛋白 C 端抗体进行免疫印迹，无法检测到高尔基体加工形式的 Pmel17，这被作为进一步的证据以证明黑素小体直接在 ER 形成。但是，这些研究未能考虑到 Pmel17 被加工的速度很快，而在 ER 上的折叠和释放速度却很慢[98]，且在成熟过程中，会失去 C 端[98, 117]，Pmel17 纤维在洗涤剂中具有不溶性[108, 117, 129, 152, 153]，这样，在洗涤剂的可溶性部分中，P1 形式是主要的恒稳态成分①。此外，正如前面讨论的那样，这些作者在Ⅲ期富含黑素小体的组分中检测到的 HMB45 与 Pmel17 衍生条带的反应需要高尔基酶的处理。最后，免疫荧光显微镜检测到 Pmel17 C 端与 HMB45 的信号重叠，作为二者的反应物处于同一隔室的证据[152, 153]，但这些分析没有解释 ER 在整个细胞中的广泛分布，也没有提供其他研究中[5, 129]那样的更高分辨率的可以分辨 ER 和Ⅱ期黑素小体的视图。因此，证据压倒性地支持黑素小体的内体系统起源观点。

然而，内质网在黑素小体成熟过程中的作用不应被忽视。黑素小体的产生可能受成熟黑素小体和内质网之间的特定相互作用的影响，包括脂质代谢、钙的内稳态和氧化还原反应。内质网和黑素小体之间的紧密相互作用甚至可以潜在地解释为何分离出的黑素小体片段中有内质网成分的存在[42, 43]，就像吞噬小体所显示的那样[154]。

9.3.5.3　黑素小体在Ⅰ期黑素小体之后从内吞途径分离

牛血清白蛋白等内吞示踪剂可以进入包被内体/Ⅰ期黑素小体，但不能进入成熟的黑素小体（Ⅱ～Ⅳ期），而是通过晚期内体进入溶酶体，其在动力学上与其他细胞相似[5]。内吞示踪剂和 Pmel17 在早期与包被内体共存，后期分离，表明这个隔室是内吞和前黑素小体途径之间的一个关键分选点。这种分选可能是分离黑素小体等特殊内体细胞器的形态发生和功能所需的蛋白质所必需的。从内体而不是从 TGN 分离，可能反映了①在前黑素小体生物发生中 MVB 的形成（见第 9.3.1 节）；②在细胞器（如前黑素小体）中通过液泡 ATP 酶酸化。由包被的内体和Ⅱ期前黑素小体中弱碱性 DAMP 的大量积累[5]、液泡 ATP 酶抑制剂对黑素小体生物发生的破坏（参见文献[98]和我们未发表的观察结果）支持了后一观点。

虽然包被内体在形态上与将泛素化的装载物分选到腔内小泡的液泡内体相似，但其分选机制似乎不同。在 ESCRT 途径被各种方式阻断的黑素细胞中，传统的泛素化底物-黑素细胞特异性蛋白 MART-1[155]

---

① 译者注：免疫印迹，即 Western blot，在此试验中，需要将蛋白质置于洗涤剂溶液中使之溶解，然后使蛋白质在膜上泳动，故目标蛋白能否溶解对试验结果有关键影响。

被保护而不被降解进而排出到内部小泡外，但Pmel17仍然被分选到内部小泡[147,156]。此外，尽管Pmel17胞质结构域上所有泛素化受体位点的突变都不影响其分选到内膜的过程，但两个腔内亚域中任何一个的缺失都会完全抑制分选[147]。Pmel17与内膜结合的机制尚不清楚，但可能与其聚集特性或与脂质（如神经酰胺）的潜在相互作用有关[157]。Pmel17和MART-1分别进入不同的腔内小泡，表明在包被内体水平上，注定要降解或者要运至黑素小体的装载物的分选过程是独立的。这样就可以提出一个有吸引力的设想，即含网格蛋白的被膜作为一个平台，可以促进结合在晚期内体和溶酶体上的蛋白聚合，使得Pmel17的浓度达到可以有序聚合的程度。在新生的分泌颗粒[158]和成熟的跨细胞小泡[159]中，胰岛素和其他物质也有类似的机制。

9.3.5.4 成熟黑素小体的成分分选自不同的内体中间体

黑素小体酶和转运蛋白（如酪氨酸酶、Tyrp1、OCA2和ATP7A）在Ⅰ期和Ⅱ期前黑素小体中不能被检测到，但在Ⅲ期和Ⅳ期黑素小体中富集[5,44,65]。这表明，装载物分选到成熟黑素小体与分选到早期黑素小体是不同过程，且可能发生在色素细胞的不同位置。使用细胞化学方法，检测到TGN附近包被小泡中有酪氨酸酶活动，富含网格蛋白的包被小泡中的亚细胞组分内有酪氨酸酶、Tyrp1和Dct[33]；通过共定位分析在TGN附近的囊泡结构中检测到Tyrp1和溶酶体蛋白LAMP1[5]，从而提示如下假设：黑素小体蛋白可能直接从TGN靶向至黑素小体。然而，最近的结果提供的有力证据表明，这些装载物是通过后高尔基体的内体中间体进入成熟黑素小体的。这些研究用培养来自转运障碍小鼠模型（如HPS）的黑素细胞，或者用遗传改造后的黑素细胞或黑色素瘤细胞来干扰内体转运。正如第9.4.2节进一步讨论的那样，HPS中缺陷基因的产物主要定位于内体隔室，在这些模型中成熟的黑素小体装载物被困在内体中间体中，而Ⅱ期黑素小体基本上没有受损。

对野生型和遗传改造后的黑素细胞进行分析（见第9.4节），表明装载物通过两类不同的中间体完成从内体到黑素小体的运送。两种中间体分别为从管状内体域芽生的小泡和直接连接内体液泡和黑素小体的小管（图9.5）。虽然囊泡被认为是内体系统内顺向转运的主要介质[160]，但在某些情况下已经观察到内体细胞器之间有直接管状接触[161]（图9.5）。在黑素细胞中，利用电子断层扫描分析进行三维重建和活细胞成像手段，已经观察到液泡内小体和成熟的Ⅲ/Ⅳ期黑素小体之间存在直接管状接触[162]。这些小管包含大量循环内体，因此很可能对应于从液泡衍生的特化循环内体结构域。小管和两个细胞器之间的膜连续性表明它们与黑素小体瞬间融合，因此很可能促进内体和黑素小体之间的物质交换[162]。不断增多的研究表明，至少有一条从内体到成熟黑素小体的主要装载物转运途径需要具有调控循环内体分拣和定位功能的成分（见第9.4.2.1节）。因此，这些数据提示：这些小管是专门的内体结构域，可以作为运送装载物到成熟的Ⅲ/Ⅳ期黑素小体的管道。

黑素小体从Ⅱ期到Ⅳ期的成熟过程中，其大小保持相对恒定。因此，将装载物运送向黑素小体的顺向融合反应必须与从黑素小体向外的逆向转运保持平衡。在内体液泡和黑素小体之间观察到的内体小管可能同时存在顺向和逆向反应。事实上，这些载体含有不在黑素小体中积聚的内体装载物[162]，因此，进

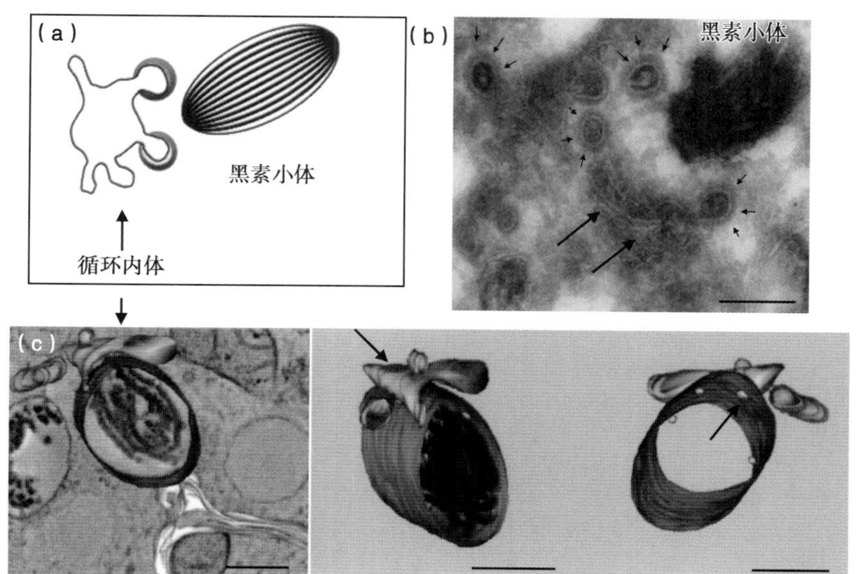

图9.5　靠近并连接在黑素小体的内体小管和芽。(a)内体-黑素小体网络的示意图。灰色阴影表示网格蛋白包被。(b)MNT-1细胞超薄冷冻切片的电子显微照片。图中管状膜上包被的芽（小箭头）与含有黑素的黑素小体位置紧密相对。(c)高压冷冻后的MNT-1细胞质断层图像重建三维模型。细胞样品未包埋于环氧丙烷且未进行冷冻替换。左图：管状膜（绿色）与黑素小体界膜（红色），用箭头表示。白色为内质网。右图显示了2个不同方向的三维模型，突出显示了内体和黑素小体之间的连续性（箭头）。比例尺：200nm

入黑素小体的通道要么被“把关”，促进特定的装载物从小管膜流入黑素小体，要么膜通过这些小管的主要流向是从黑素小体到内体，而膜经小管流入黑素小体需要专门的装载物转移工具。这些观点未来需要活细胞成像分析加以鉴定。

9.4 黑素小体的成熟：载体分选至成熟黑素小体

成熟黑素小体的大多数已知成分都是整合膜蛋白，它们承载着向黑素小体输送所需的细胞质靶向信号[37-39,41,44,99]。哪些细胞成分识别这些信号并协调细胞内转运反应，从而在黑素小体中特异地积累这些蛋白质呢？一些关键线索来自对患者和小鼠模型的细胞分析，例如作为以LRO普遍缺陷为特征的综合征之一的OCA，其他线索来自培养黑素细胞模型的RNA抑制方法（表9.2）。

表9.2 黑素细胞运输过程中的关键分子复合体和蛋白

细胞内转运蛋白	细胞器定位	功能	人类疾病/小鼠模型
BLOC-1	早期内体（小管）	从内体到黑素小体的运输 Tyrp1-ATP7A	HPS7（h）-HPS8（h）/muted（m）-pallid（m）-reduced pigmentation（m）-capuccino（m）-sandy（m）
BLOC-2	早期内体（小管）	从内体到黑素小体的运输 Tyrp1-酪氨酸酶?	HPS3（h）-HPS5（h）-HPS6（h）/cocoa（m）-ruby eye2（m）-ruby eye（m）
BLOC-3	黑素小体 高尔基小泡	囊泡运输 Tyrp1-酪氨酸酶	HPS1（h）-HPS4（h）/pale ear（m）-light ear（m）
AP-3A	早期内体（芽）	从内体到黑素小体的运输 与黑素小体的细胞质尾部相互作用	HPS2（h）/pearl（m）-mocha（m）
RABGGTaseⅡ	细胞质	Rab的异戊二烯化	类HPS表型gunmetal（m）
HOPS（VPS33A）	细胞质	融合事件 SNARE的束带因子 Tyrp1	类HPS表型 buff（m）
RAB38	黑素小体 后高尔基体管膜	从TGN/内体向黑素小体的运输 Tyrp1-酪氨酸酶	rats/chocolate（m）出现类HPS表型
RAB32	未知	从TGN/内体向黑素小体的运输 Tyrp1-酪氨酸酶	未知
AP-1A	早期内体（芽）	从内体向黑素小体的运输 与Tyrp1-酪氨酸酶的细胞质尾部相互作用	未知/小鼠胚胎致死
KIF13A	早期内体（小管）	从内体向黑素小体的运输 与AP-1和Tyrp1相互作用	未知
RAB7	黑素小体 晚期内体	囊泡运输 Tyrp1	未知
TSG101（ESCRT-Ⅰ）	内体	ESCRT系统的组分 从内体向黑素小体的运输 Tyrp1	未知
肌动蛋白Ⅰb	内体	肌动蛋白相关运动 促进Pmel17的内体分选	未知

BLOC，溶酶体生物发生相关细胞器复合体；HPS，赫尔曼斯基-普德拉克综合征；RABGGTaseⅡ，Rab双香叶酰基转移酶（Rab超家族小GTP酶的异烯基化）；ESCRT，负责运输的内体分选复合体。

9.4.1 格里塞利综合征与CHS

在对溶酶体和相关细胞器造成破坏的各种病理情况中，有3种遗传疾病会影响黑素小体，即格里塞利综合征（Griscelli syndrome，GS）、CHS和HPS。GS和相应的小鼠模型对于破译黑素小体和其他LRO的运动的分子机制非常有价值[163]。GS来源黑素细胞的遗传、细胞和生化分析提示，通过Rab家族小GTP酶的成员RAB27A和RAB27A的效应因子即黑素亲和素（melanophilin）的协同作用，基于肌动蛋白的肌球蛋白Myosin Va被招募到成熟的黑素小体中。这3种蛋白质协调，使黑素小体从微管运输到细胞外围的肌动蛋白细丝，最终转移到角质形成细胞[163,164]。在小鼠视网膜色素上皮细胞中，存在不同的马达蛋白（肌球蛋白Ⅶa）和RAB27A效应子（Myrip）的类似复合物调节昼夜光周期依赖性黑素小体运动[137]（详见第10章）。CHS是一种罕见的多器官系统遗传性疾病，至少具有严重的免疫缺陷、神经病变和OCA等特征。针对CHS的基因（以及相应的小鼠*beige*基因突变）编码一种大约400kDa的胞质蛋白，称为溶酶体转运调节因子（lysosomal trafficking regulator，LYST）或CHS1p[165,166]。CHS患者或*beige*基因突变小鼠的许多细胞类型含有巨大的溶酶体和LRO（包括黑素细胞中的黑素小体），这表明其细胞器的生物发生存在缺陷，但LYST在细胞器形成途径中的确切功能尚不清楚。由于尺寸异常大，LYST很难在生理相关的模型中表达。显性负性（dominant-negative）方法研究提示，LYST可能在磷脂酰肌醇代谢中发挥作用[167]。与之一致的是，我们对来自CHS患者的B淋巴细胞系的研究表明，LYST是将内体内在蛋白分选成多囊内体所必需的因子[168]。由于多囊内体也是黑素小体形成的中间体，MVB的分选缺陷可能会影响黑素小体的生物发生。还需要做更多的工作来确定LYST如何调节色素细胞中的这一过程，以及CHS是否反映了早期黑素小体和/或晚期黑素小体的形成缺陷。

9.4.2 赫尔曼斯基-普德拉克综合征

尽管赫尔曼斯基-普德拉克综合征（Hermansky-Pudlak syndrome，HPS）在很大程度上仍然没有被研究清楚，但对HPS基因及其对应的小鼠模型的研究极大地帮助我们理解黑素小体的形成和新的转运调节因子在内体动力学中的作用[169]。HPS是一种多系统疾病，其特征是部分白化，大量出血，经常出现肺纤维化，有时还伴有免疫缺陷和/或肉芽肿性结肠炎[89]。这些全身性症状是由LRO的畸形或功能障碍引起的。相关的LRO包括黑素小体、血小板致密颗粒，在某些情况下还包括肺板层小体、细胞毒性T细胞和自然杀伤细胞颗粒，可能还有其他细胞器。HPS是由至少8个不同基因中的任何一个突变引起的。包括人类HPS中突变基因的同源基因在内，至少有15个不同基因的突变，在小鼠身上导致类似的疾病。该疾病的表现首先是毛色淡化[89,170,171]。HPS相关基因虽普遍表达，但在功能上仅对少量种类的LRO（如血小板致密颗粒和黑素小体）合成来说才是必不可少的[87]。这种细胞类型特异性上的外显率提示：一组普遍存在的蛋白质可能通过与其他组织特异性机制的相互作用，在特殊的细胞类型中被用来产生新的细胞器谱系。了解这些蛋白质在黑素细胞等LRO生成细胞中的功能，为认识膜转运通路提供了新视野，而这些通路是内体动力学和黑素小体酶运输的基础。

9.4.2.1 衔接蛋白复合体

大分子在内体系统的细胞器之间的转移依赖于管泡状载体，这些载体从一个细胞器的界膜上出芽，然后与另一个细胞器的界膜融合。此过程的关键步骤之一是通过识别跨膜装载物蛋白胞质结构域上的分选信号，将蛋白质浓缩到新出现的转运载体中。异四聚体衔接蛋白（adapter protein，AP）是一类介导这种分选反应的大分子蛋白质复合体。在哺乳动物中，有4个AP（AP-1到AP-4）普遍表达。每个AP都由4个亚基组成，包括：1个小亚基（σ1～σ4），一个中等亚基（μ1～μ4），2个大亚基（α、γ、δ、ε和β1～β4）[172]。μ1B和μ3B等某些“替代”亚基的组织特异性表达，导致在某些细胞类型中形成额外的独特AP（如上皮和神经元中的AP-1B和AP-3B）。AP-2被认为是通过将装载物分选与网格蛋白包被的囊泡结合，从而在质膜的内吞作用中特异地发挥作用。相比之下，AP-1、AP-3和AP-4在胞内的内体细胞器和TGN的蛋白质分选中起着重要作用。

AP-3是第一个被证明参与黑素合成的衔接蛋白。编码AP-3β3A亚基的基因在HPS2患者[173]及其小鼠 pearl 模型[174]中发生突变，AP-3δ 亚基在小鼠 HPS 模型 mocha 中发生突变[175]。与野生型小鼠相比，mocha 小鼠和 pearl 小鼠黑素细胞内成熟黑素小体的减少表现为色素淡化[176,177]。AP-3 与酪氨酸酶[28,40]和 OCA2[44]胞质结构域中基于二亮氨酸的黑素小体分选信号相互作用。来自 HPS2 患者或 pearl 小鼠的黑素细胞在内体中积累酪氨酸酶[28,178]，说明 AP-3 在将内体中的酪氨酸酶分选到黑素小体中起作用。因此，在黑素细胞中（就像在其他细胞类型中一样[179,180]），野生型黑素细胞中的 AP-3 大部分定位于与内体管状域相关的、网格蛋白包被的囊泡和出芽中，并且通常富含酪氨酸酶[28]。虽然 AP-3 在酪氨酸酶分选中的作用毋庸置疑，但一些观察提示 AP-3 不是转运其他黑素小体酶所必需的，甚至不是整个酪氨酸酶群体所必需的：①与其他 HPS 模型相比，pearl 小鼠和 mocha 小鼠的色素减退程度较轻[169]；②存在 AP-3 缺陷的黑素细胞仍然能够产生形态上完整的黑素小体[28,176,178]，这些黑素小体含有减少的但是显著的酪氨酸酶队列[28]；③其他黑素小体蛋白（包括 Tyrp1 和铜转运蛋白 ATP7A）不与 AP-3 相互作用。在 AP-3 缺陷的黑素细胞中，它们到黑素小体的转运没有受到实质性损害[28,65,178]（尽管 Tyrp1 通过细胞表面的错误路线似乎得到了加强[181]）。因此，肯定还有其他的分选分子在黑素小体的生物发生中起作用。黑素细胞 AP 家族中另一个重要成员是 AP-1。编码 AP-1 亚单位的基因尚未被证明是 HPS 的靶标，但这可能是由于编码 γ-衔接蛋白（γ-adaptin）[182]或 μ1A[183]亚单位基因的定向缺失引起小鼠胚胎致死。酪氨酸酶、Tyrp1 和 OCA2 的胞质分选信号与 AP-1[28,44]相互作用。在黑素细胞内，包被 AP-1 的囊泡中可以检测到酪氨酸酶和 Tyrp1[5,28]。体外试验结果认为 AP-1 和 AP-3 介导了去往黑素小体的不同装载物载体的出芽[184]。在黑素细胞中，已证明 AP-1 主要定位于与黑素小体紧密相对的、来源于黑素小体内体循环系统的管泡状内体。通过电子断层扫描观察，这些内体可能至少部分对应于接触黑素小体的小管[162]。然而，在大多数细胞中，循环内体聚集在核周区域的微管组织中心附近[68]，而黑素细胞中类似的结构域则位于外围，与黑素小体相反。循环内体域的外围极化需要 AP-1，并促进内体和黑素小体之间的"对话"，最终导致蛋白质装载物（如 Tyrp1）从内体转移到黑素小体[162]。在黑素细胞系中，小干扰 RNA 介导的 AP-1 或相互作用马达蛋白 KIF13A 的缺失导致 Tyrp1 被困在内体这一结果[162,185]支持了上述观点。综上所述，这些数据表明：AP-1 既可以作为装载物分拣分子，也可以作为效应因子通过参与内体定位来促进装载物从循环内体中间体向黑素小体转移。

9.4.2.2 溶酶体生物发生相关细胞器复合体

在大多数细胞类型中，依赖 AP-1 的装载物被递送到早期内体或者 TGN，依赖 AP-3 的装载物被递送到晚期内体或溶酶体。相比之下，即使是同在黑素细胞内的隔室，依赖 AP-1 和 AP-3 的特定装载物都可以被有效地运送到特定的目的地——成熟中的黑素小体内。这提示肯定有更多的效应因子参与了这些转移过程。通过对小鼠 HPS 模型黑素细胞的研究，发现溶酶体生物发生相关细胞器复合体（biogenesis of lysosome-related organelle complex，BLOC）是这些途径中的关键效应因子。这些 BLOC 是广泛表达的外周膜多亚基蛋白复合体，但像 AP-3 一样，在含有 LRO 的细胞中起着特定的作用。在人和小鼠的 HPS 模型中，编码 BLOC 亚单位的基因构成了大多数突变靶点。BLOC 有 3 种，分别为 BLOC-1、BLOC-2 和 BLOC-3。组成这些多亚基复合体的蛋白质缺乏共同的结构基序或与已知功能蛋白质的同源性[186]，因此其分子功能尚不清楚。

9.4.2.2.1 BLOC-1

BLOC-1 是一个约 250kDa 的蛋白质复合体，由 8 个亚基组成。其中 2 个亚基（[异型结合蛋白（dysbindin）和 BLOS3）]是由人类 HPS（分别为 7 型和 8 型）突变的基因编码的，而这些亚基和其他 3 个亚基（Muted、Pallidin、Cappuccino）由在小鼠 HPS 模型（sandy、reduced pigmentation、muted、pallid、cappuccino）中发生失活突变的基因编码[170]。任何亚基的失活突变（色素沉着减少的小鼠的 BLOS3 除外）都会破坏整个复合体的稳定，导致 BLOC-1 的完全丧失。BLOC-1 突变小鼠是所有小鼠 HPS 模型中色素减少问题最严重的一种[89,170]，相应地，分离自该鼠的黑素细胞几乎完全丧失了黑素小体[176,177,187]。与 AP-3 缺陷细胞中出现大量酪氨酸酶错配分选不同，在 BLOC-1 缺陷的黑素细胞中，酪氨酸酶仅在类似于Ⅱ期的纤维样黑素小体中出现少量缺失，并且只有部分错配分选到内体。然而，包括 Tyrp1 在内的其他蛋白质，在 BLOC-1 缺失的细胞中，几乎完全被排除在黑素小体之外，并在膨大的液泡内体中陷入持续的循环[187]。在某些情况下，一组 Tyrp1 也被错误地运送到溶酶体（参见文献[181]和我们未发表的结果）。这表明，BLOC-1 调控着与 AP-3 不同的装载物转运途径。值得注意的是，尽管 BLOC-1 缺失的黑素细胞的黑素小体中存在大量酪氨酸酶，但由于缺乏其辅因子——铜[65]，其酪氨酸酶并不活跃。铜必须由铜转运体 ATP7A 泵入黑素小体内。BLOC-1 缺乏的黑素细胞的黑素小体中 ATP7A 无法进入黑素小体，就证明了 ATP7A 本身就是依赖于 BLOC-1 转运途径的装载物。将固定后的 BLOC-1 缺乏的细胞与过量的铜一起培养可以恢复酪氨酸酶的活性[65]。因此，在 BLOC-1 突变小鼠中观察到的严重色素缺失是由于 Tyrp1、ATP7A 和其他不依赖 AP-3 的装载物从内体向黑素小体的转运受阻所致[65, 187]。

与 AP 一样，BLOC-1 定位于早期的内体[181]，AP-3 和 BLOC-1 的功能不同，空间上看，它们在内体膜上也是分离的。AP-3 多分布于芽泡中，而 BLOC-1 定位于可能类似于连接液泡内体和黑素小体[162]的管状内体域[181]。BLOC-1 在内体膜上的分子功能尚不清楚。对缺乏 BLOC-1 和 AP-3 的黑素细胞中 Tyrp1 的定位和内体循环的分析表明，从内体中间体中排出装载物需要 BLOC-1。但 BLOC-1 是否像 AP-1 和 AP-3 一样，与装载物直接相互作用仍有待确定。BLOC-1 及其部分亚基已经被证明直接与循环内体 tSNARE① 成员突触融合蛋白 -13[188, 189]和神经元 tSNARE 成员 SNAP-25[189, 190]相互作用。这表明其在调节黑素小体装载物运送过程的融合步骤中具有潜在的作用。BLOC-1 还与循环内体膜 GTP 酶 RAB11[189]有遗传上的相互作用，可能暗示了它在调节循环内体的膜动力学中的作用。这与 AP-1 在循环内体动力学和装载物转运中的作用是一致的。确实，AP-1 缺失的黑素细胞在形态和蛋白分类上的缺陷与 BLOC-1 缺失的细胞相似[162]。然而，BLOC-1 尚未被证明与 AP-1 在物理上相互作用。此外，尽管在黑素细胞中有特异性功能和定位，但 BLOC-1 在不同细胞类型的膜组分[181]和神经细胞中的突触样微泡亚群中[191]可以与 AP-3 共沉淀但不能与 AP-1 共沉淀。这种相互作用的细节尚不清楚，但一个合理的假设是，BLOC-1 和 AP-3 可能相互调节它们与膜的结合[181]，从而在同一细胞器中有序地调节转运步骤[181, 191]。

9.4.2.2.2　BLOC-2

AP-3、AP-1 和 BLOC-1 调节黑素小体装载物到转运载体的分选，但是哪些效应因子调节这些载体向黑素小体的输送呢？BLOC-2 可能会参与这一进程。BLOC-2 是一个 340kDa 的复合体，至少由 3 个亚基组成：HPS3、HPS5 和 HPS6[192, 193]。每个亚基都由一个基因编码，且该基因在 HPS 患者（HPS3、HPS5 和 HPS6）和相应的小鼠模型（分别为 cocoa 小鼠，ruby-eye2 小鼠，和 ruby-eye 小鼠）中突变[89, 170]。任何 BLOC-2 亚基上唯一可识别的基序都是 HPS3 上的一个网格蛋白结合域。HPS3 可以与黑素细胞裂解物中的网格蛋白共沉淀[194]，但这种相互作用的生理意义尚不清楚。与 BLOC-1 突变体相比，BLOC-2 基因缺陷小鼠的色素淡化程度更轻，黑素小体结构上的缺陷程度各异，在 RPE 和脉络膜中缺陷很明显，而在毛球中略轻微[176, 177]。在 BLOC-2 缺陷患者和小鼠模型的黑素细胞中，几种黑素小体蛋白的亚细胞分布发生了改变[187, 195-198]，与 BLOC-1 缺陷细胞一样的是黑素小体中 Tyrp1 缺失。Tyrp1 和酪氨酸酶都积累在囊泡[195, 197]和大的管泡状内体结构中。这些结构不同于在 BLOC-1 突变体中积累的结构[187]，可能是内体和黑素小体之间转运的中间体[187]。此外，Tyrp1 在 BLOC-2 缺陷黑素细胞中的降解速度比对照组更快[181, 197]，这表明溶酶体错配分选增多了。综上所述，这些表型提示 BLOC-2 的功能可能与 BLOC-1 有相同的通路，但下游可能受到依赖于 BLOC-1 的转运载体或该载体与成熟的黑素小体的融合体调控。BLOC-2 在内小管上始终可被检测到，并且可以与 BLOC-1 进行物理上的相互作用[181]。还需要进一步的分析来确定 BLOC-2 是否真的在这一步或在装载物转运到黑素小体的某个特定步骤中发挥作用。

9.4.2.2.3　BLOC-3

虽然大多数 HPS 相关蛋白复合体在黑素生成酶的囊泡转运中发挥功能，但 BLOC-3 的功能相对不清楚。BLOC-3 是一个约 146kDa 的复合体，由 HPS1 和 HPS4[199-202]2 个亚基组成。其主要存在于胞质中，并

---

① 译者注：靶向可溶性 NSF（*N*-乙基马来酰亚胺敏感因子）附着蛋白受体。

有一小部分与膜相关[201, 202]。这些亚基的编码基因在Ⅰ型HPS和Ⅳ型HPS（HPS最常见的形式）以及相应的小鼠模型（pale ear和light ear）中发生了突变[89, 170]。在BLOC-3缺陷患者及小鼠的RPE和黑素细胞中，黑素小体通常是畸形的：要么非常大，要么非常小且畸形，这取决于组织[196, 203-206]。但目前尚未观察到装载物定位缺陷[196]。Ⅰ型HPS患者的黑素细胞表现出自噬增加，并在具有自噬液泡特征的隔室中积累黑素小体[207]。这表明，黑素小体的形态破坏可能是黑素生成酶转运之外的过程中有缺陷造成的。据报道，在无色素细胞中，BLOC-3事实上可以调节晚期内体/溶酶体的运动和分布[208]，这可能会对内体膜动力学产生一定影响。HPS1已经定位于黑素小体膜和靠近高尔基体的管泡状细胞膜[209]。有趣的是，BLOC-3唯一确定的相互作用分子是在晚期内体/溶酶体再循环中发挥作用的小GTPase RAB9[200]。然而，尽管这种相互作用依赖于GTP，提示BLOC-3是RAB9的效应因子[200]，但RAB9是否在黑素合成中起作用尚不清楚。

9.4.3 分子马达与细胞骨架

在黑素细胞中，完全着色的Ⅳ期黑素小体固定到外周肌动蛋白丝后，向细胞外周聚集，确保能有效地传输到角质形成细胞（见第10章）。然而，在形成和成熟过程中，黑素小体会沿着微管快速双向移动（朝向细胞中心和细胞外围），以及沿肌动蛋白丝短距离局部移动[210]。协调这些运动的分子马达有肌动蛋白上的肌球蛋白、微管上的驱动蛋白和动力蛋白。最近的研究表明，一种微管马达，驱动蛋白KIF13A在黑素小体成熟过程中起着重要作用。KIF13A是一种广泛表达的末端导向驱动蛋白，属于驱动蛋白-3超家族[211]。KIF13A和AP-1的β1-衔接蛋白（β1-adaptin）亚基的EAR结构域相互作用，促进甘露糖6-磷酸受体从TGN向质膜的转运。KIF13A是在黑素小体的蛋白质组学分析中鉴定出来的[43]。研究已表明，在黑素细胞中，KIF13A主要定位于循环内体，并协调内体在靠近黑素小体的细胞外围定位[162]。与KIF13A和AP-1之间的物理相互作用一致，若小干扰RNA导致黑素细胞KIF13A缺失，则可以引起色素沉着不足，循环内体在核周聚集、内体液泡膨大且Tyrp1停驻其中。这些结果与AP-1缺失时的情况相似。AP复合体和分子马达之间的相互作用，使循环内体系统特定亚域的装载物分拣和内体之间建立了新联系。这些特殊的结构域可以作为门控通道将细胞类型特异性的装载物运送到成熟的黑素小体。我们的观察结果提示，AP-1和KIF13A可能与AP-3、BLOC-1和BLOC-2协同作用，从早期内体开始，控制黑素小体装载物的分选及其向成熟黑素小体的转运。这些复合物在装载物转运过程中是如何协调的？这是未来研究需面临的挑战。

基于肌动蛋白的运动在细胞器成熟和融合事件中也起着重要作用。肌动蛋白为基础的马达即肌球蛋白Ⅰb，可以促进Ⅰ期黑素小体的成熟[212]。肌球蛋白Ⅰb是一种单体非进行性马达，已被检测到与内体和质膜相关[212]。在黑素细胞中，肌球蛋白Ⅰb与Pmel17共沉淀，而显性负性肌球蛋白Ⅰb的过表达抑制了Pmel17蛋白水解成熟和整合进入胞内小泡[212]。肌球蛋白Ⅰb的功能也可能是将Pmel17内体亚域锚定在肌动蛋白细胞骨架上，以产生足够的力量来驱动膜变形以形成腔内囊泡。无论哪种情况，肌球蛋白Ⅰb都是一种可以控制Ⅰ期黑素小体形成的调控者。

9.4.4 SNARE、Rab和其他调节因子

依赖于AP-3、AP-1和/或BLOC-1的装载物转运载体可能需要大量额外的分子来完成直接靶向到成熟的黑素小体及其与隔室的融合过程。

整个分泌和内吞途径的膜融合过程是由SNARE家族蛋白介导的[213]。各类SNARE定位于各个膜区室和转运中间体，且可以分为囊泡SNARE（vSNARE）或靶标SNARE（tSNARE）的组成部分。当囊泡/源膜上同源vSNARE的α螺旋区域和靶膜上的tSNARE复合物组装成一个四螺旋束时就会发生融合，导致两个膜紧密结合、失稳并最终融合。到目前为止，介导转运中间体与成熟黑素小体融合的SNARE还没有确定。然而，在黑素细胞系分化时，多个内体SNARE被上调[214]。突触融合蛋白-13作为其中之一，极有可能是促进循环内体转运中间体与成熟的黑素小体融合的参与者之一。虽然已有人提出突触融合蛋白-13在同型内体间的融合中发挥作用[215]，但它主要定位于许多细胞类型的管状循环内体[216]，并可能在

内吞循环途径中的融合过程发挥作用。突触融合蛋白-13已被证明在体外通过pallidin亚基与BLOC-1直接相互作用[188,189,217]，在AP-3缺乏的黑素细胞中，其定位错误[187]。另一个很可能的参与因子是囊泡相关膜蛋白VAMP7（也称为TI-VAMP，即破伤风不敏感囊泡相关膜蛋白）。VAMP7在物理和功能上与AP-3[218]相互作用。在缺乏AP-3或BLOC-1[191]的神经细胞中被错配定位和选择性降解，提示它可能是这些HPS相关蛋白复合物的关键靶点。很容易推测，VAMP7和突触融合蛋白-13是介导循环内小管与成熟黑素小体融合的SNARE复合体的组成部分。另一个可能的SNARE调节因子是同型融合和液泡蛋白分选（vacuole protein sorting，HOPS）复合体。HOPS是一种进化上保守的复合物，其可能作用于酵母同型液泡融合过程中在膜连接和依赖于SNARE的膜融合[219]，并可能在哺乳动物的内体动力学调节中发挥类似的作用[220]。HOPS由6个不同的亚基组成。Vps33作为其中之一，属于与SNARE直接相互作用的蛋白质家族[221]，并促进SNARE配对、提升融合活性[222]。高等真核生物中至少存在两种Vps33亚型，其中Vps33a的一个氨基酸替换是buff小鼠类HPS表型的分子基础[223]。Vps33a与哺乳动物中包括突触融合蛋白-13[220]在内的许多内体SNARE结合，因此可以通过招募和/或激活SNARE或直接参与融合过程本身来调节内体转运装载物和成熟黑素小体之间的融合[224]。在buff小鼠的RPE中，黑素小体小而稀疏，黑素细胞严重色素减退[223]，但毛球黑素细胞在黑素小体结构上仅有轻微的缺陷[177]。

小GTP酶的Rab家族也是许多膜转运事件的关键调节因子，特别是在调节膜结构域的功能和稳态方面[75,225]。在哺乳动物中，有超过60种不同的Rab在不同的膜上作为分子开关发挥作用。当它们与GTP结合时招募效应因子至其内膜，但在GTP水解前释放这些效应因子。与其他组织相比，许多Rab蛋白在黑素细胞中选择性地高水平表达[226]。其中，RAB32和RAB38被证明是将酪氨酸酶和Tyrp1有效运送到黑素小体所必需的蛋白。RAB32和RAB38是高度同源的蛋白，在黑素细胞等少数细胞类型中表达，并且定位于黑素细胞中成熟的黑素小体和管状结构中，而这些结构可能对应了内体结构域[227]。RAB38基因在RUBY小鼠中发生突变时会有类HPS的表型[228]，chocolate小鼠则出现色素减退[229]。此外，RAB32和RAB38的黑腹果蝇同源基因lightoid的突变会导致眼睛色素沉着缺陷[230]。有趣的是，虽然来自chocolate突变小鼠的黑素细胞只有轻微的色素减少，但RAB32的缺失会严重影响Tyrp1和酪氨酸酶向黑素小体的输送、黑素形态和色素沉积[227]。尽管这些Rab蛋白在RPE中可能不那么冗余[14]，但可能在黑素细胞中功能冗余，从而调节黑素生成装载物转运中间体的稳定性和/或靶向性[14]。

Rab在黑素合成过程中的重要性有其他证据支持，例如对另一种小鼠HPS模型*gunmetal*小鼠的研究。这种表型的小鼠是由于编码Rab双香叶酰基转移酶（geranylgeranyl transferase）Ⅱ的α亚单位基因的突变所致。该酶催化Rab蛋白异戊二烯化，为Rab蛋白膜锚定和稳定性所必需[231]。与对照组相比，gunmetal小鼠血小板和黑素细胞膜对Rab蛋白的募集能力大大降低[226,231]，提示部分Rab可能参与黑素小体的生物发生或执行功能的过程。其中一种是在黑素小体运动中起作用的RAB27A（见第10章）。另一种是RAB1，参与调节内吞再循环系统的膜动力学[75]。最近，有人预测RAB11是一个与BLOC-1相互作用的分子伴侣[232]。在黑腹盘藻（*D. melanogaster*）中已发现RAB11和BLOC-1遗传上的相互作用[189]。人们很容易推测RAB11可能调节循环内体和黑素小体之间依赖于BLOC-1的装载物转运[162]。普遍表达的RAB7在晚期的内体膜动力学和与溶酶体的融合中发挥作用[75]，其被认为与调节Tyrp1的转运有关[233]，但尚不清楚这是否反映了RAB7在调节转运中间体的动力学或形成中的直接作用，还是在前黑素小体运动[234]或早期内体成熟[235]中更直接的作用。蛋白质组学分析表明，还有许多其他Rab蛋白与黑素小体相关[42,43]，但它们是否在黑素小体的形成或运动中发挥功能尚不清楚。

9.4.5 脂类

黑素小体酶分选的另一个影响因素是晚期分泌和内吞途径的脂质环境。鞘糖脂是这些膜的基本成分，聚集在质膜和内体隔室的脂筏中。两项研究表明，由于酪氨酸酶和其他黑素生成蛋白（如Tyrp1）的错配分选，缺少神经鞘脂合成关键酶和神经酰胺葡萄糖基转移酶的黑素细胞出现了色素严重不足[236,237]。

然而，野生型黑素细胞的 Tyrp1 和酪氨酸酶直接从 TGN 转运到内体转运中间体，然后输送到黑素小体[156,237]。而这两种蛋白在神经鞘糖脂缺乏的黑素细胞中则通过质膜转移[236,237]。这些效应似乎是通过黑素小体蛋白的腔内结构域介导的[236]，提示鞘糖脂头部基团和黑素小体酶之间存在潜在的相互作用关系。目前还不清楚这些效应是如何介导的，但对于脂质双层在控制蛋白质转运的作用来说，这是一个非常有用的线索。

9.5 结论

过去几年的研究已经开始揭示黑素细胞如何整合特有和通用的分子机制，利用内体系统产生黑素小体。在黑素细胞中破坏内吞途径形成黑素小体的过程与产生其他 LRO 的过程相似，也与其他通过特化内体运输产生专门的细胞器相似（例如神经元中的突触小泡）。在黑素细胞和其他存在 LRO 的细胞（如血小板、B 淋巴细胞和树突状细胞）中，多囊内体都是参与细胞器形态发生和功能的物质聚集的重要中间体。在黑素细胞中，这些 MVB 为形成由 Pmel17 驱动且具有病理性淀粉样物质特征的淀粉样物质纤维提供了最佳环境。参与内体分选和随后的蛋白质切割的机制、膜结构域和分子构成仍远未完全阐明。进一步的研究将有助于揭开这种淀粉样蛋白是如何与蛋白酶一起在内体细胞膜内分离的，这两个结构域（淀粉样蛋白管腔结构域和 C 端片段）的命运是什么，以及这些过程的主要影响因素是什么。更好地理解这些生理性淀粉样物质的作用机制，有助于理解在神经退行性疾病（阿尔茨海默病、朊病毒病）中导致病理性淀粉样物质纤维及其中间体积累的分子水平事件。在黑素合成后期，色素合成受 HPS 基因产物的控制。其中一些新的分子被强调为转运调节剂。目前还不清楚这些分子复合物（BLOC）是如何与膜结合并调节装载物分拣的。以果蝇和植物为主的研究已经开始对其主要相互作用因子（SNARE、Rab GTP 酶、逆转录体成分）进行精确定位。当然还需要更多的研究来了解这些成分如何与内体转运机制协同工作以产生管泡状载体，并将它们转移到靶膜（即黑素小体）。我们还需要深入了解黑素小体膜转运蛋白是如何通过源室和靶室的腔内环境来调节膜动力学的。目前大多数黑素小体生物发生的模型都来源于对黑素细胞真黑素发生模型的研究。合适的细胞模型对于阐明褐黑素小体生物发生的基本机制非常有价值，有利于构建这两类黑素生成的概念性工作模型。最后，考虑到角质形成细胞在驱动黑素生成中的重要性，在最终转移之前，了解色素沉着突触的建立如何影响黑素小体的生物发生和黑素小体的成熟将很有意义。

（权强华 译，冰寒 审校）

参考文献

1 King, R.A., Hearing, V.J., Creel, D.J., and Oetting, W.S. (1995) Albinism, in *The Metabolic and Molecular Bases of Inherited Disease*, vol. III (eds C.R. Scriver, A.L. Beaudet, W.S. Sly, and D. Valle), McGraw-Hill, New York, pp. 4353–4392.

2 Marmorstein, A.D., Finnemann, S.C., Bonilha, V.L., and Rodriguez-Boulan, E. (1998) Morphogenesis of the retinal pigment epithelium: toward understanding retinal degenerative diseases. *Ann. NY Acad. Sci.*, **857**, 1–12.

3 Carr, R.E. and Siegel, I.M. (1979) The retinal pigment epithelium in ocular albinism, in *The Retinal Pigment Epithelium* (eds K.M. Zinn and M.P. Marmar), Harvard University Press, Cambridge, MA, pp. 413–423.

4 Orlow, S.J. (1995) Melanosomes are specialized members of the lysosomal lineage of organelles. *J. Invest. Dermatol.*, **105**, 3–7.

5 Raposo, G., Tenza, D., Murphy, D.M., Berson, J.F., and Marks, M.S. (2001) Distinct protein sorting and localization to premelanosomes, melanosomes, and lysosomes in pigmented melanocytic cells. *J. Cell Biol.*, **152**, 809–824.

6 Marks, M.S. and Seabra, M.C. (2001) The melanosome: membrane dynamics in black and white. *Nat. Rev. Mol. Cell Biol.*, **2**, 738–748.

7 Raposo, G. and Marks, M.S. (2007) Melanosomes–dark organelles enlighten endosomal membrane transport. *Nat. Rev. Mol. Cell Biol.*, **8**, 786–797.

8 Huizing, M., Helip-Wooley, A., Westbroek, W., Gunay-Aygun, M., and Gahl, W.A. (2008) Disorders of lysosome-related organelle biogenesis: clinical and molecular genetics. *Annu. Rev. Genomics Hum. Genet.*, **9**, 359–386.

9 Birbeck, M.S.C., Mercer, E.H., and Barnicot, N.A. (1956) The structure and formation of pigment granules in human hair. *Exp. Cell Res.*, **10**, 505–514.

10 Seiji, M., Fitzpatrick, T.M., Simpson, R.T., and Birbeck, M.S.C. (1963) Chemical composition and terminology of specialized organelles (melanosomes and melanin granules) in mammalian melanocytes. *Nature*, **197**, 1082–1084.

11 Hurbain, I., Geerts, W.J., Boudier, T., Marco, S., Verkleij, A.J., Marks, M.S., and Raposo, G. (2008) Electron tomography of early melanosomes: implications for melanogenesis and the generation of fibrillar amyloid sheets. *Proc. Natl. Acad. Sci. USA*, **10519726-31**, 19726–19731.

12 Moyer, F.H. (1966) Genetic variations in the fine structure and ontogeny of

mouse melanin granules. *Am. Zool.*, **6**, 43–66.

13 Lamoreux, M.L., Delmas, V., Larue, L., and Bennett, D.C. (2010) *The Colors of Mice: A Model Genetic Network*, Wiley-Blackwell, Oxford.

14 Lopes, V.S., Wasmeier, C., Seabra, M.C., and Futter, C.E. (2007) Melanosome maturation defect in Rab38-deficient retinal pigment epithelium results in instability of immature melanosomes during transient melanogenesis. *Mol. Biol. Cell*, **18**, 3914–3927.

15 Miyamoto, M. and Fitzpatrick, T.B. (1957) On the nature of the pigment in retinal pigment epithelium. *Science*, **126**, 449–450.

16 Smith-Thomas, L., Richardson, P., Thody, A.J., Graham, A., Palmer, I., Flemming, L., Parsons, M.A., Rennie, I.G., and MacNeil, S. (1996) Human ocular melanocytes and retinal pigment epithelial cells differ in their melanogenic properties *in vivo* and *in vitro*. *Curr. Eye Res.*, **15**, 1079–1091.

17 Schraermeyer, U., Kopitz, J., Peters, S., Henke-Fahle, S., Blitgen-Heinecke, P., Kokkinou, D., Schwarz, T., and Bartz-Schmidt, K.U. (2006) Tyrosinase biosynthesis in adult mammalian retinal pigment epithelial cells. *Exp. Eye Res.*, **83**, 315–321.

18 Gwynn, B., Ciciotte, S.L., Hunter, S.J., Washburn, L.L., Smith, R.S., Andersen, S.G., Swank, R.T., Dell'Angelica, E.C., Bonifacino, J.S., Eicher, E.M., *et al.* (2000) Defects in the cappuccino (*cno*) gene on mouse chromosome 5 and human 4p cause Hermansky–Pudlak syndrome by an AP-3-independent mechanism. *Blood*, **96**, 4227–4235.

19 Biesemeier, A., Kreppel, F., Kochanek, S., and Schraermeyer, U. (2010) The classical pathway of melanogenesis is not essential for melanin synthesis in the adult retinal pigment epithelium. *Cell Tissue Res.*, **339**, 551–560.

20 Novikoff, A.B., Albala, A., and Biempica, L. (1968) Ultrastructural and cytochemical observations on B-16 and Harding-Passey mouse melanomas. The origin of premelanosomes and compound melanosomes. *J. Histochem. Cytochem.*, **16**, 299–319.

21 Seiji, M. and Kikuchi, A. (1969) Acid phosphatase activity in melanosomes. *J. Invest. Dermatol.*, **52**, 212–216.

22 Zhou, B.-K., Boissy, R.E., Pifko-Hirst, S., Moran, D.J., and Orlow, S.J. (1993) Lysosome-associated membrane protein-1 (LAMP-1) is the melanocyte vesicular membrane glycoprotein band II. *J. Invest. Dermatol.*, **100**, 110–114.

23 Diment, S., Eidelman, M., Rodriguez, G.M., and Orlow, S.J. (1995) Lysosomal hydrolases are present in melanosomes and are elevated in melanizing cells. *J. Biol. Chem.*, **270**, 4213–4215.

24 Bennett, D.C. and Lamoreux, M.L. (2003) The color loci of mice–a genetic century. *Pigment Cell Res.*, **16**, 333–344.

25 Theos, A.C., Truschel, S.T., Raposo, G., and Marks, M.S. (2005) The Silver locus product Pmel17/gp100/Silv/ME20: controversial in name and in function. *Pigment Cell Res.*, **18**, 322–336.

26 Ganesan, A.K., Ho, H., Bodemann, B., Petersen, S., Aruri, J., Koshy, S., Richardson, Z., Le, L.Q., Krasieva, T., Roth, M.G., *et al.* (2008) Genome-wide siRNA-based functional genomics of pigmentation identifies novel genes and pathways that impact melanogenesis in human cells. *PLoS Genet.*, **4**, e1000298.

27 Kushimoto, T., Basrur, V., Valencia, J., Matsunaga, J., Vieira, W.D., Ferrans, V.J., Muller, J., Appella, E., and Hearing, V.J. (2001) A model for melanosome biogenesis based on the purification and analysis of early melanosomes. *Proc. Natl. Acad. Sci. USA*, **98**, 10698–10703.

28 Theos, A.C., Tenza, D., Martina, J.A., Hurbain, I., Peden, A.A., Sviderskaya, E.V., Stewart, A., Robinson, M.S., Bennett, D.C., Cutler, D.F., *et al.* (2005) Functions of AP-3 and AP-1 in tyrosinase sorting from endosomes to melanosomes. *Mol. Biol. Cell*, **16**, 5356–5372.

29 Lerner, A.B., Fitzpatrick, T.B., Calkins, E., and Summerson, W.H. (1949) Mammalian tyrosinase: preparation and properties. *J. Biol. Chem.*, **178**, 185–195.

30 Körner, A. and Pawelek, J. (1982) Mammalian tyrosinase catalyzes three reactions in the biosynthesis of melanin. *Science*, **217**, 1163–1165.

31 Medigeshi, G.R. and Schu, P. (2003) Characterization of the *in vitro* retrograde transport of MPR46. *Traffic*, **4**, 802–811.

32 Solano, F., Jimenez-Cervantes, C., Martinez-Liarte, J.H., Garcia-Borron, J.C., Jara, J.R., and Lozano, J.A. (1996) Molecular mechanism for catalysis by a new zinc-enzyme, dopachrome tautomerase. *Biochem. J.*, **313**, 447–453.

33 Kobayashi, T., Urabe, K., Winder, A., Jiménez-Cervantes, C., Imokawa, G., Brewington, T., Solano, F., García-Borrón, J.C., and Hearing, V.J. (1994) Tyrosinase related protein 1 (TRP1) functions as a DHICA oxidase in melanin biosynthesis. *EMBO J.*, **13**, 5818–5825.

34 Sarangarajan, R. and Boissy, R.E. (2001) Tyrp1 and oculocutaneous albinism type 3. *Pigment Cell Res.*, **14**, 437–444.

35 Kobayashi, T., Imokawa, G., Bennett, D.C., and Hearing, V.J. (1998) Tyrosinase stabilization by Tyrp1 (the *brown* locus protein). *J. Biol. Chem.*, **273**, 31801–31805.

36 Hearing, V.J. (1999) Biochemical control of melanogenesis and melanosomal organization. *J. Invest. Dermatol. Symp. Proc.*, **4**, 24–28.

37 Blagoveshchenskaya, A.D., Hewitt, E.W., and Cutler, D.F. (1999) Di-leucine signals mediate targeting of tyrosinase and synaptotagmin to synaptic-like microvesicles within PC12 cells. *Mol. Biol. Cell*, **10**, 3979–3990.

38 Calvo, P.A., Frank, D.W., Bieler, B.M., Berson, J.F., and Marks, M.S. (1999) A cytoplasmic sequence in human tyrosinase defines a second class of di-leucine-based sorting signals for late endosomal and lysosomal delivery. *J. Biol. Chem.*, **274**, 12780–12789.

39 Vijayasaradhi, S., Xu, Y., Bouchard, B., and Houghton, A.N. (1995) Intracellular sorting and targeting of melanosomal membrane proteins: identification of signals for sorting of the human brown locus protein, gp75. *J. Cell Biol.*, **130**, 807–820.

40 Honing, S., Sandoval, I.V., and von Figura, K. (1998) A di-leucine-based motif in the cytoplasmic tail of LIMP-II and tyrosinase mediates selective binding of AP-3. *EMBO J.*, **17**, 1304–1314.

41 Simmen, T., Schmidt, A., Hunziker, W., and Beermann, F. (1999) The tyrosinase tail mediates sorting to the lysosomal compartment in MDCK cells via a di-leucine and a tyrosine-based signal. *J. Cell Sci.*, **112**, 45–53.

42 Basrur, V., Yang, F., Kushimoto, T., Higashimoto, Y., Yasumoto, K., Valencia, J., Muller, J., Vieira, W.D., Watabe, H., Shabanowitz, J., *et al.* (2003) Proteomic analysis of early melanosomes: identification of novel melanosomal proteins. *J. Proteome Res.*, **2**, 69–79.

43 Chi, A., Valencia, J.C., Hu, Z.Z., Watabe, H., Yamaguchi, H., Mangini, N.J., Huang, H., Canfield, V.A., Cheng, K.C., Yang, F., *et al.* (2006) Proteomic and bioinformatic characterization of the biogenesis and function of melanosomes. *J. Proteome Res.*, **5**, 3135–3144.

44 Sitaram, A., Piccirillo, R., Palmisano, I., Harper, D.C., Dell'Angelica, E.C., Schiaffino, M.V., and Marks, M.C. (2009) Localization to mature melanosomes by virtue of cytoplasmic dileucine motifs is required for human OCA2 function. *Mol. Biol. Cell*, **29**, 1464–1477.

45 Innamorati, G., Piccirillo, R., Bagnato, P., Palmisano, I., and Schiaffino, M.V. (2006) The melanosomal/lysosomal protein OA1 has properties of a G protein-coupled receptor. *Pigment Cell Res.*, **19**, 125–135.

46 Rinchik, E.M., Bultman, S.J., Horsthemke, B., Lee, S.T., Strunk, K.M., Spritz, R.A., Avidano, K.M., Jong, M.T., and Nicholls, R.D. (1993) A gene for the mouse pink-eyed dilution locus and for human type II oculocutaneous albinism. *Nature*, **361**, 72–76.

47 Orlow, S.J. and Brilliant, M.H. (1999) The pink-eyed dilution locus controls the biogenesis of melanosomes and levels of melanosomal proteins in the eye. *Exp. Eye Res.*, **68**, 147–154.

48 Rosemblat, S., Sviderskaya, E.V., Easty, D.J., Wilson, A., Kwon, B.S., Bennett, D.C., and Orlow, S.J. (1998) Melanosomal defects in melanocytes from mice lacking expression of the

pink-eyed dilution gene: correction by culture in the presence of excess tyrosine. *Exp. Cell Res.*, **239**, 344–352.
49 Chen, K., Manga, P., and Orlow, S.J. (2002) Pink-eyed dilution protein controls the processing of tyrosinase. *Mol. Biol. Cell*, **13**, 1953–1964.
50 Costin, G.-E., Valencia, J.C., Vieira, W.D., Lamoreux, M.L., and Hearing, V.J. (2003) Tyrosinase processing and intracellular trafficking is disrupted in mouse primary melanocytes carrying the underwhite (*uw*) mutation. A model for oculocutaneous albinism (OCA) type 4. *J. Cell Sci.*, **116**, 3203–3212.
51 Puri, N., Gardner, J.M., and Brilliant, M.H. (2000) Aberrant pH of melanosomes in pink-eyed dilution (*p*) mutant melanocytes. *J. Invest. Dermatol.*, **115**, 607–613.
52 Brilliant, M. and Gardner, J. (2001) Melanosomal pH, pink locus protein and their roles in melanogenesis. *J. Invest. Dermatol.*, **117**, 386–387.
53 Chen, K., Minwalla, L., Ni, L., and Orlow, S.J. (2004) Correction of defective early tyrosinase processing by bafilomycin A1 and monensin in pink-eyed dilution melanocytes. *Pigment Cell Res.*, **17**, 36–42.
54 Manga, P., Boissy, R.E., Pifko-Hirst, S., Zhou, B.K., and Orlow, S.J. (2001) Mislocalization of melanosomal proteins in melanocytes from mice with oculocutaneous albinism type 2. *Exp. Eye Res.*, **72**, 695–710.
55 Schiaffino, M.V., Baschirotto, C., Pellegrini, G., Montalti, S., Tacchetti, C., De Luca, M., and Ballabio, A. (1996) The ocular albinism type 1 gene product is a membrane glycoprotein localized to melanosomes. *Proc. Natl. Acad. Sci. USA*, **93**, 9055–9060.
56 Lopez, V.M., Decatur, C.L., Stamer, W.D., Lynch, R.M., and McKay, B.S. (2008) L-DOPA is an endogenous ligand for OA1. *PLoS Biol.*, **6**, e236.
57 Giordano, F., Bonetti, C., Surace, E.M., Marigo, V., and Raposo, G. (2009) The ocular albinism type 1 (OA1) G-protein coupled receptor functions with MART-1 at early stages of melanogenesis to control melanosome identity and composition. *Hum. Mol. Genet.*, **18**, 4530–4545.
58 Ginger, R.S., Askew, S.E., Ogborne, R.M., Wilson, S., Ferdinando, D., Dadd, T., Smith, A.M., Kazi, S., Szerencsei, R.T., Winkfein, R.J., *et al.* (2008) SLC24A5 encodes a trans-Golgi network protein with potassium-dependent sodium-calcium exchange activity that regulates human epidermal melanogenesis. *J. Biol. Chem.*, **283**, 5486–5495.
59 Brilliant, M. (2005) *Oculocutaneous Albinism Type 4*, GeneReviews, Seattle, WA.
60 Lamason, R.L., Mohideen, M.-A.P.K., Mest, J.R., Wong, A.C., Norton, H.L., Aros, M.C., Jurynec, M.J., Mao, X., Humphreville, V.R., Humbert, J.E., *et al.* (2005) SLC24A5, a putative cation exchanger, affects pigmentation in zebrafish and humans. *Science*, **310**, 1782–1786.
61 Newton, J.M., Cohen-Barak, O., Hagiwara, N., Gardner, J.M., Davisson, M.T., King, R.A., and Brilliant, M.H. (2001) Mutations in the human orthologue of the mouse underwhite gene (*uw*) underlie a new form of oculocutaneous albinism, OCA4. *Am. J. Hum. Genet.*, **69**, 981–988.
62 Oancea, E., Vriens, J., Brauchi, S., Jun, J., Splawski, I., and Clapham, D.E. (2009) TRPM1 forms ion channels associated with melanin content in melanocytes. *Sci. Signal.*, **2**, ra21.
63 McNeill, M.S., Paulsen, J., Bonde, G., Burnight, E., Hsu, M.Y., and Cornell, R.A. (2007) Cell death of melanophores in zebrafish *trpm7* mutant embryos depends on melanin synthesis. *J. Invest. Dermatol.*, **127**, 2020–2030.
64 Hoashi, T., Watabe, H., Muller, J., Yamaguchi, Y., Vieira, W.D., and Hearing, V.J. (2005) MART-1 is required for the function of the melanosomal matrix protein PMEL17/GP100 and the maturation of melanosomes. *J. Biol. Chem.*, **280**, 14006–14016.
65 Setty, S.R., Tenza, D., Sviderskaya, E.V., Bennett, D.C., Raposo, G., and Marks, M.S. (2008) Cell-specific ATP7A transport sustains copper-dependent tyrosinase activity in melanosomes. *Nature*, **454**, 1142–1146.
66 Lutsenko, S., Barnes, N.L., Bartee, M.Y., and Dmitriev, O.Y. (2007) Function and regulation of human copper-transporting ATPases. *Physiol. Rev.*, **87**, 1011–1046.
67 Silvers, W.K. (1979) *The Coat Colors of Mice: A Model for Mammalian Gene Action and Interaction*, Springer, New York.
68 Maxfield, F.R. and McGraw, T.E. (2004) Endocytic recycling. *Nat. Rev. Mol. Cell Biol.*, **5**, 121–132.
69 Gruenberg, J. (2001) The endocytic pathway: a mosaic of domains. *Nat. Rev. Mol. Cell Biol.*, **2**, 721–730.
70 Gould, G.W. and Lippincott-Schwartz, J. (2009) New roles for endosomes: from vesicular carriers to multi-purpose platforms. *Nat. Rev. Mol. Cell Biol.*, **10**, 287–292.
71 Doherty, G.J. and McMahon, H.T. (2009) Mechanisms of endocytosis. *Annu. Rev. Biochem.*, **78**, 857–902.
72 Jovic, M., Sharma, M., Rahajeng, J., and Caplan, S. (2010) The early endosome: a busy sorting station for proteins at the crossroads. *Histol. Histopathol.*, **25**, 99–112.
73 Simonsen, A., Lippe, R., Christoforidis, S., Gaullier, J.M., Brech, A., Callaghan, J., Toh, B.H., Murphy, C., Zerial, M., and Stenmark, H. (1998) EEA1 links PI_3K function to Rab5 regulation of endosome fusion. *Nature*, **394**, 494–498.
74 van Ijzendoorn, S.C. (2006) Recycling endosomes. *J. Cell Sci.*, **119**, 1679–1681.
75 Stenmark, H. (2009) Rab GTPases as coordinators of vesicle traffic. *Nat. Rev. Mol. Cell.*, **10**, 513–525.
76 Piper, R.C. and Katzmann, D.J. (2007) Biogenesis and function of multivesicular bodies. *Annu. Rev. Cell Dev. Biol.*, **23**, 519–547.
77 Sachse, M., Urbe, S., Oorschot, V., Strous, G.J., and Klumperman, J. (2002) Bilayered clathrin coats on endosomal vacuoles are involved in protein sorting toward lysosomes. *Mol. Biol. Cell*, **13**, 1313–1328.
78 Raiborg, C. and Stenmark, H. (2009) The ESCRT machinery in endosomal sorting of ubiquitylated membrane proteins. *Nature*, **458**, 445–452.
79 Hurley, J.H. (2010) The ESCRT complexes. *Crit. Rev. Biochem. Mol. Biol.*, **45**, 463–487.
80 Pryor, P.R. and Luzio, J.P. (2009) Delivery of endocytosed membrane proteins to the lysosome. *Biochim. Biophys. Acta*, **1793**, 615–624.
81 White, I.J., Bailey, L.M., Aghakhani, M.R., Moss, S.E., and Futter, C.E. (2006) EGF stimulates annexin 1-dependent inward vesiculation in a multivesicular endosome subpopulation. *EMBO J.*, **25**, 1–12.
82 Simons, M. and Raposo, G. (2009) Exosomes–vesicular carriers for intercellular communication. *Curr. Opin. Cell Biol.*, **21**, 575–581.
83 Turner, W.A., Jr, Taylor, J.D., and Tchen, T.T. (1975) Melanosome formation in the goldfish: the role of multivesicular bodies. *J. Ultrastruct. Res.*, **51**, 16–31.
84 Jimbow, K., Oikawa, O., Sugiyama, S., and Takeuchi, T. (1979) Comparison of eumelanogenesis in retinal and follicular melanocytes; role of vesiculo-globular bodies in melanosome differentiation. *J. Invest. Dermatol.*, **73**, 278–284.
85 Maul, G.G. and Brumbaugh, J.A. (1971) On the possible function of coated vesicles in melanogenesis of the regenerating fowl feather. *J. Cell Biol.*, **48**, 41–48.
86 Bouchard, B., Fuller, B.B., Vijayasaradhi, S., and Houghton, A.N. (1989) Induction of pigmentation in mouse fibroblasts by expression of human tyrosinase cDNA. *J. Exp. Med.*, **169**, 2029–2042.
87 Raposo, G., Marks, M.S., and Cutler, D.F. (2007) Lysosome-related organelles: driving post-Golgi compartments into specialisation. *Curr. Opin. Cell Biol.*, **19**, 394–401.
88 Stinchcombe, J., Bossi, G., and Griffiths, G.M. (2004) Linking albinism and immunity: the secrets of secretory lysosomes. *Science*, **305**, 55–59.
89 Wei, M.L. (2006) Hermansky–Pudlak syndrome: a disease of protein trafficking and organelle function. *Pigment Cell Res.*, **19**, 19–42.
90 Boissy, R.E., Moellmann, G.E., and Halaban, R. (1987) Tyrosinase and acid phosphatase activities in melanocytes from avian albinos. *J. Invest. Dermatol.*,

88, 292–300.

91 Anderson, R.G.W., Falck, J.R., Goldstein, J.L., and Brown, M.S. (1984) Visualization of acidic organelles in intact cells by electron microscopy. *Proc. Natl. Acad. Sci. USA*, **81**, 4838–4842.

92 Fujita, H., Sasano, E., Yasunaga, K., Furuta, K., Yokota, S., Wada, I., and Himeno, M. (2001) Evidence for distinct membrane traffic pathways to melanosomes and lysosomes in melanocytes. *J. Investig. Dermatol. Symp. Proc.*, **6**, 19–24.

93 Schraermeyer, U. (1995) Transport of endocytosed material into melanin granules in cultured choroidal melanocytes of cattle–new insights into the relationship of melanosomes with lysosomes. *Pigment Cell Res.*, **8**, 209–214.

94 Orlow, S.J., Boissy, R.E., Moran, D.J., and Pifko-Hirst, S. (1993) Subcellular distribution of tyrosinase and tyrosinase-related protein-1: implications for melanosomal biogenesis. *J. Invest. Dermatol.*, **100**, 55–64.

95 Seiji, M. and Iwashia, S. (1965) Intracellular localization of tyrosinase and site of melanin formation in melanocyte. *J. Invest. Dermatol.*, **45**, 305–314.

96 Saeki, H. and Oikawa, A. (1978) Effects of pH and type of sugar in the medium on tyrosinase activity in cultured melanoma cells. *J. Cell Physiol.*, **94**, 139–145.

97 Devi, C.C., Tripathi, R.K., and Ramaiah, A. (1987) pH-dependent interconvertible allosteric forms of murine melanoma tyrosinase. Physiological implications. *Eur. J. Biochem.*, **166**, 705–711.

98 Berson, J.F., Harper, D., Tenza, D., Raposo, G., and Marks, M.S. (2001) Pmel17 initiates premelanosome morphogenesis within multivesicular bodies. *Mol. Biol. Cell*, **12**, 3451–3464.

99 Piccirillo, R., Palmisano, I., Innamorati, G., Bagnato, P., Altimare, D., and Schiaffino, M.V. (2006) An unconventional dileucine-based motif and a novel cytosolic motif are required for the lysosomal and melanosomal targeting of OA1. *J. Cell Sci.*, **119**, 2003–2014.

100 Furumura, M., Sakai, C., Potterf, S.B., Vieira, W.D., Barsh, G.S., and Hearing, V.J. (1998) Characterization of genes modulated during pheomelanogenesis using differential display. *Proc. Natl. Acad. Sci. USA*, **95**, 7374–7378.

101 Kobayashi, T., Vieira, W.D., Potterf, B., Sakai, C., Imokawa, G., and Hearing, V.J. (1995) Modulation of melanogenic protein expression during the switch from eu- to pheomelanogenesis. *J. Cell Sci.*, **108**, 2301–2309.

102 Schraermeyer, U. and Heimann, K. (1999) Current understanding on the role of retinal pigment epithelium and its pigmentation. *Pigment Cell Res.*, **12**, 219–236.

103 Schraermeyer, U., Peters, S., Thumann, G., Kociok, N., and Heimann, K. (1999) Melanin granules of retinal pigment epithelium are connected with the lysosomal degradation pathway. *Exp. Eye Res.*, **68**, 237–245.

104 Nichols, S.E., Harper, D.C., Berson, J.F., and Marks, M.S. (2003) A novel splice variant of Pmel17 expressed by human melanocytes and melanoma cells lacking some of the internal repeats. *J. Invest. Dermatol.*, **121**, 821–830.

105 Bailin, T., Lee, S.T., and Spritz, R.A. (1996) Genomic organization and sequence of D12S53E (Pmel 17), the human homologue of the mouse silver (*si*) locus. *J. Invest. Dermatol.*, **106**, 24–27.

106 Chakraborty, A.K., Platt, J.T., Kim, K.K., Kwon, B.S., Bennett, D.C., and Pawelek, J.M. (1996) Polymerization of 5,6-dihydroxyindole-2-carboxylic acid to melanin by the pmel 17/*silver* locus protein. *Eur. J. Biochem.*, **236**, 180–188.

107 Adema, G.J., de Boer, A.J., Vogel, A.M., Loenen, W.A., and Figdor, C.G. (1994) Molecular characterization of the melanocyte lineage-specific antigen gp100. *J. Biol. Chem.*, **269**, 20126–20133.

108 Hoashi, T., Muller, J., Vieira, W.D., Rouzaud, F., Kikuchi, K., Tamaki, K., and Hearing, V.J. (2006) The repeat domain of the melanosomal matrix protein PMEL17/GP100 is required for the formation of organellar fibers. *J. Biol. Chem.*, **281**, 21198–21208.

109 Hoashi, T., Sato, S., Yamaguchi, Y., Passeron, T., Tamaki, K., and Hearing, V.J. (2010) Glycoprotein nonmetastatic melanoma protein b, a melanocytic cell marker, is a melanosome-specific and proteolytically released protein. *FASEB J.*, **24**, 1616–1629.

110 Wagner, S.N., Wagner, C., Schultewolter, T., and Goos, M. (1997) Analysis of Pmel17/gp100 expression in primary human tissue specimens: implications for melanoma immuno- and gene-therapy. *Cancer Immunol. Immunother.*, **44**, 239–247.

111 Cormier, J.N., Abati, A., Fetsch, P., Hijazi, Y.M., Rosenberg, S.A., Marincola, F.M., and Topalian, S.L. (1998) Comparative analysis of the *in vivo* expression of tyrosinase, MART-1/Melan-A, and gp100 in metastatic melanoma lesions: implications for immunotherapy. *J. Immunother.*, **21**, 27–31.

112 Folpe, A.L., Goodman, Z.D., Ishak, K.G., Paulino, A.F., Taboada, E.M., Meehan, S.A., and Weiss, S.W. (2000) Clear cell myomelanocytic tumor of the falciform ligament/ligamentum teres: a novel member of the perivascular epithelioid clear cell family of tumors with a predilection for children and young adults. *Am. J. Surg. Pathol.*, **24**, 1239–1246.

113 Matsumoto, Y., Horiba, K., Usuki, J., Chu, S.C., Ferrans, V.J., and Moss, J. (1999) Markers of cell proliferation and expression of melanosomal antigen in lymphangioleiomyomatosis. *Am. J. Respir. Cell Mol. Biol.*, **21**, 327–336.

114 Lee, Z.H., Hou, L., Moellmann, G., Kuklinska, E., Antol, K., Fraser, M., Halaban, R., and Kwon, B.S. (1996) Characterization and subcellular localization of human Pmel 17/*silver*, a 100-kDa (pre)melanosomal membrane protein associated with 5,6-dihydroxyindole-2-carboxylic acid (DHICA) converting activity. *J. Invest. Dermatol.*, **106**, 605–610.

115 Orlow, S.J., Zhou, B.-K., Boissy, R.E., and Pifko-Hirst, S. (1993) Identification of a mammalian melanosomal matrix glycoprotein. *J. Invest. Dermatol.*, **101**, 141–144.

116 Zhou, B.K., Kobayashi, T., Donatien, P.D., Bennett, D.C., Hearing, V.J., and Orlow, S.J. (1994) Identification of a melanosomal matrix protein encoded by the murine *si* (silver) locus using "organelle scanning". *Proc. Natl. Acad. Sci. USA*, **91**, 7076–7080.

117 Berson, J.F., Theos, A.C., Harper, D.C., Tenza, D., Raposo, G., and Marks, M.S. (2003) Proprotein convertase cleavage liberates a fibrillogenic fragment of a resident glycoprotein to initiate melanosome biogenesis. *J. Cell Biol.*, **161**, 521–533.

118 Donatien, P.D. and Orlow, S.J. (1995) Interaction of melanosomal proteins with melanin. *Eur. J. Biochem.*, **232**, 159–164.

119 Theos, A.C., Berson, J.F., Theos, S.C., Herman, K.E., Harper, D.C., Tenza, D., Sviderskaya, E.V., Lamoreux, M.L., Bennett, D.C., Raposo, G., *et al.* (2006) Dual loss of ER export and endocytic signals with altered melanosome morphology in the silver mutation of Pmel17. *Mol. Biol. Cell*, **17**, 3598–3612.

120 Fowler, D.M., Koulov, A.V., Alory-Jost, C., Marks, M.S., Balch, W.E., and Kelly, J.W. (2006) Functional amyloid formation within mammalian tissue. *PLoS Biol.*, **4**, e6.

121 Watt, B., van Niel, G., Fowler, D.M., Hurbain, I., Luk, K.C., Stayrook, S.E., Lemmon, M.A., Raposo, G., Shorter, J., Kelly, J.W., *et al.* (2009) N-terminal domains elicit formation of functional Pmel17 amyloid fibrils. *J. Biol. Chem.*, **284**, 35543–35555.

122 Chiti, F. and Dobson, C.M. (2006) Protein misfolding,functional amyloid and human disease. *Annu. Rev. Biochem.*, **75**, 333–366.

123 Fowler, D.M., Koulov, A.V., Balch, W.E., and Kelly, J.W. (2007) Functional amyloid-from bacteria to humans. *Trends Biochem. Sci.*, **32**, 217–223.

124 Watt, B., Raposo, G., and Marks, M.S. (2010) Pmel17: an amyloid determinant of organelle structure, in *Functional Amyloid Aggregation* (ed. M. Bucciantini), Research Signpost, Trivandrum.

125 Esclamado, R.M., Gown, A.M., and Vogel, A.M. (1986) Unique proteins

defined by monoclonal antibodies specific for human melanoma. *Am. J. Surg.*, **152**, 376–385.

126 Gown, A.M., Vogel, A.M., Hoak, D., Gough, F., and McNutt, M.A. (1986) Monoclonal antibodies specific for melanocytic tumors distinguish subpopulations of melanocytes. *Am. J. Pathol.*, **123**, 195–203.

127 Chiamenti, A.M., Vella, F., Bonetti, F., Pea, M., Ferrari, S., Martignoni, G., Benedetti, A., and Suzuki, H. (1996) Anti-melanoma monoclonal antibody HMB-45 on enhanced chemiluminescence-western blotting recognizes a 30–35 kDa melanosome-associated sialated glycoprotein. *Melanoma Res.*, **6**, 291–298.

128 Kapur, R.P., Bigler, S.A., Skelly, M., and Gown, A.M. (1992) Anti-melanoma monoclonal antibody HMB45 identifies an oncofetal glycoconjugate associated with immature melanosomes. *J. Histochem. Cytochem.*, **40**, 207–212.

129 Harper, D.C., Theos, A.C., Herman, K.E., Tenza, D., Raposo, G., and Marks, M.S. (2008) Premelanosome amyloid-like fibrils are composed of only Golgi-processed forms of pmel17 that have been proteolytically processed in endosomes. *J. Biol. Chem.*, **283**, 2307–2322.

130 Lepage, S. and Lapointe, R. (2006) Melanosomal targeting sequences from gp100 are essential for MHC class II–restricted endogenous epitope presentation and mobilization to endosomal compartments. *Cancer Res.*, **66**, 2423–2432.

131 Robila, V., Ostankovitch, M., Altrich-Vanlith, M.L., Theos, A.C., Drover, S., Marks, M.S., Restifo, N., and Engelhard, V.H. (2008) MHC class II presentation of gp100 epitopes in melanoma cells requires the function of conventional endosomes and is influenced by melanosomes. *J. Immunol.*, **181**, 7843–7852.

132 Kummer, M.P., Maruyama, H., Huelsmann, C., Baches, S., Weggen, S., and Koo, E.H. (2009) Formation of pmel17 amyloid is regulated by juxtamembrane metalloproteinase cleavage, and the resulting C-terminal fragment is a substrate for γ-secretase. *J. Biol. Chem.*, **284**, 2296–2306.

133 Maresh, G.A., Marken, J.S., Neubauer, M., Aruffo, A., Hellström, I., Hellström, K.E., and Marquardt, H. (1994) Cloning and expression of the gene for the melanoma-associated ME20 antigen. *DNA Cell Biol.*, **13**, 87–95.

134 Hoashi, T., Tamaki, K., and Hearing, V.J. (2010) The secreted form of a melanocyte membrane-bound glycoprotein (Pmel17/gp100) is released by ectodomain shedding. *FASEB J.*, **24**, 916–930.

135 De Strooper, B., Vassar, R., and Golde, T. (2010) The secretases: enzymes with therapeutic potential in Alzheimer disease. *Nat. Rev. Neurol.*, **6**, 99–107.

136 McGlinchey, R.P., Shewmaker, F., McPhie, P., Monterroso, B., Thurber, K., and Wickner, R.B. (2009) The repeat domain of the melanosome fibril protein Pmel17 forms the amyloid core promoting melanin synthesis. *Proc. Natl. Acad. Sci. USA*, **106**, 13731–13736.

137 Futter, C.E., Ramalho, J.S., Jaissle, G.B., Seeliger, M.W., and Seabra, M.C. (2004) The role of Rab27a in the regulation of melanosome distribution within retinal pigment epithelial cells. *Mol. Biol. Cell*, **15**, 2264–2275.

138 Dunn, L.C. and Thigpen, L.W. (1930) The silver mouse: a recessive color variation. *J. Hered.*, **21**, 495.

139 Bassi, M.T., Schiaffino, M.V., Renieri, A., De Nigris, F., Galli, L., Bruttini, M., Gebbia, M., Bergen, A.A., Lewis, R.A., and Ballabio, A. (1995) Cloning of the gene for ocular albinism type 1 from the distal short arm of the X chromosome. *Nat. Genet.*, **10**, 13–19.

140 Schiaffino, M.V., d'Addio, M., Alloni, A., Baschirotto, C., Valetti, C., Cortese, K., Puri, C., Bassi, M.T., Colla, C., De Luca, M., *et al.* (1999) Ocular albinism: evidence for a defect in an intracellular signal transduction system. *Nat. Genet.*, **23**, 108–112.

141 Cortese, K., Giordano, F., Surace, E.M., Venturi, C., Ballabio, A., Tacchetti, C., and Marigo, V. (2005) The ocular albinism type 1 (OA1) gene controls melanosome maturation and size. *Invest. Ophthalmol. Vis. Sci.*, **46**, 4358–4364.

142 Incerti, B., Cortese, K., Pizzigoni, A., Surace, E.M., Varani, S., Coppola, M., Jeffery, G., Seeliger, M., Jaissle, G., Bennett, D.C., *et al.* (2000) Oa1 knock-out: new insights on the pathogenesis of ocular albinism type 1. *Hum. Mol. Genet.*, **9**, 2781–2788.

143 Young, A., Powelson, E.B., Whitney, I.E., Raven, M.A., Nusinowitz, S., Jiang, M., Birnbaumer, L., Reese, B.E., and Farber, D.B. (2008) Involvement of OA1, an intracellular GPCR, and G alpha i3, its binding protein, in melanosomal biogenesis and optic pathway formation. *Invest. Ophthalmol. Vis. Sci.*, **49**, 3245–3252.

144 Blander, J.M. (2007) Coupling Toll-like receptor signaling with phagocytosis: potentiation of antigen presentation. *Trends Immunol.*, **28**, 19–25.

145 Palmisano, I., Bagnato, P., Palmigiano, A., Innamorati, G., Rotondo, G., Altimare, D., Venturi, C., Sviderskaya, E.V., Piccirillo, R., Coppola, M., *et al.* (2008) The ocular albinism type 1 protein, an intracellular G protein-coupled receptor, regulates melanosome transport in pigment cells. *Hum. Mol. Genet.*, **17**, 3487–3501.

146 Schiaffino, M.V. (2010) Signaling pathways in melanosome biogenesis and pathology. *Int. J. Biochem. Cell Biol.*, **42**, 1094–1104.

147 Theos, A.C., Truschel, S.T., Tenza, D., Hurbain, I., Harper, D.C., Berson, J.F., Thomas, P.C., Raposo, G., and Marks, M.S. (2006) A lumenal domain-dependent pathway for sorting to intralumenal vesicles of multivesicular endosomes involved in organelle morphogenesis. *Dev. Cell*, **10**, 343–354.

148 Kovacs, G.G., Gelpi, E., Ströbel, T., Ricken, G., Nyengaard, J.R., Bernheimer, H., and Budka, H. (2007) Involvement of the endosomal–lysosomal system correlates with regional pathology in Creutzfeldt–Jakob disease. *J. Neuropathol. Exp. Neurol.*, **66**, 628–636.

149 Maul, G.G. (1969) Golgi–melanosome relationship in human melanoma *in vitro*. *J. Ultrastruct. Res.*, **26**, 163–176.

150 Kobayashi, T., Urabe, K., Orlow, S.J., Higashi, K., Imokawa, G., Kwon, B.S., Potterf, B., and Hearing, V.J. (1994) The Pmel 17/silver locus protein. Characterization and investigation of its melanogenic function. *J. Biol. Chem.*, **269**, 29198–29205.

151 Yasumoto, K., Watabe, H., Valencia, J.C., Kushimoto, T., Kobayashi, T., Appella, E., and Hearing, V.J. (2004) Epitope mapping of the melanosomal matrix protein gp100 (PMEL17): rapid processing in the endoplasmic reticulum and glycosylation in the early Golgi compartment. *J. Biol. Chem.*, **279**, 28330–28338.

152 Valencia, J.C., Rouzaud, F., Julien, S., Chen, K.G., Passeron, T., Yamaguchi, Y., Abu-Asab, M., Tsokos, M., Costin, G.E., Yamaguchi, H., *et al.* (2007) Sialylated core 1 *O*-glycans influence the sorting of Pmel17/gp100 and determine its capacity to form fibrils. *J. Biol. Chem.*, **282**, 11266–11280.

153 Valencia, J.C., Hoashi, T., Pawelek, J.M., Solano, F., and Hearing, V.J. (2006) Pmel17: controversial indeed but critical to melanocyte function. *Pigment Cell Res.*, **19**, 250–252; author reply 253–257.

154 Gagnon, E., Duclos, S., Rondeau, C., Chevet, E., Cameron, P.H., Steele-Mortimer, O., Paiement, J., Bergeron, J.J., and Desjardins, M. (2002) Endoplasmic reticulum-mediated phagocytosis is a mechanism of entry into macrophages. *Cell*, **110**, 119–131.

155 Lévy, F., Muehlethaler, K., Salvi, S., Peitrequin, A.-L., Lindholm, C.K., Cerottini, J.-C., and Rimoldi, D. (2005) Ubiquitylation of a melanosomal protein by HECT-E3 ligases serves as sorting signal for lysosomal degradation. *Mol. Biol. Cell*, **16**, 1777–1787.

156 Truschel, S.T., Simoes, S., Setty, S.R.G., Harper, D.C., Tenza, T., Thomas, P.C., Herman, K.E., Sackett, S.D., Cowan, D.C., Theos, A.C., *et al.* (2009) ESCRT-I function is required for Tyrp-1 transport from early endosomes to the melanosome limiting membrane. *Traffic*, **10**, 1318–1336.

157 Trajkovic, K., Hsu, C., Chiantia, S., Rajendran, L., Wenzel, D., Wieland, F., Schwille, P., Brugger, B., and Simons, M. (2008) Ceramide triggers budding of exosome vesicles into multivesicular

endosomes. *Science*, **319**, 1244–1247.

158 Arvan, P. and Castle, D. (1998) Sorting and storage during secretory granule biogenesis: looking backward and looking forward. *Biochem. J.*, **332**, 593–610.

159 Gibson, A., Futter, C.E., Maxwell, S., Allchin, E.H., Shipman, M., Kraehenbuhl, J.P., Domingo, D., Odorizzi, G., Trowbridge, I.S., and Hopkins, C.R. (1998) Sorting mechanisms regulating membrane protein traffic in the apical transcytotic pathway of polarized MDCK cells. *J. Cell Biol.*, **143**, 81–94.

160 Gruenberg, J. and Maxfield, F.R. (1995) Membrane transport in the endocytic pathway. *Curr. Opin. Cell Biol.*, **7**, 552–563.

161 Bright, N.A., Gratian, M.J., and Luzio, J.P. (2005) Endocytic delivery to lysosomes mediated by concurrent fusion and kissing events in living cells. *Curr. Biol.*, **15**, 360–365.

162 Delevoye, C., Hurbain, I., Tenza, D., Sibarita, J.-B., Uzan-Gafsou, S., Ohno, H., Geerts, W.J.C., Verkleij, A.J., Salamero, J., Marks, M.S., *et al.* (2009) AP-1 and KIF13A coordinate endosomal sorting and positioning during melanosome biogenesis. *J. Cell Biol.*, **187**, 247–264.

163 Seabra, M.C. and Coudrier, E. (2004) Rab GTPases and myosin motors in organelle motility. *Traffic*, **5**, 393–399.

164 Van Den Bossche, K., Naeyaert, J.M., and Lambert, J. (2006) The quest for the mechanism of melanin transfer. *Traffic*, **7**, 769–778.

165 Perou, C.M., Moore, K.J., Nagle, D.L., Misumi, D.J., Woolf, E.A., McGrail, S.H., Holmgren, L., Brody, T.H., Dussault, B.J., Jr, Monroe, C.A., *et al.* (1996) Identification of the murine beige gene by YAC complementation and positional cloning. *Nat. Genet.*, **13**, 303–308.

166 Barbosa, M.D., Nguyen, Q.A., Tchernev, V.T., Ashley, J.A., Detter, J.C., Blaydes, S.M., Brandt, S.J., Chotai, D., Hodgman, C., Solari, R.C., *et al.* (1996) Identification of the homologous beige and Chediak–Higashi syndrome genes. *Nature*, **382**, 262–265.

167 Ward, D.M., Shiflett, S.L., Huynh, D., Vaughn, M.B., Prestwich, G., and Kaplan, J. (2003) Use of expression constructs to dissect the functional domains of the CHS/beige protein: identification of multiple phenotypes. *Traffic*, **4**, 403–415.

168 Faigle, W., Raposo, G., Tenza, D., Pinet, V., Vogt, A.B., Kropshofer, H., Fischer, A., de Saint-Basile, G., and Amigorena, S. (1998) Deficient peptide loading and MHC class II endosomal sorting in a human genetic immunodeficiency disease: the Chediak–Higashi syndrome. *J. Cell Biol.*, **141**, 1121–1134.

169 Gautam, R., Novak, E.K., Tan, J., Wakamatsu, K., Ito, S., and Swank, R.T. (2006) Interaction of Hermansky–Pudlak syndrome genes in the regulation of lysosome-related organelles. *Traffic*, **7**, 779–792.

170 Di Pietro, S.M. and Dell'Angelica, E.C. (2005) The cell biology of Hermansky–Pudlak syndrome: recent advances. *Traffic*, **6**, 525–533.

171 Swank, R.T., Novak, E.K., McGarry, M.P., Zhang, Y., Li, W., Zhang, Q., and Feng, L. (2000) Abnormal vesicular trafficking in mouse models of Hermansky–Pudlak syndrome. *Pigment Cell Res.*, **13**, 59–67.

172 Ohno, H. (2006) Cell science at a glance: clathrin-associated adaptor protein complexes. *J. Cell Sci.*, **119**, 3719–3721.

173 Dell'Angelica, E.C., Shotelersuk, V., Aguilar, R.C., Gahl, W.A., and Bonifacino, J.S. (1999) Altered trafficking of lysosomal proteins in Hermansky–Pudlak syndrome due to mutations in the β3A subunit of the AP-3 adaptor. *Mol. Cell*, **3**, 11–21.

174 Feng, L., Seymour, A.B., Jiang, S., To, A., Peden, A.A., Novak, E.K., Zhen, L., Rusiniak, M.E., Eicher, E.M., Robinson, M.S., *et al.* (1999) The beta3A subunit gene (Ap3b1) of the AP-3 adaptor complex is altered in the mouse hypopigmentation mutant *pearl*, a model for Hermansky–Pudlak syndrome and night blindness. *Hum. Mol. Genet.*, **8**, 323–330.

175 Kantheti, P., Qiao, X., Diaz, M.E., Peden, A.A., Meyer, G.E., Carskadon, S.L., Kapfhamer, D., Sufalko, D., Robinson, M.S., Noebels, J.L., *et al.* (1998) Mutation in AP-3β in the *mocha* mouse links endosomal transport to storage deficiency in platelets, melanosomes, and synaptic vesicles. *Neuron*, **21**, 111–122.

176 Nguyen, T., Novak, E.K., Kermani, M., Fluhr, J., Peters, L.L., Swank, R.T., and Wei, M.L. (2002) Melanosome morphologies in murine models of Hermansky–Pudlak syndrome reflect blocks in organelle development. *J. Invest. Dermatol.*, **119**, 1156–1164.

177 Nguyen, T. and Wei, M.L. (2004) Characterization of melanosomes in murine Hermansky–Pudlak syndrome: mechanisms of hypopigmentation. *J. Invest. Dermatol.*, **122**, 452–460.

178 Huizing, M., Sarangarajan, R., Strovel, E., Zhao, Y., Gahl, W.A., and Boissy, R.E. (2001) AP-3 mediates tyrosinase but not TRP-1 trafficking in human melanocytes. *Mol. Biol. Cell*, **12**, 2075–2085.

179 Dell'Angelica, E.C., Klumperman, J., Stoorvogel, W., and Bonifacino, J.S. (1998) Association of the AP-3 adaptor complex with clathrin. *Science*, **280**, 431–434.

180 Peden, A.A., Oorschot, V., Hesser, B.A., Austin, C.D., Scheller, R.H., and Klumperman, J. (2004) Localization of the AP-3 adaptor complex defines a novel endosomal exit site for lysosomal membrane proteins. *J. Cell Biol.*, **164**, 1065–1076.

181 Di Pietro, S.M., Falcon-Perez, J.M., Tenza, D., Setty, S.R., Marks, M.S., Raposo, G., and Dell'Angelica, E.C. (2006) BLOC-1 interacts with BLOC-2 and the AP-3 complex to facilitate protein trafficking on endosomes. *Mol. Biol. Cell*, **17**, 4027–4038.

182 Zizioli, D., Meyer, C., Guhde, G., Saftig, P., von Figura, K., and Schu, P. (1999) Early embryonic death of mice deficient in gamma-adaptin. *J. Biol. Chem.*, **274**, 5385–5390.

183 Meyer, C., Zizioli, D., Lausmann, S., Eskelinen, E.L., Hamann, J., Saftig, P., von Figura, K., and Schu, P. (2000) mu1A-adaptin-deficient mice: lethality, loss of AP-1 binding and rerouting of mannose 6-phosphate receptors. *EMBO J.*, **19**, 2193–2203.

184 Chapuy, B., Tikkanen, R., Muhlhausen, C., Wenzel, D., von Figura, K., and Honing, S. (2008) AP-1 and AP-3 mediate sorting of melanosomal and lysosomal membrane proteins into distinct post-Golgi trafficking pathways. *Traffic*, **9**, 1157–1172.

185 Lakkaraju, A., Carvajal-Gonzalez, J.M., and Rodriguez-Boulan, E. (2009) It takes two to tango to the melanosome. *J. Cell Biol.*, **187**, 161–163.

186 Dell'Angelica, E.C. (2004) The building BLOC(k)s of lysosomes and related organelles. *Curr. Opin. Cell Biol.*, **16**, 458–464.

187 Setty, S.R., Tenza, D., Truschel, S.T., Chou, E., Sviderskaya, E.V., Theos, A.C., Lamoreux, M.L., Di Pietro, S.M., Starcevic, M., Bennett, D.C., *et al.* (2007) BLOC-1 is required for cargo-specific sorting from vacuolar early endosomes toward lysosome-related organelles. *Mol. Biol. Cell*, **18**, 768–780.

188 Moriyama, K. and Bonifacino, J.S. (2002) Pallidin is a component of a multi-protein complex involved in the biogenesis of lysosome-related organelles. *Traffic*, **3**, 666–677.

189 Ghiani, C.A., Starcevic, M., Rodriguez-Fernandez, I.A., Nazarian, R., Cheli, V.T., Chan, L.N., Malvar, J.S., de Vellis, J., Sabatti, C., and Dell'Angelica, E.C. (2010) The dysbindin-containing complex (BLOC-1) in brain: developmental regulation, interaction with SNARE proteins and role in neurite outgrowth. *Mol. Psychiatry*, **15**, 204–215.

190 Ilardi, J.M., Mochida, S., and Sheng, Z.H. (1999) Snapin: a SNARE-associated protein implicated in synaptic transmission. *Nat. Neurosci.*, **2**, 119–124.

191 Salazar, G., Craige, B., Styers, M.L., Newell-Litwa, K.A., Doucette, M.M., Wainer, B.H., Falcon-Perez, J.M., Dell'Angelica, E.C., Peden, A.A., Werner, E., *et al.* (2006) BLOC-1 complex deficiency alters the targeting of adaptor protein complex-3 cargoes. *Mol. Biol. Cell*, **14**, 4014–4026.

192 Di Pietro, S.M., Falcon-Perez, J.M., and Dell'Angelica, E.C. (2004) Characterization of BLOC-2, a complex

containing the Hermansky–Pudlak syndrome proteins HPS3, HPS5 and HPS6. *Traffic*, **5**, 276–283.

193 Gautam, R., Chintala, S., Li, W., Zhang, Q., Tan, J., Novak, E.K., Di Pietro, S.M., Dell'Angelica, E.C., and Swank, R.T. (2004) The Hermansky–Pudlak syndrome 3 (cocoa) protein is a component of the biogenesis of lysosome-related organelles complex-2 (BLOC-2). *J. Biol. Chem.*, **279**, 12935–12942.

194 Helip-Wooley, A., Westbroek, W., Dorward, H., Mommaas, M., Boissy, R.E., Gahl, W.A., and Huizing, M. (2005) Association of the Hermansky–Pudlak syndrome type-3 protein with clathrin. *BMC Cell Biol.*, **6**, 33.

195 Boissy, R.E., Richmond, B., Huizing, M., Helip-Wooley, A., Zhao, Y., Koshoffer, A., and Gahl, W.A. (2005) Melanocyte-specific proteins are aberrantly trafficked in melanocytes of Hermansky–Pudlak syndrome-type 3. *Am. J. Pathol.*, **166**, 231–240.

196 Richmond, B., Huizing, M., Knapp, J., Koshoffer, A., Zhao, Y., Gahl, W.A., and Boissy, R.E. (2005) Melanocytes derived from patients with Hermansky–Pudlak syndrome types 1, 2, and 3 have distinct defects in cargo trafficking. *J. Invest. Dermatol.*, **124**, 420–427.

197 Helip-Wooley, A., Westbroek, W., Dorward, H.M., Koshoffer, A., Huizing, M., Boissy, R.E., and Gahl, W.A. (2007) Improper trafficking of melanocyte-specific proteins in Hermansky–Pudlak syndrome type-5. *J. Invest. Dermatol.*, **127**, 1471–1478.

198 Huizing, M., Pederson, B., Hess, R.A., Griffin, A., Helip-Wooley, A., Westbroek, W., Dorward, H., O'Brien, K.J., Golas, G., Tsilou, E., *et al.* (2009) Clinical and cellular characterisation of Hermansky–Pudlak syndrome type 6. *J. Med. Genet.*, **46**, 803–810.

199 Chiang, P.-W., Oiso, N., Gautam, R., Swank, R.T., and Spritz, R.A. (2003) The Hermansky–Pudlak syndrome 1 (HPS1) and HPS4 proteins are components of two complexes, BLOC-3 and BLOC-4, involved in the biogenesis of lysosome-related organelles. *J. Biol. Chem.*, **278**, 20332–20337.

200 Kloer, D.R., Rojas, R., Ivan, V., Moriyama, K., van Vlijmen, T., Murthy, N., Ghirlando, R., van der Sluijs, P., Hurley, J.H., and Bonifacino, J.S. (2010) Assembly of the biogenesis of lysosome-related organelles complex-3 (BLOC-3) and its interaction with Rab9. *J. Biol. Chem.*, **285**, 7794–7804.

201 Martina, J.A., Moriyama, K., and Bonifacino, J.S. (2003) BLOC-3, a protein complex containing the Hermansky–Pudlak syndrome gene products HPS1 and HPS4. *J. Biol. Chem.*, **278**, 29376–29384.

202 Nazarian, R., Falcon-Perez, J.M., and Dell'Angelica, E.C. (2003) Biogenesis of lysosome-related organelles complex 3 (BLOC-3): a complex containing the Hermansky–Pudlak syndrome (HPS) proteins HPS1 and HPS4. *Proc. Natl. Acad. Sci. USA*, **100**, 8770–8775.

203 Gardner, J.M., Wildenberg, S.C., Keiper, N.M., Novak, E.K., Rusiniak, M.E., Swank, R.T., Puri, N., Finger, J.N., Hagiwara, N., Lehman, A.L., *et al.* (1997) The mouse pale ear (*ep*) mutation is the homologue of human Hermansky–Pudlak syndrome. *Proc. Natl. Acad. Sci. USA*, **94**, 9238–9243.

204 Nguyen, T. and Wei, M.L. (2007) Hermansky–Pudlak HPS1/pale ear gene regulates epidermal and dermal melanocyte development. *J. Invest. Dermatol.*, **127**, 421–428.

205 Suzuki, T., Li, W., Zhang, Q., Karim, A., Novak, E.K., Sviderskaya, E.V., Hill, S.P., Bennett, D.C., Levin, A.V., Nieuwenhuis, H.K., *et al.* (2002) Hermansky–Pudlak syndrome is caused by mutations in HPS4, the human homolog of the mouse light-ear gene. *Nat. Genet.*, **30**, 321–324.

206 Horikawa, T., Araki, K., Fukai, K., Ueda, M., Ueda, T., Ito, S., and Ichihashi, M. (2000) Heterozygous HPS1 mutations in a case of Hermansky–Pudlak syndrome with giant melanosomes. *Br. J. Dermatol.*, **143**, 635–640.

207 Smith, J.W., Koshoffer, A., Morris, R.E., and Boissy, R.E. (2005) Membranous complexes characteristic of melanocytes derived from patients with Hermansky–Pudlak syndrome type 1 are macroautophagosomal entities of the lysosomal compartment. *Pigment Cell Res.*, **18**, 417–426.

208 Falcon-Perez, J.M., Nazarian, R., Sabatti, C., and Dell'Angelica, E.C. (2005) Distribution and dynamics of Lamp1-containing endocytic organelles in fibroblasts deficient in BLOC-3. *J. Cell Sci.*, **118**, 5243–5255.

209 Oh, J., Liu, Z.X., Feng, G.H., Raposo, G., and Spritz, R.A. (2000) The Hermansky–Pudlak syndrome (HPS) protein is part of a high molecular weight complex involved in biogenesis of early melanosomes. *Hum. Mol. Genet.*, **9**, 375–385.

210 Wu, X., Bowers, B., Rao, K., Wei, Q., and Hammer, J.A., III (1998) Visualization of melanosome dynamics within wild-type and dilute melanocytes suggests a paradigm for myosin V function *in vivo*. *J. Cell Biol.*, **143**, 1899–1918.

211 Nakagawa, T., Setou, M., Seog, D., Ogasawara, K., Dohmae, N., Takio, K., and Hirokawa, N. (2000) A novel motor, KIF13A, transports mannose-6-phosphate receptor to plasma membrane through direct interaction with AP-1 complex. *Cell*, **103**, 569–581.

212 Salas-Cortes, L., Ye, F., Tenza, D., Wilhelm, C., Theos, A., Louvard, D., Raposo, G., and Coudrier, E. (2005) Myosin Ib modulates the morphology and the protein transport within multi-vesicular sorting endosomes. *J. Cell Sci.*, **118**, 4823–4832.

213 Bonifacino, J.S. and Glick, B.S. (2004) The mechanisms of vesicle budding and fusion. *Cell*, **116**, 153–166.

214 Wade, N., Bryant, N.J., Connolly, L.M., Simpson, R.J., Luzio, J.P., Piper, R.C., and James, D.E. (2001) Syntaxin 7 complexes with mouse Vps10p tail interactor Ib, Syntaxin 6, vesicle-associated membrane protein (VAMP)8, and VAMP7 in B16 melanoma cells. *J. Biol. Chem.*, **276**, 19820–19827.

215 McBride, H.M., Rybin, V., Murph, y.C., Giner, A., Teasdale, R., and Zerial, M. (1999) Oligomeric complexes link Rab5 effectors with NSF and drive membrane fusion via interactions between EEA1 and syntaxin 13. *Cell*, **98**, 377–386.

216 Prekeris, R., Klumperman, J., Chen, Y.A., and Scheller, R.H. (1998) Syntaxin 13 mediates cycling of plasma membrane proteins via tubulovesicular recycling endosomes. *J. Cell Biol.*, **143**, 957–971.

217 Huang, L., Kuo, Y.M., and Gitschier, J. (1999) The *pallid* gene encodes a novel, syntaxin 13-interacting protein involved in platelet storage pool deficiency. *Nat. Genet.*, **23**, 329–332.

218 Martinez-Arca, S., Rudge, R., Vacca, M., Raposo, G., Camonis, J., Proux-Gillardeaux, V., Daviet, L., Formstecher, E., Hamburger, A., Filippini, F., *et al.* (2003) A dual mechanism controlling the localization and function of exocytic v-SNAREs. *Proc. Natl. Acad. Sci. USA*, **100**, 9011–9016.

219 Sato, T.K., Rehling, P., Peterson, M.R., and Emr, S.D. (2000) Class C vps protein complex regulates vacuolar SNARE pairing and is required for vesicle docking/fusion. *Mol. Cell*, **6**, 661–671.

220 Richardson, S.C., Winistorfer, S.C., Poupon, V., Luzio, J.P., and Piper, R.C. (2004) Mammalian late vacuole protein sorting orthologues participate in early endosomal fusion and interact with the cytoskeleton. *Mol. Biol. Cell*, **15**, 1197–1210.

221 Gerst, J.E. (2003) SNARE regulators: matchmakers and matchbreakers. *Biochim. Biophys. Acta*, **1641**, 99–110.

222 Shen, J., Tareste, D.C., Paumet, F., Rothman, J.E., and Melia, T.J. (2007) Selective activation of cognate SNAREpins by Sec1/Munc18 proteins. *Cell*, **128**, 183–195.

223 Suzuki, T., Oiso, N., Gautam, R., Novak, E.K., Panthier, J.J., Suprabha, P.G., Vida, T., Swank, R.T., and Spritz, R.A. (2003) The mouse organellar biogenesis mutant *buff* results from a mutation in Vps33a, a homologue of yeast vps33 and *Drosophila carnation*. *Proc. Natl. Acad. Sci. USA*, **21**, 21.

224 Nickerson, D.P., Brett, C.L., and Merz, A.J. (2009) Vps-C complexes: gatekeepers of endolysosomal traffic. *Curr. Opin. Cell Biol.*, **21**, 543–551.

225 Zerial, M. and McBride, H. (2001) Rab proteins as membrane organizers. *Nat. Rev. Mol. Cell Biol.*, **2**, 107–119.

226 Zhang, Q., Zhen, L., Li, W., Novak, E.K., Collinson, L.M., Jang, E.K., Haslam, R.J., Elliott, R.W., and Swank, R.T. (2002) Cell-specific abnormal prenylation of Rab proteins in platelets and melanocytes of the gunmetal mouse. *Br. J. Haematol.*, **117**, 414–423.

227 Wasmeier, C., Romao, M., Plowright, L., Bennett, D.C., Raposo, G., and Seabra, M.C. (2006) Rab38 and Rab32 control post-Golgi trafficking of melanogenic enzymes. *J. Cell Biol.*, **175**, 271–281.

228 Oiso, N., Riddle, S.R., Serikawa, T., Kuramoto, T., and Spritz, R.A. (2004) The rat Ruby (*R*) locus is Rab38: identical mutations in Fawn-hooded and Tester-Moriyama rats derived from an ancestral Long Evans rat sub-strain. *Mamm. Genome*, **15**, 307–314.

229 Loftus, S.K., Larson, D.M., Baxter, L.L., Antonellis, A., Chen, Y., Wu, X., Jiang, Y., Bittner, M., Hammer, J.A., 3rd, and Pavan, W.J. (2002) Mutation of melanosome protein RAB38 in chocolate mice. *Proc. Natl. Acad. Sci. USA*, **99**, 4471–4476.

230 Ma, J., Plesken, H., Treisman, J.E., Edelman-Novemsky, I., and Ren, M. (2004) Lightoid and Claret: a rab GTPase and its putative guanine nucleotide exchange factor in biogenesis of *Drosophila* eye pigment granules. *Proc. Natl. Acad. Sci. USA*, **101**, 11652–11657.

231 Detter, J.C., Zhang, Q., Mules, E.H., Novak, E.K., Mishra, V.S., Li, W., McMurtrie, E.B., Tchernev, V.T., Wallace, M.R., Seabra, M.C., *et al.* (2000) Rab geranylgeranyl transferase alpha mutation in the gunmetal mouse reduces Rab prenylation and platelet synthesis. *Proc. Natl. Acad. Sci. USA*, **97**, 4144–4149.

232 Rodriguez-Fernandez, I.A. and Dell'Angelica, E.C. (2009) A data-mining approach to rank candidate protein-binding partners–the case of biogenesis of lysosome-related organelles complex-1 (BLOC-1). *J. Inherit. Metab. Dis.*, **32**, 190–203.

233 Hirosaki, K., Yamashita, T., Wada, I., Jin, H.Y., and Jimbow, K. (2002) Tyrosinase and tyrosinase-related protein 1 require Rab7 for their intracellular transport. *J. Invest. Dermatol.*, **119**, 475–480.

234 Jordens, I., Westbroek, W., Marsman, M., Rocha, N., Mommaas, M., Huizing, M., Lambert, J., Naeyaert, J.M., and Neefjes, J. (2006) Rab7 and Rab27a control two motor protein activities involved in melanosomal transport. *Pigment Cell Res.*, **19**, 412–423.

235 Rink, J., Ghigo, E., Kalaidzidis, Y., and Zerial, M. (2005) Rab conversion as a mechanism of progression from early to late endosomes. *Cell*, **122**, 735–749.

236 Groux-Degroote, S., van Dijk, S.M., Wolthoorn, J., Neumann, S., Theos, A.C., De Mazière, A.M., Klumperman, J., van Meer, G., and Sprong, H. (2008) Glycolipid-dependent sorting of melanosomal from lysosomal membrane proteins by lumenal determinants. *Traffic*, **9**, 951–963.

237 Sprong, H., Degroote, S., Claessens, T., van Drunen, J., Oorschot, V., Westerink, B.H., Hirabayashi, Y., Klumperman, J., van der Sluijs, P., and van Meer, G. (2001) Glycosphingolipids are required for sorting melanosomal proteins in the Golgi complex. *J. Cell Biol.*, **155**, 369–380.

第 10 章　黑素小体的运输与分布

Mireille Van Gele, Jo Lambert

10.1　引言

黑素在溶酶体相关细胞器 - 黑素小体中产生和储存，而黑素小体存在于黑素细胞内[1]。黑素小体内合成两种类型的黑素，即真黑素（黑/棕色）和褐黑素（黄/红色）。两种色素的形成都始于酪氨酸的酶促氧化，随后遵循不同的代谢途径（见第 4 章）。每一个表皮黑素细胞通过树突向大约 36 个角质形成细胞提供黑素。黑素转运到角质细胞后，分布于角质形成细胞的细胞核顶部以保护遗传物质（即 DNA）免受紫外线的损伤。这一由黑素细胞和角质形成细胞构成的共生系统被称为表皮黑素单位，其基本功能是引起皮肤色素沉着。

对低等脊椎动物和哺乳动物色素细胞的广泛研究表明，黑素小体从其合成部位（即细胞中心）到细胞周边的移动是通过微管快速、远距离运输的，然后沿着肌动蛋白丝进行短程移动。有 3 种不同类型的马达蛋白参与了此细胞内运输：驱动蛋白、动力蛋白和肌球蛋白Ⅴa（MYO5A）。鱼类和青蛙的黑素细胞负责黑素小体的快速聚集和扩散，以响应环境的变化[2]。眼睛视网膜色素上皮细胞中，这些马达蛋白保证了黑素小体在光的作用下进入细胞顶端[3]。对自然发生颜色突变的小鼠研究表明，黑素小体沿着肌动蛋白丝的运输和在细胞外周的捕获是通过 RAB27A-MLPH（黑素亲和素，melanophilin）-MYO5A 三蛋白复合体完成的。该复合体的重要性也在人类黑素细胞中得到证实，MYO5A、RAB27A 或 MLPH 基因的突变分别导致Ⅰ型、Ⅱ型和Ⅲ型格里塞利综合征（Griscelli syndrome，GS）。由于黑素细胞内缺失黑素小体的运输，这些患者的特征是皮肤和头发色素较少。在小鼠 RPE 细胞中发现了一个类似的三蛋白复合体，由 RAB27A-MYRIP-MYO7A（肌球蛋白Ⅶa）组成。同样，此复合体负责沿着肌动蛋白丝运输黑素小体，并在富含肌动蛋白的顶端捕获黑素小体。表皮黑素细胞沿着树突将成熟的黑素小体转移到邻近的角质形成细胞。事实证明，这种转运过程的机制很难揭示。目前有多种假说，如胞吐作用、细胞吞噬作用和管道形成作用。随着高分辨率分析技术的发展（在空间和时间上），线状伪足作为黑素小体在细胞间转移通道的证据越来越多。线状伪足最终连接细胞质形成隧道，还是像 Singh 等认为的被角质形成细胞吞噬还有待进一步证实[4]。在角质形成细胞内，黑素小体继续沿着微管向细胞中心方向移动。在浅色皮肤中，它们往往聚集在角质形成细胞核上方，而在深色的皮肤中，黑素小体分散在整个细胞质中。人们对调节黑素小体分布模式的信号知之甚少。角质形成细胞之间的信号转导和黑素转移可能在这一过程中发挥重要作用。

10.2　研究色素运输的模型系统

10.2.1　鱼类和两栖动物的黑素细胞

在鱼类和两栖动物中，黑素小体存在于黑素细胞内（大的黑素细胞，存在于真皮层和表皮层）。这些细胞的主要功能包括：色素颗粒在细胞中心聚集（导致皮肤白皙）或者在细胞质中分散（导致皮肤变黑）。这种色素颗粒的双向协调运输（即生理颜色变化）使动物的颜色发生变化，在伪装和社会交往中发挥重要作用。与哺乳动物类似，两栖动物的黑素小体也可以分散并转移到周围的细胞中，形成长期的形态变化。

我们目前对黑素小体运动及其调控的大部分认识来自对鱼类和青蛙黑素细胞的研究（图 10.1a）。鱼类和青蛙黑素细胞被认为是分析细胞器运输的优秀模型系统，原因如下：①大的色素颗粒在细胞内的运动可以很容易地用常规明场显微镜观察到；②双向传输可以通过神经递质（鱼）或激素刺激（鱼和青蛙）处理细胞实现实验操纵；③ 可获得非洲爪蟾属（*Xenopus*）的永生化黑素细胞系[7]。

在鱼类中，黑素小体的运动由于经历距离更长和单向的运动，因此快速且连续。在青蛙黑素细胞内，黑素小体的传输是双向的，包括频繁的停顿和逆转，因此聚集或分散所需的时间更长。这样看来，青蛙黑素细胞内的细胞器运输与其他细胞类型发生的细胞器运输更相似。然而，在两种情况下，黑素小体的分散是由细胞内 cAMP 水平升高引起的，而聚集则是由 cAMP 降低引起的（图 10.1b）。第二信使的下游步骤尚不清楚，但似乎涉及蛋白激酶和磷酸酶[5]。一些形态学和功能运输相关的研究表明，细胞骨架的两个成分——微管和肌动蛋白丝是细胞色素运动所必需的。用低温、高静水压力或微管干扰药物处理鱼类黑素细胞，验证了微管对黑素小体运输的调控作用。上述方法对黑素细胞的处理引起了黑素小体的聚集和分散[8,9]。其他研究表明：动力蛋白（dynein）作为一种负极向微管马达，与鱼类[10]和两栖动物的黑素小体[11]共同存在，并参与黑素小体的聚集[12]。Rogers 等通过培养非洲爪蟾属黑素细胞也发现黑素小体上存

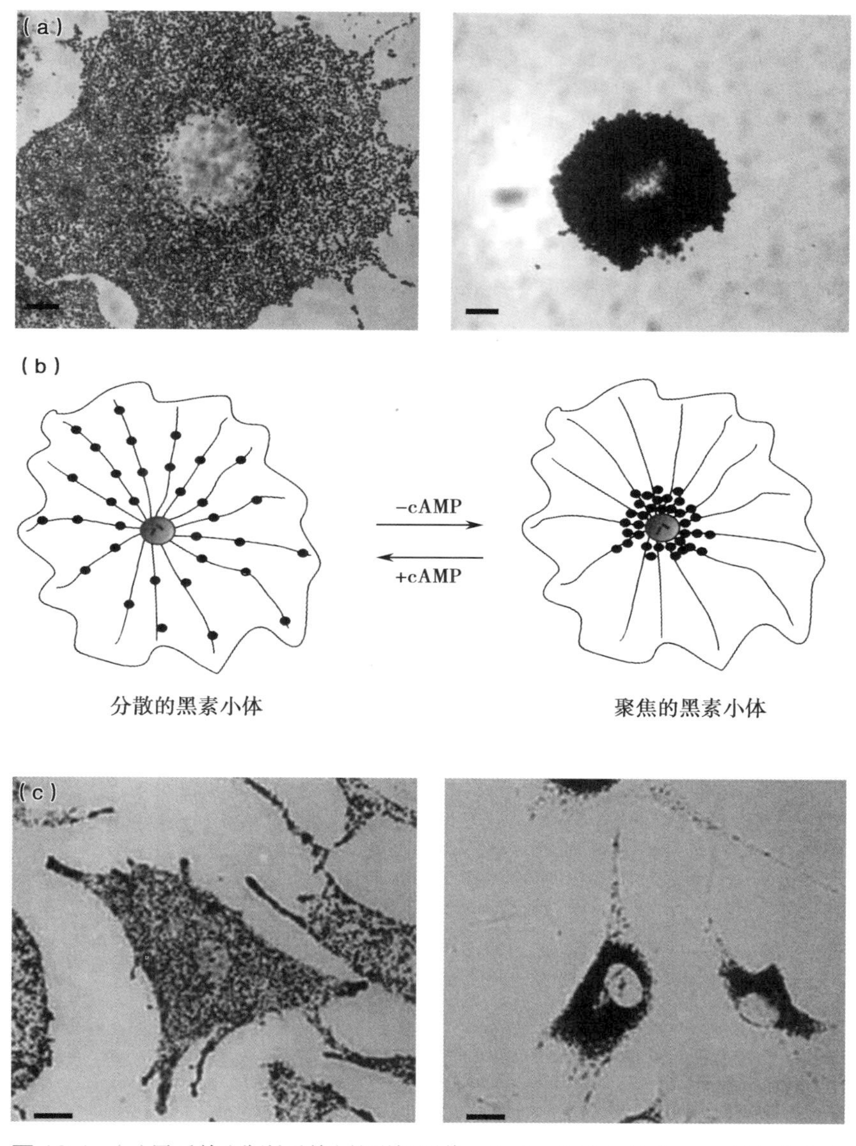

图 10.1　（a）黑爪蟾（非洲爪蟾）的明场图像：显示了分散的色素（左）和聚集的色素（右）。比例尺：10μm（Reproduced from [5]）。（b）黑素细胞的示意图：在 cAMP 的影响下沿微管发生的色素颗粒的分散和聚集。（c）野生型（左）和灰色小鼠黑素细胞（右）的明场图像。比例尺：12μm（Reproduced from [6].）

在驱动蛋白(kinesin)-2[11]。一年后,Tuma 等用驱动蛋白 -2 显性阴性突变方法发现驱动蛋白 -2 也是负责非洲爪蟾属黑素细胞内黑素分布的马达蛋白[13]。同样还是 Tuma 等提出,驱动蛋白 -2(而非传统的驱动蛋白)在鱼类黑色素胞内也负责黑素的分散[14]。

与上述研究平行的是,其他研究小组对鱼类黑素细胞的研究表明,去除微管并不能完全消除色素运动,这也提示肌动蛋白细胞骨架在色素运输中的作用[15]。此外,对青蛙黑素细胞的研究表明,去除肌动蛋白丝可以抑制黑素小体的分散[16,17],以及肌动蛋白丝确实存在于黑素细胞周边区域[18]。后来,研究证实马达蛋白 MYO5A 在非洲爪蟾黑素细胞中负责基于肌动蛋白的黑素小体运输[19]。此外,肌动蛋白丝主要负责调控黑素小体的适当分散和维持黑素细胞分散状态[17]。后来,Sköld 等发现 MYO5A 也存在于鱼类黑素小体内,但是以肌动蛋白为基础的运输似乎在鱼类整体双向运输中没有很重要的作用[20]。想要更详细地了解马达蛋白 - 动力蛋白、驱动蛋白和 MYO5A 在黑素细胞中是如何被调控并相互合作沿着其细胞骨架轨迹移动的,建议参阅两篇优秀的综述[2,21]。

10.2.2 哺乳动物的黑素细胞

哺乳动物的黑素细胞已被广泛用于研究黑素小体的运输。对小鼠和人类黑素细胞的广泛研究表明,与在低等脊椎动物黑素细胞中观察到的情况类似,微管和肌动蛋白丝都是黑素小体运输所必需的。哺乳动物黑素细胞的一个主要优势在于许多自然发生皮毛颜色突变的小鼠在黑素小体运输方面存在缺陷:皮毛呈淡色、灰色和铅灰色[22-24]。这些皮毛颜色突变的小鼠可以合成正常水平的黑素,但黑素小体不能有效地分布到邻近的角质形成细胞中。相反,黑素小体只能聚集在黑素细胞细胞核周围(图 10.1c)。分子遗传学研究发现并揭示了 RAB27A-MLPH-MYO5A 复合体在黑素小体转运中的作用。MYO5A 是以肌动蛋白为基础、沿着亚质膜和线状伪足网络运输黑素小体的马达蛋白。MLPH 和 RAB27A 是 MYO5A 附着在黑素小体表面必需的两个分子。人类黑素细胞研究也证明此三蛋白复合体在黑素小体运输中的重要作用,小鼠皮毛颜色突变体在人类 GS 型 1(MYO5A)、2(RAB27A)和 3(MLPH)[26]中也有相应的突变体。

10.2.3 RPE 细胞

RPE 细胞位于脊椎动物眼睛的后部,负责合成黑素并将其储存在黑素小体中。RPE 细胞与光感受器的相互作用非常密切,这是维持视觉功能的关键作用。在瞳孔不能扩张的低等脊椎动物眼睛中,RPE 细胞中的黑素小体可进行大量的、光依赖性的转移,然而哺乳动物中的黑素小体转运更精细。在 RPE 细胞中色素转运的一些特性与在黑素细胞中观察到的类似。例如,黑素小体的双向转运和 cAMP 或多巴胺分别诱导色素聚集或分散。鱼类 RPE 细胞主要用于研究微管和肌动蛋白丝在黑素小体转运中的双重作用[27]。通过对小鼠细胞的研究发现,基于肌动蛋白的马达蛋白 MYO7A 参与了 RPE 细胞中的黑素小体运输,而 MYO5A 在表皮黑素细胞中参与黑素小体运输。这一发现证明 RAB27A 可以将几种类型的肌球蛋白马达连接到细胞器表面[3,29](见第 10.4 节)。

10.3 细胞内黑素小体的运输

在哺乳动物黑素细胞中,成熟的黑素小体沿着微管网络从细胞核周围区域运输到细胞周边和树突尖端。这种快速、长距离的运输是由两类细胞骨架马达蛋白介导的:动力蛋白和驱动蛋白。到达细胞外围后,马达蛋白 MYO5A 通过与 MLPH 和 RAB27A 的相互作用连接到黑素小体上(图 10.2),随后黑素小体沿着膜下肌动蛋白网络进行“短程”运动。

10.3.1 基于微管的运输

10.3.1.1 驱动蛋白和动力蛋白

在两种马达蛋白作下,黑素小体沿着微管运输:驱动蛋白负责调控黑素小体向细胞外围正向移动,

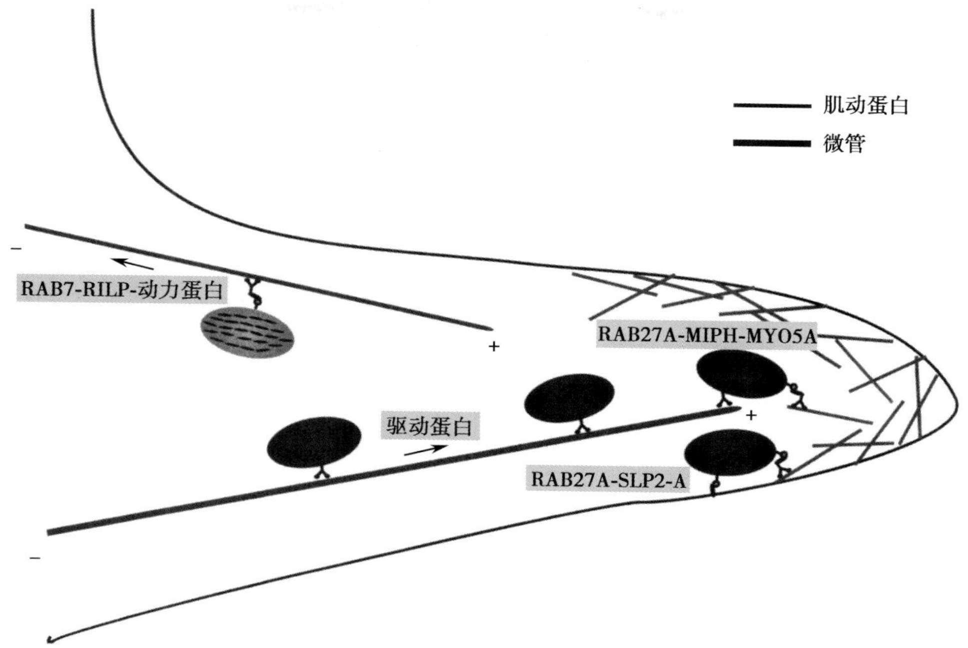

图 10.2　黑素小体的细胞内运输。图示为黑素细胞树突尖端。两种马达蛋白沿着微管运输黑素小体：驱动蛋白离心运输和动力蛋白向心运输。动力蛋白主要定位于早期黑素小体，并可能通过与 RILP 和 RAB7 的相互作用与黑素小体结合。成熟的黑素小体向树突尖端移动，然后结合到膜下肌动蛋白网络。沿肌动蛋白丝的运输通过 RAB27A-MLPH-MYO5A 复合物的作用完成。当 RAB27A 与另一个效应体 SLP2-A 结合时，黑素小体附着在质膜上。黑素小体现在已经做好释放和转移到角质形成细胞的准备

也就是向微管正端方向移动；动力蛋白负责调控黑素小体向细胞中心移动，也就是向微管负端逆向运动[30, 31]。实际上该领域在黑素细胞中研究得较少，而来自其他细胞系统（如神经元）的研究成果为黑素细胞中这些马达蛋白的未来研究开辟了领域[32]。

黑素细胞的树突由位于中央的微管和皮质下的肌动蛋白网络构成。在之前的报告中，我们发现黑素小体表面存在微管相关的马达蛋白 - 驱动蛋白和细胞质动力蛋白，与微管形成连接[33, 34]。我们还证明驱动结合蛋白、驱动蛋白受体与黑素小体的联系。细胞质肌动蛋白与其载体的相互作用被认为是由动力蛋白激活蛋白（dynactin）间接介导的，后者是一种与肌动蛋白中间链结合的复合物。动力蛋白激活蛋白的亚基 $P150^{Glued}$ 和 P50 与黑素小体的膜共定位[35]。具体来说，Gross 等提出动力蛋白激活蛋白使动力蛋白能够有效地参与双向传输，增加其在负端运动时保持“激活（on）”的能力，在正端运动时保持“静息（off）”的能力[36]。动力蛋白是早期无色素的黑素小体中常见的马达蛋白。RAB7 可能通过与 RAB7 相互作用溶酶体蛋白（RAB7-interacting lysosomal protein，RILP）之间的相互作用来募集动力蛋白。RAB7 主要定位于早期的黑素小体，在 RILP 过表达后黑素小体定位于细胞中心[37]。相反地，驱动蛋白大量存在于成熟的黑素小体中[38]。这与早期黑素小体在核周围区域的发育以及将成熟的黑素小体通过树突尖端传递到角质形成细胞的过程相一致（见图 10.2）。

除了运输黑素小体中的作用，这些马达蛋白还在黑素小体生物发生过程中帮助正确定位内体蛋白和结构域[38, 39]。

10.3.2　基于肌动蛋白的运输

10.3.2.1　MYO5A

MYO5A 是一种二聚体，是以肌动蛋白为基础的分子马达蛋白。MYO5A 分为“头部”“颈部”“尾部”3 个独立的区域（图 10.3）。首先，MYO5A 由两个独立的 N 端（或“头部”）运动结构域组成，包含 ATP 结合位点，并能与肌动蛋白纤维结合。这些 ATP 结合位点可以转化 ATP 水解过程中多种催化循环产生的能

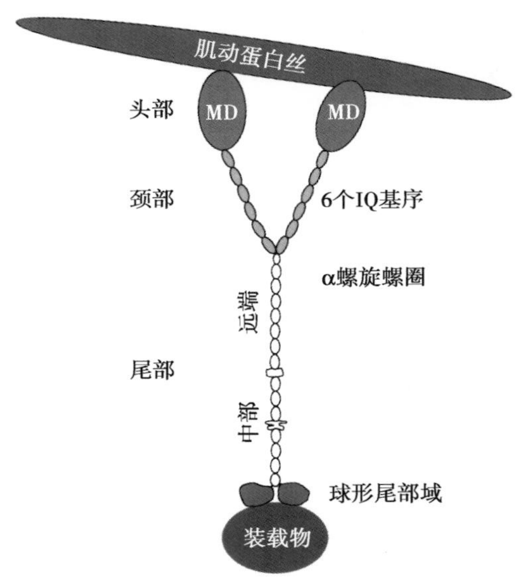

图10.3 激活的MYO5A的示意图。在MYO5A的N端由2个运动域(motor domain,MD)组成,MD包含ATP和肌动蛋白结合位点,然后是由6个IQ基序组成的颈部域。尾部区域包括近端和内侧区域,包含3个主要的α螺旋螺圈,被2个小的展开区域隔开。C端的远端或球形尾部域通过装载物特异性受体负责与之结合

量,产生的能量沿着肌动蛋白丝产生机械运动。在这两个独立的头部区域之后,两个相同的重链相互缩聚形成二聚体。这2个被称为颈部结构域的α螺旋由6个随后的被称为IQ基序的氨基酸残基组成,共有序列为IQXXXRGXXXR。这些IQ基序是轻链的结合位点,而轻链要么是钙调蛋白,要么是类钙调蛋白轻链,通过控制球状头部区域的ATP酶活性发挥调节作用[40]。

尾部(近端/中间端)区域开始于2个α螺旋螺圈二聚化形成同型二聚体的位置,这些同型二聚体由一系列被小的柔性球状区域(大约500个氨基酸)间隔的螺旋片段组成。尾部内侧区域的长度和组成取决于不同的剪接方式。在人类中,已经确定了6种不同的亚型,表达于特定的细胞类型中,每一种亚型负责需要运输的特定物质。研究发现包含外显子F的转录物是一种可以干预黑素小体转运的亚型[41]。

最后,大约400个氨基酸区形成了远端/球形尾部区域,也被称为装载物结合位点,由细胞器特异性受体介导,在此处与不同装载物相互作用。

Mercer等首先报道了小鼠MYO5A(淡化)位点编码MYO5A的重链,这是一个前进分子马达[23]。20多年前,Pastural等找到GS在*MYO5A*定位的区域-15q21[42]。*MYO5A*[42]及其对应的小鼠[23]突变的存在导致*MYO5A*被鉴定为第一个与GS相关的基因。因此,这种疾病被称为GS1(OMIM #214450)。一般来说,这些患者表现为低黑素症状并伴有原发性神经功能缺陷,没有免疫功能损害或噬血细胞综合征。仅在2例GS患者中发现了*MYO5A*突变[42,43]。然而,在其他GS患者中很少检测出*MYO5A*突变[44],这提示15q21存在另一个GS基因[31,43]。

10.3.2.2 RAB27A

G蛋白(20~25kDa)是由小GTP酶构成的单聚体,属于Ras超家族,对调节各种各样的细胞过程必不可少,包括囊泡运输、细胞分化和细胞运动[45]。RAB27A是其中一员,在分子结构的相互转换中发挥分子开关的作用,具体作用为通过与GTP结合,使其处于"活性"状态,或将GTP水解为GDP,将其转化为"非活性"形式。两个区域分别在GDP或GTP结合时发生变化,被称为开关Ⅰ(switchⅠ)和开关Ⅱ(switchⅡ)。RAB3GEF是一种鸟嘌呤核苷酸交换因子(guanine nucleotide exchange factor,GEF),负责黑素细胞中RAB27A的激活[46]。

RAB27A是RAB双香叶酰基转移酶进行异戊烯化的底物。含有异戊烯基的组分被锚定在成熟的黑素小体上,并与位于C端的2个半胱氨酸残基结合,也被称为RAB27A双香叶酰化的基序。这种相互作用可以被认为类似于标记囊泡的膜,从而确定这些囊泡的特性和运动路线。这意味着RAB27A参与囊泡转运与其相应的受体膜的定位、对接和融合[47]。

RAB27A与MYO5A一样,定位于黑素小体,主要集中于野生型黑素细胞富含黑素小体的树突尖端。缺乏RAB27A的灰白色黑素细胞有正常的树突形态和黑素小体生物发生,但在细胞中心,晚期黑素小体累积异常。Ménasché等最先发现GS患者中*RAB27A*突变与GS2有关[48],GS2在目前GS病例中占比最高[26]。RAB27A在GS黑素细胞(或灰白色黑素细胞)中的重新表达导致黑素小体在树突尖端的分布恢复正常,突显了其在黑素小体运输中的重要性。与抗RAB27A抗体的免疫共沉淀研究证实了RAB27A与MYO5A之间的相关性。研究发现RAB27A与MYO5A之间的联系是间接的,随后MLPH被鉴定为RAB27A和MYO5A之间的连接蛋白(见第10.3.2.3节)。

如前所述，第 2 种 GS（GS2，OMIM #607624）是由 *RAB27A* 突变引起的，*RAB27A* 也位于染色体 15q21 上。GS2 患者出现皮肤和毛发色素淡化，并因细胞毒性 T 淋巴细胞溶解颗粒胞吐作用受损而出现免疫缺陷。这可以引起 T 淋巴细胞不受控制以及巨噬细胞活化综合征（又称"噬血细胞综合征"或"噬血细胞淋巴组织细胞增生症"）从而危及生命。除了在黑素小体运输中的作用外，RAB27A 蛋白也参与细胞毒性 T 淋巴细胞内溶解颗粒的对接和释放过程。

10.3.2.3 MLPH

Matesic 等确定了在铅灰色小鼠中黑素亲和素（melanophilin，*Mlph*）为突变基因[22]。由于铅灰色小鼠与灰白色和浅色小鼠的表型相似，*Mlph* 被认为是 GS 突变的潜在新基因。由于在铅灰色的黑素细胞中也观察到黑素小体在细胞核周围聚集，这表明 MLPH 可能与 MYO5A 和 RAB27A 一起发挥运输作用[22]。

新鉴定的 MLPH 和缺少 C2-a 域的突触结合蛋白样蛋白（synaptotagmin-like protein lacking C2-a domains，SLAC2-A）代表了 Slp 家族的一个新分类。Slp 家族的所有成员都包含 1 个 N 端 Slp 同源域（Slp homology domain，SHD），该域由 2 个保守的潜在 α 螺旋域（SHD1 和 SHD2）组成，通常由 2 个锌指结构域分隔。与其他 Slp 蛋白相比，Slac2 家族（SLAC2-A/MLPH、SLAC2-B 和 SLAC2-C/MYRIP）缺乏 C 端串联 C2 域（称为 C2A 和 C2B）。相反，MLPH 在其 C 端包含 2 个独特的卷曲螺旋域（Coil 1 和 Coil 2）[49]。生化和细胞生物学分析显示，MLPH 是 MYO5A 和 RAB27A 之间的特异性连接蛋白（详见下文）。

2003 年，人类 *MLPH* 基因（位于 2q37）的突变首次被发现，该基因的突变导致 GSⅢ型（GS3，OMIM #609227）[50]。有趣的是，GS3 的性状表现仅限于特有的低色素沉着，而 MLPH 功能的丧失不会引起神经或免疫缺陷。GS3 相关低色素沉着症与 GS1 和 GS2 中描述的相关症状无法区分。

黑素细胞中 RAB27A 的第 2 个效应物为 SLP2-A。SLP2-A 包含 2 个 C2 结构域，基因沉默实验表明 C2A 结构域与磷脂酰丝氨酸结合，从而将黑素小体附着在质膜上[51]。因此，两种 RAB27A 效应物在黑素小体转移中依次起的作用为：MLPH 控制从微管到肌动蛋白丝的转移，以及基于肌动蛋白的黑素小体的运输，SLP2-A 将黑素小体锚定到质膜上（见图 10.2）。这种作用可见 RAB27A 结合亲和力的差异：低亲和力结合 MLPH，高亲和力结合 SLP2-A[52]。

10.3.2.4 RAB27A-MLPH-MYO5A 三蛋白复合体

过去，我们曾报道过人类 *MYO5A* 在内侧尾部发生组织特异性选择性剪接，导致 3 个外显子 B、D 和 F 的交替使用[41]。已知的 6 种人类亚型（ABCDEF、ABCEF、ACDEF、ABCDE、ABCE 和 ACE）中，有 3 种包含外显子 F。外显子 F（包括其亚型）在黑素细胞中大量表达，研究发现它与黑素小体共存[41, 53, 54]。分子研究[显性负构型、挽救实验（rescue experiments）、酵母双杂交筛选]表明，MYO5A 的 C 端球形尾状结构域和外显子 F 序列对于其和黑素小体的共定位，以及影响黑素小体在黑素细胞中的位置来说都是必需的[53, 54]。很明显，RAB27A 和 MYO5A 包含 F 序列的外显子亚型作为特定连接蛋白的受体复合体发挥作用。含外显子 F 和球形尾状结构的酵母双杂交筛选揭示了与 Rab 效应蛋白 MLPH 特异性的相互作用[54, 55]。其他研究小组通过对铅灰色黑素细胞或灰色黑素细胞的共定位研究[25, 56]或体外结合测定证实了这些观察结果[57]。MLPH 中负责与 RAB27A 和 MYO5A 结合的区域分别为其 N 端和 C 端[49, 55, 57]。根据以上结果总结得出，将 MYO5A 募集到黑素小体的过程如下：激活的 RAB27A 首先结合到黑素小体表面，然后募集 MLPH，MLPH 随后募集含 F 外显子的 MYO5A 异构体（图 10.4a）。现在普遍认为，RAB27A-MLPH-MYO5A 三蛋白复合体对于黑素小体从微管运输到肌动蛋白丝，以及黑素小体停留在亚质膜下肌动蛋白细胞骨架上是必不可少的[54, 55, 57, 58]。此外，利用显性活性 RAB27A 和 MLPH 体外重组 MYO5A 受体复合体表明，这些蛋白对于形成一个运输复合体以在肌动蛋白上进行移动，不仅是必要的，而且是充分的[59]。丢失三蛋白复合体的任一种都会导致 GS，生物学上的特征是黑素细胞中的黑素小体积聚在细胞核周围（图 10.4b）。

研究发现，MLPH 的几个结合域（和关键残基）是 RAB27A 的正确结合和 MYO5A 的正常募集过程必不可少的。包括 SHD1、SHD2 的 MLPH 的 N 端部分和中间的锌指结构域负责与 RAB27A 相

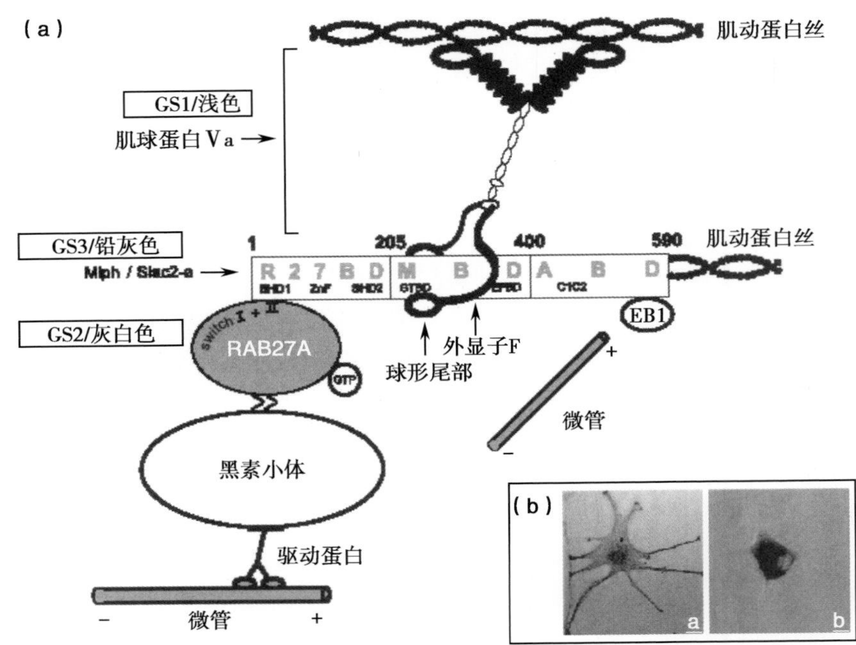

图 10.4　RAB27A-MLPH-MYO5A 三蛋白复合体在细胞内黑素小体运输中的作用。(a)在黑素细胞中，激活的 RAB27A 存在于成熟的黑素小体上，并在微管上通过驱动蛋白移动到细胞外周。一旦到达细胞外周，MLPH 通过其 SHD1 域(RAB27A 结合域的一部分，R27BD)直接组装到 RAB27A 的开关Ⅱ区域。最后，MYO5A 通过其球形尾部和 F 外显子序列与位于 MLPH 中间区域(MBD)的 2 个不同区域直接相互作用，被招募到 RAB27A-MLPH 复合体中。微管端结合蛋白(EB-1)与 MLPH 的 ABD 发生物理相互作用，但其在黑素小体运输中的确切功能仍需进一步阐明。最终，稳定的 RAB27A-MLPH-MYO5A 三蛋白复合体形成，捕获富含肌动蛋白的树突尖端中的黑素小体，这是黑素小体转移到周围角质形成细胞之前的必要步骤。*MYO5A*、*RAB27A* 或 *MLPH/SLAC2-A* 突变导致复合物功能丧失，分别导致Ⅰ型(GS1)、Ⅱ型(GS2)或Ⅲ型 GS(GS3)。(b)正常黑素细胞；(a)与源于 GS 的黑素细胞(b)的相差显微镜图像，显示黑素小体在核周的异常聚集。比例尺：25μm。ZnF，锌指；GTBD，球形尾部结合域；EFBD，外显子 F 结合域；C，螺圈；1-590，小鼠 MLPH 的氨基酸序列。(Reproduced from [26].)

互作用，被称为 RAB27A 结合域(RAB27A binding domain。R27BD)。在该区域内，SHD1 直接与黑素小体上的 RAB27A GTP 结合活性形式的开关Ⅱ区域结合[60,61]。MYO5A 的球形尾部和外显子 F 序列分别结合 MLPH 的两个不同区域：MYO5A-GT 结合到 SHD2 附近的新的特定区域(小鼠氨基酸 147-240，称为 GTBD)；相比之下，MYO5A 外显子 F 已被证实与 MLPH 的中间区域(小鼠氨基酸 320-406，称为 EFBD)结合(见图 10.4a)。与 MLPH 与 MYO5A-外显子 F 的相互作用相比，MLPH 与 MYO5A-GT 之间的相互作用不太稳定，也弱得多。有趣的是，研究发现 MYO5A-GT 色素淡化错义突变只损害了前者的相互作用，而没有损害后者，这表明 MLPH-MYO5A-GT 与生理有关。因此，在黑素细胞内的黑素小体运输过程中，这两个区域都是必不可少的，并可能以协同的方式发挥作用[62]。Hume 等对此进行了进一步的研究，证明黑素小体 RAB27A-GTP 通过与 SHD1 和 SHD2 相互作用将 MLPH 募集到黑素小体中[63]。此外，作者在 C 端(小鼠氨基酸 440-483)发现了一个卷曲的螺旋结构，称为 MLPH 的肌动蛋白结合域(actin-binding domain，ABD)，ABD 通过增加 MLPH 的 MYO5A 结合域(MYO5A-binding domain，MBD)与 MYO5A 的相互作用，对将 MYO5A 募集到黑素小体至关重要。

除了三蛋白复合体之外，还确定了 MLPH 的其他结合成分。MLPH 的 ABD 与肌动蛋白和 EB-1(微管正端跟踪蛋白)相互作用(图 10.4a)。这表明与肌动蛋白的相互作用可能会增强 MYO5A 运动活性[64]。推测认为 EB-1 的结合目的是将 MLPH 运输到生长微管正端的外围树突尖端。在捕获到合适的 RAB27A 相关黑素小体之前，MLPH 将停留在与肌动蛋白相关的 MYO5A 复合体中[65]。在黑素小体转运中，MLPH 结合肌动蛋白和 EB-1 的作用目前尚存争议。在铅灰色黑素细胞中缺失 ABD 的 MLPH 突变体能够像野生型 MLPH 一样挽救周围的黑素小体运输，而使用小干扰 RNA 消耗 EB-1 并不影响黑素小体运输[63,66]。进一步的研究将需要确定这些相互作用是否是功能冗余或是否涉及其他过程（如黑素小体转移）。

10.3.2.5　*RAB27A* 作为一个新的 MITF 靶基因

对 B16 小鼠黑色素瘤细胞的体外研究表明，α-黑素细胞刺激素（α-MSH）通过激活 cAMP 信号通路，迅速增加 MLPH 与肌动蛋白之间的相互作用，导致黑素小体快速积累到富含肌动蛋白的树突末端。此外，cAMP 可刺激 RAB27A 的表达。RAB27A 促进黑素小体与皮质肌动蛋白的相互作用[67]。在黑素细胞中，cAMP 对黑素合成的影响是由小眼畸形相关转录因子（MITF）介导的，MITF 在黑素细胞发育过程中的生存、迁移、增殖和分化环节发挥重要作用。MITF 控制黑素合成过程中必需基因的表达［酪氨酸酶（TYR）、酪氨酸酶相关蛋白 1（TYRP-1）、酪氨酸酶相关蛋白 2（DCT，即 TYRP-2）］和黑素小体的成熟［MART-1、PMEL-17 和 GPR143（OA1）］[68]。有趣的是，一项研究也表明 Mitf 调控青蛙黑素细胞内黑素小体的分布和树突的形成[69]。基于上述研究，Ballotti 等决定研究 MITF 在黑素小体转运中的作用。MITF 在人类和小鼠黑色素瘤细胞中的沉默可诱导黑素小体在细胞核周围聚集，包括 RAB27A、MLPH 和 MYO5A 重新定位到细胞体，这一现象是由于 RAB27A 的表达量急剧下降引起的。对 RAB27A 启动子的功能分析表明，MITF 直接与 RAB27A 启动子近端区域的 2 个 E-box 结合，从而刺激 RAB27A 的表达，并促进其与 MLPH 的相互作用[70]。这样，MITF 的缺失抑制了 RAB27A 的表达（阻断 cAMP 对 RAB27A 的作用），从而导致了 RAB27A-MLPH-MYO5A 三蛋白复合体的损伤，这解释了 MITF 缺失的黑色素瘤细胞中黑素小体为何分布异常。*RAB27A* 是一个新的 MITF 靶基因，它将 MITF 与依赖肌动蛋白的黑素小体运输联系起来，而依赖肌动蛋白的黑素小体转运是黑素细胞分化的一个重要步骤。

10.4　RPE 中的黑素小体运动：RAB27A-MYRIP-MYO7A 三蛋白复合体

在哺乳动物中，黑素小体不仅存在于表皮黑素细胞中，也存在于眼睛的脉络膜黑素细胞和 RPE 细胞中。在后一种细胞类型中，黑素小体向顶端突起部位的运输（围绕着感光器的外部片段）受入射光和/或昼夜节律的调节[3,29]。在哺乳动物 RPE 细胞中，有关黑素小体分布的分子机制已被详细研究。Liu 等证明，来自 shaker-1 小鼠的 RPE 细胞携带编码 MYO7A 的基因突变，其黑素小体在细胞核周围分布[71]，而顶端部位没有黑素小体分布，这表明 MYO7A 对黑素小体运输过程是必要的。此外，通过免疫电子显微镜在视网膜黑素小体上检测到 MYO7A[28,71]。在人类遗传性耳聋-色素性视网膜炎综合征 1B 中发现了与 shaker-1 小鼠相似的情况（MYO7A 的基因突变），因此 MYO7A 在人和小鼠 RPE 细胞中的作用被认为是相似的[72]。

RAB27A 也存在于 RPE 黑素小体上，灰白色细胞的表型与 shaker-1 细胞相似——黑素小体在核周聚集[73,74]。一种 MLPH 的类似物，即 MYRIP（也称为 SLAC2-C）被鉴定为 RAB27A 和 MYO7A 之间的连接蛋白[28,75]。体外研究表明，MYRIP 作为一种多功能肌球蛋白激活蛋白，能够通过不同的结合域与 MYO7A 和 MYO5A 相互作用并激活它们[76]。RAB27A-MYRIP-MYO7A 三蛋白复合体在 RPE 黑素小体运输中的功能类似于 RAB27A-MLPH-MYO5A 在表皮黑素小体运输中的功能，这一确凿的证据来自 RNA 干扰研究。这 3 种成分中的任何一种缺失都会导致黑素小体从富含肌动蛋白的顶端区域和突起区域向富含微管的细胞体重新分布，这与在灰白色和 shaker-1 细胞中观察到的表型相同[77]。有趣的是，诺考达唑（nocodazole）作用于 RPE 细胞（破坏微管）导致黑素小体运动几乎完全丧失，这表明与表皮黑素细胞一样，黑素小体的运输也需要微管马达，如驱动蛋白和动力蛋白[77]，如图 10.5 所示。

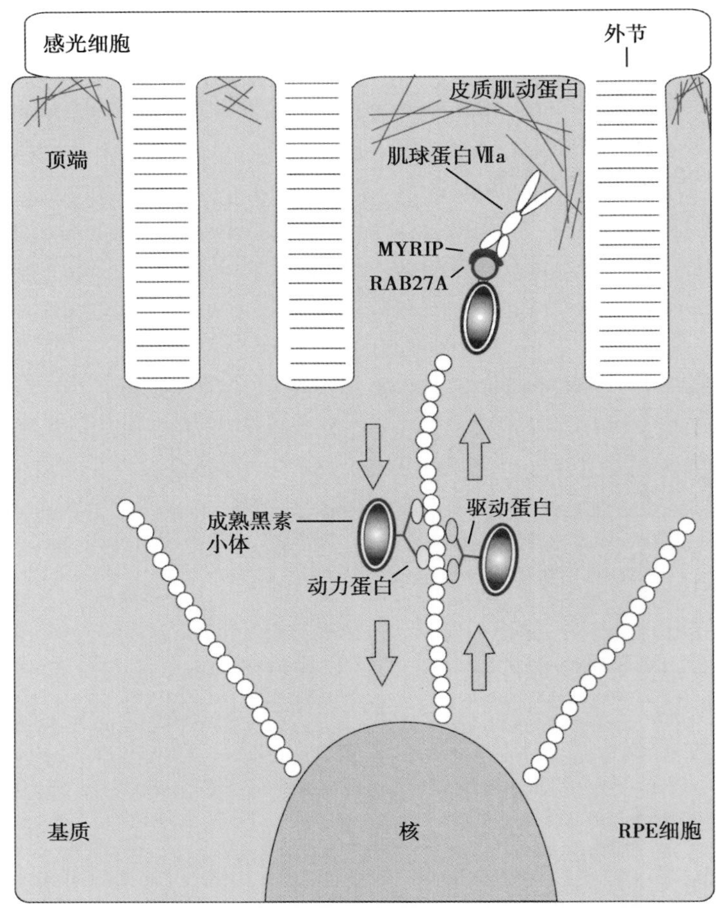

图 10.5 黑素小体在小鼠 RPE 细胞中的运输。黑素小体在驱动蛋白/动力蛋白的驱动下，在细胞内表现出快速、双向、依赖于微管的大范围运动。RAB27A 靶向于黑素小体膜，与其效应体 MYRIP 相互作用，进而与 MYO7A 结合。然后 MYO7A 使黑素小体沿着 RPE 顶端突起的肌动蛋白丝保留和/或局部移动

10.5 黑素小体转运

黑素小体需要被运送到毗邻的皮肤细胞以完成它们的功能——保护皮肤细胞的遗传物质免受紫外线伤害。黑素小体从黑素细胞传递到周围的皮肤细胞（即角质形成细胞）的过程称为黑素小体转运或传输。与黑素小体在黑素细胞内运输的认知相比，有关其转运过程和相关分子的了解相对较少。人们提出了不同的假设：①（细胞）吞噬；②黑素细胞释放黑素小体（胞吐作用），随后角质形成细胞内吞（或吞噬）黑素；③黑素细胞将含有黑素小体的囊泡主动转移到角质形成细胞；④质膜融合与通道形成[78]。据推测，毛囊中的黑素从毛球处的成熟黑素细胞转运到皮质和髓质角质形成细胞，其机制与表皮黑素单位相同[79]。

10.5.1 转运模式

10.5.1.1 细胞吞噬作用

吞噬作用是指直径大于 0.5μm 的颗粒被细胞内化。这一过程由受体介导，吞噬细胞受体（如 Fc γ 受体）的激活导致肌动蛋白细胞骨架的局部重组。吞噬作用主要与中性粒细胞、巨噬细胞和单核细胞有关——这些都是“专业”吞噬细胞，其功能是清除传染性病原体、凋亡的细胞和细胞碎片。角质形成细胞的吞噬作用活性已经被不同的方法证明[80-82]。

细胞吞噬作用表示活细胞或活细胞完整部分的吞噬作用。黑素转运的细胞吞噬假说描述了角质形成细胞吞噬完整的黑素细胞的部分（即树突的尖端）。在第 1 阶段，黑素细胞的树突向周围的角质形成细胞延伸并与之接触。角质细胞与大量的绒毛状树突尖端的褶皱和凹陷的细胞膜相互作用。在第 2 阶段，树突尖端被挤压和夹断，形成一个充满黑素小体的俘获细胞质囊袋。在第 3 阶段，溶酶体融合形成吞噬溶酶体，黑素细胞细胞膜和细胞质成分被降解，同时吞噬溶酶体被运输到核上区域。第 4 阶段，也是最后一个阶段，吞噬溶酶体分解成含有单个黑素颗粒或聚集黑素颗粒的囊泡，这些囊泡分散在细胞质中（图 10.6a）[78]。细胞吞噬的假说基本得到了电子显微镜和延时视频显微镜研究的证实[78]。

10.5.1.2 胞吐作用

所有真核细胞都有基本的胞吐作用。然而，特殊的分泌细胞，如神经元、内分泌细胞、外分泌细胞和免疫系统细胞有受控的胞吐作用——在这一过程中，细胞质中细胞器的膜与质膜融合以响应刺激。该过程的作用是分泌产物，这些产物在细胞器腔内分离到细胞外空间[83]。图 10.6（b）描绘了黑素转运的胞吐作用过程：黑素小体膜与黑素细胞细胞膜的融合产生细胞外黑素，随后被周围角质形成细胞内吞或吞噬。

人类皮肤和毛囊的电子显微镜观察到细胞间隙中的裸黑素（即未被膜包围）以及角质形成细胞伪足或网格蛋白涂层凹坑包裹这些色素颗粒[84]，该结果表明（受控的）胞吐作用参与黑素小体转移过程。此外，体外研究表明，特别是当黑素细胞受到 α- 黑素细胞刺激素（α-MSH）或紫外线刺激时，会释放黑素到细胞外[81]。

此外，参与其他类型细胞的胞吐作用的 SNARE 蛋白（可溶性 *N*- 乙基马来酰亚胺敏感因子附着蛋白受体）和 Rab GTPase 在黑素细胞中也有表达。SNARE 蛋白参与了几乎所有的细胞内膜转运[85]。突触蛋白 - 突触融合蛋白（STX）、SNAP25（25-kDa 突触小体相关蛋白）和 VAMP（vesicle-associated membrane protein，囊泡相关膜蛋白，也称为小突触泡蛋白）是最早被发现的 SNARE。这 3 个保守的 SNARE 家族在膜融合事件晚期起作用。它们结合成核心复合物，通常质膜上的 SNAP25 和突触融合蛋白与囊泡膜上的 VAMP 结合。在黑素小体富集的部分中发现了不同的 SNARE：SNAP23、SNAP25、VAMP2、STX4 和 STX6[86, 87]。免疫沉淀结果显示出 VAMP2 与 SNAP23 相关，但与 STX4 无关。黑素小体上的 VAMP2 与黑素细胞质膜上的 SNAP23 和一种尚未鉴定出的突触融合蛋白相互作用以实现融合。

Rab GTPase 是在膜融合中发挥重要作用的蛋白质，特别是在膜真正融合前的栓系和对接。由 RAB3A-D 组成的 RAB3 蛋白是调节胞外分泌的中心 Rab。RAB3A 在黑素细胞中表达，紫外线照射下其表达下调[86]。有趣的是，其他类型的细胞中 RAB3 的下调被证明可以刺激受调节的胞外分泌作用[88, 89]。

10.5.1.3 线状伪足 - 吞噬作用模型

线状伪足（filopodia）是狭窄的（直径 200～300nm）高度运动的管状膜延伸，其包含呈束状组织的长肌动蛋白丝，在突出的方向上有正端 / 带刺端（快速增长的一端）。线状伪足似乎被多种细胞用作传感细胞器来探索细胞外基质和其他细胞表面，以确定合适的黏附目标，然后产生引导信号和牵引力来移动细胞体。一些研究表明它们参与了不同细胞器的运输，如膜囊泡[90-93]。

线状伪足从黑素细胞的树突尖端和细胞体延伸线状伪足黏附在邻近的角质形成细胞表面，随后向角质形成细胞细胞膜运输黑素小体。在某些情况下，可以通过这些突起看到转移，表明在黑素细胞和角质形成细胞的细胞质之间形成了一条隧道[94, 95]。然而，还不能给出膜融合的确切证据。Singh 等进一步详细探讨了线状伪足在黑素小体转运中的作用。用扫描电镜研究表皮黑素细胞 - 角质形成细胞共培养，显示大量腔内卵圆形小体出现在线状伪足中，该线状伪足从黑素细胞延伸到邻近的角质形成细胞。这些卵圆形小体显示为 gp100 阳性，因此被鉴定为黑素小体[4]。延时视频显微摄影证实了它们从黑素细胞转移到角质形成细胞。有趣的是，在黑素细胞中，沉默线状伪足形成的调节因子 MyoX[96, 97]，以及添加低剂量的细胞松弛素 B（cytochalasin B）阻断线状伪足的形成，可以抑制黑素小体转运。由于 MyoX 也是一种吞噬作用的效应物[98]，因此 Singh 等决定研究它在黑素细胞线状伪足与角质形成细胞质膜相互作用中的作用——这种相互作用对黑素小体的成功转移至关重要。角质形成细胞中 MyoX 的敲除几乎完全抑制了角质形成细胞摄取黑素小体。基于这些发现,作者提出了 MyoX 在黑素小体转运中的双重作用:在黑素细胞中形成线状伪足,随后被角质形成细胞吞噬。这种黑素小体在人类皮肤细胞之间转运的新模型被称为“线状伪足-吞噬”模型(图 10.6c)[4]。同一作者报道了令人意外的发现:角质形成细胞线状伪足也是相邻角质形成细胞之间黑素的通道。目前,我们只能推测存在这种同型黑素转运的作用。例如,它可能会促进黑素的降解,而这一过程在很大程度上是未知的。需要进一步的研究来支持此种或其他假设。

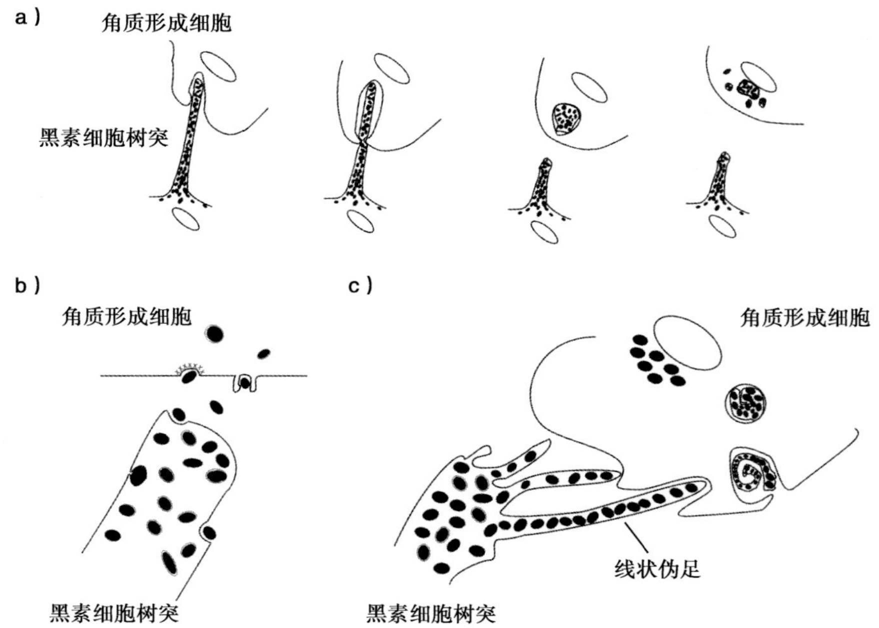

图 10.6 不同的黑素小体转运模式。(a)细胞吞噬作用:黑素细胞树突被切断并被吞噬,黑素小体从吞噬溶酶体中分散到整个细胞质。(b)胞吐作用:黑素通过黑素小体膜与质膜的融合而外化,然后被内吞或吞噬吸收(Adapted from [78].)。(c)线状伪足吞噬模型:黑素细胞线状伪足(含黑素小体)形成和延伸后黏附并插入角质形成细胞质膜。带有黑素小体的黑素细胞线状伪足最终被角质形成细胞吞噬(Adapted from [4].)

10.5.2 参与的分子

10.5.2.1 PAR-2 和 KGF

蛋白酶激活受体 2(PAR-2)属于跨膜 G 蛋白偶联受体家族(PAR-1 至 PAR-4),可被丝氨酸蛋白酶水解激活。这些酶(包括胰蛋白酶或肥大细胞胰蛋白酶)酶解细胞外 PAR-2 的氨基末端结构域。新形成的 N 端是系留配体,会发生构象变化并与受体结合导致其被激活。使用与切割受体 N 端序列一致的合成的肽,能够独立于受体酶解而激活 PAR-2。Seiberg 的研究小组已经确认了 PAR-2 在黑素转运中的作用[99]。他们发现,该受体在角质形成细胞中表达[100],而在黑素细胞中不表达[101],对该受体的刺激增强了角质形成细胞的吞噬作用速度,导致黑素转运增加[101-103]。黑素细胞与角质形成细胞的接触是这一功能的先决条件[101]。紫外线照射可诱导 PAR-2 表达,相反地,阻断 PAR-2 受体可抑制紫外线诱导的色素沉着[104]。此外,紫外线对 PAR-2 的表达和诱导效果似乎取决于皮肤类型,在深色皮肤个体中 PAR-2 表达更高,诱导更明显[105]。体外试验表明,PAR-2 的激活可导致角质形成细胞分泌丝氨酸蛋白酶,形成一个正反馈循环。UVB 诱导可产生类似的效果[104]。

然而,丝氨酸蛋白酶抑制剂不能完全抑制黑素转运[102]。这表明 PAR-2 可能不是唯一参与角质形成细胞吞噬作用的细胞分子。事实上,角质形成细胞生长因子受体(KGFR)也具有类似的作用[106]。KGFR

的激活增强了角质形成细胞对乳胶珠的吞噬作用，KGF 加入角质形成细胞和黑素细胞共培养体系中可诱导酪氨酸酶阳性颗粒的转运。

除了吞噬作用，PAR-2 通过刺激黑素细胞形成树突影响皮肤色素沉着。前列腺素 E_2 和 $F_{2\alpha}$ 由角质形成细胞在刺激下释放，结合在黑素细胞的表面，从而诱导树突的形成[107]。

10.5.2.2 黏附分子：钙黏素和凝集素

黑素细胞与角质形成细胞之间的接触是黑素小体转运的先决条件。黑素细胞 - 角质形成细胞接触的部位存在不同黏附分子。钙黏素（cadherin，钙黏着蛋白）是一类糖蛋白家族，其功能是促进依赖于 Ca^{2+} 的细胞间黏附，并作为细胞间黏附连接的跨膜成分。人类黑素细胞中表达 E- 钙黏素和 P- 钙黏素，两者都介导黑素细胞黏附到角质形成细胞。与 E- 钙黏素相比，P- 钙黏素似乎起次要作用，E- 钙黏素是黑素细胞 - 角质形成细胞黏附的主要介质[108]。E- 钙黏素在色素转运中的作用是因毛囊角化病（Darier disease）的发现而被提出的。由（sarco）内质网泵 *SERCA2* 突变引起的棘层溶解性疾病有时与深色皮肤个体的色素减退斑点有关。色素减退病变的超微结构表现为：尽管角质形成细胞被充满黑素小体的树突包围，但是基底和基底上的角质形成细胞表现为“空”的状态。这种现象表明该病变是因为黑素小体转运的缺陷。鉴于 E- 钙黏素在黑素细胞 - 角质形成细胞黏附中的重要性，以及它在毛囊角化病棘层溶解性病变中解离的事实，表明 E- 钙黏素可能参与黑素小体转运过程[109]。

凝集素是黏附受体，结合存在于分隔膜表面的糖残基处。流式细胞术和电子显微镜显示，把凝集素和新糖蛋白添加到角质形成细胞 - 黑素细胞培养体系中时，黑素转运得到抑制[110]。这种抑制作用是可逆的，添加烟酰胺可增强黑素小体转运抑制作用[111]。结合半乳糖残基的凝集素比结合甘露糖残基的凝集素更有效，而 α-*L*- 岩藻糖受体则表现出不同的作用。Cerdan 等研究了这些分子在含黑素囊泡（由黑色素瘤细胞分泌）与角质形成细胞结合中的作用[112]，新糖蛋白抑制结合，一方面表明 α-*L*- 岩藻糖特异性凝集素对角质形成细胞的作用，另一方面表明黑素细胞衍生囊泡的 6- 磷酸化 -β-*D*- 半乳糖特异性凝集素的作用。

10.6 黑素在角质形成细胞中的命运

根据皮肤类型不同，黑素颗粒被转运后会有不同分布。在浅色皮肤中，黑素颗粒聚集在细胞核边缘的膜结合细胞器中，而在深色皮肤个体中，黑素颗粒分布在整个细胞体中[113]。浅色皮肤中黑素小体比深色皮肤中的更小（直径分别约为 0.5μm 和 0.8μm），传统上认为黑素小体的分布模式与黑素小体的大小有关。小的黑素小体聚集并形成黑素小体复合体，而较大的黑素小体则单独堆积[114]。分布模式的大小依赖性与后来的研究相矛盾。对不同皮肤类型来源的细胞共培养体系分析表明，接收黑素小体的角质形成细胞来源才是决定因素[114]。当研究由来自不同皮肤类型的细胞组成的人类皮肤重建时，角质形成细胞在皮肤色素沉着方面的重要作用变得更加明显：与浅色皮肤来源的黑素细胞共培养后，深色皮肤来源的角质形成细胞与浅色皮肤来源的相比，其培养体系显得更黑，产生更多的黑素细胞因子和黑素，并含有更多成熟的黑素小体，具有更高的单个 / 集合分布比例[114,115]。显然是角质形成细胞影响黑素小体产生的质量，并决定了转运后黑素小体的分布模式。

角质形成细胞可以表现为一种色素受体表型，导致招募黑素细胞和诱导自身的色素沉着。至少这在小鼠皮肤的表皮角质形成细胞中得到了证实。当转录因子 Foxn1 在小鼠皮肤基底角质形成细胞中转基因表达时，在毛囊间表皮中发现大量黑素细胞，然后该表皮变黑（而通常小鼠毛囊间表皮是无色素的）[116]。

角质形成细胞对于黑素细胞被紫外线照射的反应也很重要，因此对于决定肤色的任意变化也很重要[117]。例如，与角质形成细胞共培养相比，单独培养黑素细胞时需要 10 倍的 UVB 剂量才能增加黑素生成[117]。

在角质形成细胞内，黑素储存在黑素吞噬体中，最终与溶酶体融合形成黑素吞噬溶酶体。黑素吞噬溶酶体聚集在基底层的角质形成细胞核上方和附近，形成“小伞”（或称“核上黑素帽”），保护角质形成细胞 DNA 免受紫外线损伤[118]。培养的体外皮肤模型也会形成核上帽，并且在紫外线照射和 3- 异丁基-1-甲基黄嘌呤处理后，核上帽的形成增加[119]。向细胞中心的运输是由微管依赖的负端动力蛋白完成的，它通过动力蛋白复合物附着在黑素吞噬溶酶体上[120]。动力蛋白的 $p150^{Glued}$ 亚基负责结合动力蛋白和微管，敲除该亚基可破坏摄入的聚苯乙烯微球在角质形成细胞中的核周靶向分布作用[121]。这突显了动力蛋白-动力蛋白激活蛋白复合物对微伞形成和维持的重要性，并表明这种转运与任何黑素小体的成分或信号无关，因为吞噬微球的行为与黑素吞噬溶酶体类似。

关于黑素和黑素小体降解的数据有限。白皮肤和黑皮肤人的基底层都分布着黑素小体，在表皮上层已分化的角质形成细胞中不可见。只有在深色皮肤中，角质层中存在一些分散的黑素小体。黑素小体的脂质和蛋白质成分由水解反应分解，但黑素是一种耐久、有抗性的结构，通过水解作用降解是不可能的[122]。氧化反应可能起作用，例如，通过驻留在吞噬体膜上的 NADPH 氧化酶。然而，关于黑素作为一种化合物是否会在体内降解，仍然存疑。

10.7 结论

皮肤色素沉着取决于黑素细胞合成的黑素数量和类型，以及黑素小体转运到角质形成细胞，完成色素在皮肤中的分布。在黑素小体转运到角质形成细胞之前，成熟的黑素小体需要从核周区域转运到黑素细胞的外周和树突尖端。这种细胞内的黑素小体运输依赖于完整的细胞骨架，并在低等脊椎动物和哺乳动物的色素细胞中发挥作用。对载黑素细胞和黑素细胞的详细研究表明，黑素小体依赖微管的耦合系统向外周运输，然后依赖肌动蛋白滞留。3 种不同类型的马达蛋白被证明参与了这一运动过程，包括：驱动蛋白、动力蛋白和肌球蛋白 MYO5A。在哺乳动物中，通过 RAB27A-MLPH-MYO5A 三蛋白复合体的形成，黑素小体在膜下肌动蛋白网络下方被捕获。黑素小体必须从黑素细胞的树突传递到邻近的角质形成细胞。这一转运过程似乎难以揭示，所涉及的机制仍未被充分了解。结合高分辨率显微镜，以及黑素小体转运的可靠共培养体系的发展，越来越多的证据表明黑素细胞线状伪足参与了黑素小体转运[4]。此外，线状伪足还被认为是角质形成细胞之间黑素小体转运的通道。这一意想不到的结果可能表明，角质形成细胞在控制哺乳动物皮肤色素沉着方面所起的作用比迄今所认为的要大得多。有趣的是，长周期的模型系统研究（例如，来自不同种族/民族皮肤的黑素细胞和角质形成细胞移植到 SCID 小鼠上）表明，角质形成细胞决定了黑素细胞产生的黑素数量和类型、转运的黑素小体数量及其在角质形成细胞中的最终分布模式[115]。

今天，人们对开发新的工具兴趣浓厚，为了使肤色安全有效地变暗或变亮，或者治疗皮肤色素障碍。在此背景下，我们团队正致力于开发基于 RNA 干扰的治疗方法，通过沉默酪氨酸酶基因或参与细胞内黑素小体运输的基因来减少色素沉着。随着对黑素小体转运新机制的发现，通过干扰该过程以调节色素沉着将会很有意义。

（王培宇 译，权强华 审校）

参考文献

1 Raposo, G. and Marks, M.S. (2007) Melanosomes–dark organelles enlighten endosomal membrane transport. *Nat. Rev. Mol. Cell. Biol.*, **8**, 786–797.

2 Aspengren, S., Hedberg, D., Skold, H.N., and Wallin, M. (2009) New insights into melanosome transport in vertebrate pigment cells. *Int. Rev. Cell. Mol. Biol.*, **272**, 245–302.

3 Futter, C.E. (2006) The molecular regulation of organelle transport in mammalian retinal pigment epithelial cells. *Pigment Cell Res.*, **19**, 104–111.

4 Singh, S.K., Kurfurst, R., Nizard, C., Schnebert, S., Perrier, E., and Tobin, D.J. (2010) Melanin transfer in human skin cells is mediated by filopodia–a model for homotypic and heterotypic lysosome-related organelle transfer. *FASEB J.*, **24**, 3756–3769.

5 Aspengren, S., Hedberg, D., and Wallin, M. (2007) Melanophores: a model system for neuronal transport and exocytosis? *J. Neurosci. Res.*, **85**, 2591–2600.

6 Wu, X., Rao, K., Bowers, M.B., Copeland, N.G., Jenkins, N.A., and Hammer, J.A., 3rd (2001) Rab27a enables myosin Va-dependent melanosome capture by recruiting the myosin to the organelle. *J. Cell Sci.*, **114**, 1091–1100.

7 Daniolos, A., Lerner, A.B., and Lerner, M.R. (1990) Action of light on frog pigment cells in culture. *Pigment Cell Res.*, **3**, 38–43.

8 Clark, T.G. and Rosenbaum, J.L. (1982) Pigment particle translocation in detergent-permeabilized melanophores of *Fundulus heteroclitus*. *Proc. Natl. Acad. Sci. USA*, **79**, 4655–4659.

9 Grundstrom, N., Karlsson, J.O., and Andersson, R.G. (1985) The control of granule movement in fish melanophores. *Acta Physiol. Scand.*, **125**, 415–421.

10 Nilsson, H., Rutberg, M., and Wallin, M. (1996) Localization of kinesin and

cytoplasmic dynein in cultured melanophores from Atlantic cod, *Gadus morhua*. *Cell Motil. Cytoskeleton*, **33**, 183–196.

11 Rogers, S.L., Tint, I.S., Fanapour, P.C., and Gelfand, V.I. (1997) Regulated bidirectional motility of melanophore pigment granules along microtubules *in vitro*. *Proc. Natl. Acad. Sci. USA*, **94**, 3720–3725.

12 Nilsson, H. and Wallin, M. (1997) Evidence for several roles of dynein in pigment transport in melanophores. *Cell Motil. Cytoskeleton*, **38**, 397–409.

13 Tuma, M.C., Zill, A., Le Bot, N., Vernos, I., and Gelfand, V. (1998) Heterotrimeric kinesin II is the microtubule motor protein responsible for pigment dispersion in *Xenopus* melanophores. *J. Cell Biol.*, **143**, 1547–1558.

14 Tuma, M.C. and Gelfand, V.I. (1999) Molecular mechanisms of pigment transport in melanophores. *Pigment Cell Res.*, **12**, 283–294.

15 Schliwa, M. and Euteneuer, U. (1978) A microtuble-independent component may be involved in granule transport in pigment cells. *Nature*, **273**, 556–558.

16 McGuire, J., Moellmann, G., and McKeon, F. (1972) Cytochalasin B and pigment granule translocation. Cytochalasin B reverses and prevents pigment granule dispersion caused by dibutyryl cyclic AMP and theophylline in *Rana pipiens* melanocytes. *J. Cell Biol.*, **52**, 754–758.

17 Aspengren, S., Wielbass, L., and Wallin, M. (2006) Effects of acrylamide, latrunculin, and nocodazole on intracellular transport and cytoskeletal organization in melanophores. *Cell Motil. Cytoskeleton*, **63**, 423–436.

18 Schliwa, M., Weber, K., and Porter, K.R. (1981) Localization and organization of actin in melanophores. *J. Cell Biol.*, **89**, 267–275.

19 Rogers, S.L., Karcher, R.L., Roland, J.T., Minin, A.A., Steffen, W., and Gelfand, V.I. (1999) Regulation of melanosome movement in the cell cycle by reversible association with myosin V. *J. Cell Biol.*, **146**, 1265–1276.

20 Skold, H.N., Norstrom, E., and Wallin, M. (2002) Regulatory control of both microtubule- and actin-dependent fish melanosome movement. *Pigment Cell Res.*, **15**, 357–366.

21 Nascimento, A.A., Roland, J.T., and Gelfand, V.I. (2003) Pigment cells: a model for the study of organelle transport. *Annu. Rev. Cell Dev. Biol.*, **19**, 469–491.

22 Matesic, L.E., Yip, R., Reuss, A.E., Swing, D.A., O'Sullivan, T.N., Fletcher, C.F., Copeland, N.G., and Jenkins, N.A. (2001) Mutations in Mlph, encoding a member of the Rab effector family, cause the melanosome transport defects observed in leaden mice. *Proc. Natl. Acad. Sci. USA*, **98**, 10238–10243.

23 Mercer, J.A., Seperack, P.K., Strobel, M.C., Copeland, N.G., and Jenkins, N.A. (1991) Novel myosin heavy chain encoded by murine dilute coat colour locus. *Nature*, **349**, 709–713.

24 Wilson, S.M., Yip, R., Swing, D.A., O'Sullivan, T.N., Zhang, Y., Novak, E.K., Swank, R.T., Russell, L.B., Copeland, N.G., and Jenkins, N.A. (2000) A mutation in Rab27a causes the vesicle transport defects observed in ashen mice. *Proc. Natl. Acad. Sci. USA*, **97**, 7933–7938.

25 Hume, A.N., Collinson, L.M., Hopkins, C.R., Strom, M., Barral, D.C., Bossi, G., Griffiths, G.M., and Seabra, M.C. (2002) The leaden gene product is required with Rab27a to recruit myosin Va to melanosomes in melanocytes. *Traffic*, **3**, 193–202.

26 Van Gele, M., Dynoodt, P., and Lambert, J. (2009) Griscelli syndrome: a model system to study vesicular trafficking. *Pigment Cell Melanoma Res.*, **22**, 268–282.

27 McNeil, E.L., Tacelosky, D., Basciano, P., Biallas, B., Williams, R., Damiani, P., Deacon, S., Fox, C., Stewart, B., Petruzzi, N., Osborn, C., Klinger, K., Sellers, J.R., and Smith, C.K. (2004) Actin-dependent motility of melanosomes from fish retinal pigment epithelial (RPE) cells investigated using *in vitro* motility assays. *Cell Motil. Cytoskeleton*, **58**, 71–82.

28 El-Amraoui, A., Schonn, J.S., Kussel-Andermann, P., Blanchard, S., Desnos, C., Henry, J.P., Wolfrum, U., Darchen, F., and Petit, C. (2002) MyRIP, a novel Rab effector, enables myosin VIIa recruitment to retinal melanosomes. *EMBO Rep.*, **3**, 463–470.

29 Coudrier, E. (2007) Myosins in melanocytes: to move or not to move? *Pigment Cell Res.*, **20**, 153–160.

30 Lambert, J., Vancoillie, G., and Naeyaert, J.M. (1999) Molecular motors and their role in pigmentation. *Cell Mol. Biol.*, **45**, 905–918.

31 Westbroek, W., Lambert, J., and Naeyaert, J.M. (2001) The dilute locus and Griscelli syndrome: gateways towards a better understanding of melanosome transport. *Pigment Cell Res.*, **14**, 320–327.

32 Hirokawa, N., Noda, Y., Tanaka, Y., and Niwa, S. (2009) Kinesin superfamily motor proteins and intracellular transport. *Nat. Rev. Mol. Cell Biol.*, **10**, 682–696.

33 Vancoillie, G., Lambert, J., Mulder, A., Koerten, H.K., Mommaas, A.M., Van Oostveldt, P., and Naeyaert, J.M. (2000) Cytoplasmic dynein colocalizes with melanosomes in normal human melanocytes. *Br. J. Dermatol.*, **143**, 298–306.

34 Vancoillie, G., Lambert, J., Mulder, A., Koerten, H.K., Mommaas, A.M., Van Oostveldt, P., and Naeyaert, J.M. (2000) Kinesin and kinectin can associate with the melanosomal surface and form a link with microtubules in normal human melanocytes. *J. Invest. Dermatol.*, **114**, 421–429.

35 Vancoillie, G., Lambert, J., Haeghen, Y.V., Westbroek, W., Mulder, A., Koerten, H.K., Mommaas, A.M., Van Oostveldt, P., and Naeyaert, J.M. (2000) Colocalization of dynactin subunits $P150^{Glued}$ and P50 with melanosomes in normal human melanocytes. *Pigment Cell Res.*, **13**, 449–457.

36 Gross, S.P., Welte, M.A., Block, S.M., and Wieschaus, E.F. (2002) Coordination of opposite-polarity microtubule motors. *J. Cell Biol.*, **156**, 715–724.

37 Jordens, I., Westbroek, W., Marsman, M., Rocha, N., Mommaas, M., Huizing, M., Lambert, J., Naeyaert, J.M., and Neefjes, J. (2006) Rab7 and Rab27a control two motor protein activities involved in melanosomal transport. *Pigment Cell Res.*, **19**, 412–423.

38 Watabe, H., Valencia, J.C., Le Pape, E., Yamaguchi, Y., Nakamura, M., Rouzaud, F., Hoashi, T., Kawa, Y., Mizoguchi, M., and Hearing, V.J. (2008) Involvement of dynein and spectrin with early melanosome transport and melanosomal protein trafficking. *J. Invest. Dermatol.*, **128**, 162–174.

39 Lakkaraju, A., Carvajal-Gonzalez, J.M., and Rodriguez-Boulan, E. (2009) It takes two to tango to the melanosome. *J. Cell Biol.*, **187**, 161–163.

40 Trybus, K.M. (2008) Myosin V from head to tail. *Cell Mol. Life Sci.*, **65**, 1378–1389.

41 Lambert, J., Naeyaert, J.M., Callens, T., De Paepe, A., and Messiaen, L. (1998) Human myosin V gene produces different transcripts in a cell type-specific manner. *Biochem. Biophys. Res. Commun.*, **252**, 329–333.

42 Pastural, E., Barrat, F.J., Dufourcq-Lagelouse, R., Certain, S., Sanal, O., Jabado, N., Seger, R., Griscelli, C., Fischer, A., and de Saint Basile, G. (1997) Griscelli disease maps to chromosome 15q21 and is associated with mutations in the myosin-Va gene. *Nat. Genet.*, **16**, 289–292.

43 Pastural, E., Ersoy, F., Yalman, N., Wulffraat, N., Grillo, E., Ozkinay, F., Tezcan, I., Gedikoglu, G., Philippe, N., Fischer, A., and de Saint Basile, G. (2000) Two genes are responsible for Griscelli syndrome at the same 15q21 locus. *Genomics*, **63**, 299–306.

44 Lambert, J., Naeyaert, J.M., De Paepe, A., Van Coster, R., Ferster, A., Song, M., and Messiaen, L. (2000) Arg–Cys substitution at codon 1246 of the human myosin Va gene is not associated with Griscelli syndrome. *J. Invest. Dermatol.*, **114**, 731–733.

45 Corbeel, L. and Freson, K. (2008) Rab proteins and Rab-associated proteins: major actors in the mechanism of protein-trafficking disorders. *Eur. J. Pediatr.*, **167**, 723–729.

46 Figueiredo, A.C., Wasmeier, C., Tarafder, A.K., Ramalho, J.S., Baron, R.A., and Seabra, M.C. (2008) Rab3GEP

is the non-redundant guanine nucleotide exchange factor for Rab27a in melanocytes. *J. Biol. Chem.*, **283**, 23209–23216.

47 Fukuda, M. (2005) Versatile role of Rab27 in membrane trafficking: focus on the Rab27 effector families. *J. Biochem.*, **137**, 9–16.

48 Ménasché, G., Pastural, E., Feldmann, J., Certain, S., Ersoy, F., Dupuis, S., Wulffraat, N., Bianchi, D., Fischer, A., Le Deist, F., and de Saint Basile, G. (2000) Mutations in RAB27A cause Griscelli syndrome associated with haemophagocytic syndrome. *Nat. Genet.*, **25**, 173–176.

49 Nagashima, K., Torii, S., Yi, Z., Igarashi, M., Okamoto, K., Takeuchi, T., and Izumi, T. (2002) Melanophilin directly links Rab27a and myosin Va through its distinct coiled-coil regions. *FEBS Lett.*, **517**, 233–238.

50 Ménasché, G., Ho, C.H., Sanal, O., Feldmann, J., Tezcan, I., Ersoy, F., Houdusse, A., Fischer, A., and de Saint Basile, G. (2003) Griscelli syndrome restricted to hypopigmentation results from a melanophilin defect (GS3) or a MYO5A F-exon deletion (GS1). *J. Clin. Invest.*, **112**, 450–456.

51 Kuroda, T.S. and Fukuda, M. (2004) Rab27A-binding protein Slp2-a is required for peripheral melanosome distribution and elongated cell shape in melanocytes. *Nat. Cell Biol.*, **6**, 1195–1203.

52 Fukuda, M. (2006) Distinct Rab27A binding affinities of Slp2-a and Slac2-a/melanophilin: hierarchy of Rab27A effectors. *Biochem. Biophys. Res. Commun.*, **343**, 666–674.

53 Wu, X., Wang, F., Rao, K., Sellers, J.R., and Hammer, J.A., 3rd (2002) Rab27a is an essential component of melanosome receptor for myosin Va. *Mol. Biol. Cell*, **13**, 1735–1749.

54 Westbroek, W., Lambert, J., Bahadoran, P., Busca, R., Herteleer, M.C., Smit, N., Mommaas, M., Ballotti, R., and Naeyaert, J.M. (2003) Interactions of human myosin Va isoforms, endogenously expressed in human melanocytes, are tightly regulated by the tail domain. *J. Invest. Dermatol.*, **120**, 465–475.

55 Wu, X.S., Rao, K., Zhang, H., Wang, F., Sellers, J.R., Matesic, L.E., Copeland, N.G., Jenkins, N.A., and Hammer, J.A., 3rd (2002) Identification of an organelle receptor for myosin-Va. *Nat. Cell Biol.*, **4**, 271–278.

56 Provance, D.W., James, T.L., and Mercer, J.A. (2002) Melanophilin, the product of the leaden locus, is required for targeting of myosin-Va to melanosomes. *Traffic*, **3**, 124–132.

57 Fukuda, M., Kuroda, T.S., and Mikoshiba, K. (2002) Slac2-a/melanophilin, the missing link between Rab27 and myosin Va: implications of a tripartite protein complex for melanosome transport. *J. Biol. Chem.*, **277**, 12432–12436.

58 Goud, B. (2002) How Rab proteins link motors to membranes. *Nat. Cell Biol.*, **4**, E77–E78.

59 Wu, X., Sakamoto, T., Zhang, F., Sellers, J.R., and Hammer, J.A., 3rd (2006) *In vitro* reconstitution of a transport complex containing Rab27a, melanophilin and myosin Va. *FEBS Lett.*, **580**, 5863–5868.

60 Fukuda, M. (2002) Synaptotagmin-like protein (Slp) homology domain 1 of Slac2-a/melanophilin is a critical determinant of GTP-dependent specific binding to Rab27A. *J. Biol. Chem.*, **277**, 40118–40124.

61 Strom, M., Hume, A.N., Tarafder, A.K., Barkagianni, E., and Seabra, M.C. (2002) A family of Rab27-binding proteins. Melanophilin links Rab27a and myosin Va function in melanosome transport. *J. Biol. Chem.*, **277**, 25423–25430.

62 Fukuda, M. and Kuroda, T.S. (2004) Missense mutations in the globular tail of myosin-Va in dilute mice partially impair binding of Slac2-a/melanophilin. *J. Cell Sci.*, **117**, 583–591.

63 Hume, A.N., Tarafder, A.K., Ramalho, J.S., Sviderskaya, E.V., and Seabra, M.C. (2006) A coiled-coil domain of melanophilin is essential for myosin Va recruitment and melanosome transport in melanocytes. *Mol. Biol. Cell*, **17**, 4720–4735.

64 Kuroda, T.S., Ariga, H., and Fukuda, M. (2003) The actin-binding domain of Slac2-a/melanophilin is required for melanosome distribution in melanocytes. *Mol. Cell Biol.*, **23**, 5245–5255.

65 Wu, X.S., Tsan, G.L., and Hammer, J.A., 3rd (2005) Melanophilin and myosin Va track the microtubule plus end on EB1. *J. Cell Biol.*, **171**, 201–207.

66 Hume, A.N., Ushakov, D.S., Tarafder, A.K., Ferenczi, M.A., and Seabra, M.C. (2007) Rab27a and MyoVa are the primary Mlph interactors regulating melanosome transport in melanocytes. *J. Cell Sci.*, **120**, 3111–3122.

67 Passeron, T., Bahadoran, P., Bertolotto, C., Chiaverini, C., Busca, R., Valony, G., Bille, K., Ortonne, J.P., and Ballotti, R. (2004) Cyclic AMP promotes a peripheral distribution of melanosomes and stimulates melanophilin/Slac2-a and actin association. *FASEB J.*, **18**, 989–991.

68 Vachtenheim, J. and Borovansky, J. (2010) "Transcription physiology" of pigment formation in melanocytes: central role of MITF. *Exp. Dermatol.*, **19**, 617–627.

69 Kawasaki, A., Kumasaka, M., Satoh, A., Suzuki, M., Tamura, K., Goto, T., Asashima, M., and Yamamoto, H. (2008) Mitf contributes to melanosome distribution and melanophore dendricity. *Pigment Cell Melanoma Res.*, **21**, 56–62.

70 Chiaverini, C., Beuret, L., Flori, E., Busca, R., Abbe, P., Bille, K., Bahadoran, P., Ortonne, J.P., Bertolotto, C., and Ballotti, R. (2008) Microphthalmia-associated transcription factor regulates RAB27A gene expression and controls melanosome transport. *J. Biol. Chem.*, **283**, 12635–12642.

71 Liu, X., Ondek, B., and Williams, D.S. (1998) Mutant myosin VIIa causes defective melanosome distribution in the RPE of shaker-1 mice. *Nat. Genet.*, **19**, 117–118.

72 Gibbs, D., Diemer, T., Khanobdee, K., Hu, J., Bok, D., and Williams, D.S. (2010) Function of MYO7A in the human RPE and the validity of shaker1 mice as a model for Usher syndrome 1B. *Invest. Ophthalmol. Vis. Sci.*, **51**, 1130–1135.

73 Futter, C.E., Ramalho, J.S., Jaissle, G.B., Seeliger, M.W., and Seabra, M.C. (2004) The role of Rab27a in the regulation of melanosome distribution within retinal pigment epithelial cells. *Mol. Biol. Cell*, **15**, 2264–2275.

74 Gibbs, D., Azarian, S.M., Lillo, C., Kitamoto, J., Klomp, A.E., Steel, K.P., Libby, R.T., and Williams, D.S. (2004) Role of myosin VIIa and Rab27a in the motility and localization of RPE melanosomes. *J. Cell Sci.*, **117**, 6473–6483.

75 Fukuda, M. and Kuroda, T.S. (2002) Slac2-c (synaptotagmin-like protein homologue lacking C2 domains-c), a novel linker protein that interacts with Rab27, myosin Va/VIIa, and actin. *J. Biol. Chem.*, **277**, 43096–43103.

76 Ramalho, J.S., Lopes, V.S., Tarafder, A.K., Seabra, M.C., and Hume, A.N. (2009) Myrip uses distinct domains in the cellular activation of myosin VA and myosin VIIA in melanosome transport. *Pigment Cell Melanoma Res.*, **22**, 461–473.

77 Lopes, V.S., Ramalho, J.S., Owen, D.M., Karl, M.O., Strauss, O., Futter, C.E., and Seabra, M.C. (2007) The ternary Rab27a–Myrip–myosin VIIa complex regulates melanosome motility in the retinal pigment epithelium. *Traffic*, **8**, 486–499.

78 Van Den Bossche, K., Naeyaert, J.M., and Lambert, J. (2006) The quest for the mechanism of melanin transfer. *Traffic*, **7**, 769–778.

79 Slominski, A., Wortsman, J., Plonka, P.M., Schallreuter, K.U., Paus, R., and Tobin, D.J. (2005) Hair follicle pigmentation. *J. Invest. Dermatol.*, **124**, 13–21.

80 Wolff, K. and Konrad, K. (1972) Phagocytosis of latex beads by epidermal keratinocytes *in vivo*. *J. Ultrastruct. Res.*, **39**, 262–280.

81 Virador, V.M., Muller, J., Wu, X., Abdel-Malek, Z.A., Yu, Z.X., Ferrans, V.J., Kobayashi, N., Wakamatsu, K., Ito, S., Hammer, J.A., and Hearing, V.J. (2002) Influence of alpha-melanocyte-stimulating hormone and ultraviolet radiation on the transfer of melanosomes to keratinocytes. *FASEB*

J., **16**, 105–107.

82 Ando, H., Niki, Y., Yoshida, M., Ito, M., Akiyama, K., Kim, J.H., Yoon, T.J., Lee, J.H., Matsui, M.S., and Ichihashi, M. (2010) Keratinocytes in culture accumulate phagocytosed melanosomes in the perinuclear area. *Pigment Cell Melanoma Res.*, **23**, 129–133.

83 Burgoyne, R.D. and Morgan, A. (2003) Secretory granule exocytosis. *Physiol. Rev.*, **83**, 581–632.

84 Yamamoto, O. and Bhawan, J. (1994) Three modes of melanosome transfers in Caucasian facial skin: hypothesis based on an ultrastructural study. *Pigment Cell Res.*, **7**, 158–169.

85 Chen, Y.A. and Scheller, R.H. (2001) SNARE-mediated membrane fusion. *Nat. Rev. Mol. Cell. Biol.*, **2**, 98–106.

86 Scott, G. and Zhao, Q. (2001) Rab3a and SNARE proteins: potential regulators of melanosome movement. *J. Invest. Dermatol.*, **116**, 296–304.

87 Wade, N., Bryant, N.J., Connolly, L.M., Simpson, R.J., Luzio, J.P., Piper, R.C., and James, D.E. (2001) Syntaxin 7 complexes with mouse Vps10p tail interactor 1b, syntaxin 6, vesicle-associated membrane protein (VAMP)8, and VAMP7 in b16 melanoma cells. *J. Biol. Chem.*, **276**, 19820–19827.

88 Schluter, O.M., Khvotchev, M., Jahn, R., and Sudhof, T.C. (2002) Localization versus function of Rab3 proteins. Evidence for a common regulatory role in controlling fusion. *J. Biol. Chem.*, **277**, 40919–40929.

89 Martelli, A.M., Baldini, G., Tabellini, G., Koticha, D., Bareggi, R., and Baldini, G. (2000) Rab3A and Rab3D control the total granule number and the fraction of granules docked at the plasma membrane in PC12 cells. *Traffic*, **1**, 976–986.

90 Rustom, A., Saffrich, R., Markovic, I., Walther, P., and Gerdes, H.H. (2004) Nanotubular highways for intercellular organelle transport. *Science*, **303**, 1007–1010.

91 Onfelt, B., Nedvetzki, S., Yanagi, K., and Davis, D.M. (2004) Cutting edge: Membrane nanotubes connect immune cells. *J. Immunol.*, **173**, 1511–1513.

92 Vidulescu, C., Clejan, S., and O'Connor, K.C. (2004) Vesicle traffic through intercellular bridges in DU 145 human prostate cancer cells. *J. Cell Mol. Med.*, **8**, 388–396.

93 Baluska, F., Hlavacka, A., Volkmann, D., and Menzel, D. (2004) Getting connected: actin-based cell-to-cell channels in plants and animals. *Trends Cell Biol.*, **14**, 404–408.

94 Scott, G., Leopardi, S., Printup, S., and Madden, B.C. (2002) Filopodia are conduits for melanosome transfer to keratinocytes. *J. Cell Sci.*, **115**, 1441–1451.

95 Singh, S.K., Nizard, C., Kurfurst, R., Bonte, F., Schnebert, S., and Tobin, D.J. (2008) The *silver* locus product (Silv/gp100/Pmel17) as a new tool for the analysis of melanosome transfer in human melanocyte–keratinocyte co-culture. *Exp. Dermatol.*, **17**, 418–426.

96 Bohil, A.B., Robertson, B.W., and Cheney, R.E. (2006) Myosin-X is a molecular motor that functions in filopodia formation. *Proc. Natl. Acad. Sci. USA*, **103**, 12411–12416.

97 Watanabe, T.M., Tokuo, H., Gonda, K., Higuchi, H., and Ikebe, M. (2010) Myosin-X induces filopodia by multiple elongation mechanism. *J. Biol. Chem.*, **285**, 19605–19614.

98 Cox, D., Berg, J.S., Cammer, M., Chinegwundoh, J.O., Dale, B.M., Cheney, R.E., and Greenberg, S. (2002) Myosin X is a downstream effector of PI_3K during phagocytosis. *Nat. Cell Biol.*, **4**, 469–477.

99 Seiberg, M. (2001) Keratinocyte–melanocyte interactions during melanosome transfer. *Pigment Cell Res.*, **14**, 236–242.

100 Santulli, R.J., Derian, C.K., Darrow, A.L., Tomko, K.A., Eckardt, A.J., Seiberg, M., Scarborough, R.M., and Andrade-Gordon, P. (1995) Evidence for the presence of a protease-activated receptor distinct from the thrombin receptor in human keratinocytes. *Proc. Natl. Acad. Sci. USA*, **92**, 9151–9155.

101 Seiberg, M., Paine, C., Sharlow, E., Andrade-Gordon, P., Costanzo, M., Eisinger, M., and Shapiro, S.S. (2000) The protease-activated receptor 2 regulates pigmentation via keratinocyte–melanocyte interactions. *Exp. Cell Res.*, **254**, 25–32.

102 Seiberg, M., Paine, C., Sharlow, E., Andrade-Gordon, P., Costanzo, M., Eisinger, M., and Shapiro, S.S. (2000) Inhibition of melanosome transfer results in skin lightening. *J. Invest. Dermatol.*, **115**, 162–167.

103 Sharlow, E.R., Paine, C.S., Babiarz, L., Eisinger, M., Shapiro, S., and Seiberg, M. (2000) The protease-activated receptor-2 upregulates keratinocyte phagocytosis. *J. Cell Sci.*, **113**, 3093–3101.

104 Scott, G., Deng, A., Rodriguez-Burford, C., Seiberg, M., Han, R., Babiarz, L., Grizzle, W., Bell, W., and Pentland, A. (2001) Protease-activated receptor 2, a receptor involved in melanosome transfer, is upregulated in human skin by ultraviolet irradiation. *J. Invest. Dermatol.*, **117**, 1412–1420.

105 Babiarz-Magee, L., Chen, N., Seiberg, M., and Lin, C.B. (2004) The expression and activation of protease-activated receptor-2 correlate with skin color. *Pigment Cell Res.*, **17**, 241–251.

106 Cardinali, G., Ceccarelli, S., Kovacs, D., Aspite, N., Lotti, L.V., Torrisi, M.R., and Picardo, M. (2005) Keratinocyte growth factor promotes melanosome transfer to keratinocytes. *J. Invest. Dermatol.*, **125**, 1190–1199.

107 Scott, G., Leopardi, S., Parker, L., Babiarz, L., Seiberg, M., and Han, R. (2003) The proteinase-activated receptor-2 mediates phagocytosis in a Rho-dependent manner in human keratinocytes. *J. Invest. Dermatol.*, **121**, 529–541.

108 Tang, A., Eller, M.S., Hara, M., Yaar, M., Hirohashi, S., and Gilchrest, B.A. (1994) E-cadherin is the major mediator of human melanocyte adhesion to keratinocytes *in vitro*. *J. Cell Sci.*, **107**, 983–992.

109 Goh, B., Kumarasinghe, P., and Lee, Y. (2005) Loss of melanosome transfer accounts for gluttate leucoderma in Darier's disease: electron microscopic findings. *Pigment Cell Res.*, **18**, 48.

110 Minwalla, L., Zhao, Y., Cornelius, J., Babcock, G.F., Wickett, R.R., Le Poole, I.C., and Boissy, R.E. (2001) Inhibition of melanosome transfer from melanocytes to keratinocytes by lectins and neoglycoproteins in an *in vitro* model system. *Pigment Cell Res.*, **14**, 185–194.

111 Greatens, A., Hakozaki, T., Koshoffer, A., Epstein, H., Schwemberger, S., Babcock, G., Bissett, D., Takiwaki, H., Arase, S., Wickett, R.R., and Boissy, R.E. (2005) Effective inhibition of melanosome transfer to keratinocytes by lectins and niacinamide is reversible. *Exp. Dermatol.*, **14**, 498–508.

112 Cerdan, D., Redziniak, G., Bourgeois, C.A., Monsigny, M., and Kieda, C. (1992) C32 human melanoma cell endogenous lectins: characterization and implication in vesicle-mediated melanin transfer to keratinocytes. *Exp. Cell Res.*, **203**, 164–173.

113 Thong, H.Y., Jee, S.H., Sun, C.C., and Boissy, R.E. (2003) The patterns of melanosome distribution in keratinocytes of human skin as one determining factor of skin colour. *Br. J. Dermatol.*, **149**, 498–505.

114 Minwalla, L., Zhao, Y., Le Poole, I.C., Wickett, R.R., and Boissy, R.E. (2001) Keratinocytes play a role in regulating distribution patterns of recipient melanosomes *in vitro*. *J. Invest. Dermatol.*, **117**, 341–347.

115 Yoshida, Y., Hachiya, A., Sriwiriyanont, P., Ohuchi, A., Kitahara, T., Takema, Y., Visscher, M.O., and Boissy, R.E. (2007) Functional analysis of keratinocytes in skin color using a human skin substitute model composed of cells derived from different skin pigmentation types. *FASEB J.*, **21**, 2829–2839.

116 Weiner, L., Han, R., Scicchitano, B.M., Li, J., Hasegawa, K., Grossi, M., Lee, D., and Brissette, J. (2007) Dedicated epithelial recipient cells determine pigmentation patterns. *Cell*, **130**, 932–942.

117 Duval, C., Regnier, M., and Schmidt, R. (2001) Distinct melanogenic response of human melanocytes in mono-culture, in co-culture with keratinocytes and in reconstructed epidermis, to UV exposure. *Pigment Cell Res.*, **14**, 348–355.

118 Kobayashi, N., Nakagawa, A., Muramatsu, T., Yamashina, Y., Shirai,

T., Hashimoto, M.W., Ishigaki, Y., Ohnishi, T., and Mori, T. (1998) Supranuclear melanin caps reduce ultraviolet induced DNA photoproducts in human epidermis. *J. Invest. Dermatol.*, **110**, 806–810.

119 Gibbs, S., Murli, S., De Boer, G., Mulder, A., Mommaas, A.M., and Ponec, M. (2000) Melanosome capping of keratinocytes in pigmented reconstructed epidermis – effect of ultraviolet radiation and 3-isobutyl-1-methyl-xanthine on melanogenesis. *Pigment Cell Res.*, **13**, 458–466.

120 Byers, H.R., Maheshwary, S., Amodeo, D.M., and Dykstra, S.G. (2003) Role of cytoplasmic dynein in perinuclear aggregation of phagocytosed melanosomes and supranuclear melanin cap formation in human keratinocytes. *J. Invest. Dermatol.*, **121**, 813–820.

121 Byers, H.R., Dykstra, S.G., and Boissel, S.J. (2007) Requirement of dynactin p150^{Glued} subunit for the functional integrity of the keratinocyte microparasol. *J. Invest. Dermatol.*, **127**, 1736–1744.

122 Borovansky, J. and Elleder, M. (2003) Melanosome degradation: fact or fiction. *Pigment Cell Res.*, **16**, 280–286.

第 11 章　黑素小体的结构和功能遗传学

Vincent J. Hearing

缩略词表

LRO　lysosome-related organelles　溶酶体相关细胞器
OCA　oculocutaneous albinism　眼皮肤白化病
OMIM　Online Mendelian Inheritance in Man　在线人类孟德尔遗传数据库

11.1　引言

在哺乳动物中，黑素在黑素小体这种特化的有膜细胞器中合成，且该细胞器仅由黑素细胞产生，相关内容已经在本书其他章节详述。黑素在头发、皮肤和/或眼睛中最终呈现出的颜色和模式，取决于一系列复杂的生理学调控事件。这些调控事件始于成黑素细胞（melanoblast）的发育，并伴随黑素细胞在目标组织中的分化和功能作用，最终使黑素在这些组织中的合成和分布达到峰值，从而在动物中产生我们所熟知的斑斓色彩。其中的每个步骤都受到一系列特定基因的精准调控。目前，已知有超过 250 个基因直接或间接地影响哺乳动物的色素沉着。对其编码蛋白功能的微小干扰都可能对最终的颜色产生巨大影响，此外还会显著影响在一定程度上依赖于黑素细胞功能的其他细胞和组织过程。最近人们对色素沉着遗传学的研究兴趣激增，不仅是因为黑素的重要功能（例如伪装和光保护），还因为黑素显而易见的颜色为鉴定不同细胞功能的调控全过程（例如细胞内信号通路和转录因子）提供了一种简单可视的产物分析方法。本章主要介绍调控黑素小体结构和功能的基因。为了把相关内容连贯起来，我们将从对黑素细胞（即产生黑素和黑素小体的细胞）发育、生长、存活和分化重要的基因的总体回顾开始。需要注意的是，颜色（及其呈现出的模式）最终取决于功能性黑素细胞在特定区域的存在情况（例如斑马的黑色和白色条纹），以及黑素的数量和产生类型（例如老虎的黑色和橙色条纹分布，甚至是腹侧色素沉着程度的降低）。黑素细胞在各个组织区域的发育、迁移、增殖、存活乃至黑素细胞的调控功能共同决定了自然界中色素沉着模式的广泛多样性。而这不仅仅是个美观方面的问题，因为黑素对低等物种的生存至关重要，例如食肉动物和猎物的伪装以及两栖动物和蛇对体温的调控。对人类而言，黑素在吸收有毒物质、清除自由基以及抵御紫外线损伤形成光防护等方面都起着重要作用。在文献[1-3]中可以找到更完整的参考文献列表和进一步的信息。图 11.1 对这些过程进行了图示小结。

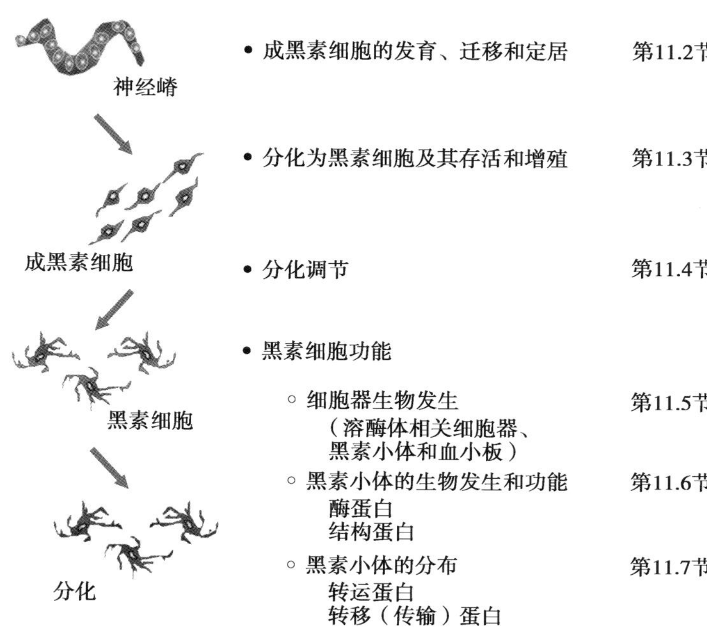

图 11.1　形成功能性黑素细胞的关键流程

11.2　参与成黑素细胞发育、迁移和特化的基因

最终遍布皮肤和人体其他部位的黑素细胞都来源于黑素细胞的前体细胞，即成黑素细胞。在脊椎动物中，所有色素细胞（除了在眼睛视网膜上的色素上皮细胞）最初都是在胚胎发育时期从背神经管衍生而来。为了到达色素细胞在体内的最终目的地，必须给这些前体细胞提供诱因，从而使其按照既定的途径从神经管迁移到远处的目的地。它们必须依照这些途径持续迁移直至到达目标位置，而后必须停止迁移并开始过渡成为功能性黑素细胞（最后的过程被称为“特化”）。上述每一步都受到许多独立因素（包括内在因素和环境因素）的持续控制，这些过程的总体时间与时机对任意物种的正常个体实现成年的色素沉着模式都至关重要。在该水平上起作用的基因主要编码转录因子（例如 PAX3、SOX10 和 MITF）、受体及其配体（例如 EDNRB/EDN3、KIT/KITL 和 FZD4/WNT3a），以及其他对迁移特化的开始/继续/停止信号起到重要作用的因子（例如 ADAMTS20、MCOLN3 和 ITGB1）。这些基因的突变和/或对其功能的破坏通常会干扰正常发育并导致发育方面的疾病，不仅影响色素沉着，在许多情况下还会影响一定程度上依赖神经管细胞功能的组织。在色素沉着的影响方面，这些疾病通常会出现因为成黑素细胞无法正常发育和迁移到目标区域（通常在前额和腹部）而引起的稳定白斑区域（即出生时就存在并一直存在到成年）。这种发育性疾病的例子包括 Waardenburg 综合征、先天性巨结肠（Hirschsprung disease）和斑驳病（piebaldism）等。相关基因和整个过程或所导致的色素性疾病的详细信息超出了本章的范围，有兴趣的读者可以参见近期的综述[4-11]以及本书中的相关章节。表 11.1 总结了与成黑素细胞发育、迁移和特化有关的基因及其编码蛋白的功能和已知的相关疾病。

表 11.1　与成黑素细胞发育、迁移和特化有关的基因和疾病

基因	编码蛋白	功能	相关疾病/状况	OMIM 数据库基因编号
PAX3	splotch（斑点蛋白）	转录因子	Waardenburg 综合征Ⅰ型、Ⅲ型	193500
SOX9	Sry box 9（性别决定区 Y 框蛋白 9）	转录因子	未知	
SOX10	Sry box 10（性别决定区 Y 框蛋白 10）	转录因子	Waardenburg-Shah 综合征	277580
SNAI2	snail homolog 2（蜗牛同源蛋白 2）	转录因子	Waardenburg 综合征Ⅱ型	193510
MITF	microphthalmia（小眼畸形相关转录因子编码蛋白）	转录因子	Waardenburg 综合征Ⅱ型	193510
PAX6	paired box gene 6（配对框基因 6）	转录因子	无虹膜	106210
LEF1	lymphoid binding factor 1（淋巴结合因子 1）	转录因子	腺瘤	153245
TCFAP2A	AP2α	转录因子	未知	
FOXD3	forkhead box D3（叉头框 D3 蛋白）	转录因子	白癜风	607836
EDNRB	endothelin B receptor（内皮素受体 B）	受体	先天性巨结肠Ⅱ型	600155
EDN3	endothelin 3（内皮素 3）	EDNRB 配体	Waardenburg-Shah 综合征	277580
EDN1	endothelin 1（内皮素 1）	EDNRB 配体	未知	

续表

基因	编码蛋白	功能	相关疾病/状况	OMIM 数据库基因编号
FGFR2	fibroblast growth factor receptor 2（成纤维细胞生长因子受体 2）	受体	克鲁宗综合征	123500
FGF	fibroblast growth factor（成纤维细胞生长因子）	FGFR2 配体	未知	
KIT	Kit oncogene（KIT 癌基因）	受体	斑驳病	172800
KITL/SCF	stem cell factor（干细胞因子）	KIT 配体	未知	
FZD4	Frizzled homolog 4（Frizzled 卷曲同源蛋白 4）	受体	渗出性玻璃体视网膜病变	133780
WNT1	wingless related 1（无翅相关蛋白 1）	FZD4 配体	未知	
WNT3A	wingless related 3a（无翅相关蛋白 3a）	FZD4 配体	未知	
MET	Met oncogene（MET 癌基因）	受体	未知	
HGF	hepatocyte growth factor（肝细胞生长因子）	MET 配体	未知	
EGFR	epidermal growth factor receptor（表皮生长因子受体）	受体	未知	
ITGB1	integrin β1（整合素 β1）	受体	未知	
MCOLN3	mucolipin 3（黏脂蛋白 3）	阳离子通道	未知	
ADAMTS20	disintegrin protease 20（去整合素蛋白酶 20）	金属蛋白酶	未知	

11.3　参与黑素细胞分化、存活和增殖的基因

一旦成黑素细胞到达组织中的最终目的地，它们必须存活并分化为功能性黑素细胞，并通过增殖来填充组织，从而达到正常功能所需的合适密度。同样地，有相当多的基因参与这些过程，其中任何一个基因的破坏都会导致成熟黑素细胞功能的下降。如前文所述，参与这些过程的基因编码了转录因子（例如 MITF 和 FOXD3）、受体及其配体（例如 EDNRB/EDN3 和 KIT/KITL）以及其他调控增殖、存活等信号的关键因子（例如 BCL2、SEMA3C 和 NLRP1）。需要注意的是，许多关键基因在发育（如前一节所述）到分化过程的多个阶段发挥作用（如下文所述）。不同程度地影响色素沉着的关键基因，包括转录因子（如 MITF 和 SOX10）和受体/配体对（如 MC1R/POMC 和 EDNRB/EDN3）。这些基因的突变通常会导致色素脱失区域的出现，在这些区域中成黑素细胞无法分化或存活，对色素沉着造成渐进性的影响（即在出生时可能是正常的，但随着年龄的增长色素问题变得更严重）。这类疾病的例子包括白癜风（vitiligo）和视网膜色素变性（retinitis pigmentosum）。同样地，关于这些过程以及相关基因如何参与的更多细节不在本章讨论的范围，推荐感兴趣的读者阅读最近的综述[12-18]以及本书的相关章节。表 11.2 列出了与这个水平上此类过程相关的部分基因和与这些基因功能障碍相关的疾病。

表 11.2　与黑素细胞分化、存活和增殖有关的基因和疾病

基因	编码蛋白	功能	相关疾病/状况	OMIM 数据库基因编号
MITF	microphthalmia（小眼畸形相关转录因子编码蛋白）	转录因子	Waardenburg 综合征Ⅱ型	193510
FOXD3	forkhead box D3（叉头框 D3 蛋白）	转录因子	白癜风	607836
EDNRB	endothelin B receptor（内皮素受体 B）	受体	先天性巨结肠Ⅱ型	600155
EDN3	endothelin 3（内皮素 3）	EDNRB 配体	Waardenburg-Shah 综合征	277580
EDN1	endothelin 1（内皮素 1）	EDNRB 配体	未知	
KIT	Kit oncogene（KIT 癌基因）	受体	斑驳病	172800
KITL/SCF	stem cell factor（干细胞因子）	KIT 配体	未知	
BCL2	B cell leukemia 2（B 细胞白血病 2）	抑制细胞凋亡	滤泡型淋巴瘤	151430
GNAQ	GNA subunit G_{aq}（鸟嘌呤核苷酸结合蛋白 q 多肽）	G 蛋白偶联受体信号	未知	
GNA11	GNA subunit Ga11（鸟嘌呤核苷酸结合蛋白 11 多肽）	G 蛋白偶联受体信号	未知	
RB1	retinoblastoma 1（视网膜母细胞瘤 1）	生长抑制剂	视网膜母细胞瘤	180200
SEMA3C	semaphorin 3c（脑信号蛋白 3c）	信号因子	未知	
SEMA4A	semaphorin 4a（脑信号蛋白 4a）	信号因子	色素性视网膜炎（又称“色素性视网膜变性”）	610282
NLRP1	NLR protein 1（NLR 蛋白 1）	免疫功能调控	白癜风	606579

11.4　参与调控黑素细胞功能的基因

一旦功能性黑素细胞形成并在各种组织的适当位置以适当密度发挥功能，接下来将涉及对其功能的调控（即其表型特征，例如产生黑素和黑素小体的能力，以及产生的黑素类型和数量）。有趣的是，上文讨论过的许多基因（及其编码产物）参与了这一水平的调控。显然，这些多水平基因的突变最初会影响发育阶段的色素沉着，并与上述发育疾病有关，但它们编码蛋白的功能也有调控黑素细胞的功能，因此，在成人组织中的表达和功能通常会导致色素沉着的显著变化。到目前为止，这个基因列表还远未完成，还有许多在该水平起作用但尚未被克隆的色素基因，如调控皮肤、头发和眼睛构成性颜色的基因，或调控环境响应（例如受紫外线照射调控）的基因，见表 11.3。

表 11.3　与调控黑素细胞功能有关的基因和疾病

基因	编码蛋白	功能	相关疾病/状况	OMIM 数据库基因编号
MITF	microphthalmia （小眼畸形相关转录因子编码蛋白）	转录因子	头发，皮肤和眼睛颜色	
SOX9	Sry box gene 9 （性别决定区 Y 框蛋白 9）	转录因子	皮肤表型，对紫外线的反应	
SOX2	Sry box gene 2 （性别决定区 Y 框蛋白 2）	转录因子	未知	
SOX10	Sry box gene 10 （性别决定区 Y 框蛋白 10）	转录因子	未知	
SOX18	Sry box gene 18 （性别决定区 Y 框蛋白 18）	转录因子	未知	
PAX6	paired box gene 6 （配对框基因 6）	转录因子	无虹膜，眼睛颜色	607108
FOXD3	forkhead box D3 （叉头框 D3 蛋白）	转录因子	白癜风	607836
MC1R	melanocortin 1 receptor （黑皮质素 -1 受体）	受体	头发和肤色	
POMC	proopiomelanocortin （阿黑皮素原）	MC1R 配体	头发和肤色	
ASP	agouti signaling protein （刺豚鼠信号蛋白）	MC1R 拮抗剂	头发，皮肤和眼睛颜色	
KIT	Kit oncogene （KIT 癌基因）	受体	UVB 黑变病，老年性雀斑样痣	
KITL	stem cell factor （干细胞因子）	KIT 配体	UVB 黑变病，老年性雀斑样痣，头发颜色	
EDNRB	endothelin B receptor （内皮素受体 B）	受体	UVB 黑变病，老年性雀斑样痣	
EDN3	endothelin 3 （内皮素 3）	EDNRB 配体	未知	
EDN1	endothelin 1 （内皮素 1）	EDNRB 配体	UVB 黑变病，老年性雀斑样痣	
MET	hepatocyte growth factor receptor （肝细胞生长因子受体）	受体	UVA 黑变病	
GM-CSF	granulocyte macrophage colony-stimulating factor （粒细胞 - 巨噬细胞集落刺激因子）	生长因子	UVA 黑变病	
DKK1	dickkopf 1 （dickkopf 1 蛋白）	Wnt 抑制剂	肤色和厚度	
NRG1	neuregulin 1 （神经调控蛋白 1）	Erb 受体配体	肤色	
P	P protein （P 蛋白）	与未知物质转运相关	眼睛和肤色	

续表

基因	编码蛋白	功能	相关疾病/状况	OMIM 数据库基因编号
TYR	tyrosinase（酪氨酸酶）	酪氨酸酶	肤色	
TYRP1	tyrosinase-related protein 1（酪氨酸酶相关蛋白 1）	酪氨酸酶稳定性	眼睛和头发颜色	
SLC45A2	solute carrier 45 A2（溶质转运蛋白 45 A2）	与未知物质转运相关	眼睛和肤色	
SLC7A11	solute carrier 7 A11（溶质转运蛋白 7 A11）	半胱氨酸转运	未知	
SLC24A5	solute carrier 24 A5（溶质转运蛋白 24A5）	钙转运	肤色	
ATP7A	ATPase 7α（三磷酸腺苷酶 7α）	铜转运	门克斯病	309400
ATP7B	ATPase 7β（三磷酸腺苷酶 7β）	铜转运	肝豆状核变性	277900
CTNS	cystinosin（胱氨酸蛋白）	半胱氨酸转运	胱氨酸病	219800
ATOX1	antioxidant protein 1（抗氧化蛋白 1）	铜转运	未知	
ATRN	mahagony（吸引素蛋白）	真黑素或褐黑素	未知	
MGRN1	mahogunin ring finger 1（吸引素环指蛋白 1）	E3 泛素连接酶	未知	
DEFB103A	β-defensin 3（β- 防御素 3）	MC1R 激活	未知	
PMEL17	gp100/silver（gp100 蛋白/silver 蛋白）	黑素小体结构	头发颜色	
RAB7	Ras-associated protein 7（Ras 相关蛋白 7）	蛋白运输	未知	
IL1	interleukin-1（白介素 -1）	炎性细胞因子	炎症后色素沉着	
TNFA	tumor necrosis factor 肿瘤坏死因子	炎性细胞因子	老年性雀斑样痣	
IFNG	interferon-γ（γ 干扰素）	炎性细胞因子	炎症后色素沉着	

在正常情况下可见的色素沉着会受到生理调控，例如为不同种族和个体带来多种皮肤、头发和眼睛颜色，并对不同压力作出反应，比如暴露于紫外线和/或受伤。对可见的色素沉着造成的影响可能是短期的（例如，由于暴露于紫外线下引起的暂时性色素沉着增加）和/或更永久性的影响（例如“老年斑”和炎症后色素沉着）。同样，转录因子和受体/配体相互作用在调控这些反应中起主要作用，但是许多其他因素，如膜结合转运蛋白和蛋白水解成分，在这方面也起着重要的作用（表 11.3）。下面简要介绍一下在正

常生理条件下调控头发、皮肤和眼睛颜色的基因及其调控过程，其次是在色素减退情况下的调控基因，最后是在色素过度沉着情况下的调控基因。有关这些调控过程的更多详细信息以及原始文献列表请参阅最近的几篇综述[11, 19-29]。如图 11.2 所示。

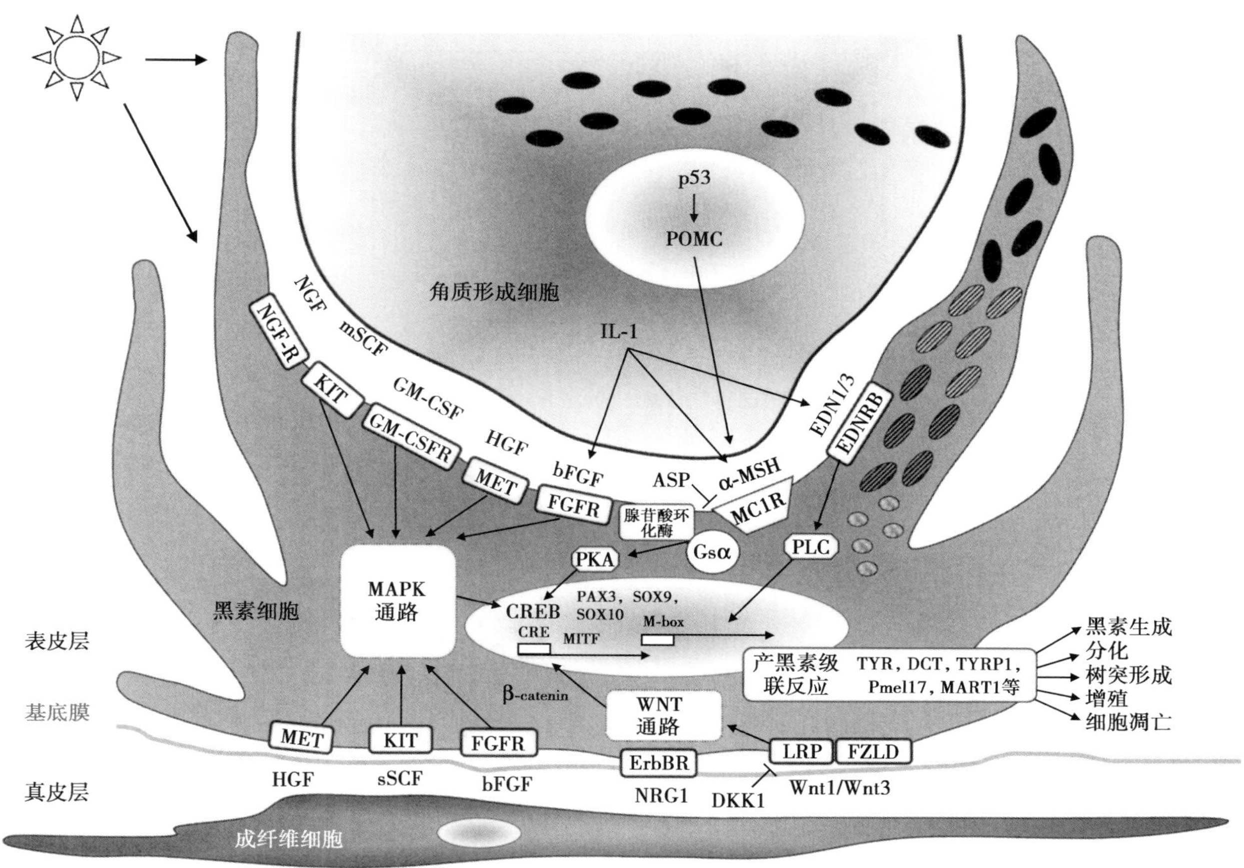

图 11.2　调节黑素细胞功能的因子和信号通路（Adapted from [26].）

11.4.1　皮肤、头发和眼睛构成性颜色的调控

本节将讨论正常人（如第 11.5 节至第 11.7 节中所述的无色素疾病的人）中广泛存在的颜色差异。显然，在调控皮肤、头发和眼睛颜色方面，引起各种色素疾病的基因发挥的关键作用比控制正常颜色差异和响应环境的相关基因的作用更大。有趣的是，尽管不同组织参与黑素合成的生化过程在本质上相同且调控步骤相似，但头发、皮肤和眼睛颜色由截然不同的一系列基因来执行调控功能。这可能是因为黑素和黑素小体在不同组织中的命运各不相同：皮肤中的黑素小体从黑素细胞转移到角质形成细胞，并逐渐向上移动到角质层（超过 3～4 周），随着脱落而消失。相比之下，毛球中的黑素小体被转移到正在生长的毛干的角质形成细胞，并非常缓慢地（经过数月的时间）被向上带出皮肤表面。而眼睛脉络膜和视网膜产生的黑素小体则留在这些细胞内并不发生转移，保持休眠状态数年。对正常人发色调控基因的研究可能是其中最深入的，并且发现几乎完全取决于 MC1R 的功能（野生型 MC1R 受激动剂 MSH/POMC 和拮抗剂 ASIP 的调控，并受到各种调控其配体结合能力的修饰剂调控）。干扰 MC1R 功能可产生红头发/白皙皮肤的表型。MC1R 有 30 个已知的变异等位基因，其中约有 3 个变异等位基因会导致受体活性几乎完全丧失并产生红发[30-33]。编码 POMC 和 ASIP 的基因在调控头发的颜色中也起着重要作用[32, 34-38]。至少根据突变小鼠的表型，其他几种基因也可调控头发的颜色，如 KITL 位点（在小鼠中称为 steel 位点）和 PMEL17 位点（在小鼠中称为 sliver 位点）[33]。对眼睛颜色的调控基因也有较为深入的研究，且主要由 P 位点、

MITF 和 PAX6 3 个位点决定[39]。据估计，大约 75% 的人眼睛颜色是由 P 位点控制的，该位点编码的跨膜蛋白目前功能未知，但其在某种程度上参与了黑素小体中酪氨酸酶的调控[40]。相比之下，肤色是迄今为止最复杂的表型，并受多种基因调控。肤色的调控与眼睛和头发颜色的调控基因位点相同，但也依赖于在黑素细胞中表达的基因，包括 SLC24A5 和 SLC45A2。除了这些基因，皮肤中其他细胞分泌的因子也会显著影响皮肤的色素沉着，最主要的两种是由真皮成纤维细胞分泌的因子：DKK1，相对于躯干皮肤，该基因抑制掌跖部位皮肤的色素沉着[26,41]；NRG1，调控深色皮肤表型[42]。最近有几篇关于调控皮肤色素沉着的因素及其作用机制的综述[25,26,43]。

11.4.2 色素减退

成人组织中色素沉着的减退可能是由于局部区域中黑素细胞死亡引起的，例如皮肤上出现的白斑（称为点状白斑，guttate leukoderma）[44,45]和职业性白癜风[46]。色素沉着的减退也可能是由于黑素生成途径中部分功能减弱的结果，通过酪氨酸酶减少黑素生成，例如 ATP7A 或 ATP7B 对铜的转运降低（铜是酪氨酸酶催化作用所必需的辅因子），酪氨酸或苯丙氨酸（黑素的前体）的摄取减少，以及半胱氨酸的摄取增加产生颜色较浅的褐黑素。如上所述，白癜风是由于皮肤中黑素细胞被破坏所引起的，通常为渐进性发生，并且与这种疾病关联的基因越来越多。其中，大多数基因与免疫功能有关，说明白癜风患者皮肤的黑素细胞可能受到了免疫系统的靶向攻击和破坏[47-49]。

11.4.3 色素沉着增加

色素沉着增加是一种更常见的现象（或许是因为更易于被观察到），也是对各种环境应激的典型响应[25]。最为人所知的色素反应是紫外辐射后的晒黑反应。实际上晒黑反应有四种不同类型，且如近期的综述所言，每种都有不同的机制[24,50]。大量基因会对不同类型的紫外辐射作出反应，包括在成纤维细胞、角质形成细胞和黑素细胞[51]中表达的基因，最终导致皮肤上可见的色素沉着增加，并持续数小时、数天、数周甚至数年。与紫外线反应有关的基因很多，主要包括常见的受体/配体对（如 EDNRB/EDN3 和 KIT/KITL）和转录因子（如 MITF 和 SOX9）。其他类型的色素沉着包括炎症后色素沉着、老年性雀斑样痣和黄褐斑。炎症后色素沉着通常发生在受伤的区域，这些区域释放的免疫介质会刺激黑素细胞的分化并执行功能（如白介素-1 和 γ 干扰素）。老年性雀斑样痣被认为是由于长期的紫外线暴露所造成的损伤，且许多相同的受体/配体对（如 EDNRB/EDN1 和 KIT/KITL）与受损区域的色素沉着增加有关。

11.5 参与黑素小体和其他溶酶体相关细胞器生物发生的基因

如第 9 章的详细讨论，黑素小体属于溶酶体相关细胞器（lysosome-related organelles，LRO）家族，其产生的细胞机制与所有细胞类型中溶酶体形成的机制相同，但在特定类型的细胞中增加特定成分，能够使该细胞中的 LRO 获得相对于该类细胞的特有功能。LRO 家族包括黑素小体、溶酶体、血小板致密体、突触小体等。影响 LRO 生物发生过程的基因突变会干扰不同组织多种细胞类型中的细胞器功能，进而影响该细胞中依赖于这些 LRO 的功能。表 11.4 列出了在此水平上起作用的已知因子（及其编码基因），更多详细信息也可参见最近的几篇综述[52-57]。赫尔曼斯基-普德拉克（Hermansky-Pudlak）综合征对患者的影响是多方面的，包括影响出血/凝血（对血小板致密体的影响）、免疫功能（对溶酶体的影响）和色素沉着（对黑素小体的影响）。色素基因的研究使我们对细胞器生物发生机制的理解取得了显著的进展，因为对色素沉着的影响是显而易见的，正如挽救基因功能（和色素沉着）的分子方法一样。这一水平的大多数基因参与细胞器成分的加工和分选（运输）。例如，具有蛋白识别和对接功能的蛋白，以及参与细胞器成分运输的亚细胞复合物（如 LBOC1、BLOC2 等）。迄今为止，通过鉴定调控色素沉着的色素基因编码蛋白，已经鉴定出八种赫尔曼斯基-普德拉克综合征类型和一种白细胞异常色素减退综合征类型，但其他许多已克隆的基因尚未明确功能，毋庸置疑，肯定还有不少尚未克隆成功，但也属于此类的基因。因此，有望在未来鉴定更多的疾病亚型。

表 11.4　参与黑素小体和其他 LRO 生物发生的基因和疾病

基因	编码蛋白	功能	相关疾病/状况	OMIM 数据库基因编号
HPS1	HPS1 （HPS1 蛋白）	LRO 生物发生	赫尔曼斯基-普德拉克综合征 I 型	604982
HPS2	adaptor protein β3 （衔接蛋白 β3）	LRO 生物发生	赫尔曼斯基-普德拉克综合征 II 型	603401
HPS3	HPS3 （HPS3 蛋白）	LRO 生物发生	赫尔曼斯基-普德拉克综合征 III 型	606118
HPS4	HPS4 （HPS4 蛋白）	LRO 生物发生	赫尔曼斯基-普德拉克综合征 IV 型	606682
HPS5	HPS5/BLOC2 ［HPS5 蛋白（BLOC2 蛋白）］	LRO 生物发生	赫尔曼斯基-普德拉克综合征 V 型	607521
HPS6	HPS6/BLOC2 ［HPS6 蛋白（BLOC2 蛋白）］	LRO 生物发生	赫尔曼斯基-普德拉克综合征 VI 型	607522
HPS7	DTNBP1/dysbindin ［DTNBP1 蛋白（精神分裂症相关蛋白）］	LRO 生物发生	赫尔曼斯基-普德拉克综合征 VII 型	203300
HPS8	HPS8/BLOC1S3 ［HPS8 蛋白（BLOC1S3 蛋白）］	LRO 生物发生	赫尔曼斯基-普德拉克综合征 VIII 型	609762
LYST	LYST （LYST 蛋白）	LRO 生物发生	白细胞异常色素减退综合征	214500
PLDN	pallidin （梅毒螺旋体素）	囊泡锚定	未知	
VPS33A	vacuolar protein sorting 33A （膜泡分拣蛋白 33A）	LRO 转运	未知	
RAB38	Ras-associated protein 38 （Ras 相关蛋白 38）	TYRP1 转运	未知	
RABGGTA	gunmetal（Rab geranylgeranyl transferase α subunit） ［gunmetal 蛋白（Rab 双香叶酰基转移酶 α 亚基）］	LRO 生物发生	未知	
AP3D1	adapter protein δ1 （衔接蛋白 δ1）	LRO 转运	未知	
MUTED	Txndc5/BLOC1 ［Txndc5 蛋白（BLOC1 蛋白）］	LRO 生物发生	未知	

11.6　参与黑素生成的基因

迄今为止，已经克隆了约 12 个编码蛋白的基因并鉴定了其在黑素小体中的作用，这些基因对于黑素细胞和色素沉着有特异性作用。如表 11.5 所示，这些蛋白调控着产生的黑素类型和数量，参与组织的构成性色素沉着和对环境等其他调控因子的响应。干扰这些蛋白功能（例如，这些蛋白编码基因的突变）会导致色素特异性疾病，且这些疾病通常被归为眼皮肤白化病（oculocutaneous albinism，OCA）。到目前为止，已经鉴定出 4 种 OCA 类型，每种都以某种方式影响着黑素生成关键因素——酪氨酸酶的功能（详见第 4 章和第 5 章）。其中，OCA1 是最严重的类型，它由编码酪氨酸酶的基因突变引起。酪氨酸酶编码基因是黑素生物合成所必需的关键基因，因此这样的结果不出意料。然而值得注意的是，OCA2 和 OCA4 出现了几乎同样严重的表型，且分别是由 *P* 和 *MATP* 基因的破坏造成的。*P* 和 *MATP* 基因对酪氨酸酶转运到黑素小体至关重要，换言之对黑素小体的功能也有重要影响。OCA3 是一种较轻表型的 OCA，由 TYRP1 的破坏导致。TYRP1 是一种稳定酪氨酸酶的伴侣蛋白，确保后者被运送至黑素小体。然而，酪氨酸酶执行功能并不完全需要 TYRP1，仍有部分酪氨酸酶被运送到黑素小体中，因此 OCA3 的表型相对较轻。其他许多编码黑素小体特异蛋白的基因已被克隆，但尚未发现它们与色素沉着疾病相关（如 DCT 和 PMEL17），很可能这些疾病的表型比 OCA3 更轻，但最终可能与 OCA 新类型相关联。该组别蛋白包括涉及不同类型黑素合成的酶促功能蛋白（TYR、TYRP1 和 DCT），也包括形成黑素小体独特结构所必需的结构功能蛋白（PMEL17 和 MAT1），参与这些蛋白向黑素小体转运相关的蛋白（P 和 SLC45A2），以及具有其他功能的蛋白，例如底物泵，将黑素合成所需底物输送到膜结合的黑素小体（例如 SLC24A5 和 PAH），或调控对细胞器功能或黑素合成重要的其他参数，如 pH。有兴趣的读者可以参考综述[29, 33, 58-64]以获得更多详细信息和原始参考文献。

表 11.5 与黑素产生有关的基因和疾病

基因	编码蛋白	功能	相关疾病/状况	OMIM 数据库基因编号
TYR	tyrosinase （酪氨酸酶）	黑素生成酶	眼皮肤白化病Ⅰ型	203100
P	P protein （P 蛋白）	未知	眼皮肤白化病Ⅱ型	203200
TYRP1	tyrosinase-related protein 1 （酪氨酸酶相关蛋白 1）	酪氨酸酶稳定性	眼皮肤白化病Ⅲ型	203290
SLC45A2	solute carrier 45A2/MATP （溶质转运蛋白 45 A2/MATP）	未知	眼皮肤白化病Ⅳ型	606574
GPR143	OA1	黑素小体结构	眼白化病Ⅰ型	300500
DCT	dopachrome tautomerase （多巴色素互变异构酶）	黑素生成酶	未知	
PMEL17	gp100/silver （gp100 蛋白/silver 蛋白）	黑素小体结构	未知	
GPNMB	GPNMB （色素瘤蛋白 B）	黑素小体组成	虹膜色素分散综合征	600510
SLC24A5	solute carrier 24 A5 （溶质转运蛋白 24）	钙转运	未知	
OSTM1	gray-lethal （gray-lethal 蛋白）	苯丙氨酸合成	骨硬化症	259700
PAH	phenylalanine hydroxylase （苯丙氨酸羟化酶）	酪氨酸合成	苯丙酮尿症	261600
MART1	melanoma antigen 1 （黑色素瘤抗原 1）	黑素小体结构	未知	

11.7 参与黑素小体移动、转运和分布的基因

影响色素沉着最后要考虑的因素，是那些影响黑素在组织中分布的基因，它们对于可见的颜色同样重要，也就是说色素沉着不仅由黑素细胞内黑素小体的产生和分布决定，还取决于（在皮肤和头发中）黑素小体转移到邻近角质形成细胞，并最终移动到皮肤表面或新生发干的过程。至少从分子和遗传学的角

度来看，调控这些后期事件的基因和因子尚未被完全鉴定。由于在这一水平上起作用的 3 个过程（移动、转运和分布）涉及不同的细胞亚群（仅黑素细胞、黑素细胞和角质形成细胞，以及角质形成细胞），因此涉及不同类型的基因，已克隆和鉴定的基因列于表 11.6 中。

表 11.6 与黑素小体移动、转运和分布有关的基因和疾病

基因	编码蛋白	功能	相关发病/状况	OMIM 数据库基因编号
RAB27A	Ras-associated protein 27a（Ras 相关蛋白 27a）	黑素小体转运	格里塞利综合征	214450
MLPH	melanophilin（黑素亲和素）	黑素小体转运	格里塞利综合征	214450
MYO5A	myosin type Ⅴa（Ⅴa 型肌球蛋白）	黑素小体转运	格里塞利综合征	214450
MYO7A	myosin type Ⅶa（Ⅶa 型肌球蛋白）	黑素小体转运	厄舍综合征Ⅰb 型	276903
MREG	melanoregulin（黑素调控蛋白）	黑素小体转运	未知	
PAR2	protease-activated receptor type 2（蛋白酶激活受体 2 型）	黑素小体转移	未知	
KGF	keratinocyte growth factor（角质形成细胞生长因子）	黑素小体转移	未知	

11.7.1 移动

随着黑素在黑素小体中的合成和沉积，它们通常从黑素细胞的核周区域移动到周围的树突区域。黑素颗粒在细胞内移动及其在树突尖端的累积对于其最终转移到邻近细胞至关重要。已有文献[65-73]证明一些运动蛋白参与了这些过程。任何黑素小体转运复合体（RAB27A、MLPH 和/或 MYO5A）运动蛋白的功能被破坏时，都会导致黑素小体在核周区域积聚，因而无法转移到其他邻近细胞，导致显著的色素减退表型，即人类的格里塞利综合征（Griscelli syndrome）。

11.7.2 转运

一旦黑素颗粒出现在黑素细胞树突顶端并准备转运，就会逐渐转移并积聚到邻近的角质形成细胞中，但这个过程的确切机制仍存在争议。对所涉及的指标已有文章综述[74-77]，并在第 10 章进行了讨论。这些证据共同提示，多种胞间过程参与了这一转运，黑素细胞和角质形成细胞内的因子也参与了该过程的共同调控。

11.7.3 分布

黑素最终在表皮上层和新生发干中的分布是导致大部分可见色素沉着的原因，但目前还没有克隆和鉴定出调控这一过程的色素基因，因此对这种过程是如何调控的还不清楚。当然，色素分布会受到多种因素的显著影响（例如浅色皮肤和深色皮肤，以及暴露在紫外线下的晒黑过程）。感兴趣的读者可以参考最近的几篇综述[24-26, 78-82]。

11.8 结论

黑素的合成、沉积和分布不仅在各种组织的色素沉着中起着至关重要的作用，也对其执行组织功能有着重要影响。这些过程受多种基因的调控，且这些基因在调控发育、分化和黑素细胞功能的过程中不

同程度地发挥作用。这些过程带来的影响很容易在人类皮肤上观察到，相比于其他参数，黑素含量在社交、性吸引力和预防皮肤癌等方面发挥着重要作用。黑素的功能在黑素细胞丰度低的组织和器官中不太明显，但对大脑、内耳、心脏等组织的发育和/或分化十分重要，如第 2 章、第 7 章、第 8 章以及最近的一些综述[83,84]所述。

（高思宇　杨杨 译，冰寒 审校）

参考文献

1 Nordlund, J.J., Boissy, R.E., Hearing, V.J., Oetting, W.S., King, R.A., and Ortonne, J.P. (2006) *The Pigmentary System: Physiology and Pathophysiology*, 2nd edn, Blackwell, Malden, MA.

2 King, R.A., Oetting, W.S., Summers, C.G., Creel, D.J., and Hearing, V.J. (2006) Abnormalities of pigmentation, in *Emery and Rimoin's Principles and Practice of Medical Genetics* (eds D.L. Rimoin, J.M. Connor, R.E. Pyeritz, and B.R. Korf), Churchill Livingstone, New York, pp. 3380–3428.

3 Hearing, V.J. and Leong, S.P.L. (2005) *From Melanocyte to Melanoma: The Progression to Malignancy*, Humana Press, Totowa, NJ.

4 Saito, H., Yasumoto, K., Takeda, K., Takahashi, K., Yamamoto, H., and Shibahara, S. (2003) Microphthalmia-associated transcription factor in the Wnt signaling pathway. *Pigment Cell Res.*, **16**, 261–265.

5 Baxter, L.L., Hou, L., Loftus, S.K., and Pavan, W.J. (2004) Spotlight on spotted mice: a review of white spotting mouse mutants and associated human pigmentation disorders. *Pigment Cell Res.*, **17**, 215–224.

6 Tomita, Y. and Suzuki, T. (2004) Genetics of pigmentary disorders. *Am. J. Med. Genet. C*, **131C**, 75–81.

7 Thomas, A.J. and Erickson, C.A. (2008) The making of a melanocyte: the specification of melanoblasts from the neural crest. *Pigment Cell Melanoma Res.*, **21**, 598–610.

8 Kelsh, R.N., Harris, M.L., Colanesi, S., and Erickson, C.A. (2009) Stripes and belly-spots–a review of pigment cell morphogenesis in vertebrates. *Semin. Cell Dev. Biol.*, **20**, 90–104.

9 Medic, S. and Ziman, M. (2009) PAX3 across the spectrum: from melanoblast to melanoma. *Crit. Rev. Biochem. Mol. Biol.*, **2009**, 1–13.

10 Ernfors, P. (2010) Cellular origin and developmental mechanisms during the formation of skin melanocytes. *Exp. Cell Res.*, **316**, 1397–1407.

11 Vachtenheim, J. and Borovansky, J. (2010) "Transcription physiology" of pigment formation in melanocytes: central role of MITF. *Exp. Dermatol.*, **19**, 617–627.

12 Robinson, K.C. and Fisher, D.E. (2009) Specification and loss of melanocyte stem cells. *Semin. Cell Dev. Biol.*, **20**, 111–116.

13 Bedogni, B. and Powell, M.B. (2009) Hypoxia, melanocytes and melanoma–survival and tumor development in the permissive microenvironment of the skin. *Pigment Cell Melanoma Res.*, **22**, 166–174.

14 Hornyak, T.J. (2006) The developmental biology of melanocytes and its application to understanding human congenital disorders of pigmentation. *Adv. Dermatol.*, **22**, 201–218.

15 Levy, C., Khaled, M., and Fisher, D.E. (2006) MITF: master regulator of melanocyte development and melanoma oncogene. *Trends Mol. Med.*, **12**, 406–414.

16 Passeron, T., Mantoux, F., and Ortonne, J.P. (2005) Genetic disorders of pigmentation. *Clin. Dermatol.*, **23**, 56–67.

17 Vance, K.W. and Goding, C.R. (2004) The transcription network regulating melanocyte development and melanoma. *Pigment Cell Res.*, **17**, 318–325.

18 Dupin, E. and Le Douarin, N.M. (2003) Development of melanocyte precursors from the vertebrate neural crest. *Oncogene*, **22**, 3016–3023.

19 Busca, R. and Ballotti, R. (2000) Cyclic AMP: a key messenger in the regulation of skin pigmentation. *Pigment Cell Res.*, **13**, 60–69.

20 Imokawa, G. (2004) Autocrine and paracrine regulation of melanocytes in human skin and in pigmentary disorders. *Pigment Cell Res.*, **17**, 96–110.

21 Slominski, A., Tobin, D.J., Shibahara, S., and Wortsman, J. (2004) Melanin pigmentation in mammalian skin and its hormonal regulation. *Physiol. Rev.*, **84**, 1155–1228.

22 Slominski, A., Wortsman, J., Plonka, P.M., Schallreuter, K.U., Paus, R., and Tobin, D.J. (2005) Hair follicle pigmentation. *J. Invest. Dermatol.*, **124**, 13–21.

23 García-Borrón, J.C., Sánchez-Laorden, B.L., and Jiménez-Cervantes, C. (2005) Melanocortin-1 receptor structure and functional regulation. *Pigment Cell Res.*, **18**, 393–410.

24 Miyamura, Y., Coelho, S.G., Wolber, R., Miller, S.A., Wakamatsu, K., Zmudzka, B.Z., Ito, S., Smuda, C., Passeron, T., Choi, W., Batzer, J., Yamaguchi, Y., Beer, J.Z., and Hearing, V.J. (2007) Regulation of human skin pigmentation and responses to ultraviolet radiation. *Pigment Cell Res.*, **20**, 2–13.

25 Costin, G.E. and Hearing, V.J. (2007) Human skin pigmentation: melanocytes modulate skin color in response to stress. *FASEB J.*, **21**, 976–994.

26 Yamaguchi, Y., Brenner, M., and Hearing, V.J. (2007) The regulation of skin pigmentation. *J. Biol. Chem.*, **282**, 27557–27561.

27 Brenner, M. and Hearing, V.J. (2008) The protective role of melanin against UV damage in human skin. *Photochem. Photobiol.*, **84**, 539–549.

28 Schallreuter, K.U., Kothari, S., Chavan, B., and Spencer, J.D. (2008) Regulation of melanogenesis–controversies and new concepts. *Exp. Dermatol.*, **17**, 395–404.

29 Schiaffino, M.V. (2010) Signaling pathways in melanosome biogenesis and pathology. *Int. J. Biochem. Cell Biol.*, **42**, 1094–1104.

30 Walker, W.P. and Gunn, T.M. (2010) Shades of meaning: the pigment-type switching system as a tool for discovery. *Pigment Cell Melanoma Res.*, **23**, 485–495.

31 Walker, W.P. and Gunn, T.M. (2010) Piecing together the pigment-type switching puzzle. *Pigment Cell Melanoma Res.*, **23**, 4–6.

32 Sturm, R.A. (2002) Skin colour and skin cancer–*MC1R*, the genetic link. *Melanoma Res.*, **12**, 405–416.

33 Sturm, R.A. (2009) Molecular genetics of human pigmentation diversity. *Hum. Mol. Genet.*, **18**, R9–17.

34 Sturm, R.A., Duffy, D.L., Box, N.F., Newton, R.A., Shepherd, A.G., Chen, W., Marks, L.H., Leonard, J.H., and Martin, N.G. (2003) Genetic association and cellular function of MC1R variant alleles in human pigmentation. *Ann. NY Acad. Sci.*, **994**, 348–358.

35 Sturm, R.A., Duffy, D.L., Box, N.F., Chen, W., Smit, D.J., Brown, D.L., Stow, J.L., Leonard, J.H., and Martin, N.G. (2003) The role of melanocortin-1 receptor polymorphism in skin cancer risk phenotypes. *Pigment Cell Res.*, **16**, 266–272.

36 Norton, H.L., Kittles, R.A., Parra, E., McKeigue, P., Mao, X., Cheng, K., Canfield, V.A., Bradley, D.G., McEvoy, B., and Shriver, M.D. (2007) Genetic evidence for the convergent evolution of light skin in Europeans and East Asians. *Mol. Biol. Evol.*, **24**, 710–722.

37 McEvoy, B., Beleza, S., and Shriver, M.D. (2006) The genetic architecture of normal variation in human pigmentation: an evolutionary perspective and model. *Hum. Mol. Genet.*, **15**, R176–R181.

38 Tobin, D.J. (2008) Human hair pigmentation–biological aspects. *Int. J. Cosmet. Sci.*, **30**, 233–257.

39 Sturm, R.A. and Larsson, M. (2009) Genetics of human iris colour and patterns. *Pigment Cell Melanoma Res.*, **22**, 544–562.

40 Orlow, S.J. and Brilliant, M.H. (1999) The *pink-eyed dilution* locus controls the biogenesis of melanosomes and levels of

melanosomal proteins in the eye. *Exp. Eye Res.*, **68**, 147–154.
41 Yamaguchi, Y., Morita, A., Maeda, A., and Hearing, V.J. (2009) Regulation of skin pigmentation and thickness by dickkopf 1 (DKK1). *J. Invest. Dermatol. Symp. Proc.*, **14**, 73–75.
42 Choi, W., Wolber, R., Gerwat, W., Mann, T., Batzer, J., Smuda, C., Liu, H., Kolbe, L., and Hearing, V.J. (2010) The fibroblast-derived paracrine factor neuregulin-1 has a novel role in regulating the constitutive color and melanocyte function in human skin. *J. Cell Sci.*, **123**, 3102–3111.
43 Brenner, M. and Hearing, V.J. (2008) Modifying skin pigmentation – approaches through intrinsic biochemistry and exogenous agents. *Drug Discov. Today Dis. Mech.*, **5**, e189–e199.
44 Jimbow, K. (1997) Tuberous sclerosis and guttate leukodermas. *Semin. Cutan. Med. Surg.*, **16**, 30–35.
45 Ortonne, J.P. (1990) Pigmentary changes of the ageing skin. *Br. J. Dermatol.*, **122** (Suppl. 35), 21–28.
46 Boissy, R.E. and Manga, P. (2004) On the etiology of contact/occupational vitiligo. *Pigment Cell Res.*, **17**, 208–214.
47 Spritz, R.A. (2007) The genetics of generalized vitiligo and associated autoimmune diseases. *Pigment Cell Res.*, **20**, 271–278.
48 Spritz, R.A. (2008) The genetics of generalized vitiligo. *Curr. Dir. Autoimmun.*, **10**, 244–257.
49 Spritz, R.A. (2010) Shared genetic relationships underlying generalized vitiligo and autoimmune thyroid disease. *Thyroid*, **20**, 745–754.
50 Brenner, M., Coelho, S.G., Beer, J.Z., Miller, S.A., Wolber, R., Smuda, C., and Hearing, V.J. (2009) Long-lasting molecular changes in human skin after repetitive *in situ* UV irradiation. *J. Invest. Dermatol.*, **129**, 1002–1011.
51 Choi, W., Miyamura, Y., Wolber, R., Smuda, C., Reinhold, W., Liu, H., Kolbe, L., and Hearing, V.J. (2010) Regulation of human skin pigmentation in situ by repetitive UV exposure – molecular characterization of responses to UVA and/or UVB. *J. Invest. Dermatol.*, **130**, 1685–1696.
52 Dell'Angelica, E.C., Mullins, C., Caplan, S., and Bonifacino, J.S. (2000) Lysosome-related organelles. *FASEB J.*, **14**, 1265–1278.
53 Huizing, M., Anikster, Y., and Gahl, W.A. (2000) Hermansky–Pudlak syndrome and related disorders of organelle formation. *Traffic*, **1**, 823–835.
54 Huizing, M., Boissy, R.E., and Gahl, W.A. (2002) Hermansky–Pudlak syndrome: vesicle formation from yeast to man. *Pigment Cell Res.*, **15**, 405–419.
55 Li, W., Rusiniak, M.E., Chintala, S., Gautam, R., Novak, E.K., and Swank, R.T. (2004) Murine Hermansky–Pudlak syndrome genes: regulators of lysosome-related organelles. *Bioessays*, **26**, 616–628.
56 Wei, M.L. (2006) Hermansky–Pudlak syndrome: a disease of protein trafficking and organelle function. *Pigment Cell Res.*, **19**, 19–42.
57 Dessinioti, C., Stratigos, A.J., Rigopoulos, D., and Katsambas, A.D. (2009) A review of genetic disorders of hypopigmentation: lessons learned from the biology of melanocytes. *Exp. Dermatol.*, **18**, 741–749.
58 Marks, M.S., Theos, A.C., and Raposo, G. (2003) Melanosomes and MHC class II antigen-processing compartments: a tinted view of intracellular trafficking and immunity. *Immunol. Res.*, **27**, 409–425.
59 Dell'Angelica, E.C. (2003) Melanosome biogenesis: shedding light on the origin of an obscure organelle. *Trends Cell Biol.*, **13**, 503–506.
60 Setaluri, V. (2003) The melanosome: dark pigment granule shines bright light on vesicle biogenesis and more. *J. Invest. Dermatol.*, **121**, 650–660.
61 Hearing, V.J. (2005) Biogenesis of pigment granules: a sensitive way to regulate melanocyte function. *J. Dermatol. Sci.*, **37**, 3–14.
62 Raposo, G. and Marks, M.S. (2007) Melanosomes – dark organelles enlighten endosomal membrane transport. *Nat. Rev. Mol. Cell Biol.*, **8**, 786–797.
63 Park, H.Y., Kosmadaki, M., Yaar, M., and Gilchrest, B.A. (2009) Cellular mechanisms regulating human melanogenesis. *Cell Mol. Life Sci.*, **66**, 1493–1506.
64 Yamaguchi, Y. and Hearing, V.J. (2009) Physiological factors that regulate skin pigmentation. *BioFactors*, **35**, 193–199.
65 Wu, X. and Hammer, J.A., III (2000) Making sense of melanosome dynamics in mouse melanocytes. *Pigment Cell Res.*, **13**, 241–247.
66 Westbroek, W., Lambert, J.M., and Naeyaert, J.M. (2001) The *dilute* locus and Griscelli syndrome: gateways towards a better understanding of melanosome transport. *Pigment Cell Res.*, **14**, 320–327.
67 Seabra, M.C., Mules, E.H., and Hume, A.N. (2002) Rab GTPases, intracellular traffic and disease. *Trends Mol. Med.*, **8**, 23–30.
68 Langford, G.M. (2002) Myosin-V, a versatile motor for short-range vesicle transport. *Traffic*, **3**, 859–865.
69 Maniak, M. (2003) Organelle transport: a park-and-ride system for melanosomes. *Curr. Biol.*, **13**, R917–R919.
70 Futter, C.E. (2006) The molecular regulation of organelle transport in mammalian retinal pigment epithelial cells. *Pigment Cell Res.*, **19**, 104–111.
71 Coudrier, E. (2007) Myosins in melanocytes: to move or not to move? *Pigment Cell Res.*, **20**, 153–160.
72 Aspengren, S., Hedberg, D., Skold, H.N., and Wallin, M. (2009) New insights into melanosome transport in vertebrate pigment cells. *Int. Rev. Cell Mol. Biol.*, **272**, 245–302.
73 Van, G.M., Dynoodt, P., and Lambert, J. (2009) Griscelli syndrome: a model system to study vesicular trafficking. *Pigment Cell Melanoma Res.*, **22**, 268–282.
74 Cardinalli, G., Ceccarelli, S., Kovacs, D., Aspite, N., Lotti, L.V., Torrisi, M.R., and Picardo, M. (2005) Keratinocyte growth factor promotes melanosome transfer to keratinocytes. *J. Invest. Dermatol.*, **125**, 1190–1199.
75 Cardinali, G., Bolasco, G., Aspite, N., Lucarini, G., Lotti, L.V., Torrisi, M.R., and Picardo, M. (2008) Melanosome transfer promoted by keratinocyte growth factor in light and dark skin-derived keratinocytes. *J. Invest. Dermatol.*, **2008**, 558–567.
76 Boissy, R.E. (2003) Melanosome transfer to and translocation in the keratinocyte. *Exp. Dermatol.*, **12**, 5–12.
77 Van Den Bossche, K., Naeyaert, J.M., and Lambert, J. (2006) The quest for the mechanism of melanin transfer. *Traffic*, **7**, 769–778.
78 Tadokoro, T., Yamaguchi, Y., Batzer, J., Coelho, S.G., Zmudzka, B.Z., Miller, S.A., Wolber, R., Beer, J.Z., and Hearing, V.J. (2005) Mechanisms of skin tanning in different racial/ethnic groups in response to ultraviolet radiation. *J. Invest. Dermatol.*, **124**, 1326–1332.
79 Levine, N. (1993) *Pigmentation and Pigmentary Disorders*, CRC Press, Boca Raton, FL.
80 Prota, G. (1992) *Melanins and Melanogenesis*, Academic Press, New York.
81 Zeise, L., Chedekel, M.R., and Fitzpatrick, T.B. (1995) *Melanin: Its Role in Human Photoprotection*, Valdenmar, Overland Park, KS.
82 Fitzpatrick, T.B., Szabo, G., Seiji, M., and Quevedo, W.C., Jr (1976) Biology of the melanin pigmentary system, in *Dermatology in General Medicine* (eds T.B. Fitzpatrick, A.Z. Eisen, K. Wolff, I.M. Freedberg, and K.F. Austen), McGraw-Hill, New York, pp. 131–163.
83 Brenner, M. and Hearing, V.J. (2009) What are melanocytes really doing all day long..? *Exp. Dermatol.*, **18**, 799–819.
84 Tachibana, M. (1999) Sound needs sound melanocytes to be heard. *Pigment Cell Res.*, **12**, 344–354.

第 12 章　黑素小体的生理和病理功能

Jan Borovanský, *Patrick A. Riley*

12.1　黑素小体的组织浓度

着色的组织因为有黑素小体的存而在某些方面有重要的作用，并反映了黑素小体这种特化细胞器的化学成分、组织浓度和分散程度[1]。

Ito 和 Wakamatsu 综述了利用光谱分析法和化学分析法来测定组织内黑素浓度，以及真黑素与褐黑素浓度比例差异的报告[2]。反射光谱法被用来衡量色素沉着变化，可确定黑素的水平而不是黑素小体的浓度[3,4]。直到最近，Nielsen 等[5]证明反射光谱分析法也可有效计算表皮层上部和下部的黑素小体浓度。该研究中，Nielsen 等将精确的离散坐标辐射传输模型用于耦合气体组织系统（coupled air-tissue system），也被称为 s.c.CAT-DISORT 模型，并结合基于贝叶斯最优估计理论的经典反向流程来获取参数。通过离子磨损扫描电子显微镜（ion-abrasion scanning electron microscopy，IA-SEM）对哺乳动物细胞的三维成像观察，可获得单细胞中黑素小体数量相关的信息[6]。但是，由于难以做到大规模直接定量分析，迄今为止只试过一次用该方法评估黑素小体的组织浓度。Borovanský 等[7]开发了一种间接测定方法。该办法结合了对冷冻干燥组织中黑素浓度以及对分离出的黑素小体内黑素浓度的估测。根据这些数据就能计算出各种含色素组织的黑素小体浓度（图 12.1）。估算的黑素小体浓度与研究的组织中色素沉积深度一致，也与黑素相关功能发挥的能力一致。

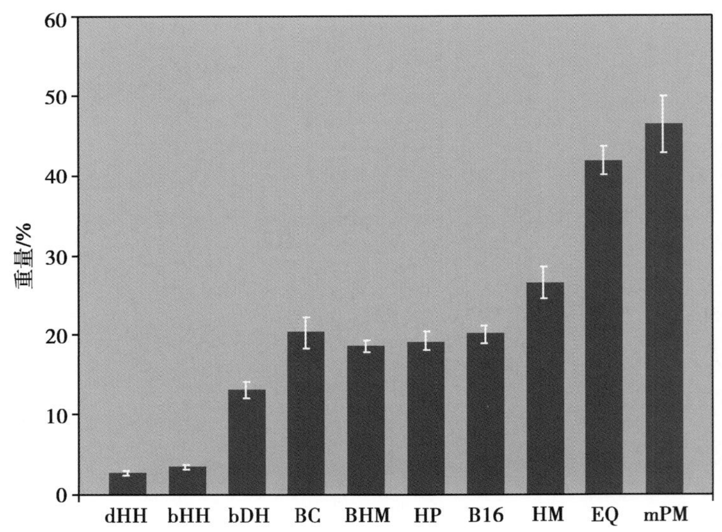

图 12.1　黑素小体在冷冻干燥处理组织中的浓度[7-10]。dHH，深色头发；bHH，黑色头发；bDH，黑色狗毛；BC，牛脉络膜；BHM，Bomirski 仓鼠黑色素瘤；HP，Harding-Passey 小鼠黑色素瘤；B16，B16 小鼠黑色素瘤；HM，人黑色素瘤；EQ，马黑色素瘤；mPM，迷你猪黑色素瘤

12.2　黑素小体的化学成分决定其性质和功能

直到 20 世纪 60 年代，在分离获得完整均匀黑素小体这一问题解决之后，才有了第一批关于黑素小体

化学成分的资料[11,12]。早期研究[8,9]基于对黑素小体的酸水解、重量法测定黑素含量以及氨基酸总量分析等研究，揭示了黑素小体的主要成分是黑素和蛋白质(图 12.2)，并表明有脂质、碳水化合物和无机化合物等其他组分的存在，后续研究也有证实。

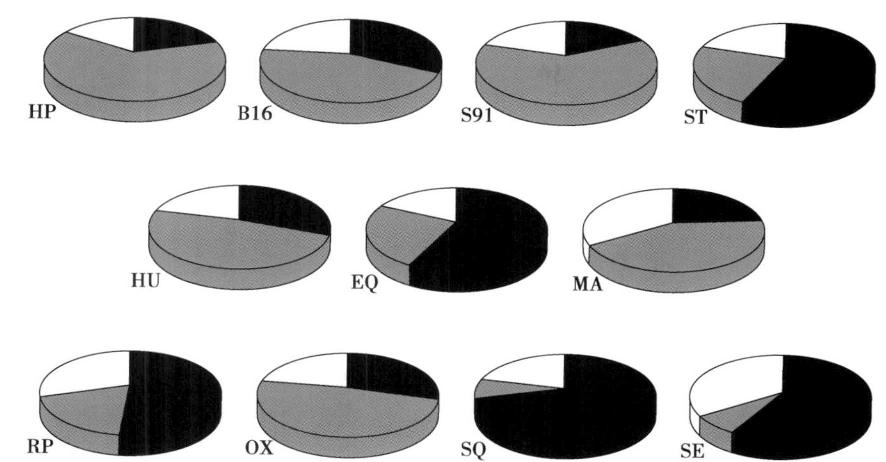

图 12.2　黑素小体的化学组分[8-10]。饼状图中黑色区块代表黑素，灰色区块代表蛋白质，白色区块代表其他物质。第 1 行：来自小鼠黑色素瘤的黑素小体(HP，Harding-Passey 黑色素瘤；B16；S91，黑色素瘤 Cloudman S91 细胞株；ST，斯坦福)。第 2 行：来自肿瘤的黑素小体(HU，人黑色素瘤；EQ，马黑色素瘤；MA，Bomirski Syrian 仓鼠黑色素瘤)。第 3 行：来自非肿瘤组织的黑素小体[RP，鸡胚胎视网膜色素上皮；OX，牛脊髓；SQ，鱿鱼墨颗粒(*Lolio pealii*)；SE，乌贼墨颗粒]。所有样品均采用 Seiji 等[11]的方法制备。样品纯度经过电子显微镜检测。Jimbow 等[12]用B16 黑色素瘤黑素小体和乌贼黑素颗粒得到了完全相同的结果

研究比较了来自 B16 小鼠黑色素瘤和 Bomirski Syrian 仓鼠黑色素瘤中分离的黑素小体神经节苷脂组分与正常黑素细胞分离出的黑素小体神经节苷脂组分。GM3 和 GD3 是分离出的黑素小体的主要神经节苷脂成分，其作用是增加黑素小体和黑色素瘤细胞表面共有抗原决定簇的种类(另见第 12.8 节)[13]。对 Syrian 仓鼠眼部黑素小体与 Bomirski Syrian 仓鼠黑色素瘤中的脂质比较分析结果提示：肿瘤黑素小体中总脂质比例为 8%～10%，且其中一半是磷脂；而正常黑素小体总脂质只占 3%～4%，且未检测出磷脂[14]。

关于黑素小体蛋白部分的研究，首先自然地聚焦到具有酶活性的蛋白质，且主要为酪氨酸酶及其相关蛋白(见第 4 章)。与此同时，根据 Borovanský 和 Elleder[16]的总结，许多酸性水解酶属于黑素小体常见组分，而后期才鉴定了黑素小体结构蛋白(见第 9 章)。目前，已明确许多黑素小体蛋白的二级结构，相关的基因也已完成克隆(见第 11 章)，蛋白质运输并靶向黑素小体的过程也已得到了详细描述(见第 9 章)。

蛋白组学技术的发展在很大程度上提升了我们检测和鉴定分子的可能性，包括残基分子、运输分子，以及通过与细胞器瞬时相互作用实现不同功能的分子[17]。Basrur 等[18]对 MNT-1 细胞内的早期黑素小体进行了蛋白组学分析，鉴定出了所有 5 种黑素小体特异性蛋白[酪氨酸酶、TRP-1、TRP-2、MART-1 和 OA1]，共同存在于黑素小体和其他细胞器的 56 种蛋白，以及 6 种新的黑素小体蛋白。对不同发育阶段的色素化 MNT-1 细胞和非色素化 SK-Mel-28 人源黑色素瘤细胞[19]的黑素小体进行蛋白组学分析，在黑素小体所有发育阶段共发现约 1 500 种蛋白，在各特定阶段发现蛋白约 600 种。色素化细胞和非色素化细胞的黑素小体共有的蛋白数量约 100 种，这些蛋白就是黑素小体的基本蛋白组。比较生物信息学分析和溶酶体相关细胞器蛋白组学分析，奠定了进一步提出关于细胞器蛋白及其功能的假设和进行试验证实的基础[20]。

12.3　黑素小体的功能性显微解剖学

在脊椎动物的黑素小体中(如图 12.3 所示)，一系列直径约为 30nm 的近球形色素颗粒沿着蛋白基质排列。

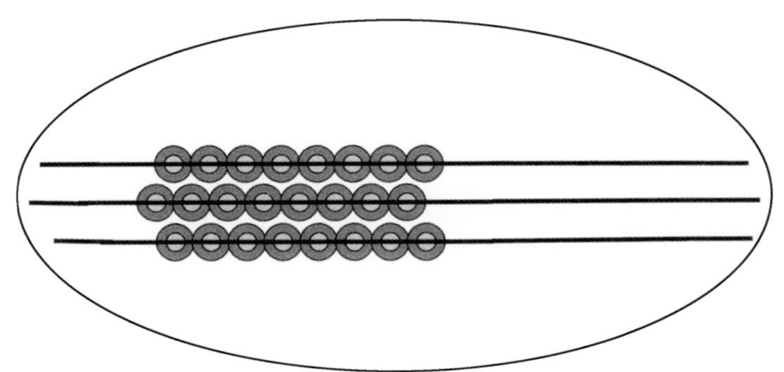

图 12.3　黑素小体组织排列方式示意图。黑素小体由脂质膜包围，并含有蛋白基质。黑素颗粒沿蛋白基质进行排列（图中各组分非实际比例）

有证据表明，黑素小体颗粒内部具有一定程度的异质性，即其核心为褐黑素，外层为真黑素（见第 6.3.4 节）。这可能归因于多巴醌反应的竞争速率常数，偏向于与硫醇的反应产生褐黑素前体，而非发生环化反应产生真黑素前体。而反应在黑素小体内部不同位置连续发生，这就解释了硫醇基团浓度需要有空间组织性。

关于黑素结构，过去的观点认为不存在黑素前体物质的大规模聚合，但目前的共识却与之相反，即通常黑素基本单位是带有 3～6 个亚单位的低聚物[21]。真黑素则是由 DHI 或 DHICA 单体及各自相应的醌类化合物组成[22]。值得注意的是，这类醌类化合物的相对稳定性可能取决于低聚物的电子离域。直径 30nm 的黑素小体颗粒至多可容纳约 2.5×10^6 个低聚黑素单位，而这些单位的结合方式似乎取决于它们在蛋白基质上的排列形式。黑素单位的排列方式在物理上是无序的[23]。低聚物聚集的过程也尚未明确，但已提出了可能途径，且可能多种途径都参与其中。这些途径包括：

（1）新产生的醌类和基质蛋白半胱氨酸残基的反应。

（2）新产生的醌类和基质蛋白游离氨基的反应。

（3）低聚物与蛋白氧化酪氨酰残基的共聚反应。

（4）氢键结合。

（5）疏水性相互作用。

（6）离子或电荷转移复合物的形成。

目前有理论提出通过醌与游离硫醇反应来实现蛋白结合[24]（图 12.4），这可能是黑素单位与结构基质的连接途径。氨基酸分析表明，黑素小体蛋白中有大量的半胱氨酸残基。

类似地，与赖氨酸残基等游离氨基的反应（图 12.5）可以将低聚黑素单位锚定在基质蛋白上[8, 9, 26, 27]。

另一种锚定到基质蛋白的可能方式是与氧化酪氨酸残基发生共聚反应（图 12.6）[28, 29]。

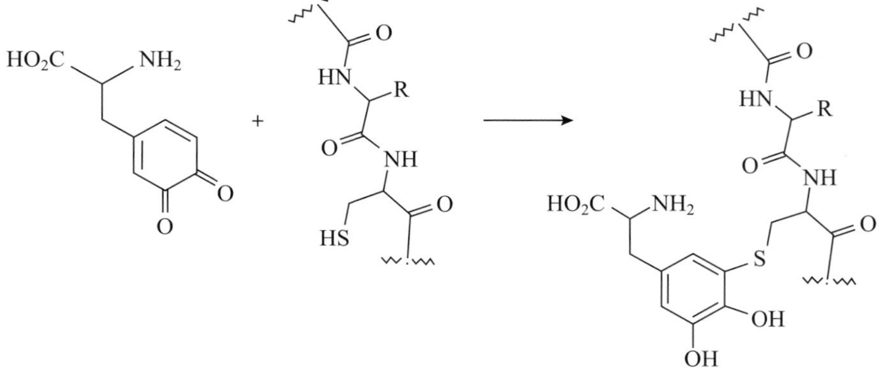

图 12.4　多巴醌通过亲电加成反应，结合到蛋白链的半胱氨酸残基（Based on the scheme in Chedekel et al.[25].）

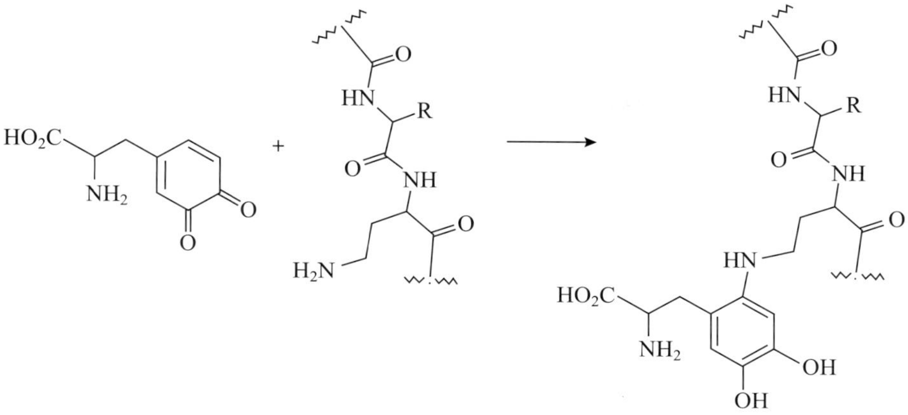

图 12.5　多巴醌被添加到蛋白链赖氨酸残基的末端氨基

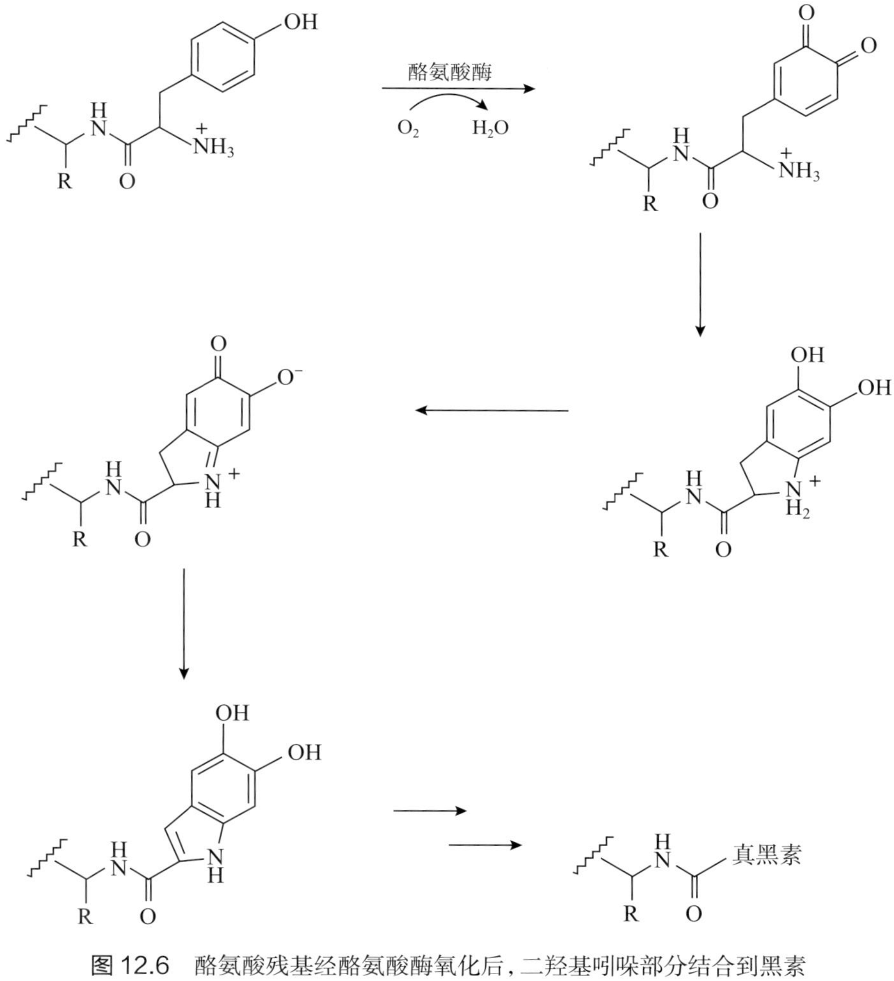

图 12.6　酪氨酸残基经酪氨酸酶氧化后，二羟基吲哚部分结合到黑素

除了共价结合蛋白外，可能还有其他的结合方式，包括 DHI 和 DHICA 上羟基或羰基的氢键结合。如果有醌基团的话，黑素低聚物间可以形成氢键，黑素与合适的蛋白质氢键供体或受体之间也可形成氢键，包括肽链的氢键结合功能（图 12.7）。

有证据表明，低聚单位可能相互结合形成堆叠[21]，这种与蛋白疏水结构相似的相互作用形式可以加强部分结构的内聚力。

最后，黑素低聚物存在很多可电离基团，提示这些离子复合物对黑素小体颗粒聚集形成三维结构可

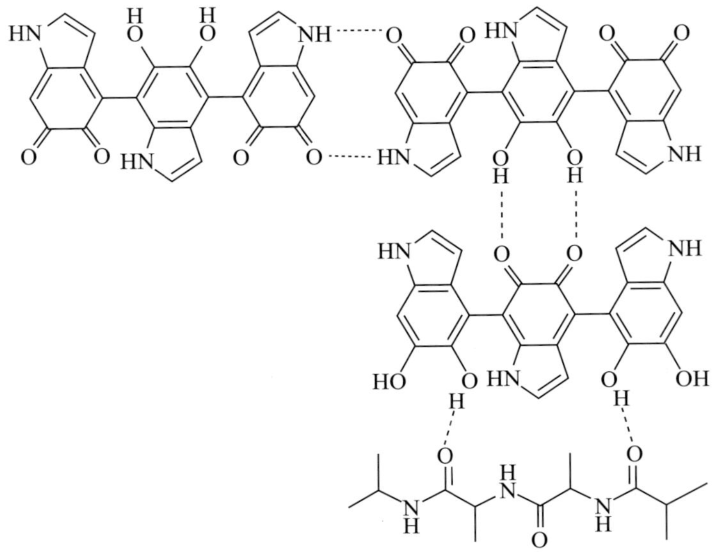

图 12.7 吲哚低聚物与蛋白质之间可能的氢键结合

能有重要作用。目前，人们已知黑素具有阳离子交换特性，并能和多价金属稳固结合，这种特性可以使相关低聚物形成复合物。研究表明，添加金属离子会影响合成的黑素结构[30]，说明黑素低聚物的聚集形式与金属配体的类型和浓度密切相关。这种复合物可能包含蛋白电离基团，或是与蛋白相连的金属配体，进而增强结构紧密性以及电荷转移复合物对黑素光谱特性的潜在重要影响。

显然，黑素低聚体与蛋白之间存在多种相互作用可能性，并且半胱氨酸、精氨酸、组氨酸、酪氨酸和丝氨酸在黑素结合中非常重要。这些氨基酸的甲基化对增加黑素溶解度和改变光谱性质的作用也支持了该观点[31]。色素对水合作用的敏感性，说明了氢键或离子键在黑素结构中可能扮演了决定性角色。水合作用可加速黑素降解，并改变其物理性质[32]。

鉴于黑素和黑素小体蛋白部分存在相互作用，这又重新引起了关于黑素小体形状的争论[33]。一些日本作者提出[34, 35]，黑素小体的超微结构是特定类型色素合成带来的间接结果：具有层状超微结构的卵圆形黑素小体源于真黑素的生成，而具有颗粒状超微结构的球形黑素小体是褐黑素生成的结果。然而，Harding-Passey 黑色素瘤黑素小体，典型地含有真黑素，但该黑素小体有颗粒状的超微结构[36]。此外，在红发[37]中出现了层状黑素小体。这些结果并不支持上述黑素小体的超微结构与所产生的色素类型之间的关系。从一开始我们就坚持[38, 39]Moyer 的观点[40]，即决定黑素小体超微结构的主要因素不是生成的色素类型，而是基质蛋白的性质。在缺乏黑素小体基质蛋白的情况下，酪氨酸酶转染的成纤维细胞中生成的黑素不规则地沉积在溶酶体中[41]。这清楚地表明蛋白对调控含黑素的细胞器的形状具有决定性作用。有证据表明，黑素小体蛋白 Pmel17（见第 9.3 节）是黑素沉积的框架。这似乎是符合逻辑的，即在个体发生上较早发生的黑素小体部分（即蛋白）将影响个体发生上更晚发生的黑素小体部分（即黑素）的结构。令人惊讶的是，近期的文献中竟然还有“黑素类型决定黑素小体形状”的观点。

12.4 黑素小体是自由基的活动中心

12.4.1 黑素的自由基性质

在正常情况下，色素细胞的黑素仅在黑素小体中沉积。真正黑素的两种基本类型（即真黑素和褐黑素）都属于稳态自由基家族。真黑素的自由基含量比褐黑素低。在中性 pH 值的水性悬液中[42]，黑素自由基含量通常约为 2×10^{18}spins/G。在生理条件下，黑素小体的黑素自由基是无害的。因为这些自由基与不可溶的生物大分子结合，流动性有限。尤其是对于真黑素的黑素小体而言，自由基的本质特性就是保护细胞[43]，且至少涉及以下 3 种机制[44]：

（1）由于黑素小体中的黑素是含有大量氧化性（邻醌）和还原性（邻对苯二酚基）的氧化还原性生物聚合物[42,44]，它们能作为可扩散自由基的沉淀池：

①电子捐赠，例如与超氧阴离子自由基反应：

$$\text{还原黑素} + O_2^{\bullet-} + 2H^+ \rightarrow H_2O_2 + \text{黑素自由基}$$

②捕获电子，例如：

$$\text{氧化黑素} + O_2^{\bullet-} \rightarrow O_2 + \text{黑素自由基}$$

（2）在曝光部位（如皮肤和眼睛），黑素小体的黑素通过将光能转化为分子振动能（详见第 12.5.1 节），防止光能被激发态下产生单线态氧的发色团吸收[45]。这种机制通常被称为过滤效应[46]。

（3）通过结合具有氧化还原活性的金属离子（见第 12.6 节），黑素小体可以改变其氧化还原电位和/或可及性。通过这些方式将氧化应激转移到黑素小体的腔室内，从而保留更多关键的细胞靶点[44,47]。真黑素的细胞保护功能已在实践中证实。在动物模型中，成功地测试了黑素包覆的二氧化硅纳米颗粒在癌症放疗中对骨髓的辐射防护作用[48]。

黑素小体也能发挥细胞毒性作用，尤其对那些含有褐黑素的细胞器。自然界中没有纯褐黑素，它们在总黑素中的占比几乎不超过 25%[49]。完整黑素小体的表面光电离阈值（photoionization threshold）的测定结果表明，含有褐黑素的黑素小体比含有真黑素的黑素小体[49]光电离电位要低，且完整黑素小体的光吸收系数随褐黑素含量的增加而降低[49]。最近提出了黑素小体内黑素混合生成的套叠模型（见第 6 章），即以褐黑素为中心，外围由真黑素包裹。这使得总体上自由基反应变得更加复杂。通常真黑素一直被认为是一种细胞保护和光保护的抗氧化剂，而褐黑素具有光毒性的促氧化作用，但黑素的实际作用还需要更详细的评估。

大多数黑素自由基（如半醌类）与非自由基聚合单位之间保持稳态，如对应的醌类和儿茶酚类。同时，多种条件（如温度、pH 值或光照）决定了归中反应（comproportionation reaction）的平衡并影响了自由基的浓度。如果能量输入过高，超过色素对自由基的解毒能力，黑素就可能参与自由基的产生并引起细胞毒性，而非细胞保护作用[44]。然而，黑素作为"光保护剂"的生物学重要性还可能体现在确保消灭暴露于辐射能量下且足以发生有害突变的细胞[50]。

关于黑素和黑素小体在光保护中的作用，涉及光反应的部分最受关注（详见 Borovanský[44]、Sarna 和 Swartz[51]的总结）。可见光或紫外光照射黑素可产生激发态［$M(\bullet)_n^*$］，反之可产生自由基活性增加的黑素［$M(\bullet)_{n+x}$］。据报道，辐照可增加黑素自由基的含量，并且自由基的含量在停止照射后会降回至本底状态。由于黑素易进行单电子氧化还原，可推测激发态的黑素与分子氧反应生成超氧化物 $O_2^{\bullet-}$[52,53]和氧化形式的黑素［$M(\bullet)_n^{ox}$］。当黑素细胞中存在还原性化合物时，可逆转该过程[54]。另外，激发态黑素与 O_2 的相互作用可能导致激发能转移到氧气并产生单线态氧 $^1O_2$。由于黑素可以淬灭其他分子的激发态，如光敏剂（S），因此在敏化光解过程中也可以观察到单线态氧的产生。黑素在光反应过程中产生自由基的机制可归纳如下：

- 黑素的直接光反应：

$$M(\bullet)_n + h\nu \rightarrow M(\bullet)_n^* \rightarrow M(\bullet)_{n+x}$$
$$M(\bullet)_n^* + O_2 \rightarrow M(\bullet)_n^{ox} + O_2^{\bullet-}$$
$$M(\bullet)_{n+x} + O_2 \rightarrow M(\bullet)_n^{ox} + O_2^{\bullet-}$$

- 敏化光反应：

$$S + h\nu \rightarrow S^*$$
$$S^* + M(\bullet)_n \rightarrow S + M(\bullet)_{n+x}$$
$$S^* + O_2 \rightarrow S + {}^1O_2$$

在体外有空气的条件下，对黑素进行辐照可促进氧气消耗，并产生超氧化物和过氧化氢[46,52]。过氧化氢存在潜在威胁，因为其通过金属催化的 Haber-Weiss 反应可能会产生羟自由基。在一些情况下，紫外线照射的黑素可直接产生羟自由基[55]。黑色素瘤细胞产生的超氧化物比黑素细胞中的高很多[56]。超氧化物离子和过氧化氢都参与了黑素小体和黑素的光降解过程[16,57]。Menon 等[58]证实，在紫外光/可见光照射下，褐黑素会产生大量的活性氧簇和黑素自由基。这也表明了其细胞毒性效应，包括脂质过氧化和皮肤炎症反应[46]。

12.4.2 与黑素生成相关的自由基和活性氧簇

对 Raper-Mason 通路的研究（见第 3 章、第 4 章和第 6 章）揭示了黑素生成对黑素细胞是一种潜在危险，具体为受到 2 个主要通路中的两种有潜在细胞毒性中间体的威胁（即醌类和半醌类）。

醌类具有高度亲电性，可以通过亲核硫醇基与蛋白共价结合[59]（参见第 12.4.1 节和第 12.4.3 节）。如果反应发生在黑素小体外，会抑制很多具有重要细胞功能的酶，比如 DNA 聚合酶[60,61]。在酪氨酸酶催化的氧化作用下，生成的可溶性反应产物可以共价结合到 DNA 上[60]。每个从色素细胞中分离过 DNA 的人都知道，分离出来的 DNA 都有轻微色素化。

在酪氨酸酶催化的黑素生成过程中，醌类和儿茶酚之间的氧化还原平衡可导致半醌类物质（多巴半醌、环多巴半醌和吲哚-2-羧酸半醌）的产生（参见反应式 12.1）[62]，从而可能引发黑素细胞的脂质过氧化和降解[63]（图 12.8）。

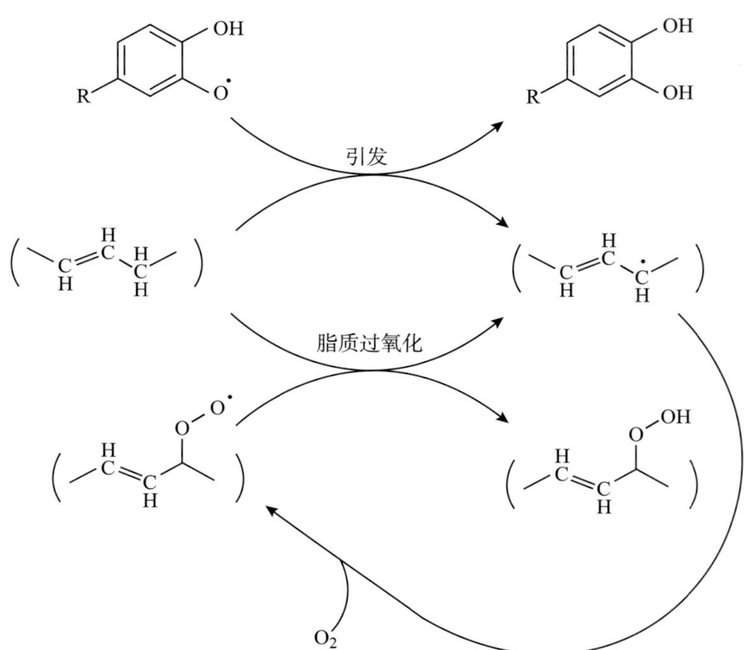

图 12.8 半醌自由基引发脂质过氧化反应的示意图

黑素前体在过氧化物酶/H_2O_2（参见反应式 12.2）作用和自氧化（参见反应式 12.3）作用下发生的单电子氧化也可生成半醌类化合物[42]：

$$\text{儿茶酚} + \text{邻醌} \leftrightarrow 2\,\text{半醌} + 2H^+ \qquad (\text{反应式 12.1})$$

$$2\,\text{儿茶酚} + H_2O_2 \rightarrow 2\,\text{半醌} + 2H_2O + 2H^+ \qquad (\text{反应式 12.2})$$

$$\text{儿茶酚} + O_2\bullet \rightarrow \text{半醌} + O_2^- + 2H^+ \qquad (\text{反应式 12.3})$$

正常情况下，黑素生成作为存在潜在危险的过程会被严格限制在黑素小体内的特定区域进行，在此，具有扩散性的反应中间体转化为不可溶性黑素聚合物，而且还有一个额外保障，即黑素前体与蛋白质非特异性结合并清除反应中间体[44,64]。畸形黑素小体在黑色素瘤细胞中很典型[65]，其表现包括被膜的缺陷甚至完全缺失[64,66,67]（图 12.9）。

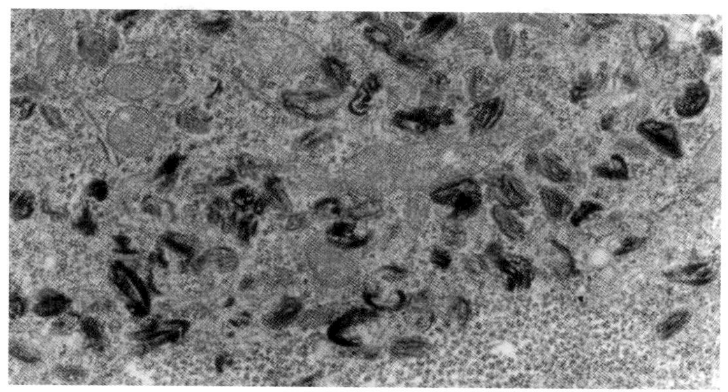

图 12.9　电子显微镜下人恶性黑色素瘤中畸形黑素小体的形态：可见被膜严重缺陷甚至完全缺失

虽然黑素前体的毒性[68]和黑色素瘤黑素小体的膜缺陷早已为人所知，但直到 20 世纪 90 年代初，人们才将这些事实放在一起并提出了渗漏的黑素小体具有细胞毒性的概念[33,44,61,64]（图 12.10）。Offner 等[69]通过体外试验证明，人黑色素瘤细胞（不同于其他肿瘤细胞）能够通过氧自由基机制损伤内皮细胞，提示黑色素瘤细胞的转移倾向可能与黑素生成途径产生的自由基有关。

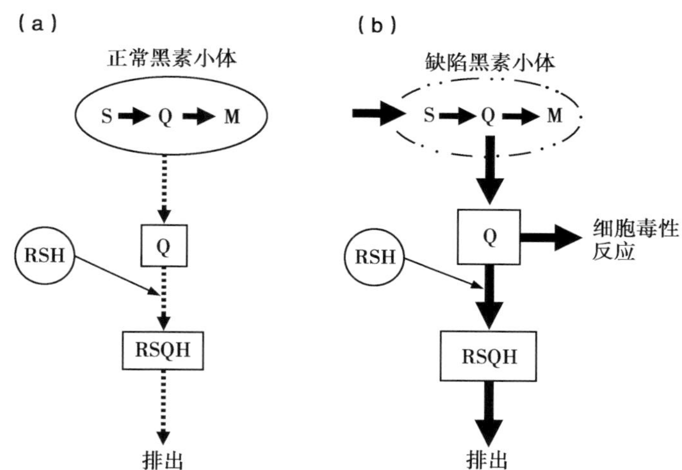

图 12.10　正常黑素细胞和有黑素小体缺陷的黑色素瘤细胞内代谢物的分布示意图。反应物缩写：S，底物（如酪氨酸）；Q，醌类；M，黑素生物聚合物；RSH，亲核硫醇基（如半胱氨酸或谷胱甘肽）；RSQH，添加产物（半胱氨酰多巴或谷胱甘肽多巴）。（a）正常情况下的黑素细胞：黑素小体膜可防止醌类物质逃逸到细胞质，任何漏出的醌类物质都能被细胞质清除剂轻松清除，并随尿液排出。（b）病理情况下的黑色素瘤细胞：在膜缺陷的黑素小体中，酪氨酸酶底物更容易进入，反应性的醌类物质同样更容易扩散到细胞质。清除剂对醌类的清除反应耗尽了细胞的抗氧化能力，并会产生大量泄漏物。当清除机制超负荷时，未被清除的毒性物质的反应活性会导致细胞毒性现象。

在生理条件下，由于黑素小体膜的渗透性较低，有毒的黑素前体渗漏有限[70]。此外，色素细胞具有生理清除机制，以此应对可能进入细胞质的有毒物质，醌类可通过与半胱氨酸[59]或谷胱甘肽[71]反应被清除。反应后形成 5-*S*-半胱氨酰多巴和可转化为 5-*S*-半胱氨酰多巴的谷胱甘肽多巴，并随尿液排出。值得注意的是，黑素细胞中有两个 5-*S*-半胱氨酰多巴池：一个黑素小体池（用于合成褐黑素）和一个细胞质池（解毒过程的表现）。黑素生成中具有潜在毒性的二羟基衍生物（如 DHI[72]和 DHICA），可由儿茶酚-*O*-甲基转移酶(catechol-*O*-methyltransferase, COMT)解毒[73]。

在黑素小体膜缺陷的黑色素瘤细胞中，毒性黑素前体从黑素小体渗漏的量很大，但生理清除机制也在全力工作，具体反映在黑素原(melanogen)分泌的增加[74,75]。一旦清除机制运作过载，病理机制就会随之发生，包括黑素有黑素小体外沉积、醌结合 -SH 基团导致酶失活、DNA 损伤(遗传毒性)、脂质过氧化等现象(详见 Borovanský 综述[44,64])。黑素小体被膜的渗透性取决于结构缺陷和黑素小体内游离自由基反应造成的损伤，这可能决定了黑色素瘤细胞中细胞毒性效应的发生程度，以及黑素蛋白尿浓度。黑素小体膜缺陷导致的细胞自身毒性效应可能也是黑色素瘤自行退化的原因[69]。在这种情况下，提高毒性黑素中间体的生成量一直以来被认为是治疗黑色素瘤的合理途径的基础(见第 12.4.4 节)。

12.4.3 蛋白结合多巴的可能作用

对黑素小体水解物的分析通常反映了 3,4- 二羟基苯丙氨酸(多巴)的存在[8,76]。在哺乳动物细胞中，受调控的酶促途径和不受调控的自由基反应都可以产生蛋白结合的多巴[77]。此外，虽然尚未鉴定到多巴 -tRNA，但游离多巴可能通过蛋白合成而被纳入到蛋白中[78]。蘑菇酪氨酸酶可以催化蛋白酪氨酸残基发生羟化反应生成多巴，随后氧化生成多巴醌残基[79]。在自由基攻击蛋白的过程中，蛋白结合多巴和蛋白的氢过氧化物是长期存在的主要氧化还原活性物[80]，这样的黑素小体内环境与预期一致。蛋白结合多巴可以在儿茶酚和醌的形式之间进行氧化还原循环，并结合过渡金属[81]。蛋白结合多巴作为一种氧化还原活性产物，能够执行促氧化剂和抗氧化剂的双重功能[81]。与游离多巴不同的是，在体内氧化损伤过程中，蛋白结合多巴的水平会发生 5～10 倍的变化，符合信号分子的属性。Nelson 等[80]提出蛋白结合多巴可能通过 NF-κB 和其他转录因子触发抗氧化防御机制。除了利用[2-^{14}C]标记 *L*-多巴代谢对分离的黑素小体进行放射性释放研究之外[82]，目前还未利用色素细胞来验证蛋白结合多巴可增强细胞抗氧化防御以降低氧化损伤水平的假说[83]，或是验证相反的观点，即蛋白结合多巴能够促进自由基生成，如 DNA 的氧化损伤[84,85]。

12.4.4 黑素小体作为治疗靶点

第 3 章中已经提到了邻醌具有反应活性，醌中间体在细胞质中自由扩散可造成严重破坏。这可能是在进化上将黑素生成限制在特化细胞器的优势所在。Hochstein 和 Cohen[68]用接下来这段话表达了该过程的重要性：

“我们知道，黑色素瘤中的酪氨酸在合成黑素的过程中，产生多种中间体(如 3,4- 多巴、5,6- 二羟基吲哚及其对应的醌类)。这些物质具有潜在的细胞毒性。已有大量文献表明，这些底物对多种微生物和哺乳动物系统具有抑制作用。因此，可认为在黑素形成过程中，黑素细胞持续受到来自酪氨酸毒性产物的挑战。”

将黑素生成过程限制在黑素小体隔室中的重要性是显而易见的，这在一定程度上是通过脂膜形成相对不渗透的屏障，从而阻拦小分子(尤其是带电小分子)扩散来实现的。多种解毒机制参与其中，最大程度地减小由于小分子泄漏至细胞质内引起的损伤。Smit 等[84]的综述中述及了醌还原酶、谷胱甘肽 S 转移酶和 COMT。此外，由于黑素具有氧化还原等特性，抑制黑素氧化反应产物也很重要。

鉴于胞内黑素生成是在隔离环境中进行的，在黑色素瘤中检测被膜不完全的缺陷黑素小体是相当重要的[64]。该特性使得黑素小体被开发运用于黑色素瘤诊断和治疗[1]。此外，也有想法认为胞内还存在缺少保护性代谢途径的问题(如依赖于细胞谷胱甘肽水平的代谢途径，见第 13 章)[85]。这些想法提示，黑素生成可能提供了一种特异性攻击黑色素瘤细胞的手段[86]。特别是，通常恶性黑素细胞中酪氨酸酶活性会升高，醌类物质泄漏到细胞质会产生靶向细胞毒性，进而耗尽细胞内硫醇、破坏核酸或攻击蛋白质。虽然这些细胞毒性的例子与正常状态下的黑素合成中间体有关，但醌类物质的反应活性致使其扩散范围非常有限。因此，即使黑素小体膜存在缺陷，可到达细胞质的浓度也会相对较低。所以，已经开发了利用黑素生成途径的间接手段以攻击黑色素瘤细胞。

第一种方法称为“Achilles Heel”机制。该机制引入了酪氨酸酶底物类似物，且该物质不参加多巴醌分子内环化过程（速率常数为 $3.8s^{-1}$）[87]。这类非环化的化合物包括脱色酪氨酸类似物：对羟基苯甲醚和单苯酮。二者可通过酪氨酸酶氧化生成相应的邻醌[88,89]。由于相应的邻醌不能环化，故不易与黑素低聚物结合，可具有更大的扩散范围。然而，体内的剂量水平不足以达到醌类物质直接引起细胞毒性的浓度范围[90,91]。引发的反应很可能是由醌与蛋白结合诱导的免疫应答所产生的半抗原反应。这是单苯酮工业脱色[92]和4-羟基茴香醚等酚类物质在试验中实现脱色[93]最有可能的机制。类似的机制亦可以解释白癜风的色素脱失（depigmentation）。

Jimbow等[94]的研究表明，另一类酪氨酸酶底物——酚硫醚胺（*N*-乙酰基-4-*S*-半胱氨基酚及其乙酰基衍生物和*N*-丙酰衍生物）在体外具有细胞毒性潜力。后续研究将*N*-丙酰-4-*S*-半胱氨基酚（*N*-propionyl-4-*S*-cysteaminylphenol，NPrCAP）附着在磁性纳米粒子上。通过结合氧化NPrCAP的细胞毒性和将纳米粒子暴露在交变磁场中产生的靶向胞内加热的处理，引起细胞毒性和热休克反应，并诱发抗肿瘤的免疫反应[95]。

在黑色素瘤的治疗中，以黑素小体为靶点的替代策略是利用酪氨酸酶激活前体药物。这种"特洛伊木马式"的方法主要集中于多巴醌环化对可水解化学键的活化，从而释放已知的细胞毒性剂。Jordan等[96]在阐述基本作用机制时提到了对酪氨酸或多巴侧链酰胺键的运用。由于对应醌类环化作用的电子运动，使酰胺键易于水解断裂，从而释放通过酰胺连接的适合药物（图12.11）。

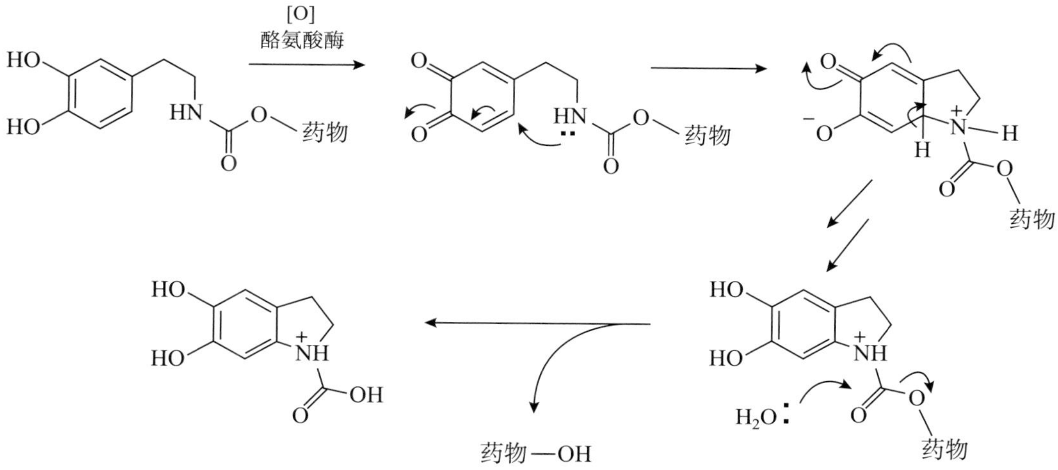

图12.11　基于酰胺键不稳定的黑素细胞导向酶前体药物治疗（melanocyte-directed enzyme prodrug therapy，MDEPT）：图示某种药物通过可水解的方式与多巴胺氨基连接。在酪氨酸酶催化的醌氧化反应中，氨基氮环化并水解攻击结合键，进而释放出药物。氮上露出孤对电子，图中弯曲的箭头表示电子位移

许多令人鼓舞的研究已经检验了这种方法[97-100]，但在释药机制的效率[101]和现有提高前体药物组分稳定性的方法等方面仍存在问题。一些前体药物对使其丧失特异性的酶攻击较为敏感，且一些药物本质上是不稳定的[102]。在保护基团的设计方面已取得进展[103]，并提出了其他替代性药物释放机制[104]。然而，迄今为止还没有临床研究测试过此方法对黑色素瘤的疗效。

12.5　黑素小体作为能量交换器

黑素可在广泛的光谱能量范围内吸收光。根据目前的黑素结构模型，它主要是一种低聚物无组织的聚团。至于真黑素，则被认为是由吲哚单体组成的。黑素不仅能吸收光，还能散射光。其光散射模式取决于粒子大小。直径为300nm的黑素小体主要使紫外光向前散射，而像角质形成细胞中的黑素颗粒（小于30nm）等更小的颗粒则呈现出对称的散射剖面[105]。

光散射在总吸光度中的占比不足6%[106]，黑素聚合物的吸光特性主要是基于电子效应。如果把黑素看作一种能以电子方式相互作用且具有红移（bathochromicity）现象（见第3章）的异质发色团集合体，就

能很好地解释其宽泛的光谱吸收特性。由黑素发射的荧光极少[107]，超过 99.9% 来自吸收光子的能量会迅速地进行非辐射性消散。这使黑素小体成为易吸收辐射能的重要细胞器。真黑素通过特定方式快速实现光动力作用，能将吸收的光几乎完全转化为热能——这个过程被称为光子/声子转换。

12.5.1 光子/声子转换

黑素小体可以将吸收的光子转化为声子。声子被定义为振动能量的单位。声子和电子是固体中两种基本粒子或集体激发形式的主要类型。电子决定了材料的电特性，而声子决定了材料内部的声速以及改变材料温度所需的热量数值。热量相对易散失的特性，通常具有保护作用，可减少皮肤和眼部可引起光化学反应的光能量，而黑素小体是这两个部位细胞中的主要能量吸收组分。

有趣的是，变温动物利用黑素小体的光子/声子转换特性来提高体温，且这些动物具有黑素细胞和浅表血管解剖关系较近的显著特征。类似的日照加热现象或许能解释色素细胞在候鸟中发育良好的栉状膜（pecten）中的功能，但也有人提出这是由于光化学能量生成作用[108]。

吸收光能的作用显然取决于能量的沉积速率。如果能量存储的速率比热扩散（热限制）的速率快，那么暴露组织的温度将上升；如果达到临界温度（通常比基础温度高约 10℃），就会发生热损伤。如果光能储存的速度比机械弛豫（压力约束）发生的速度快，那么就会产生热弹性压力波，进而组织就会因为剪切力或空蚀现象（即非线性效应）而遭到破坏[109, 110]。用猪视网膜色素上皮黑素小体水悬液开展的模型试验表明，短脉冲激光的照射可引起黑素小体加热（可至 150°C），进而导致周围液体汽化。可直接利用高速闪光摄影技术观察在黑素小体表面产生的微气泡[111]。纳秒到皮秒级的短脉冲激光照射会使视网膜色素上皮细胞的黑素小体周围形成瞬时微气泡[112]。在 12nm 的单一脉冲作用下，微气泡的检测阈值与细胞死亡的 ED_{50} 阈值相同[113]。

在临床上，光子/声子转换原理被用于视网膜疾病。在不影响神经视网膜、感光细胞和脉络膜的情况下，选择性地破坏 RPE[113, 114]。如果能量吸收足够高，甚至可使皮肤中的黑素小体在原位发生爆发式汽化，由于角质层受到破坏，表皮层浅表肉眼可见地变白[115]。

上述提到的黑素小体周围微气泡的迅速形成和收缩并不是含黑素结构的独有特征，而是一种普遍现象。在激光或电磁波的作用下，功能化的纳米粒子可产生类似的现象。与压力波的传播有关，受热纳米颗粒周围气泡的快速形成和收缩可能会对细胞或周围细胞造成热机械性损伤[116]。诱导胞内高热的方法已成为未来癌症治疗值得研究的方向[117, 118]。色素性肿瘤的优势在于本身具有黑素小体，可直接进行该操作。

12.5.2 光化学反应

在相对低的能级水平（光谱范围在 300nm 以上），不会以热量方式消散的少量能量可参与以下两类光化学反应：

- 一是黑素还原亚基与氧化亚基之间的可逆电子转移。该反应改变了醌与对苯二酚在归中反应的平衡，导致半醌自由基的生成。由于含有多个 π- 电子体系的芳香低聚体，所产生的康普顿反冲电子（Compton recoil electrons）在通过色素时逐渐失去能量，直到能量低至可被黑素中稳定的自由基捕获。高能反冲电子在黑素控制下的耗散，防止了二次电离和有害自由基的产生[119]。
- 二是在有外源电子供体或受体的情况下，可能会发生更复杂的反应（包括引发光化学损伤）。在有氧条件下，光氧化能产生 ROS，而 ROS 对接受照射的组织具有潜在细胞毒性。

黑素的其他光化学反应如光电离和光均解（photohomolysis），被认为是由吸收光谱范围在 240～300nm 高能光子引发的[120]。

12.5.3 声/热转换

Lyttkens 等[121]发现内耳色素较多的人能比内耳色素较少的人能更好地应对噪声。对此，他们基于声能转化为电子激发态黑素进行了解释。这种转化过程类似于电磁能量吸收效应，且随后将能量以热量的形式耗散。

12.6 黑素小体和金属离子

真黑素的重要特性之一是与阳离子结合[122-124]。黑素作为金属离子库（即金属离子能够储存、释放和交换的地方）有助于细胞内稳态机制。另外，黑素强力结合金属并将之螯合到分隔小室（即黑素小体）的能力，可能是潜在毒性重金属的解毒机制，也可能是对人类进化具有重要意义的排泄途径[125,126]。

早期的研究就发现了黑素小体中存在金属。Borovanský[127]对早期研究（1955—1996）进行了批判性的综述，Hong 和 Simon[128]对之后的研究进行了讨论。Eibl 等[129]综述了眼部黑素小体的金属含量（参见第 7.6.3 节）。为了解金属在生命系统、细胞及其细胞器中的功能，就必须明确金属与细胞内靶点相互作用的化学和生化基础[127]。Potts 和 Au[130]鉴定了 23 种无机离子对黑素的亲和性，此后许多研究都关注于黑素，并把其视为多用途的阳离子交换生物聚合物[131]，并能控制黑素小体的离子含量和细胞代谢[1,128,129]。对分离出的黑素小体进行测量分析，数据可能会受到分离过程中的污染或粗分离过程中金属损失的影响。因此，金属原位直接测定方法（如 X 射线微量分析[132]或体内放射性同位素试验[133]）对进一步证实分析数据是有利的。排除由于研究的模型系统不同带来的可及性问题，任意特定阳离子与黑素结合的数量将取决于以下因素：

- 不同类型潜在结合位点的数量和每种类型可用位点的数量。
- 每种结合位点对所涉及离子的亲和力及其对竞争离子的相对亲和力。
- 相邻位置或配位的结合亲和力。
- 竞争相同位点的离子的相对浓度。

显然，这些因素取决于离子、黑素类型、结合位点类型以及试验的生理条件。

在黑素小体的黑素部分，多种基团（包括羧基、氨基、酚类、醌类和半醌类）都是潜在的金属结合位点[128,134]。在特定条件下，Fe^{3+}一般与 *O*-酚基络合，Ca^{2+}和 Mg^{3+}与 DHICA 黑素的羧基结合[128,134]；在此基础上，可利用 Ca^{2+}和/或 Mg^{2+}的浓度差异来估算黑素样品中 DHICA 的相对含量[129]。除了锌之外[135]，目前很少考虑到非黑素的金属结合位点，尽管已知黑素小体酶催化中心存在金属（如酪氨酸酶中的铜和 TRP-2 中的锌）。

铁、锌和钙这 3 种金属阳离子备受关注。

黑素对铁有明显的亲和力，Liu 等[136]提到了在 $FeCl_3$ 水溶液培养条件下，乌贼黑素颗粒（*Sepia* granules）中的铁浓度增加值超过 400 倍。也有一些证据表明二价铁的结合力更强[128]。Fe^{2+}离子的螯合可能很重要，因为它们可能与自由基反应，但结合的离子可能仍然具有氧化还原活性，并能参与芬顿反应（Fenton reaction）[137]。然而，由于 H_2O_2 对黑素的损害、蛋白质羟基化和脂质过氧化在一定程度上被抑制，认为黑素小体内生成的 ROS 对细胞的危害较小。

黑素小体含有异常丰富的锌。对合成和天然黑素与一系列无机离子的亲和力分析表明，锌的离子亲和力较低[130]且 Zn^{2+}与黑素的亲和力比 Cu^{2+}小[128]，但黑素小体内含有的锌往往比铜更多[122]。研究表明，Zn^{2+}的结合位点可能随 pH 值的变化而变化；在生理 pH 值下，锌-醌亚胺和锌-邻苯二酚的混合物占优势地位[138]。与该说法一致的是，有两类独立的结合位点参与了 Zn^{2+}与多巴黑素的相互作用，结合常数分别为 K_1=5.87×10^5 和 K_2=4.85×10^3[139]。非黑素结合位点可能意义不大，其包括了作为含锌酶的 TRP-2（见第 4 章）和作为 Zn^{2+}增效酶的 α-甘露糖苷酶[140]。

黑素小体中锌含量高的原因可能有多种解释。可能涉及金属的某些结构作用。锌离子（以及在一定程度上的铜离子和钴离子）能够诱导多巴黑素在生物合成中的结构修饰[30]。有趣的是，与顺磁性离子，如铁离子相反，锌作为反磁性离子，可通过半醌自由基的稳定性增强与黑素结合的电子顺磁共振信号[51]。锌的两种作用机制已被阐明，即保护 -SH 基团防止氧化和抑制某些过渡金属产生 ROS。基于以上结果，研究者认为锌的基本生化功能是作为天然抗氧化剂[141,142]。所以，在精子、皮肤、头发和眼睛等易受氧化应激影响的组织中应该会存在高浓度的锌[142]。黑素小体作为黑素在其中特定区域生成的细胞器，分别提供了氧化应激和自由基生成的场所（见第 3 章和第 7.6 节），这可能受益于高浓度锌的保护。另需注意，锌离子是具有极强细胞毒性的物质[143]，它在黑素小体中的螯合作用可能代表了一种重要的解毒机制。从这个方面考虑，皮肤和毛发中的黑素小体可能参与锌排泄过程[125, 144]。

黑素小体中的锌池已被证明是不稳定的：在体内，用 1mmol/L $ZnCl_2$ 去交换扩散 B16 细胞黑素小体内带标记的 ^{65}Zn，仅用 5 天就能去除所有放射性锌[135]。因此，黑素小体的保护功能依赖于黑素小体膜的通透性屏障。黑色素瘤细胞的黑素小体膜是有缺陷的[65]，而黑色素瘤细胞对 Zn^{2+} 的毒性效应比正常黑素细胞更敏感[145]。同样地，Farmer 等[146]报道，在体外，向色素细胞中添加 Zn^{2+}（或 Cu^{2+}）时，黑色素瘤细胞比正常黑素细胞的死亡数量更多。

虽然锌与黑素结合的能力比钙强[128]，但黑素小体与钙离子的结合也有重要生理学意义。Bush 和 Simon[134]确定了 Ca^{2+} 与乌贼黑素颗粒的结合常数为（3.3 ± 0.2）$\times10^3$/mol，这与黑素缓冲或存储离子的能力相匹配。钙与儿茶酚的结合是通过离子键与单个或相邻的儿茶酚残基结合来实现的[128, 147]。因此，黑素小体中含有较高儿茶酚浓度的黑素能与钙螯合，进而有助于实现细胞内的钙稳态[148]。眼部和表皮的黑素小体是有区别的。据报道，眼部黑素小体色素化组织的钙含量是相邻细胞质的 10 倍，而在皮肤中则不然[149]。这种差异可能是由于眼部色素不参与转化代谢。

钙是精准调控细胞凋亡的关键信号分子[150]，黑素小体中的钙螯合可能在细胞保护方面发挥了重要作用。内耳黑素对听觉损伤的影响提供了间接证据。有研究表明，听觉损伤的发病机制与 L 型门控钙离子通道（L-type gated calcium channels）有关[151]。众所周知，棕色眼睛的个体比蓝色眼睛的个体更不容易发生听觉损伤[152]，对此，有研究提出黑素参与了内淋巴中钙离子水平的调控[153, 154]。同样地，白化小鼠对听觉损伤易感。Montoliu 等通过一系列设计巧妙的试验，发现通过诱导酪氨酸羟化酶在转基因白化小鼠耳部黑素细胞的异位表达，可使小鼠不再对听觉损伤易感[155]。鉴于酪氨酸羟化酶活性的产物是多巴，这意味着血管纹（stria vascularis）黑素细胞产生的儿茶酚能够与钙结合来替代白化动物中缺乏的黑素，从而保护毛细胞。另一个关于这种假定效应的例子是，在色素上皮细胞中异位表达酪氨酸羟化酶可挽救缺失黑素的白化病患者的视网膜异常和视觉功能[156]。

一个与该理论相关的有趣推论是：如果与黑素结合的钙具有细胞保护作用，那么改变黑素状态可能会影响黑素小体所在细胞的命运。黑素的特性之一是它特别容易发生氧化还原，尤其是光氧化。辐照能改变黑素的氧化还原状态，并改变儿茶酚/醌的比例，进而儿茶酚向醌的转化会减少钙结合可用位点。在模型系统中，当儿茶酚被酪氨酸酶氧化时，与 4- 甲基儿茶酚结合的钙就会被释放出来（Stratford 和 Riley 未发表试验）。以此类推，可以认为被辐照后的黑素会释放钙离子，当足够高剂量的钙离子进入细胞质时会引起细胞凋亡。由此可见，这种机制在色素含量最高的细胞中最为有效。正如接受相同剂量的紫外线照射后，黑色表皮中坏死的“晒伤细胞”数量比白色表皮更多，以及含黑素的巨噬细胞更易发生紫外线损伤[157]。此外，MacDonald 等[158]利用三色豚鼠开展的试验结果表明，表皮坏死程度与色素沉着程度成正比。

如果正如所认为的那样，黑素小体释放钙离子具有信号转导功能，其另外的作用可能是通过与黑素结合的物质引起金属离子移位。已有相关研究证明，钙蛋白酶抑制剂可预防由新霉素引起的耳毒性[159]。

钙离子执行信号分子或第二信使功能的先决条件之一是细胞膜具有正常的屏障功能。值得注意的是，黑素小体在分离过程中通常会失去被膜。因此，从分离的黑素小体或黑素试验中获得的数据不一定能反映完整细胞的情况。Liu 等[136]报告了乌贼黑素颗粒中存在可用于金属离子运输的通道。目前尚未明确这究竟是头足类动物色素颗粒所特有的，还是黑素小体的普遍现象。

12.7 黑素小体对多环化合物和其他化合物的亲和力

引入镇静剂进行精神病学治疗时，接受治疗的许多患者出现了眼部疾病[160]，进而发现了吩噻嗪衍生物对色素组织存在亲和力。后续研究证明，黑素（Larsson[161]综述）和黑素小体（Borovanský[1]综述）与部分化学物质的结合能力是其最显著的特征之一。除了与离子结合（见第 12.6 节），黑素和黑素小体能与多种有机化合物结合（包括多环胺、芳香烃和杂环药物）。虽然这些化合物与黑素并非通过共价键连接，但它们相对结合能力较强，可以从黑素小体形成的黑素中长期持续地缓慢释放，并在色素化组织中诱发毒性损伤，尤其是在那些代谢较弱或不进行代谢的组织。此外，还有可能诱发邻近组织的继发性损伤（Lindquist 综述[162]）。这种长期存在并对正常组织造成病理性后果的缺点，成为处理肿瘤时的优势。特别是用合适的同位素或带细胞毒性部分进行标记时，黑素亲和性化合物在细胞内的长期留存有利于在临床上对黑色素瘤进行诊断、监测和治疗（Larsson 综述[161]）。

关于放射性药物穿过黑素小体膜的转运机制问题，模型试验中膜渗透性非常有限，除非膜存在明显缺陷[163]。该问题除了 Cavatorta 等[164]的一项研究外，没有其他详细论述。该研究提出，不同来源的黑素小体膜在化学成分和性质上都存在差异。

黑素与各种配体亲和的机制很复杂，该部分内容 Larsson 已进行综述[161]。利用亲和色谱分析法研究几种药物处理固定后黑素的作用，也证实了结合过程的复杂性[165]。黑素阴离子（特别是羧基）位点和阳离子（金属离子、质子胺）基团的相互作用，在本质上主要是离子间的相互作用。黑素与芳香类和多环化合物的相互作用，可能涉及了疏水键和范德瓦耳斯力（van der Waals force）。电子供体物质可能存在电荷转移式相互作用。

电荷转移复合物或电子供体 - 受体复合物是指两个或两个以上分子的结合，且其中发生了部分电荷转移。电子供体和电子受体之间产生的静电吸引为分子复合物提供了稳定力。这种效应是由激发态产生的，且用弱电子共振来描述最合适。该效应通常会生成有明显颜色特征的复合物。为人熟知的例子是测试淀粉碘时显示出的蓝色的电荷转移带。电荷转移复合物对生物系统非常重要[166]。对黑素结合的研究表明，黑素能与氯丙嗪、氯喹、百草枯和亚甲蓝（methylene blue，MTB）等阳离子分子形成电荷转移复合物[167-169]。阳离子金属和某些药物与人皮肤和耳部血管纹的黑素，以及中脑神经黑素形成的电荷转移复合物可能与特定的病理状态有关。但电荷转移复合物是否作用于黑素的光谱性质仍存在争议。

在以下列出的几个领域中，黑素 / 黑素小体与配体的亲和力可以被进一步开发或临床应用。

12.7.1 黑色素瘤的检测和治疗

前文已提及黑色素瘤的检测和治疗。瑞典乌普萨拉（Uppsala）大学毒理学系发现了一类具有选择性的“黑色素瘤寻找者”——亚硫脲基类化合物。这些化合物如硫脲嘧啶、甲巯咪唑、硫脲及其衍生物（图 12.12），都具有良好的特异性。它们并不与成熟黑素结合，而是通过共价结合的方式整合到发生中的黑素上，从而避开了那些黑素生成较少或不生成黑素的组织（如眼部的色素组织[161，170]）。这类物质标记后的衍生物具有诊断和治疗价值[171]。以这类物质的 ^{75}Se 衍生物作为 γ 放射源可用于闪烁显像（scintigraphy），而 ^{35}Se 衍生物可充当 β 放射源用于放射治疗。

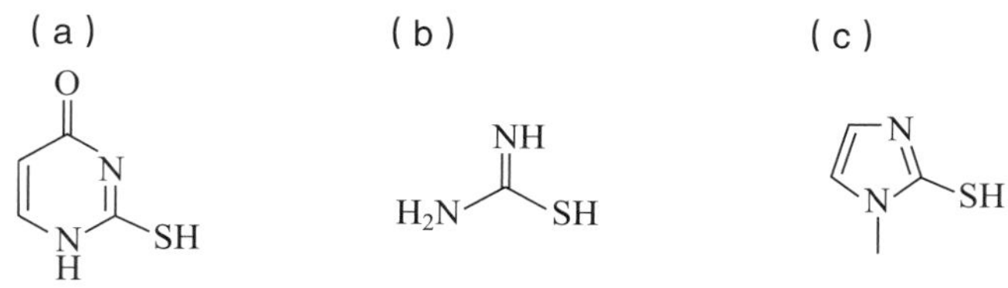

图 12.12 硫脲嘧啶（a），硫脲（b）和甲巯咪唑（c）的结构式

MTB 被认为是可用在药物上的安全组分，其是一种吩噻嗪衍生物（图 12.13a），MTB 对黑素具有高亲和力，并优先在黑色素瘤细胞中积累。由于 MTB 没有直接毒性，其可作为放射性同位素的载体，并作为选择性定位的辐射源。故而，它的放射性标记衍生物可用于弥散性黑色素瘤的诊断和治疗。[^{131}I] MTB 结合 γ 成像早已被证明是临床研究中检测早期黑色素瘤扩散的有效工具。砹（Astatine，At）标记的 MTB 对治疗黑色素瘤非常有效。此外，在不损害正常结构的情况下，砹标记的 MTB 能显著有效地防止黑色素瘤在携带人源黑色素瘤的小鼠体内转移扩散。砹 -211 是一种可进行高传能线密度的 α 放射源，利用[^{211}At]MTB 进行治疗的Ⅰ期临床试验已获批[172，173]。

把带放射性标记的苯甲酰胺衍生物作为黑色素瘤显像剂已有很长历史[174]。它们在黑素小体中的选择性沉积得到了二次离子质谱法(secondary ion mass spectrometry)分析成像的反复验证[175,176],对相关方面的研究兴趣一直持续至今[177]。同样,烟酰胺衍生物目前也受到了广泛的关注[178]。

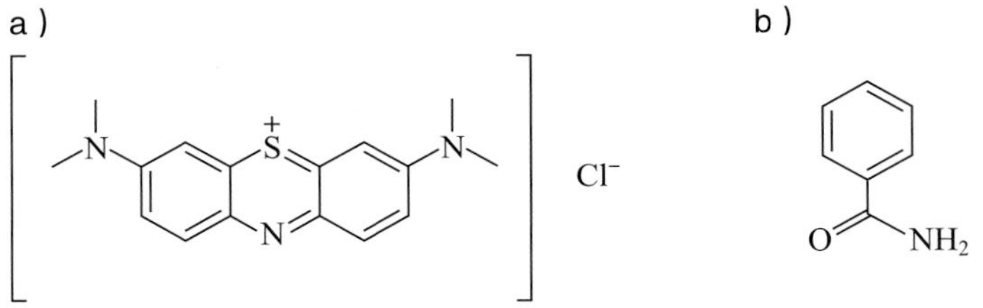

图 12.13 MTB(a)和苯甲酰胺(b)的结构式

12.7.2 黑素小体参与化疗耐药

黑素小体对有细胞毒性药物的螯合作用,在顺式二胺二氯铂Ⅱ(顺铂,cisplatin)[179]和吖啶酮衍生物[180]的情况中受到关注。结果表明,这些药剂的核定位减少,并伴随有黑色素瘤细胞显著的药物抗性。顺铂嵌入的黑素小体诱导了黑素生成,且含顺铂的黑素小体会向胞外运输[179]。这种通过抑制黑素小体功能来干预黑素小体螯合细胞毒性药物的方法,被认为是提高黑色素瘤细胞化学敏感性的潜在途径。

据文献报道,黑色素瘤药物的敏感性受黑素小体动力学影响:Ⅱ期和Ⅲ期的黑素小体通过药物捕获来降低对顺铂敏感性的能力最强。因此,干预黑素小体数量和所处时期,可以提高细胞对化疗药物的敏感性[181]。Xie 等[182]的类似研究也利用了顺铂,给出了首个黑素小体调控基因影响药物敏感性的直接证据。黑素小体结构蛋白 gp100/Pmel17 的缺失、调节黑素小体生物发生的 3 个独立基因(*DTNBP1*、*PLDN* 和 *VPS33A*)的独立突变,以及酪氨酸酶编码基因突变都会增加对顺铂的敏感性。对其他化疗药物(包括长春碱和依托泊苷)的敏感性也随着 *PLDN* 的突变而增加。成熟黑素小体被认为促进了黑色素瘤化疗耐药情况的发生,但有相反的研究结果[181]指出Ⅳ期的黑素小体增加了药物敏感性。

12.7.3 黑素小体组分的长期沉积

黑素小体,特别是在毛发等角化结构中的黑素小体,可以长期保留各种化合物、离子和药物。已有研究证明,系统使用氚化可卡因、尼古丁和氟硝西泮等药物后,此类药物会沉积在头发黑素小体中[183]。这可以被实际应用到法医病理学上,用于药物滥用检测和污染监测。炸药[184]、美沙酮[185]和可待因[186]在黑色头发中含量最高。

研究已确定可卡因(图 12.14)、苯甲酰爱康宁(benzoylecgonine,BE)、安非他明和 *N*- 乙酰安非他明(*N*-acetylamphetamine,*N*-AcAp)与合成黑素亚型在体外结合。研究的黑素包括两种基于 DHI 和 DHICA 的两种真黑素亚型:一种是从 5-*S*- 半胱氨酰多巴衍生出来的红棕色褐黑素,另一种是混合后的真黑素 / 褐黑素共聚物。结果表明,可卡因和安非他明等碱性组分可不同程度地与真黑素、真黑素 / 褐黑素共聚物结合,但对纯褐黑素没有作用。BE 和 *N*-AcAp 这类中性分子不能与任何类型的黑素结合。使用串联质谱进一步研究发现,安非他明与真黑素通过非共价键结合形成醌类二聚体。真黑素聚合物上类似官能团可能是药物结合的重要位点。总之,这些发现表明碱性药物比其中性类似物有更高的黑素亲和力,并揭示了不同类型黑素在药物结合方面的不同,进而解释了为什么头发颜色偏倚存在[187]。

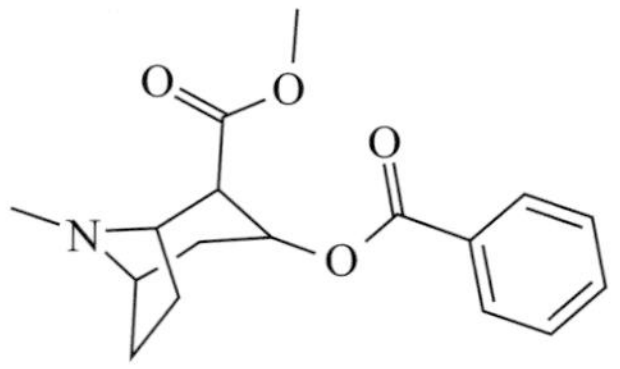

图 12.14 可卡因结构式

12.8 黑素小体蛋白和黑素作为特异性靶点在黑色素瘤治疗中的开发应用

上述黑素小体的特性和功能及其在医学上的应用都基于黑素小体中黑素的存在或黑素形成的过程。

然而，即使是黑化不良、黑素生成减少或不生成黑素的黑素小体，其本身的特征也能有实际应用。单克隆抗体的引入快速提升了人们对黑色素瘤细胞的细胞膜和黑素小体内腔的抗原结构的认知[1]。黑素小体内部腔室和色素细胞表面存在共同抗原决定簇[188]为恶性黑色素瘤的免疫诊断和治疗打开了一扇大门。

第 9 章和第 11 章详细介绍了各种黑素小体蛋白。许多黑素小体蛋白（包括来源于酪氨酸酶、TRP-1/gp75、Pmel17/silver/ gp100 和 MART-1/Melan-A）的表位，可在体内作为针对正常色素细胞和/或转化色素细胞的体液和细胞自身免疫反应的靶点。因此，黑素小体可以作为黑色素瘤免疫的特定靶点[189, 190]。

Marks 等[191]的综述强调，调节黑素小体生物发生的机制以及成分蛋白靶向黑素小体的途径，都与主要组织相容性复合体（major histocompatibility complex，MHC）Ⅱ类抗原处理腔室的生物发生机制相关。许多定位于黑素小体、并参与黑素形成的组织特异性蛋白可同时作为靶向黑色素瘤患者 T 细胞的肿瘤相关抗原。不同发育阶段的黑素小体富含不同的蛋白群组。最近 Rocha 和 Neefjes[192]综述了调控 MHCⅡ类分子的装载和胞内转运，以及成功实现抗原呈递的相关机制。

诱导免疫应答的重要机制之一是蛋白质的半抗原化（即自身蛋白质的化学修饰），从而形成大分子免疫原[193]。在加成反应中，酪氨酸酶催化氧化生成的活性邻醌具有亲核作用，如氨基或硫醇基团可诱导半抗原化[194]。最接近半抗原化的靶点是黑素小体腔内蛋白。值得注意的是，黑素小体包含了黑素细胞中大部分的抗原蛋白[190]。酪氨酸酶作为离邻醌来源最近的蛋白，特别容易发生半抗原化。在 4-羟基茴香醚的例子中，放射性标记技术证明了氧化物能结合到酪氨酸酶上[195]。黑素小体内潜在的其他半抗原靶点包括 TRP-1、MART-1、Pmel17 和 TRP-2。在 HLA-A2 同型抗原的例子中，有一些数据与黑素小体蛋白产生的 MHC Ⅰ类多肽有关。事实上，通过检测醌甲基修饰的 MART-1 反应性 T 细胞克隆的反应活性，表明半抗原化是一种增强抗原性的方法。抗原性黑素小体蛋白 Melan-A（即 MART-1）对 HLA-A*0201（即 EAAGIGILTV）表现出了免疫显性表位，该表位是通过具有细胞毒性 T 淋巴细胞筛选鉴定出来的[196]。与天然肽反应的克隆物在影响半胱氨酸巯基侧的亲核加成反应后仍能保持活性[197]。在 HLA-A2 和人类白细胞抗原（human leukocyte antigen，HLA）的同型抗原中，半抗原化多肽特异诱导的 T 细胞反应性还需要进一步研究。由半抗原剂生成的新抗原在免疫应答上的敏感性会受抗原多肽呈现给免疫系统的效率影响[198]。因此，个体表达的 HLA 同型抗原有助于免疫反应的发生。

Morgan 等[199]报道的一项临床试点研究与该观点一致。该研究给一组对其他治疗无效的广泛黑色素瘤患者动脉注射 4-羟基茴香醚。尽管使用了大剂量注射，但急性反应不尽如人意。长期随访显示，虽然没有证据表明有出现整体的肿瘤反应或有任何明显的皮肤、眼睛色素减少，但 45% 病例出现了灌注区肿瘤一定程度上的消退，且其中一个病例的继发性肿瘤完全消退。

该患者右腿植皮部位多次复发，接受 2 个疗程的 4-羟基茴香醚（100g 和 84g 股内注射）治疗，每个疗程间隔 4 周。在第 2 次注射 4 周后，肿瘤就消退了[200]。表达酪氨酸酶的细胞暴露于 4-羟基茴香醚后，所引起的特异性免疫应答可解释这种延迟反应[201, 202]。类似的过程在 Lipizzaner 马和 Camargue 马，以及 Sinclair 猪上也能看到，色素逐渐减退是黑色素瘤在免疫反应下“自发”消退的结果。

黑素单克隆抗体的制备已成为黑色素瘤靶向放射免疫治疗的一种有效疗法。与达卡巴嗪（dacarbazine）化疗相比，标记 ^{188}Rc 的单克隆抗体 6D2 和 11B11 对移植了人黑色素瘤的裸鼠有更好的疗效[203]。黑素靶向放射性核素治疗可能在未来十年内进入临床实践[204]。

12.9　结论

黑素小体的许多特性都来源于黑素的特性，如吸光性、氧化还原特性以及与阳离子物质（包括药物和金属）的结合倾向性[205]。然而，黑素小体作为特殊细胞器的存在，是因为细胞需要一个场所来完成黑素生成这一危险过程。

从进化的角度来看，最初表达活性邻醌类生成相关酶可能是利用邻醌的毒性作为防御机制，且有分泌途径服务于这一功能。然而，由酚胺底物氧化产生的吲哚类物质的显著吸光特性和由此产生的生理优势，可能起到了刺激色素保留和形成黑素内化的作用。这就需要对该过程进行隔离，以防止氧化反应活性中间体造成广泛的细胞毒性损伤，同时也需要为色素沉积和保留过程提供架构。

这种进化压力带来的结果就是产生了黑素小体这种有复杂的生物起源和分布的细胞器，已在第 9 章和第 10 章中详细介绍。在神经黑素的例子中，由其他途径产生的未包被黑素，其危害性充分说明限制反应物和色素在细胞内位置的重要性（如第 8 章所述）。

除了限制黑素和黑素原在细胞质内扩散造成病变外，黑素小体还通过调节与细胞质的离子交换发挥至关重要的稳态调节功能。此外，黑素小体膜的完整性及其相关蛋白都具有重要的生理学和病理学意义。

最后，保留在特定位置的黑素小体（如眼和耳的黑素小体，见第 2 章和第 7 章）与分布在黑素细胞以外具有流动性的黑素小体，其在作用上存在差异。保留黑素小体的细胞更容易受到与黑素亲和力强的药物带来的长期毒性，而分布在剥脱性细胞（如表皮）中的黑素小体则可能是作为排毒途径。显然，黑素小体是一个重要且独特的细胞器，我们可能还会发现其他重要且不为人知的生物学功能。

（杨双瑞 译，杨杨 审校）

参考文献

1 Borovanský, J. (1993) Properties of melanosomes and their exploitation in the diagnosis and treatment of melanoma. *Melanoma Res.*, **3**, 181–186.

2 Ito, S. and Wakamatsu, K. (2003) Quantitative analysis of eumelanin and pheomelanin in humans, mice, and other animals: a comparative review. *Pigment Cell Res.*, **16**, 523–531.

3 Stamatas, G.N., Zmudzka, B.Z., Kollias, N., and Beer, J.Z. (2004) Non-invasive measurements of skin pigmentation *in situ*. *Pigment Cell Res.*, **6**, 18–26.

4 Yudovsky, D. and Pilon, L. (2010) Rapid and accurate estimation of blood saturation, melanin content, and epidermal thickness from spectral diffuse reflectance. *Appl. Opt.*, **49**, 1707–1719.

5 Nielsen, K.P., Zhao, L., Ryzhikov, G.A., Biruyulina, M.S., Sommersten, E.R., Stamnes, J.J., Stamnes, K., and Moan, J. (2008) Retrieval of the physiological state of human skin from UV-VIS reflectance spectra–a feasibility study. *J. Photochem. Photobiol B*, **93**, 23–31.

6 Heymann, J.A., Shi, D., Kim, S., Bliss, D., Milne, J.L., and Subramaniam, S. (2009) 3D imaging of mammalian cells with ion-abrasion scanning electron microscopy. *J. Struct. Biol.*, **166**, 1–7.

7 Borovanský, J., Vedralová, E., and Hach, P. (1991) An estimate of melanosome concentration in pigment tissues. *Pigment Cell Res.*, **4**, 222–224.

8 Duchon, J., Borovanský, J., and Hach, P. (1973) Chemical composition of ten kinds of various melanosomes, in *Mechanisms in Pigmentation* (eds V.J. McGovern and P. Russell), Karger, Basel, pp. 165–170.

9 Borovanský, J. and Duchon, J. (1974) Chemical composition of hair melanosomes. *Dermatologica*, **149**, 116–120.

10 Borovanský, J., Horák, V., Elleder, M., Fortýn, K., Smit, N.P., and Kolb, A.M. (2003) Biochemical characterization of a new melanoma model–the minipig MeLiM strain. *Melanoma Res.*, **13**, 543–548.

11 Seiji, M. and Shimao, K. (1961) [Density gradient method]. *J. Jap. Biochem. Soc.*, **33**, 435–441.

12 Jimbow, K., Miyake, Y., Homma, K., Yasuda, K., Izumi, Y., Tsutsumi, A., and Ito, S. (1984) Characterization of melanogenesis and morphogenesis of melanosomes by physicochemical properties of melanin and melanosomes in malignant melanoma. *Cancer Res.*, **44**, 1126–1134.

13 Vedralová, E., Borovanský, J., and Hach, P. (1995) Ganglioside profiles of experimental melanomas and of their melanosomal fractions. *Melanoma Res.*, **5**, 87–92.

14 Vedralová, E. and Duchon, J. (1983) Comparison of lipids between tumor and normal hamster melanosomes. *Neoplasma*, **30**, 317–321.

15 Diment, S., Eidelman, M., Rodriguez, G.H., and Orlow, S.J. (1995) Lysosomal hydrolases are present in melanosomes and are elevated in melaninzing cells. *J. Biol. Chem.*, **270**, 4213–4215.

16 Borovanský, J. and Elleder, M. (2003) Melanosome degradation: fact or fiction? *Pigment Cell Res.*, **16**, 280–286.

17 Yates, T.J.R., III, Gilchrest, A., Howell, K.E., and Bergeron, J.J.M. (2005) Proteomics of organelles and large cellular structures. *Nat. Rev. Mol. Cell. Biol.*, **6**, 702–714.

18 Basrur, V., Yang, F.G., Kushimoto, T., Higashimoto, Y., Yasumoto, K., Valencia, J., Muller, J., Vieira, W.D., Watabe, H., Shabanowitz, J., Hearing, V.J., Hunt, D.F., and Appella, E. (2003) Proteomic analysis of early melanosomes: identification of novel melanosomal proteins. *J. Proteome Res.*, **2**, 69–79.

19 Chi, A., Valencia, J.C., Hu, Z.Z., Watabe, H., Yamaguchi, H., Mangini, N.J., Husang, H., Canfield, V.A., Cheng, K.C., Yang, F., Abe, R., Yamagishi, S., Shabanowitz, J., Hearing, V.J., Wu, C., Appella, E., and Huint, D.F. (2006) Proteomic and bioinformatic characterization of the biogenesis and function of melanosomes. *J. Proteome Res.*, **5**, 3135–3144.

20 Hu, Z.Z., Valencia, J.C., Huang, H., Chi, A., Shabanowitz, J., Hearing, V.J., Appella, E., and Wu, C. (2007) Comparative bioinformatics analyses band profiling of lysosome-related organelle proteomes. *Int. J. Mass Spectrom.*, **259**, 147–116.

21 Zajac, G.W., Gallas, J.M., Cheng, J., Eisner, M., Moss, S.C., and Alvarado-Swaisgood, A.E. (1994) The fundamental unit of synthetic melanin: a verification by tunneling microscopy of X-ray scattering results. *Biochem. Biophys. Acta*, **1199**, 271–278.

22 d'Ischia, M., Napolitano, A., Pezzella, A., Land, E.J., Ramsden, C.A., and Riley, P.A. (2005) 5,6-Dihydroxyindoles and indole-5,6-diones. *Adv. Hetrocycl. Chem.*, **289**, 1–63.

23 Meredith, P. and Sarna, T. (2006) The physical and chemical properties of eumelanin. *Pigment Cell Res.*, **19**, 572–594.

24 Borovanský, J. and Duchon, J. (1975) Comparative study of the amino acid composition of some tumor and normal melanosomes. *Neoplasma*, **22**, 195–199.

25 Chedekel, M., Ahene, A.B., and Zeise, L. (1992) Melanin standard method: empirical formula 2. *Pigment Cell Res.*, **5**, 240–246.

26 Wagh, S., Ramaiah, A., Subramanian, R., and Govindajaran, R. (2000) Melanosomal proteins promote melanin polymerization. *Pigment Cell Res.*, **13**, 442–448.

27 Vohra, F. and Kratzer, F.H. (1959) Incorporation of D,L-lysine-2-^{14}C into melanin pigment of turkey poult feathers. *Proc. Soc. Exp. Biol. Med.*, **100**, 837–838.

28 Yasunobu, K.T., Peterson, E.W., and Mason, H.S. (1959) The oxidation of

tyrosine-containing peptides by tyrosinase. *J. Biol. Chem.*, **234**, 3291–3295.

29 Ito, S., Kato, T., Shinpo, K., and Fujita, K. (1984) Oxidation of tyrosine residues in proteins by tyrosinase. *Biochem. J.*, **222**, 402–411.

30 Palumbo, A., Ischia, M., Misuraca, G., Prota, G., and Schultz, T.M. (1988) Structural modifications in biosynthetic melanins induced by metal ions. *Biochim. Biophys. Acta*, **964**, 193–199.

31 Kempf, V.R., Wakamatsu, K., Ito, S., and Simon, J.D. (2010) Imaging, chemical and spectroscopic studies of methylation-induced decomposition of melanosomes. *Photochem. Photobiol.*, **86**, 765–771.

32 Sharma, A. (2010) Effect of ambient humidity on UV/visible photodegradation of melanin thin films. *Photochem. Photobiol.*, **86**, 852–855.

33 Hach, P., Borovanský, J., and Vedralová, E. (1993) Melanosome–a sophisticated organelle. *Sborník. Lék.*, **94**, 113–123.

34 Sakurai, T., Ochia, I., Takeuchi, H., and Jimbow (1975) Ultrastructural change of melanosomes associated with agouti pattern formation in mouse hair. *Dev. Biol.*, **47**, 466–471.

35 T., K., Takeuchi and T. (1979) Ultrastructural comparison of pheo- and eumelanogenesis in animals. *Pigment Cell*, **4**, 308–317.

36 Ito, S. and Fujita, K. (1985) Microanalysis of eumelanin and pheomelanin in hair and melanomas by chemical degradation and liquid chromatography. *Anal. Biochem.*, **144**, 527–536.

37 Stanka, P. (1974) Ultrastructural study of pigment cells of human red hair. *Cell Tissue Res.*, **150**, 167–178.

38 Hach, P. and Borovanský, J. (1972) Ultrastructure of melanosomes of different origin. *Folia Morphol.*, **20**, 82–84.

39 Borovanský, J., Hach, P., and Duchon, J. (1977) Melanosome: an unusually resistant subcellular particle. *Cell Biol. Int. Rep.*, **1**, 549–552.

40 Moyer, F.H. (1966) Genetic variations in the fine structure and ontogeny of mouse melanin granules. *Am. Zool.*, **6**, 43–66.

41 Borovanský, J., Mommaas, A.M., Smit, N.P.M., Eygendaal, D., Winder, A.J., Vermeer, B.J., and Pavel, S. (1997) Melanogenesis in transfected fibroblasts induces lysosomal activation. *Arch. Dermatol. Res.*, **289**, 145–150.

42 Sealy, R.C. (1984) Free radicals in melanin formation, structure and reactions, in *Free Radicals in Molecular Biology, Aging, and Disease* (eds D. Armstrong, R.S. Sohal, R.G. Cutler, and T.F. Slater), Raven Press, New York, pp. 67–76.

43 McGinness, J.E., Kono, R., and Moorhead, W.D. (1970) The melanosome: cytoprotective or cytotoxic? *Pigment Cell*, **4**, 270–276.

44 Borovanský, J. (1996) Free radical activity of melanins and related substances: biochemical and pathobiochemical aspects. *Sborník. Lék.*, **97**, 49–70.

45 Chedekel, M. (1982) Photochemistry and photobiology of epidermal melanins. *Photochem. Photobiol.*, **35**, 881–885.

46 Ezzahir, A. (1989) The influence of melanins on peroxidation of lipids. *J. Photochem. Photobiol. B*, **3**, 341–349.

47 Halliwell, B. (1995) Antioxidant characterization: methodology and mechanism. *Biochem. Pharmacol.*, **49**, 1341–1348.

48 Schweitzer, A.D., Revskaya, E., Chu, P., Pazo, V., Friedman, M., Nosanchik, J..D., Cahill, S., Frases, S., Casadevall, A., and Dadachova, E. (2010) Melanin-covered nanoparticles for protection of bone marrow during radiation therapy of cancer. *Int. J. Radiat. Oncol. Biol. Phys.*, **78**, 1494–1502.

49 Simon, J.D. and Peles, D.N. (2010) The red and the black. *Acc. Chem. Res.*, **43**, 1452–1460.

50 Riley, P.A. (1977) The mechanism of melanogenesis. *Symp. Zool. Soc. Lond.*, **39**, 77–95.

51 Sarna, T. and Swartz, H.A. (2006) The physical properties of melanin, in *The Pigmentary System: Physiology and Pathophysiology*, 2nd edn (eds J.J. Nordlund, R.E. Boissy, V.J. Hearing, R.A. King, W.S. Oetting, and J.P. Ortonne), Blackwell, Malden, MA, pp. 311–341.

52 Felix, C.C., Hyde, J.S., Sarna, T., and Sealy, R.C. (1978) Melanin photoreactions in aerated media. Electron spin resonance evidence for production of superoxide and hydrogen peroxide. *Biochem. Biophys. Res. Commun.*, **84**, 335–341.

53 Sarna, T., Duleba, A., Korytowski, W., and Swartz, H. (1980) Interaction of melanin with oxygen. *Arch. Biochem. Biophys.*, **200**, 140–148.

54 Ranadive, N.S. and Menon, I.A. (1986) Role of reactive oxygen species and free radicals from melanins in photoinduced cutaneous inflammations. *Pathol. Immunopathol. Res.*, **5**, 118–139.

55 Korytowski, W., Pilas, B., Sarna, T., and Kalyanamaran, B. (1987) Photoinduced generation of hydrogen peroxide and hydroxyl radicals in melanomas. *Photochem. Photobiol.*, **45**, 185–190.

56 Bittinger, F., Gonzáles-García, J.L., Klein, C.L., Brockhausen, C., Offner, F., and Kirckpatrick, C.J. (1998) Production of superoxide dismutase by human melanoma cells. *Melanoma Res.*, **8**, 381–387.

57 Elleder, M. and Borovanský, J. (2001) Autofluorescence of melanins induced by ultraviolet radiation and near ultraviolet light. A histochemical and biochemical study. *Histochem. J.*, **33**, 273–281.

58 Menon, I.A., Persad, S., Ranadive, N.S., and Haberman, H.F. (1983) Effects of ultraviolet-visible irradiation in the presence of melanin isolated from human black or red hair upon Ehrlich ascites carcinoma cells. *Cancer Res.*, **43**, 3165–3169.

59 Bouchilloux, S. and Kodja, A. (1960) Combinaison des thiols avec les quinones se formant au cours de la mélanogénèse. *Bull. Soc. Chim. Biol.*, **42**, 1045.

60 Miranda, M., Botti, D., and DiCola, M. (1984) Possible genotoxicity of melanin synthesis intermediates. Tyrosinase reaction products interact with DNA *in vitro*. *Mol. Gen. Genet.*, **193**, 395–399.

61 Miranda, M., Amicarelli, F., Poma, A., Ragnelli, A., Scirri, C., Aimola, P.P., Masciocco, L., Bonfigli, A., and Zarivi, O. (1994) Cytogenotoxic species leakage with human melanoma melanosomes. Molecular–morphological correlations. *Biochem. Mol. Biol. Int.*, **32**, 913–922.

62 Riley, P.A. (1988) Radicals in melanin biochemistry. *Ann. NY Acad. Sci.*, **551**, 111–120.

63 Riley, P.A. (1970) Mechanism of pigment cell toxicity produced by hydroxyanisole. *J. Pathol.*, **101**, 163–169.

64 Borovanský, J., Mirejovsky, P., and Riley, P.A. (1991) Possible relationship between abnormal melanosome structure and cytotoxic phenomena in malignant melanoma. *Neoplasma*, **38**, 393–400.

65 Hunter, J.A.A., Paterson, W.D., and Fairley, D.J. (1978) Human malignant melanoma. Melanosomal polymorphism and the ultrastructural dopa reaction. *Br. J. Dermatol.*, **98**, 381–390.

66 Curran, R.C. and McCann, B.G. (1976) The ultrastructure of benign pigmented naevi and melanocarcinomas in man. *J. Pathol.*, **119**, 135–146.

67 Klingmüller, G. and Schmoeckel, C. (1971) Frei im Cytoplasma liegende Melanin-synthesierende Membranordnungen beim malignen Melanom. *Arch. Derm. Forsch.*, **241**, 115–121.

68 Hochstein, P. and Cohen, G. (1963) The cytotoxicity of melanin precursors. *Ann. NY Acad. Sci.*, **100**, 876–886.

69 Offner, F.A., Wirtz, H.C., Schiefer, J., Bigalke, I., Klosterhalfen, B., Bittinger, F., Mittemayer, C., and Kirkpatrick, C.J. (1992) Interaction of human malignant melanoma (ST-ML-12) tumor spheroids with endothelial cell monolayers. Damage to endothelium by oxygen-derived free radicals. *Am. J. Pathol.*, **141**, 601–610.

70 Lapina, V., Dontsov, A.E., and Ostrovskij, M.A. (1984) [Superoxide generation via melanin interaction with oxygen]. *Biochimija*, **49**, 1712–1718.

71 Carstam, R., Edner, C., Hansson, C., Lindbladh, C., Rorsman, H., and Rosengren, E. (1986) Metabolism of 5-*S*-glutathione-dopa. *Acta Derm. Venereol. Suppl.*, **66**, 1–12.

72 Pawelek, J.M. and Lerner, A.B. (1978) 5,6-Dihydroxyindole is a melanin precursor showing potent cytotoxicity.

Nature, **276**, 627–628.

73 Pavel, S. and Smit, N.P.M. (1996) Metabolic interference of melanogenesis in pigment cells. *Sborník. Lék.*, **97**, 29–39.

74 Duchon, J. (1987) Urinary melanogens as a mirror of melanogenesis *in vivo*, in *Cutaneous Melanoma* (eds U. Veronesi, N. Cascinelli, and N. Santinami), Academic Press, London, pp. 225–232.

75 Agrup, G., Agrup, P., Andersson, T., Hafström, L., Hansson, C., Jacobsson, S., Jönsson, P.E., Rorsman, H., Rosengren, A.M., and Rosengren, E. (1979) 5 Years' experience of 5-*S*-cysteinyldopa in melanoma diagnosis. *Acta Derm. Venereol.*, **59**, 381–388.

76 Takahashi, H. and Fitzpatrick, T.B. (1966) Large amounts of dihydroxyphenylalanine in the hydrolysate of melanosomes from Harding-Passey mouse melanoma. *Nature*, **209**, 888–890.

77 Rodgers, K.J. and Dean, R.T. (2000) Metabolism of protein-bound DOPA in mammals. *Int. J. Biochem. Cell Biol.*, **32**, 945–955.

78 Rodgers, K.J., Hume, P.M., Dunlop, R.A., and Dean, R.T. (2004) Biosynthesis and turnover of DOPA-containing proteins by human cells, *Free Rad. Biol. Med.*, **37**, 1756–1764.

79 Ito, S., Kato, K., Shinpo, K., and Fujita, K. (1984) Oxidation of tyrosine residues in proteins by tyrosinase. Formation of protein-bonded 3,4-dihydroxyphenylalanine and 5-*S*-cysteinyl-3,4-dihydroxyphenylalanine. *Biochem. J.*, **222**, 407–411.

80 Nelson, M., Foxwell, A..R., Tyrer, P., and Dean, R.T. (2007) Protein-bound 3,4-dihydroxyphenylalanine (DOPA), a redox-active product of protein oxidation, as a trigger for antioxidant defences. *Int. J. Biochem. Cell Biol.*, **39**, 879–889.

81 Nelson, M., Foxwell, A.R., Tyrer, P., and Dean, R.T. (2010) Radical sequestration by protein-bound 3,4-dihydroxyphenylalanine. *Int. J. Biochem. Cell Biol.*, **42**, 755–761.

82 Borovanský, J., Pavel, S., Duchon, J., and Vulterin, K. (1979) Incorporation of L-3,4-dihydroxy-[2-C^{14}]phenylalanine into hamster melanoma melanosomes. *FEBS Lett.*, **104**, 291–293.

83 Morin, B., Davies, M.J., and Dean, R.T. (1998) The protein oxidation product 3,4-dihydroxyphenylalanine (DOPA) mediates oxidative DNA damage. *Biochem. J.*, **330**, 1059–1067.

84 Smit, N.P.M., Pavel, S., and Riley, P.A. (2000) Mechanisms of control of the cytotoxicity of orthoquinone intermediates of melanogenesis, in *Role of Catechol Quinone Species in Cellular Toxicity* (eds C.R. Creveling), F.P. Graham, Johnson City, TN, pp. 191–245.

85 Smit, N.P.M., Van Nieuwpoort, F.A., Marrot, L., Out, C., Poorthuis, B., Van Pelt, H., and Pavel, S. (2008) Increased melanogenesis is a risk factor for oxidative DNA damage–a study on cultured melanocytes and atypical nevus cells. *J. Invest. Dermatol.*, **84**, 550–555.

86 Riley, P.A. (1991) Melanogenesis: a realistic target for antimelanoma therapy? *Eur. J. Cancer*, **27**, 1172–1177.

87 Thompson, A., Land, E.J., Chedekel, M.R., Subbarao, K.V., and Truscott, T.G. (1985) A pulse radiolysis investigation of the oxidation of the melanin precursors 3,4-dihydroxyphenylalanine (dopa) and the cysteinyldopas. *Biochem. Biophys. Acta*, **843**, 49–57.

88 Riley, P.A. (1969) Hydroxyanisole depigmentation; *in vitro* studies. *J. Pathol.*, **97**, 185–191.

89 Manini, P., Napolitano, A., Westerhof, W., Riley, P.A., and d'Ischia, M. (2009) A reactive *ortho*-quinone generated by tyrosinase-catalyzed oxidation of the skin-depigmenting agent monobenzone: self-coupling and thiol-conjugation reactions and possible implications for melanocyte toxicity. *Chem. Res. Toxicol.*, **22**, 1398–1405.

90 Land, E.J., Cooksey, C.J., and Riley, P.A. (1990) Reaction kinetics of 4-methoxy ortho benzoquinone in relation to its mechanism of cytotoxicity: a pulse radiolysis study. *Biochem. Pharmacol.*, **39**, 1133–1135.

91 Riley, P.A., Cooksey, C.J., Johnson, C.I., Land, E.J., Latter, A.M., and Ramsden, C.A. (1997) Melanogenesis-targeted anti-melanoma pro-drug development: effect of side-chain variations on the cytotoxicity of tyrosinase-generated *ortho*-quinones in a model screening system. *Eur. J. Cancer*, **33**, 135–143.

92 Oliver, E.A., Schwartz, L., and Warren, L.H. (1940) Occupational leukoderma. *Arch. Dermal.*, **42**, 993–998.

93 Riley, P.A. (1974) Disorders of melanin metabolism, in *The Physiology and Pathophysiology of the Skin*, vol. 3 (ed. A. Jarrett), Academic Press, London, pp. 1157–1189.

94 Gili, A., Thomas, P.D., Ota, M., and Jimbow, K. (2000) Comparison of *in vitro* cytotoxicity of *N*-acetyl and *N*-propionyl derivatives of phenolic thioether amines in melanoma and neuroblastoma cells and the relationship to tyrosinase and tyrosine hydroxylase enzyme activity. *Melanoma Res.*, **10**, 9–15.

95 Sato, A., Tamura, Y., Sato, N., Yamashita, T., Takada, T., Sato, M., Osai, Y., Okura, M., Ono, I., Ita, A., Honda, H., Wakamatsu, K., Ito, S., and Jimbbow, K. (2010) Melanoma-targeted chemo-thermo-immuno (CTI)-therapy using *N*-propionyl-4-*S*-cysteaminylphenol-magnetite nanoparticles elicits CTL response via heat shock protein–peptide complex release. *Cancer Sci.*, **10**, 1936–1946.

96 Jordan, A.M., Khan, T.H., Osborn, H.M., Photiou, A., and Riley, P.A. (1999) Melanocyte-directed enzyme prodrug therapy (MDEPT): development of a targeted treatment for malignant melanoma. *Bioorg. Med. Chem.*, **7**, 1775–1780.

97 Jordan, A.M., Khan, T.H., Malkin, H., Osborn, H.M.I., Photiou, A., and Riley, P.A. (2001) Melanocyte-directed enzyme prodrug therapy (MDEPT): development of a second generation of prodrugs for the targeted treatment of malignant melanoma. *Bioorg. Med. Chem.*, **9**, 1549–1558.

98 Jordan, A.M., Khan, T.H., Malkin, H., and Osborn, H.M.I. (2002) Synthesis and analysis of urea and carbamate prodrugs as candidates for MDEPT. *Bioorg. Med. Chem.*, **10**, 2625–2633.

99 Knaggs, S., Malkin, H., Osborn, H.M.I., Williams, N.A.O., and Yaqoob, P. (2005) New prodrugs derived from 6-aminodopamine and 4-aminophenol as candidates for melanocyte-directed enzyme prodrug therapy (MDEPT). *Org. Biomol. Chem.*, **3**, 4002–4010.

100 Jawaid, S., Khan, T.H., Osborn, H.M.I., and Williams, N.A. (2009) Tyrosinase activated melanoma prodrugs. *Anticancer Agents Med. Chem.*, **9**, 717–727.

101 Borovanský, J., Edge, R., Land, E.J., Navaratnam, S., Pavel, S., Ramsden, C.A., Riley, P.A., and Smit, N.P.M. (2006) Mechanistic studies of melanogenesis: the influence of *N*-substitution on dopamine quinone cyclization. *Pigment Cell Res.*, **19**, 170–178.

102 Gasowska –Baier, B., and Wojtasek, H. (2008) Indirect oxidation of the antitumour agent procarbazine by tyrosinase–possible application in designing anti-melanoma prodrugs. *Bioorg. Med. Chem. Lett.*, **18**, 3296–3300.

103 Osborn, H.M.I. and Williams, N.A.O. (2004) Development of tyrosinase labile protecting groups for amines. *Org. Lett.*, **6**, 3111–3113.

104 Perry, M.J., Mendes, E., Simplicio, A.L., Coelho, A., Soares, R.V., Iley, J., Moreira, R., and Francisco, A.P. (2009) Dopamine- and tyramine-based derivatives of triazenes: activation by tyrosinase and implications for prodrug design. *Eur. J. Med. Chem.*, **44**, 3228–3234.

105 Chedekel, M.R. (1995) Photophysics and photochemistry of melanin, in *Melanin: Its Role in Human Photoprotection* (eds L. Zeise, M.R. Chedekel, and T.B. Fitzpatrick), Valdenmar, Overland Park, KS, pp. 11–22.

106 Riesz, J., Gilmore, J., and Meredith, P. (2006) Quantitative scattering from melanin solutions. *Biophys. J.*, **90**, 1–8.

107 Meredith, P. and Riesz, J. (2004) Radiative relaxation quantum yields for synthetic eumelanin. *Photochem. Photobiol.*, **79**, 211–216.

108 Goodman, G. and Bercovich, D. (2008) Melanin directly converts light for vertebrate metabolic use: heuristic thoughts on birds, Icarus and dark human skin. *Med. Hypotheses*, **71**, 190–202.

109 Glickman, R.D. (2002) Phototoxicity to the retina: mechanisms of damage. *Int. J. Toxicol.*, **21**, 473–490.

110 Faraggi, E., Gerstman, B.S., and Sun, J. (2005) Biophysical effects of pulsed lasers in the retina and other tissues containing strongly absorbing particles: shockwave and explosive bubble generation. *J. Biomed. Opt.*, **10**, 240001.

111 Neumann, J. and Brinkmann, R. (2005) Boiling nucleation on melanosomes and microbeads transiently heated by nanosecond and microsecond laser pulses. *J. Biomed. Opt.*, **10**, 06429.

112 Roegener, J., Brinkmann, R., and Lin, C.P. (2004) Pump-probe detection of laser-induced microbubble formation in retinal pigment epithelium cells. *J. Biomed. Opt.*, **9**, 367–371.

113 Brinkmann, R., Roider, J., and Birngruber, R. (2006) Selective retina therapy (SRT): a review on methods, techniques, preclinical and first clinical results. *Bull. Soc. Belge Ophtalmol.*, **302**, 51–69.

114 Framme, C., Walter, A., Prahs, P., Theisen-Kunde, D., and Brinkmann, R. (2008) Comparison of threshold irradiances and online dosimetry for selective retina treatment (SRT) in patients treated with 200 nanoseconds and 1.7 microsecond laser pulses. *Lasers Surg. Med.*, **40**, 616–624.

115 Jacques, S.L. and McAuliffe, D.J. (1991) The melanosome: threshold temperature for explosive vaporization and internal absorption coefficient during pulsed laser irradiation. *Photochem. Photobiol.*, **53**, 769–775.

116 Wang, D.S. (2009) Intracellular hyperthermia: nanobubbles and their biomedical applications. *Int. J. Hypertherm.*, **25**, 533–541.

117 Skrabalak, S.E., Au, L., Lu, X., Li, X., and Xia, Y. (2007) Gold nanocages for cancer detection and treatment. *Nanomedicine*, **2**, 657–668.

118 Lapotko, D. (2009) Optical excitation and detection of vapor bubbles around plasmonic nanoparticles. *Opt. Express*, **17**, 2538–2556.

119 Schweitzer, A.D., Howell, R.C., Jiang, Z., Bryan, R.A., Gerfen, G., Chen, C.C., Mah, D., Cahill, S., Casadevall, A., and Dadachova, A. (2009) Physico-chemical evaluation of rationally designed melanins as novel nature-inspired radioprotectors. *PLoS ONE*, **4**, e7229.

120 Kalyanaraman, B., Felix, C.C., and Sealy, R.C. (1984) Photoionization and photolysis of melanins: an electron spin resonance-spin study. *J. Am. Chem. Soc.*, **106**, 7327–7330.

121 Lyttkens, L., Larsson, B., Goller, H., Englesson, S., and Stahle, J. (1979) Melanin capacity to accumulate drugs in the internal ear–study on lidocaine, bupivacaine and chlorpromazine. *Acta Oto-Laryngol.*, **88**, 61–73.

122 Horčičko, J., Borovanský, J., Duchon, J., and Procházková, B. (1973) Distribution of zinc and copper in pigment tissues. *Hoppe-Seyler's Z. Physiol. Chem.*, **354**, 203–204.

123 Larson, B. and Tjälve, H. (1978) Studies on the melanin affinity of metal ions. *Acta Physiol. Scand.*, **104**, 479–484.

124 Hong, L., Liu, Y., and Simon, J. (2007) Binding of metal ions to melanin and their effects on aerobic reactivity. *Photochem. Photobiol.*, **80**, 477–411.

125 Riley, P.A. (1997) Epidermal melanin: sunscreen or waste disposal? *Biologist*, **44**, 408–411.

126 Riley, P.A. (2010) The evolution of epidermal pigmentation: a speculative comment. *Nederlands Tijsch. Derm. Vener.*, **20**, 277–278.

127 Borovanský, J. (1997) Detection of metals in tissues, cells and subcellular organelles. *Sborník. Lek.*, **98**, 77–97.

128 Hong, L. and Simon, J.D. (2007) Current understanding of the binding sites, capacity, affinity and biological significance of metals in melanin. *J. Phys. Chem. B*, **111**, 7938–7947.

129 Eibl, O., Schultheiss, S., Blitgen-Heinecke, P., and Schraermeyer, U. (2006) Quantitative chemical analysis of ocular melanosomes in the TEM. *Micron*, **37**, 262–276.

130 Potts, A.M. and Au, P.C. (1976) The affinity of melanin for inorganic ions. *Exp. Eye Res.*, **22**, 487–491.

131 White, L.P. (1958) Melanin: a naturally occurring cation exchange material. *Nature*, **158**, 1427–1428.

132 Pohla, H., Simonsberger, P., and Adam, H. (1983) X-ray microanalysis of rainbow trout (*Salmo gairdneri*, Rich) melanosomes with special reference to analytical methods. *Mikroskopie*, **40**, 273–284.

133 Borovanský, J., Hearn, R.R., Bleehen, S.S., and Russell, R.G.G. (1980) Distribution of ^{65}Zn in mice with melanomas and in the subcellular fractions of melanomas. *Neoplasma*, **26**, 247–252.

134 Bush, W.D. and Simon, J.D. (2007) Quantification of Ca^{2+} binding to melanin supports the hypothesis that melanosomes serve a functional role in regulating calcium homeostasis. *Pigment Cell Res.*, **20**, 134–139.

135 Borovanský, J. (1994) Zinc in pigmented cells and structures–interactions and possible roles. *Sborník. Lék.*, **95**, 309–320.

136 Liu, Y., Hong, L., Kempf, V.E., Wakamatsu, K., Ito, S., and Simon, J.D. (2004) Ion exchange and adsorption of Fe(III) by *Sepia* melanin. *Pigment Cell Res.*, **17**, 262–269.

137 Halliwell, B. and Gutteridge, J.M.C. (1999) *Free Radicals in Biology and Medicine*, 3rd edn, Oxford Science, Oxford, pp. 198–200.

138 Szpoganicz, B., Gidanian, S., Kong, P., and Farmer, P. (2002) Metal binding by melanins: studies of colloidal dihydroxyindole-melanin, and its complexation by Cu(II) and Z(II) ions. *J. Inorg. Biochem.*, **89**, 45–53.

139 Bogacz, A., Buszmann, E., and Wilczok, T. (1983) Competition between metal ions for DOPA melanin. *Stud. Biophys.*, **132**, 189–195.

140 Borovanský, J. and Hach, P. (1999) Disparate behaviour of two melanosomal enzymes (α-mannosidase and γ-glutamyltransferase). *Cell Mol. Biol.*, **45**, 1047–1052.

141 Bray, T.M. and Bettger, W.J. (1990) The physiological role of zinc as an antioxidant. *Free Rad. Biol. Med.*, **8**, 281–291.

142 Willson, R.L. (1989) Zinc and iron in free radical pathology and cellular control, in *Zinc in Human Biology* (ed. C.F. Mills), Springer, Berlin, pp. 147–172.

143 Borovanský, J. and Riley, P.A. (1989) Cytotoxicity of zinc *in vitro*. *Chem. Biol. Interact.*, **69**, 279–291.

144 Borovanský, J., Horčičko, J., and Duchon, J. (1976) The hair melanosome: another tissue reservoir of zinc. *Physiol. Bohemoslov.*, **25**, 87–91.

145 Borovanský, J., Blasko, M., Siracký, J., Schothorst, A.A., Smit, N.P.M., and Pavel, S. (1997) Cytotoxic interactions of *in vitro*: melanoma cells are more susceptible than melanocytes. *Melanoma Res.*, **7**, 449–453.

146 Gidanian, S., Mentelle, M., Meyskens, F.L., Jr, and Farmer, P.J. (2008) Melanosomal damage in normal human melanocytes induced by UVB and metal uptake–a basis for the pro-oxidant state of melanoma. *Photochem. Photobiol.*, **84**, 556–564.

147 Pierpoint, C.G. (1983) Catecholate complexes. *Coord. Chem. Rev.*, **38**, 45–62.

148 Hoogduijn, M.J., Smit, N.P., van der Laarse, A., van Niewpoort, A.F., Wood, J.M., and Thody, A.J. (2003) Melanin has a role in Ca^{++} homeostasis in human melanocytes. *Pigment Cell Res.*, **16**, 127–132.

149 Panessa, B.J. and Zadunaisky, J.A. (1981) Pigment granules: a calcium reservoir in the vertebrate eye. *Exp. Eye Res.*, **32**, 593–604.

150 Mattson, M.P. and Chan, S.L. (2003) Calcium orchestrates apoptosis. *Nat. Cell Biol.*, **5**, 1041–1043.

151 Uemaetomari, I., Tabuchi, K., Nakamagoe, M., Tanaka, S., Murashita, H., and Hara, A. (2009) L-type voltage-gated calcium channel is involved in the pathogenesis of acoustic injury in the cochlea. *Tohoku J. Exp. Med.*, **218**, 41–47.

152 Barrenas, M.L. and Lindgren, F. (1991) The influence of eye colour on susceptibility to TTS in humans. *Br. J. Audiol.*, **25**, 303–307.

153 Meyer zur Gottesberge, A. (1988) Physiology and pathophysiology of inner ear melanin. *Pigment Cell Res.*, **1**, 238–249.

154 Gill, S.S. and Sait, A.N. (1997) Quantitative differences in endolymphatic calcium and endocochlear potential between

pigmented and albino guinea pigs. *Hear. Res.*, **113**, 191–197.

155 Lavado, A., Jeffery, G., Tovar, V., de la Villa, P., and Montoliu, L. (2006) Ectopic expression of tyrosine hydroxylase in the pigmented epithelium rescues the retinal abnormalities and visual function common in albinos in the absence of melanin. *J. Neurochem.*, **96**, 1201–1211.

156 Murillo-Cuesta, S., Contreras, J., Zurita, E., Cediel, R., Cantero, M., Varela-Nieto, I., and Montoliu, L. (2009) Melanin precursors prevent premature age-related and noise-induced hearing loss in albino mice. *Pigment Cell Melanoma Res.*, **23**, 72–83.

157 Johnson, B.E., Mandel, G., Daniels, F., Jr (1972) Melanin and cellular reactions to ultraviolet radiation. *Nature*, **235**, 147–148.

158 MacDonald, C.J., Snell, R.S., and Lerner, A.B. (1965) The effect of laser radiation on the mammalian epidermal melanocyte. *J. Invest. Dermatol.*, **45**, 110–115.

159 Momiyama, J., Hashimoto, T., Matsubara, A., Futai, K., Namba, A., and Shinkawa, H. (2006) Leupeptin, a calpain inhibitor, protects inner ear hair cells from aminoglycoside ototoxicity. *Tohoku J. Exp. Med.*, **209**, 89–97.

160 Potts, A.M. (1962) The concentration of phenothiazines in the eye of experimental animals. *Invest. Ophthalmol. Visual Sci.*, **1**, 522–530.

161 Larsson, B. (1998) The toxicology and pharmacology of melanin, in *The Pigmentary System: Physiology and Pathophysiology* (eds J.J. Nordlund, R.E., V.J. Hearing, R.A. King, W.S. Oetting, and J. Ortonne), Oxford University Press, New York, pp. 311–341.

162 Lindquist, N.G. (1986) Melanin affinity of xenobiotics. *Uppsala J. Med. Sci.*, **91**, 283–288.

163 Miranda, M., Amicarelli, F., Bonfigli, A., Botti, D., Zarivi, O., and Poma, A. (1991) Changes of lipomelanosome membrane leakage versus pH, charge and composition. *Melanoma Res.*, **1**, 195–200.

164 Cavatorta, P., Crippa, P.R., Ito, A.S., Casali, E., Ferrari, M.B., and Masotti, L. (1985) Fluorescence depolarization studies of melanosomal membranes from different sources. *Physiol. Chem. Phys. NMR*, **17**, 365–370.

165 Knörle, R., Schniz, E., and Feuerstein, T.J. (1998) Drug accumulation in melanin: an affinity chromatographic study. *J. Chromatogr. B*, **714**, 171–179.

166 Gutmann, F. (1997) *Charge Transfer Complexes in Biological Systems*, Dekker, New York.

167 Tjalve, H., Nilsson, M., and Larsson, B. (1981) Studies on the binding of chlorpromazine and chloroquine to melanin *in vivo*. *Biochem. Pharmacol.*, **30**, 1845–1847.

168 Larsson, B., Oskarsson, A., and Tjalve, H. (1977) Binding of paraquat and diquat on melanin. *Exp. Eye Res.*, **25**, 353–359.

169 Ito, A.S., Anzellini, G.C., Silva, S.C., Serra, O., and Szabo, A.G. (1992) Optical absorption and fluorescence spectroscopy studies of ground state melanin–cationic porphyrin complexes. *Biophys. Chem.*, **45**, 79–89.

170 Dencker, L., Larsson, B., Olander, K., Ullberg, S., and Yokota, M. (1979) False precursors of melanin as selective melanoma seekers. *Br. J. Cancer*, **39**, 449–452.

171 Larsson, H.S. (1991) Melanin-affinic thioureas as selective melanoma seekers. *Melanoma Res.*, **1**, 85–90.

172 Link, E.M., Brown, I., Carpenter, R.N., and Mitchell, J.S. (1989) Uptake and therapeutic effectiveness of ^{125}I- and ^{211}At-methylene blue for pigmented melanoma in an animal model system. *Cancer Res.*, **49**, 4332–4337.

173 Link, E.M. (1999) Targeting melanoma with ^{211}At/^{131}I-methylene blue: preclinical and clinical experience. *Hybridoma*, **18**, 1877–1882.

174 John, C., Bowen, W.D., Saga, T., Kinuya, S., Vilner, B.J., Baugold, J., Paik, C.H., Reba, R.C., Neumann, R.D., Varma, V.M., and McAfee, J.G. (1993) A malignant melanoma imaging agent: synthesis, characterization, *in vitro* binding and biodistribution of iodine-125-(2-piperidinylaminoethyl)-4-iodobenzamide. *J. Nucl. Med.*, **34**, 2169–2175.

175 Guerquin-Kern, J.L., Hillion, F., Madelmont, J.C., Labarre, P., Papon, J., and Croisy, A. (2004) Ultrastructural cell distribution of the melanoma marker iodobenzamide: improved potentiality of SIMS imaging in life sciences. *Biomed. Eng. Online*, **3**, 10–17.

176 Labarre, P., Papon, J., Rose, A.H., Guerquin-Kern, J.L., Morandeau, L., Wu, T.D., Moreau, M.F., Bayle, M., Chezal, J.M., Croisy, A., Madelmont, J.C., Turner, H., and Moins, N. (2008) Melanoma affinity in mice and immunosuppressed sheep of [^{125}I]*N*-(4-dipropylaminobutyl)-4-iodobenzamide, a new targeting agent. *Nucl. Med. Biol.*, **35**, 783–791.

177 Shan, L. (2009) *Radiolabeled (Hetero) Aromatic Analogs of N-(2-Diethylaminoethyl)-4-Iodobenzamide for Imaging and Therapy of Melanoma.* Molecular Imaging and Contrast Agent Database (MICAD) [Internet], National Center for Biotechnology Information, Bethesda, MD.

178 Leung, K. (2009) *N-(2-(Diethylamino) Ethyl)-6-[^{18}F]Fluoronicotinamide.* Molecular Imaging and Contrast Agent Database (MICAD) [Internet], National Center for Biotechnology Information, Bethesda, MD.

179 Chen, K.G., Valencia, J.C., Lai, B., Zhang, G., Paterson, J.K., Rouzaud, F., Berens, W., Wincovitch, S.M., Garfield, S.H., Leapman, R.D., Hearing, V.J., and Gottesman, M.M. (2006) Melanosomal sequestration of cytotoxic drugs contributes to the intractability of malignant melanomas. *Proc. Natl. Acad. Sci. USA*, **103**, 9903–9907.

180 Gardette, M., Papon, J., Bonnet, M., Desbois, N., Labarre, P., Wu, T.D., Miot-Noirault, E., Madelmont, J.C., Guerquin-Kern, J.L., Chezal, J.M., and Moins, N. (2010) Evaluation of new iodinated acridine derivatives for targeted radionuclide therapy of melanoma using ^{125}I, an Auger electron emitter. *Invest. New Drugs*, Epub ahead of print; doi: 10.1007/s10637-010-9471-x.

181 Chen, K.G., Leapman, R.D., Zhang, G., Lai, B., Valencia, J.C., Cardarelli, C.O., Vieira, W.D., Hearing, V.J., and Gottesman, M.M. (2009) Influence of melanosome dynamics on melanoma drug sensitivity. *J. Natl. Cancer Inst.*, **101**, 1259–1271.

182 Xie, T., Nguyen, T., Hupe, M., and Wei, M.L. (2009) Multidrug resistance decreases with mutations of melanosomal regulatory genes. *Cancer Res.*, **69**, 992–999.

183 Stout, P.R. and Ruth, J.A. (1999) Deposition of [^{3}H]cocaine, [^{3}H]nicotine and [^{3}H]flunitrazepam in mouse hair melanosomes after systemic administration. *Drug Metab. Dispos.*, **27**, 731–735.

184 Oxley, J.C., Smith, J.L., Kirschenbaum, L.J., and Marimganti, S. (2007) Accumulation of explosives in hair–part II: factors affecting sorption. *J. Forensic Sci.*, **52**, 1291–1296.

185 Green, S.J. and Wilson, J.F. (1996) The effect of hair color on the incorporation of methadone into hair in the rat. *J. Anal. Toxicol.*, **20**, 121–123.

186 Rollins, D.E., Wilkins, D.G., Krueger, G.G., Augsburger, M.P., Mizuno, A., O'Neal, C., Borges, C.R., and Slawson, M.H. (2003) The effect of hair color on the incorporation of codeine into human hair. *J. Anal. Toxicol.*, **27**, 545–551.

187 Borges, C.R., Roberts, J.C., Wilkins, D.G., and Rollins, D.E. (2003) Cocaine, benzoylecgonine, amphetamine, and *N*-acetylamphetamine binding to melanin subtypes. *J. Anal. Toxicol.*, **27**, 125–134.

188 Hayashibe, K., Mishima, Y., Ichihashi, M., and Kawai, M. (1986) Melanosomal antigenic expression on the cell surface and intracellular subunits within melanogenic compartments of pigment cells: analysis by antimelanosome-associated monoclonal antibody. *J. Invest. Dermatol.*, **87**, 89–94.

189 Sakai, C., Kawakami, Y., Law, L.W., Furumura, M., and Hearing, V.J., Jr (1997) Melanosomal proteins as melanoma-specific immune targets. *Melanoma Res.*, **7**, 83–95.

190 Kawakami, Y., Robbins, P.F., Wang, R.F., Parkhurst, M., Kang, X., and Rosenberg, S.A. (1998) The use of melanosomal proteins in the immunotherapy of melanoma. *J. Immunother.*, **21**, 237–246.

191 Marks, M.S., Theos, A.C., and Raposo,

G. (2003) Melanosomes and MHC class II antigen-processing compartments. A tinted view of intracellular trafficking and immunity. *Immunol. Res.*, **27**, 409–425.

192 Rocha, N. and Neefjes, J. (2008) MHC class II molecules on the move for successful antigen presentation. *EMBO J.*, **27**, 1–5.

193 Palm, N..W. and Medzhitov, R. (2009) Immunostimulatory activity of haptenated proteins. *Proc. Natl. Acad. Sci. USA*, **106**, 4782–4787.

194 Manini, P., Napolitano, A., Westerhof, W., Riley, P.A., and d'Ischia, M. (2009) A reactive *ortho*-quinone generated by tyrosinase-catalyzed oxidation of the skin-depigmenting agent monobenzone: self-coupling and thiol-conjugation reactions and possible implications for melanocyte toxicity. *Chem. Res. Toxicol.*, **22**, 1398–1405.

195 Naish-Byfield, S. and Riley, P.A. (1998) Tyrosinase autoactivation and the problem of the lag period. *Pigment Cell Res.*, **11**, 127–133.

196 Kawakami, Y., Eliyahu, S., Sakaguchi, K., Robbins, P.F., Rivoltini, L., Yannelli, J.R., Appella, E., and Rosenberg, S.A. (1994) Identification of the immunodominant peptides of the MART-1 human melanoma antigen recognized by the majority of HLA-A2-restricted tumor infiltrating lymphocytes. *J. Exp. Med.*, **180**, 347–352.

197 Douat-Casassus, C., Marchand-Geneste, N., Diez, E., Aznar, C., Picard, P., Geoffre, S., Huet, A., Bourguet-Kondracki, M.L., Gervois, N., Jotereau, F., and Quideau, S. (2006) Covalent modification of a melanoma-derived antigenic peptide with a natural quinone methide. Preliminary chemical, molecular modelling and immunological evaluation studies. *Mol. Biosyst.*, **2**, 240–249.

198 Liu, J.B., Li, M., Chen, H., Zhong, S.Q., Yang, S., Du, W.D., Hao, J.H., Zhang, T.S., Zhang, X.J., and Zeegers, M.P. (2007) Association of vitiligo with HLA-A2: a meta-analysis. *J. Eur. Acad. Dermatol. Venereol.*, **21**, 205–213.

199 Morgan, B.D.G., O'Neill, T., Dewey, D.L., Galpine, A.R., and Riley, P.A. (1981) Treatment of malignant melanoma by intravascular 4-hydroxyanisole. *Clin. Oncol.*, **7**, 227–234.

200 Morgan, B.D.G. (1984) Recent results of a clinical pilot study of intra arterial 4HA chemotherapy in malignant melanoma, in *Hydroxyanisole: Recent Advances in Anti-Melanoma Therapy* (ed. P.A. Riley), IRL Press, Oxford, pp. 233–241.

201 Riley, P.A. (2003) Melanogenesis and melanoma. *Pigment Cell Res.*, **16**, 548–552.

202 Riley, P.A. (2004) Melanoma and the problem of malignancy. *Tohoku J. Exp. Med.*, **204**, 1–9.

203 Revskaya, E., Jongco, A.M., Sellers, R.S., Howell, R.C., Koba, W., Guimaraes, A.J., Nosanchuk, J.D., Casadevall, A., and Dadachova, E. (2009) Radioimmunotherapy of experimental human metastatic melanoma with melanin-binding antibodies and in combination with dacarbazine. *Clin. Cancer Res.*, **15**, 2373–2379.

204 Dadachova, E. and Casadevall, A. (2005) Melanin as a potential target for radionuclide therapy of metastatic melanoma. *Future Oncol.*, **1**, 541–549.

205 Wood, J.M., Jimbow, K., Boissy, R.E., Slominski, A., Plonka, P.M., Slawinski, J., Wortsman, J., and Tosk, J. (1999) What's the use of generating melanin? *Exp. Dermatol.*, **8**, 153–164.

第 13 章　发育不良痣是黑色素瘤的前体病变

Stanislav Pavel, Nico P.M. Smit, Karel Pizinger

13.1　痣是黑色素瘤的危险因素

目前，从事黑色素瘤研究的许多科学家认为，皮肤黑色素瘤的发展有多个阶段[1]。基本观点是一部分皮肤黑素细胞转化为良性色素痣细胞，某些色素痣细胞最终发展成为黑色素瘤。痣细胞行为的重要变化在于它们减少了与角质形成细胞的连接，从而限制了已生成色素的释放并产生聚集倾向。部分色素痣细胞接下来会发生影响更大的变化，并发展出在肉眼和显微镜下可见的发育不良（或称发育异常）特征。只有在一些特例中，部分发育不良痣细胞可能转向恶性。

2002 年，来自布里斯班的研究小组发表了一项关于年轻黑色素瘤患者（15～19 岁）黑色素瘤发展风险因素的调查研究[2]。这项研究背后的想法是，与那些不太重要的因素相比，关键性风险因素会在更年轻的时候显现。作者对 201 名年轻黑色素瘤患者和 196 名与之在年龄、性别和居住区域相匹配的健康个体进行了数据比较。研究结果非常有说服力地表明：这组年轻人中最重要的黑色素瘤风险因素是色素痣数量，其他影响相对较轻的因素包括浅肤色（基于对晒伤的易感性）、雀斑、红发或黑色素瘤家族史等。令人惊讶的是，黑色素瘤的发展和累积日晒之间没有关联。这些结果都重点提示了黑素细胞痣是黑色素瘤发展的重要危险因素。

13.1.1　黑素细胞痣的发展

黑素细胞痣（melanocytic nevi）在出生头几个月就已开始发展。对双胞胎的临床研究[3]表明黑素细胞痣的发展受遗传控制。此外，获得性色素痣的发生概率与皮肤色素沉着有明显关联。浅肤色儿童出现更多色素痣的风险最高[4]。有更多常见获得性痣的人发生发育不良痣（dysplastic nevi）的风险更高。因此，浅肤色人产生发育不良痣的风险也是最高的[5]。在日本，发育不良痣的发病率非常低[6]，但发育不良痣在深肤色人群中的发病率并不清楚。

13.1.2　发育不良痣概述

20 世纪 70 年代，发育不良痣作为较大的非典型色素痣被首次记载，并被认为高发于黑色素瘤[7]发病率增加的家庭。大部分寻常痣会在老年自发退化消失，但发育不良痣表现了不同的生长动力学[8]。

近年来用于识别这些病变的临床标准是：①直径大于或等于 5mm；②不对称性，即病变的一半与另一半在颜色和形状上不匹配；③颜色斑驳；④边界不规则；⑤进展性，痣的外观随着时间改变。

组织学观察研究表明，发育不良痣通常具有结构不完整性和细胞异质性。显微镜下的影像使人想起癌前病变的外观，如食管或子宫颈处的病变。

13.2　发育不良痣是黑色素瘤的前体病变

过去 30 年的研究提供了明确证据，证明色素痣与患黑色素瘤的风险相关[9]。研究反复证实：发育不良痣与黑色素瘤的相关性最为显著（见图 13.1 的例子）。一项涵盖 2002 年 9 月前发表的 46 项研究的荟萃分析显示，黑色素瘤与存在 101～120 颗寻常痣（相比于 15 颗痣）的相对风险系数为 6.89（95% 可信区间为 4.63～10.25）[10]；在有发育不良痣的人群中，当患者有 5 颗（相对于 0 颗）发育不良痣时，也具有相似的风险。

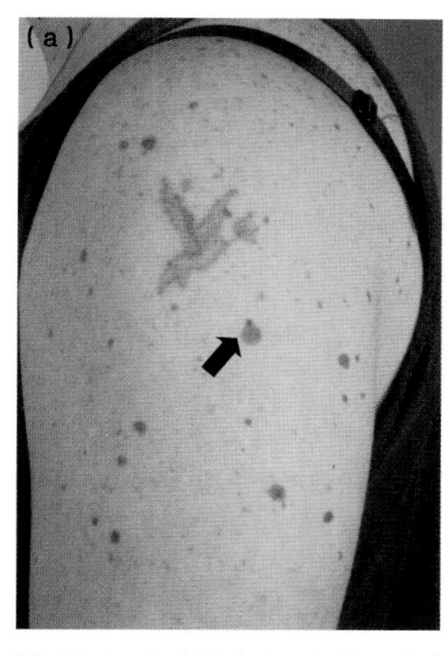

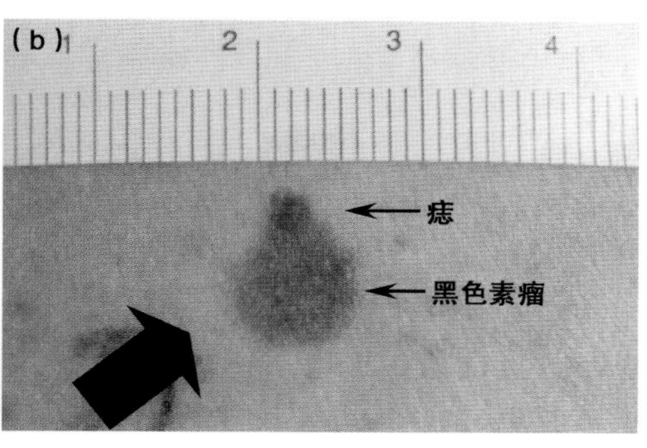

图 13.1　(a)照片中，患者上臂多个发育不良痣和一个由痣发展成的恶性黑色素瘤；(b)特写照片：有浅表黑色素瘤的发育不良痣(Breslow 厚度 0.5mm)

正常人群与黑色素瘤患者间发育不良痣发生率的巨大差异，说明发育不良痣是黑色素瘤发生的重要危险因素[11]。在浅肤色人群中，存在发育不良痣的个体比例不到 10%，而在黑色素瘤患者个体中发育不良痣的发病率明显更高(34%～59%)。

发育不良痣也被认为是黑色素瘤的直接前体(图 13.2)。对切除的黑色素瘤进行组织病理学评估时，高比例(达 65%)的黑色素瘤组织仍为痣的成分[12]。痣的恶性转化也可以用皮肤镜观察到[13, 14]。

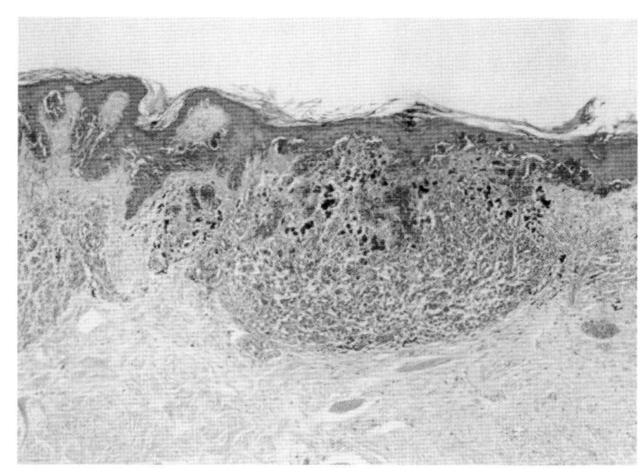

图 13.2　皮肤纵切向色素痣上方有恶性黑色素瘤的显微照片

虽然发育不良痣在临床和组织学上的变化已得到充分认识，但对其特有的生物学和生化特性仍了解有限。一些研究表明，多发性发育不良痣的患者存在 DNA 修复缺陷[15, 16]。然而这种有意思的关联尚未得到进一步探索。

13.3　正常皮肤黑素细胞和发育不良痣细胞之间的细胞学差异：黑素小体和线粒体的畸变

如上所述，痣细胞的一大特征是将黑素小体转运到周围角质形成细胞的能力有限。目前尚不清楚是哪个基本转运机制受到了干扰，但其导致痣细胞中黑素小体数量增加[17]。痣细胞无法排出这些生成黑素的细胞器，可能增加了细胞内氧化失衡的发生风险。正如本书提到的(见第 12 章)，黑素小体是活性氧和活性邻二羟基酚(儿茶酚)衍生物的潜在来源。这些衍生物具有潜在的细胞毒性和基因毒性，而黑素小体的结构完整性对限制其毒性具有重要作用。一些作者观察到，与普通的黑素细胞痣相比，发育不良痣细胞中存在大量显著畸形的黑素小体[17-21]。Rhodes 等[20]报道，发育不良痣出现异常黑素小体的比例是普通获得性黑素细胞痣的 7 倍，是正常皮肤黑素细胞的 22 倍，但这一比例仅比浅表播散性黑色素瘤低 20%。作者们一致认为，黑素小体的改变可被用作黑素细胞异质性的标记。黑素小体的畸形不仅包括黑素小体基质的结构缺陷，还有不均匀和不完全的黑素化。黑素化缺陷可能与活性黑素前体的高渗透性有关，进而导致细胞内氧化损伤增加。

从帕金森病病因学研究中，我们熟知多巴胺（天然的儿茶酚衍生物）及其氧化产物（醌）对线粒体有毒性[22]。只有存储多巴胺的小泡被破坏时，毒性才会显现。体外试验表明，在分离的完整线粒体中添加多巴醌会引起线粒体肿胀，而环孢素 A 可完全阻断这一现象，这提示线粒体打开了一个渗透性转换孔（permeability transition pore）。此外，添加谷胱甘肽也能阻止醌诱导的线粒体肿胀。在线粒体蛋白组中已发现多巴醌修饰的不同分子靶点[23]，重要靶点是蛋白质的酪氨酸残基。最近对线粒体蛋白质的研究发现，它们对 3,4- 二羟基苯丙氨酸（多巴）有氧化修饰作用，特别是那些有金属结合特性的蛋白质[24]。这支持了金属催化的羟自由基形成于线粒体超氧化物和过氧化氢的观点。

可以预见，类似情况出现于黑素生成和储存控制受到干扰的色素生成细胞中。早在 1988 年，Rhodes 等[20]就报道过发育不良痣细胞中存在肿胀的线粒体，但这个有趣的结论没有得到太多关注。人们认为，发育不良痣细胞胞质中的黑素原（儿茶酚衍生物）会损伤线粒体并导致线粒体 DNA 突变，因为黑素原通过氧化还原循环反应产生了 ROS 并从铁蛋白中释放铁（见第 13.5 节）。该领域的研究对于更好地理解色素细胞的恶性转化至关重要[25]。

13.4 正常皮肤黑素细胞和发育不良痣细胞之间的代谢差异：发育不良痣细胞合成褐黑素的偏好性

如第 4 章和第 6 章所述，色素细胞在黑素小体中合成两种色素：真黑素和褐黑素。黑色/棕色的真黑素聚合物能够有效吸收紫外辐射和清除 ROS。颜色较浅的褐黑素聚合物吸收紫外线的特性较弱，且这种色素在紫外线照射时也能产生 ROS。此外，褐黑素合成过程中会消耗半胱氨酸，导致胞内谷胱甘肽浓度下降。而谷胱甘肽是一种至关重要的胞内抗氧化剂。最近我们发现，通过提高酪氨酸浓度来诱导体外培养黑素细胞生成黑素时，会导致谷胱甘肽含量降低[26]。谷胱甘肽含量的降低可能对细胞代谢产生大范围的不良影响，包括 DNA 修复的显著延迟[27]。

Land 和 Riley[28]在实验的基础上，得出结论 *L*- 半胱氨酸浓度是决定黑素生成方向的重要因素。这与 Ito 和 Wakamatsu[29]提出的混合黑素形成的“三步途径”一致。这个论点提出，黑素生成始于半胱氨酰多巴和褐黑素的合成，直到（可利用的）半胱氨酸浓度降低，真黑素才紧接着开始大量合成。可能有更多因素参与了替代途径间的转换，包括黑素小体内酪氨酸和半胱氨酸的转运，局部 pH 值对多巴醌形成的影响，以及合成褐黑素和真黑素途径中的其他化合物（见第 6 章）。

体外培养的人黑素细胞实验表明，当黑素合成被激活，与深色皮肤来源的色素细胞相比，浅色皮肤来源的色素细胞产生的褐黑素总量相对较多，而真黑素总量相对较少[30]。这与体内的情况一致。一般来说，浅色皮肤含有的黑素较少，且褐黑素比例较高。这使得皮肤对紫外辐射和 ROS 危害的抵抗力较弱。

13.5 褐黑素生成是胞内氧化失衡的可能起因

黑素小体中的黑素合成必须要有氧的存在。此过程产生了各种具有反应活性的酚类和吲哚类化合物，且这些化合物会相互聚合。但是有一些具有反应活性的分子渗出黑素小体进入细胞质，逃脱了聚合过程。由于它们反复地氧化和还原（即所谓氧化还原循环）就形成了过氧化氢，从而可产生羟自由基。我们已知，这些酚类和吲哚类化合物能够把铁从铁蛋白库中释放出来[31]，这会导致 DNA 氧化损伤[32]（图 13.3）。由于 Fe^{2+} 与过氧化氢的相互作用（即芬顿反应），细胞中的游离铁阳离子会诱导产生额外的羟自由基。铁能与黑素紧密结合。铁结合位点由类儿茶酚亚基组成[33]。这些基团在真黑素结构中大量存在，但不存在于褐黑素聚合物中。这意味着褐黑素与铁的结合能力不足以结合从铁蛋白库中释放的游离铁。黑素小体中较高浓度的褐黑素会增加胞内游离铁浓度上升的风险。如果过度产生的 ROS 不能被各种抗氧化防御机制充分清除，就会导致氧化应激。最近我们发现，发育不良痣细胞黑素小体中的褐黑素显著多于分离自相同供体的正常黑素细胞，而且痣细胞明显存在慢性氧化应激[34]。

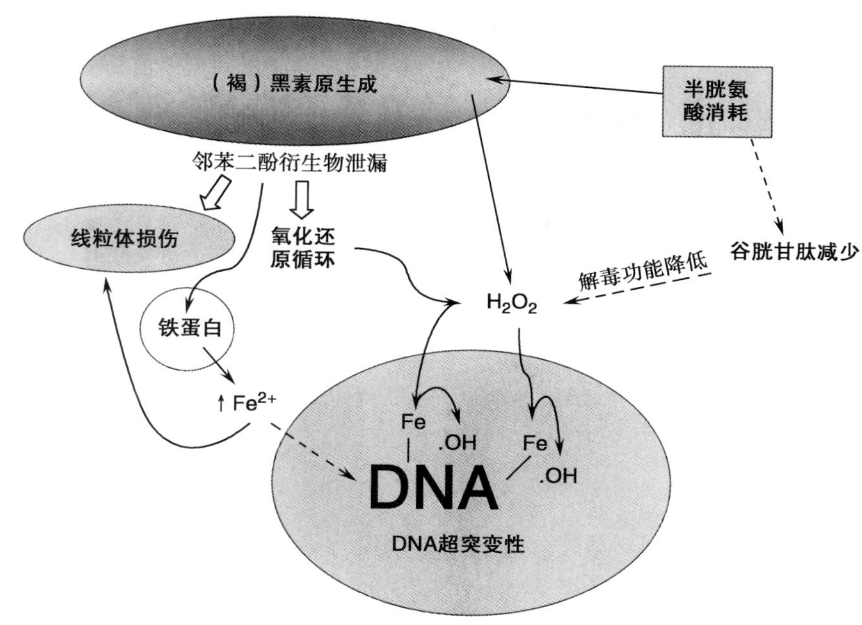

图 13.3　通路简图：发育不良痣细胞超突变性的作用通路

如上所述，正常黑素细胞通过将黑素小体转移到周围的角质形成细胞来降低氧化应激风险。然而，发育不良痣细胞在很大程度上失去了与邻近角质形成细胞的联系。它们不能有效减少自身黑素小体的细胞负荷，这增加了发生氧化应激及相应后果的可能性。近期，我们发现发育不良痣细胞 DNA 氧化损伤高于分离自相同供体的正常黑素细胞[26]。

13.6　发育不良痣细胞是衰老细胞

近年来的一些研究发现，从普通痣上分离培养的细胞可在短期生长，但在某个特定时刻会停止细胞分裂。这种现象也见于发育不良痣细胞[26]。生长终止可解释为细胞进入衰老阶段。此时，细胞会表现出衰老表征（即细胞体积变大、胞体扁平）。由于细胞已不能分裂，可能出现的突变无法传给下一代。因此，衰老表征被认为是细胞防止恶性转化的必要屏障[35]。细胞衰老也是应对细胞损伤的程序性反应[36]。长期压力造成的衰老就是其中的一个例子。调控黑素细胞衰老的机制尚不清楚，但研究人员认为相关机制不同于其他细胞类型[37]。

不管怎样，痣细胞衰老并不能保证提供完全的保护。在某些情况下，这些细胞的衰老可被打断并（强制性地）进行细胞分裂，导致新形成的细胞整合有突变信息。目前还不清楚哪些因素作用于强制性的细胞分裂过程。可能的因素是色素生成细胞的持续性氧化损伤。

13.7　发育不良痣细胞是一类具有突变表型的细胞吗？

细胞分裂中的 DNA 修复和 DNA 复制严格受遗传控制。这就是正常细胞中 DNA 突变概率低的原因。这与在癌细胞中发现的大量突变形成了鲜明对比。正常细胞和癌细胞中突变数量差异可以解释为具有高突变率的细胞发育会驱动致癌过程，进而产生恶性表型。癌症中突变表型的概念最初被解释为 DNA 聚合酶突变，这些突变会导致 DNA 复制时容易出错和/或出现 DNA 修复酶突变，从而降低其清除潜在突变 DNA 损伤的能力[38]。突变表型假说现已被拓宽，包括了微卫星不稳定性、染色体不稳定性、检查点（checkpoint）不稳定性和表观基因组的维持等因素[39]。在如前列腺癌、胃肠癌和子宫内膜癌等各种恶性肿瘤中都发现了具有这种突变表型的细胞[40,41]。有相反观点认为，突变率升高本身并不是肿瘤生长的原因，而是克隆扩增与自然选择结合的结果。然而，这并不能完全排除突变率升高对肿瘤发展中某些阶段的重要性[42]。

Traupe 等[43]认为，有多发发育不良痣的突变率非常高，只能用非遗传性基因缺陷（即黑素细胞的体细胞突变）来解释。这种体细胞突变可以产生一类介于正常黑素细胞和黑色素瘤细胞中间阶段的细胞。如上文所述，我们发现发育不良痣细胞受到慢性氧化应激胁迫，而 Dayal 等[44]的近期研究表明，具有突变表型的细胞可以通过促进胞内过氧化氢合成来维持。这可能是导致基因组不稳定和恶性表型的超突变（hypermutagenesis）发生的原因。由于发育不良痣细胞符合这些标准，我们认为这些细胞可能代表了色素细胞的突变表型，且在黑素细胞向黑色素瘤的恶性转化中发挥了重要作用（图 13.4）。然而，从发育不良痣细胞发展成黑色素瘤过程中，恶性表征的获得显然需要进一步的突变、细胞选择和克隆扩增。对未来研究而言，这是一个令人兴奋的领域。

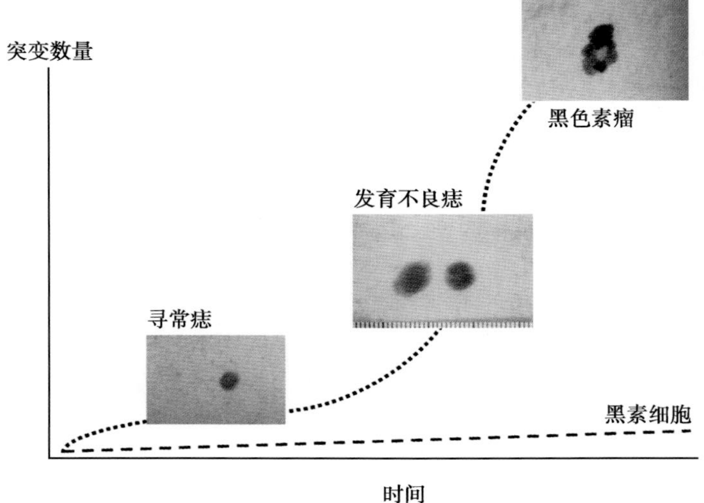

图 13.4　突变表型的痣细胞驱动克隆向恶性转化方向发展的示意图

（杨双瑞 译，杨杨 审校）

参考文献

1 Hussein, M.R. (2005) Melanocytic dysplastic naevi occupy the middle ground between benign melanocytic naevi and cutaneous malignant melanomas: emerging clues. *J. Clin. Pathol.*, **58**, 453–456.

2 Youl, P., Aitken, J., Hayward, N., Hogg, D., Liu, L., Lassam, N., Martin, M., and Green, A. (2002) Melanoma in adolescents: a case-control study of risk factors in Queensland, Australia. *Int. J. Cancer*, **98**, 92–98.

3 Easton, D.F., Cox, G.M., Macdonald, A.M., and Ponder, B.A. (1991) Genetic susceptibility to naevi–a twin study. *Br. J. Cancer*, **64**, 1164–1167.

4 Gallagher, R.P., McLean, D.I., Yang, P., Coldman, A.J., Silver, H.K.B., Spinelli, J.J., and Beagrie, M. (1990) Suntan, sunburn and pigmentation factors and the frequency of acquired melanocytic nevi in children. *Arch. Dermatol.*, **126**, 770–778.

5 Weinstock, M.A., Stryker, W.S., Stampfer, M.J., Lew, R.A., Willett, W.C., and Sober, A.J. (1991) Sunlight and dysplastic nevus risk. Results of a clinic-based case-control study. *Cancer*, **67**, 1701–1706.

6 Hara, K., Nitta, Y., and Ikeya, T. (1992) Dysplastic nevus syndrome among Japanese. A case study and review of the Japanese literature. *Am. J. Dermatopathol.*, **14**, 24–31.

7 Clark, W.H.J., Reiemer, R.R., Greene, M.H., Ainsworth, A.A., and Mastrangelo, M.J. (1978) Origin of familial melanomas from heritable melanocytic lesions. "The B-K mole syndrome". *Arch. Dermatol.*, **114**, 732–738.

8 Halpern, A.C., Guerry, D., Elder, D.E., Trock, B., Synnestvedt, M., and Humpreys, T. (1993) Natural history of dysplastic nevi. *J. Am. Acad. Dermatol.*, **29**, 51–57.

9 Elder, D. (2010) Dysplastic naevi: an update. *Histopathology*, **56**, 112–120.

10 Gandini, S., Sera, F., Cataruzza, M.S., Pasquini, P., Abeni, D., Boyle, P., and Melchi, C.F. (2005) Meta-analysis of risk factors for cutaneous melanoma: I. Common and atypical naevi. *Eur. J. Cancer*, **41**, 28–44.

11 Friedman, R.J., Farber, M.J., Warycha, M.A., Papathasis, N., Miller, M.K., and Heilman, E.R. (2009) The "dysplastic" nevus. *Clin. Dermatol.*, **27**, 103–115.

12 Sagebiel, R.W. (1993) Melanocytic nevi in histologic association with primary cutaneous melanoma of superficial spreading and nodular types: effect of tumor thickness. *J. Invest. Dermatol.*, **100**, 322S–325S.

13 Banky, J.P., Kelly, J.P., English, D.R., Yetman, J.M., and Dowling, J.P. (2005) Incidence of new and changed nevi and melanomas detected using baseline images and dermatoscopy in patients at high risk for melanoma. *Arch. Dermatol.*, **141**, 998–1006.

14 Argenziano, G., Kittler, H., Ferrara, G., Rubegni, P., Malvehy, J., Puig, S., Cowell, L., Stanganelli, I., De Giorgi, V., Thomas, L., Bahadoran, P., Menzies, S.W., Piccolo, D., Marghoob, A.A., and Zalaudek, I. (2010) Slow-growing melanoma: a dermoscopy follow-up study. *Br. J. Dermatol.*, **162**, 267–273.

15 Roth, M., Boyle, J.M., and Mulle, H. (1988) Thymine dimer repair in

fibroblasts of patients with dysplastic naevus syndrome (DNS). *Experientia*, **44**, 169–171.

16 Moriwaki, S.-I., Tarone, R.E., and Kramer, K.H. (1994) A potential laboratory test for dysplastic naevus syndrome: ultraviolet hypermutability of a shuttle vector plasmid. *J. Invest. Dermatol.*, **103**, 7–12.

17 Vincente Ortega, V., Martinez Diaz, F., Carrascosa Romero, C., and Ortuno Pacheco, G. (1995) Abnormal melanosomes: ultrastructural markers of melanocytic atypia. *Ultrastruct. Pathol.*, **19**, 119–128.

18 Takahashi, H., Horikoshi, T., and Jimbow, K. (1985) Fine structural characterization of melanosomes in dysplastic nevi. *Cancer*, **56**, 111–123.

19 Takahashi, H., Yamana, K., Maeda, K., Akutsu, Y., Horikoshi, T., and Jimbow, K. (1987) Dysplastic melanocytic nevus. Electron-microscopic observation as a diagnostic tool. *Am. J. Dermatopathol.*, **9**, 189–197.

20 Rhodes, A.R., Seji, M., Fitzpatrick, T.B., and Stern, R.S. (1988) Melanosomal alterations in dysplastic nevi. A quantitative, ultrastructural investigation. *Cancer*, **61**, 358–369.

21 Beitner, H., Nakatani, T., and Hedblad, M.A. (1990) A transition electron microscopical study of dysplastic naevi. *Acta. Derm. Venereol.*, **70**, 411–416.

22 Berman, S.B. and Hastings, T.G. (1999) Dopamine oxidation alters mitochondrial respiration and induces permeability transition in brain mitochondria: implication for Parkinson's disease. *J. Neurochem.*, **73**, 1127–1137.

23 Hasting, T.G. (2009) The role of dopamine oxidation in mitochondrial dysfunction: implications for Parkinson's disease. *J. Bioenerg. Biomembr.*, **41**, 469–472.

24 Zhang, X., Monroe, M.E., Chen, B., Chin, M.H., Heibeck, T.H., Schepmoes, A.A., Yang, F., Petritis, B.O., Camp, D.G., 2nd, Pounds, J.G., Jacobs, J.M., Smit, D.J., Bigelow, D.J., Smith, R.D., and Qian, W.J. (2010) Endogenous 3,4-dihydroxyphenylalanine and dopaquinone modifications on protein tyrosine: links to mitochondrially derived oxidative stress via hydroxyl radical. *Mol. Cell. Proteomics*, **9**, 1199–1208.

25 Czarnecka, A.M., Gammazza, A.M., Di Felice, V., Zummo, G., and Cappello, F. (2007) Cancer as a "mitochondriopathy". *J. Cancer Mol.*, **3**, 71–79.

26 Smit, N.P.M., Van Nieuwpoort, F.A., Marrot, L., Out, C., Poorthuis, B., Van Pelt, H., and Pavel, S. (2008) Increased melanogenesis is a risk factor for oxidative DNA damage–study on cultured melanocytes and atypical nevus cells. *J. Invest. Dermatol.*, **84**, 550–555.

27 Eiberger, W., Volkomer, B., Amouroux, R., Dhérin, C., Pablo Radicella, J., and Epe, B. (2008) Oxidative stress impairs the repair of oxidative DNA base modifications in human skin fibroblasts and melanoma cells. *DNA Repair*, **7**, 912–921.

28 Land, E.J. and Riley, P.A. (2000) Spontaneous redox reaction of dopaquinone and the balance between the eumelanic and pheomelanic pathways. *Pigment Cell Res.*, **13**, 273–277.

29 Ito, S. and Wakamatsu, K. (2008) Chemistry of mixed melanogenesis–pivotal role of dopaquinone. *Photochem. Photobiol.*, **84**, 582–592.

30 van Nieuwpoort, F., Smit, N.P.M., Kolb, A.M., van der Meulen, J., Koerten, H.K., and Pavel, S. (2004) Tyrosine-induced melanogenesis shows differences in morphologic and melanogenic preferences of melanosomes from light and dark skin types. *J. Invest. Dermatol.*, **122**, 1251–1255.

31 Pavel, S. and Smit, N.P.M. (1996) Detoxification processes in pigment-producing cells, in *Melanogenesis and the Malignant Melanoma: Biochemistry, Cell Biology, Molecular Biology, Pathophysiology, Diagnosis and Treatment* (eds Y. Hori, V.J. Hearing, and J. Nakayama), Elsevier, Amsterdam, pp. 161–168.

32 Pavel, S., Smit, N.P.M., van der Meulen, J., Kolb, A.M., De Groot, A., Van der Velden, P.A., Gruis, N.A., and Bergman, W. (2003) Homozygous germline mutation of the CDKN2A/p16 gene and G-6-PD deficiency in a multiple melanoma case. *Melanoma Res.*, **13**, 171–178.

33 Hong, L. and Simon, J.D. (2007) Current understanding of the binding sites, capacity, affinity, and biological significance of metals in melanin. *J. Phys. Chem. B*, **111**, 7938–7947.

34 Pavel, S., van Nieuwpoort, F., van der Meulen, J., Out, C., Pizinger, K., Cetkovská, P., Smit, N.P.M., and Koerten, H.K. (2004) Disturbed melanin synthesis and chronic oxidative stress in melanoma precursor lesions. *Eur. J. Cancer*, **40**, 1423–1430.

35 Mooi, W.J. and Peeper, D.S. (2006) Oncogene-induced cell senescence–halting on the road to cancer. *N. Engl. J. Med.*, **355**, 1037–1046.

36 Ben Porath, I. and Weinberg, R.A. (2005) The signals and pathways activating cellular senescence. *Int. J. Biochem. Cell Biol.*, **37**, 961–976.

37 Ha, L., Merlino, G., and Sviderskaya, E.V. (2008) Melanomagenesis. Overcoming the barrier of melanocyte senescence. *Cell Cycle*, **7**, 1944–1948.

38 Loeb, L.A., Springgate, C.F., and Battula, N. (1974) Errors in DNA replications as a basis of malignant change. *Cancer Res.*, **34**, 2311–2321.

39 Loeb, L.A., Bielas, J.H., and Beckman, R.A. (2008) Cancers exhibit a mutator phenotype: clinical implications. *Cancer Res.*, **68**, 3551–3561.

40 Schwartz, S., Jr, Yamamota, H., Navarro, M., Maestro, M., and Perucho, M. (1999) Frameshift mutations at mononucleotide repeats in caspase-5 and other target genes in endometrial and gastrointestinal cancer of the microsatellite mutator phenotype. *Cancer Res.*, **59**, 2995–3002.

41 Colombo, P., Patriarca, C., Alfano, R.M., Cassani, B., Ceva Grimaldi, G., Roncalli, M., Bosari, S., Coggi, G., Campo, B., and Gould, V.E. (2001) Molecular disorders in transitional vs. peripheral zone prostate adenocarcinoma. *Int. J. Cancer*, **94**, 383–389.

42 Abdel-Rahman, W.M. (2008) Genomic instability and carcinogenesis: an update. *Curr. Genomics*, **9**, 535–541.

43 Traupe, H., Macher, E., Hamm, H., and Happle, R. (1989) Mutation rate estimates are not compatible with autosomal dominant inheritance of the dysplastic nevus "syndrome". *Am. J. Med. Genet.*, **32**, 155–157.

44 Dayal, D., Martin, S.M., Limoli, C.L., and Spitz, D.R. (2008) Hydrogen peroxide mediates the radiation-induced mutator phenotype in mammalian cells. *Biochem. J.*, **413**, 185–191.

索　引

A

B

C

D

E

F

G

H

J

K

L

T

W

X

Y

Z